全国高等医药院校临床实习指南系列教材
全国高等医药院校规划教材

编写委员会主任委员　张晓杰
编写委员会副主任委员　毕红霞　罗庆东　宁景志　李晓华

案例版™

# 内科学临床实习指南

主　编　马增伟　毕红霞　李晓华
编　者　（以姓氏汉语拼音为序）

| | | | | |
|---|---|---|---|---|
| 毕红霞 | 崔新宇 | 董　枫 | 姜春玉 | 金　立 |
| 李晓华 | 刘红丹 | 刘惠明 | 马增伟 | 那静涛 |
| 单　洁 | 邵海峰 | 沈彦祥 | 石寒冰 | 宋　卓 |
| 孙　爽 | 王明涛 | 张北玉 | 张　博 | 张贵祥 |
| 张　健 | 赵文杰 | | | |

科学出版社
北京

## 内 容 简 介

本书的主要内容从临床的典型病例学习,注重培养医学生的临床思维。根据第七版《内科学》教学大纲和执业医师资格考试的要求,主要介绍内科呼吸系统、循环系统、消化系统、泌尿系统、内分泌系统、代谢和营养、风湿性疾病和其他因素所致的疾病诊疗常规及其常见病和多发病。本书在编写过程中注重医学理论和临床实践的结合,并附有各种题型的复习题和参考答案。

本书适合临床内科医学生、研究生和住院医师的学习和使用,也可作为内科执业医师资格考试考生的参考书。

**图书在版编目(CIP)数据**

内科学临床实习指南 / 马增伟,毕红霞,李晓华主编 .—北京:科学出版社,2012.8

全国高等医药院校临床实习指南系列教材·全国高等医药院校规划教材

ISBN 978-7-03-035424-2

Ⅰ.内… Ⅱ.①马… ②毕… ③李… Ⅲ.内科学-医学院校-教材 Ⅳ.R5

中国版本图书馆 CIP 数据核字(2012)第 200410 号

责任编辑:周万灏 / 责任校对:宋玲玲
责任印制:徐晓晨 / 封面设计:范璧合

科 学 出 版 社 出版
北京东黄城根北街 16 号
邮政编码: 100717
http://www.sciencep.com

北京厚诚则铭印刷科技有限公司 印刷
科学出版社发行 各地新华书店经销
*
2012 年 9 月第 一 版 开本:787×1092 1/16
2017 年 2 月第四次印刷 印张:24
字数:572 000

定价:69.00 元
(如有印装质量问题,我社负责调换)

# 序

　　医学是复杂的实践科学,医学实践教学在整个医学教育中占有极为重要的地位,提高医学实践教学质量将有助于提高医学教育的整体水平。临床实习是培养医学生综合运用所学的基础理论、专业知识、基本技能等处理临床实际问题的重要环节,对医学生临床综合思维能力的培养起着关键作用。近年来,由于诸多原因,致使部分住院医师不注重临床技能的提高,分析问题、解决问题的能力得不到有效提升,严重影响未来医疗事业的发展和为广大群众服务的质量。国内很多院校对传统的实践教学进行积极改革和有益的尝试,积累了非常宝贵的经验。目前虽有诸多高等医药院校临床实习教材,但适用于医学生临床实习的案例版实习指南系列教材却较为少见。2011年国家教育部下发的《关于全面提高高等教育质量的若干意见》,对教育教学改革和提高教学质量提出了更高的要求。

　　在上述背景下,齐齐哈尔医学院成立了以附属第三医院为主的《全国高等医药院校临床实习指南系列教材》编写委员会,组织具有丰富临床和教学经验的专家、教授共同编写了这套教材。全套教材吸收了临床教学专家多年医学教学的改革经验,在总结临床实习教学经验,不断积累典型案例的基础上编写而成,涵盖了内科学、外科学、妇产科学与儿科学、眼耳鼻喉与头颈外科学、医学影像学、神经与精神病学等六册十个学科。其内容除包括丰富的临床典型案例及分析外,还配备了大量灵活多变的临床综合思考题。

　　该套临床实习指南系列教材具有创新性,其特点是构思新颖、视角独特。以临床思维为抓手,激发学生积极参与临床实习的兴趣,培养学生自主学习的能力;以典型案例为切入点,深入浅出,立足多角度、多视野、多途径锻炼医学生的临床综合分析能力;以国家执业医师考试为准绳,培养学生理论与实践相结合的能力。本套教材不仅适用于各专业医学生的临床实习,也是住院医师规范化培训不可多得的教材。

　　本套教材的编写与应用已经被批准为黑龙江省新世纪教改工程项目,部分成果已经应用于临床实习并取得较好的成果。

　　本套教材的编写出版,得到了齐齐哈尔医学院有关部门领导、专家的支持和指导,同时出版社给予了总体策划、严格审校,更凝聚了众多临床一线教师的心血与智慧。谨在此一并表示衷心地感谢。

　　虽然编写组在编写过程中不断总结、修改并反复完善,但仍难免存在缺陷和不足,衷心希望使用该教材的广大教师、学生及临床医生提出宝贵的意见,以便我们进一步修订完善,亦敬请同行不吝赐教。

《全国高等医药院校临床实习指南系列教材》编写委员会

2012年7月

# 前　　言

内科学是学习和掌握其他临床学科的重要基础，是一门涉及面广和整体性强的学科。临床实习是医学生将临床理论应用到临床的重要教学环节，通过临床实践掌握内科常见病、多发病的病因、发病机制、临床表现、诊断和防治的基本知识、基本理论和实践技能，开拓临床思维，达到独立分析、诊治内科疾病的目的。

为了培养具有独立思考能力和临床实践能力的医学生，我们根据教学大纲，以五年制《内科学》教材为依据，结合执业医师和研究生考试要求，编写了《内科学临床实习指南》。本书分为五部分：病例分析、临床思维、诊疗常规、复习题、参考答案。本书最大的特点是以病例为引导，对疾病的诊断、诊断依据、病因、发病机制等进行阐述，使学生产生兴趣并达到记忆深刻的目的；同时，每个病例配有病例分析和临床思维过程，旨在培养医学生正确的临床思维和疾病诊疗程序。为了让学生掌握各系统疾病的要点、提高临床技能及应试能力，每个章节设有习题和参考答案，复习题包括名词解释、简答题和问答题，从不同的角度对教材进行全面的学习，巩固理论知识，掌握重点，解决难点，达到教学的目的。

本书内容全面，有一定的深度和广度，可供正在实习的医学生及研究生入学考试的参考书；同时也可以作为执业医师的复习用书及毕业不久的新任住院医师的内科参考书。

参加本书写作的编者，都是来自具有多年临床经验的医师和教学经验的教师，且希望把宝贵的经验传授给学生，使医学事业发展壮大。

由于作者水平有限，书中疏漏和错误在所难免，恳请广大读者不吝指正。

齐齐哈尔医学院附属第三医院

2012 年 7 月

# 目　录

# 第一篇　呼吸系统疾病

## 第一章　总　论

### 一、呼吸系统疾病是我国的常见病、多发病

据2006年全国部分城市及农村前十位主要疾病死亡原因的统计数,呼吸系统疾病(不包括肺癌)在城市的死亡病因中占第四位(13.1%),在农村占第三位(16.4%)。由于大气污染、吸烟、工业经济发展导致的理化因子、生物因子吸入以及人口年龄老化等因素,使近年来呼吸系统疾病如肺癌、支气管哮喘、慢性阻塞性肺疾病、肺血栓栓塞症、肺结核、肺部弥漫性间质纤维化及免疫低下性肺部感染等疾病的发病率明显增加,近年暴发的传染性非典型肺炎(严重急性呼吸综合征,severe acute respiratory syndrome,SARS)及禽流感,其传染性强,病死率高,病毒侵入体内主要的靶器官也是肺。这说明呼吸系统疾病对人民健康危害仍是很大的,其防治任务艰巨。

### 二、呼吸系统的结构功能与疾病的关系

呼吸系统与体外环境沟通,成人在静息状态下,每天约有10 000L的气体进出于呼吸道。肺具有广泛的呼吸面积,成人的总呼吸面积约有100m²(3亿～7.5亿个肺泡),在呼吸过程中,外界环境中的有机或无机粉尘,包括各种微生物、蛋白变应原、有害气体等,皆可进入呼吸道及肺引起各种疾病,因而呼吸系统的防御功能至关重要。

当各种原因引起防御功能下降(如会厌功能障碍引起误吸,中枢神经系统疾病引起咳嗽反射消失,长期吸烟引起气道纤毛黏液运输系统破坏,后天免疫功能低下引起的免疫功能障碍等)或外界的刺激过强(各种微生物感染,吸入特殊变应原、生产性粉尘、高水溶性气体)均可引起呼吸系统的损伤及病变。

肺与全身各器官的血液及淋巴循环相通,所以皮肤软组织疖痈的菌栓、深静脉血栓、癌肿的癌栓,都可以到达肺,分别引起继发性肺脓肿、肺血栓栓塞症和转移性肺癌。消化系统的肿瘤,如胃癌经腹膜后淋巴结转移至肺,引起两肺转移癌病灶。肺部病变亦可向全身播散,如肺癌、肺结核播散至骨、脑、肝等器官,同样亦可在肺本身发生病灶播散。此外,全身免疫性疾病(如结节病、系统性红斑狼疮、类风湿关节炎),肾脏病(如尿毒症)及血液病(如白血病)等均可累及肺。

### 三、影响呼吸系统疾病的主要相关因素

影响呼吸系统疾病的主要相关因素包括:①大气污染和吸烟;②吸入性变应原增加;③肺部感染病原学的变异及耐药性的增加。

### 四、呼吸系统疾病的诊断

周密详细的病史和体格检查是诊断呼吸系统疾病的基础,普通X线和电子计算机X线体层显像(CT)胸部检查对诊断肺部病变具有特殊重要的作用,由于呼吸系统疾病常为全身疾病的一种局部表现,故还应结合常规化验及其他特殊检查结果,进行全面综合分析,力求作出病因、解

剖、病理和功能的诊断。

**1. 病史** 了解与肺部传染性疾病患者(如 SARS、活动性肺结核)的密切接触史,了解对肺部有毒物质的职业和个人史,询问吸烟史、饮食习惯、服药史及家族史,对诊断十分重要。

**2. 症状** 呼吸系统的咳嗽、咳痰、咯血、气急(促)、喘鸣和胸痛等症状在不同的肺部疾病中常有不同的特点。

(1)咳嗽:发作的刺激性干咳伴有发热、声嘶常为急性喉、气管和支气管炎;常年咳嗽,秋冬季重提示慢性阻塞性肺疾病;急性发作的咳嗽伴胸痛,可能是肺炎;发作性干咳(尤其在夜间规律发作),可能是咳嗽型哮喘;高亢的干咳伴有呼吸困难可能是支气管肺癌累及气管或主支气管;持续而逐渐加重的刺激性咳嗽伴有气促(急)则考虑特发性肺纤维化或支气管肺泡癌。

(2)咳痰:痰的性状、量及气味对诊断有一定帮助。痰由白色泡沫或黏液状转为脓性多为细菌性感染;大量黄脓痰常见于肺脓肿或支气管扩张;铁锈样痰可能是肺炎链球菌感染;红棕色胶冻样痰可能是肺炎克雷伯杆菌感染;伴大肠埃希菌感染时,脓痰有恶臭;肺阿米巴病呈咖啡样痰;肺吸虫病为果酱样痰。痰量的增减,反映感染的加剧或炎症的缓解,若痰量突然减少,且出现体温升高,可能与支气管引流不畅有关。肺水肿时,则可能咳粉红色稀薄泡沫痰。

(3)咯血:经常带血是肺结核、肺癌的常见症状。咯鲜血(特别是 24 小时达 300ml 以上),多见于支气管扩张,也可见于肺结核、急性支气管炎、肺炎和肺血栓栓塞症;二尖瓣狭窄可引起各种不同程度的咯血。

(4)呼吸困难:呼吸困难可表现在呼吸频率、深度及节律改变等方面。按其发作快慢分为急性、慢性和反复发作性。按呼吸周期可分为吸气性和呼气性呼吸困难。急性气促伴胸痛常提示肺炎、气胸和胸腔积液;肺血栓栓塞症常表现为不明原因的呼吸困难;左心衰竭患者可出现夜间阵发性呼吸困难;慢性进行性气促见于慢性阻塞性肺疾病、弥散性肺纤维化疾病;支气管哮喘发作时,出现呼气性呼吸困难,且伴有哮鸣音,缓解时可消失,下次发作时又复出现。呼吸困难可分吸气性、呼气性和混合性三种。如喉头水肿、喉气管炎症、肿瘤或异物引起上气道狭窄,出现吸气性呼吸困难;支气管哮喘或哮喘合并慢性阻塞性肺疾病引起广泛支气管痉挛,则引起呼气性呼吸困难。此外,气管、支气管结核亦可产生不同程度的吸气相或双相呼吸困难,并呈进行性加重。

(5)胸痛:脏层胸膜对痛觉不敏感,肺炎、肺结核、肺血栓栓塞症、肺脓肿等病变累及壁层胸膜时,方发生胸痛。胸痛伴高热,考虑肺炎。肺癌侵及壁层胸膜或骨,出现隐痛,持续加剧,乃至刀割样痛。突发性胸痛伴咯血和(或)呼吸困难,应考虑肺血栓栓塞症。胸膜炎常在胸廓活动较大的双(单)侧下胸痛,与咳嗽、深吸气有关。自发性气胸可在剧咳或屏气时突然发生剧痛。亦应注意与非呼吸系统疾病引起的胸痛相鉴别,如心绞痛、纵隔、食管、膈和腹腔疾患所致的胸痛。

**3. 体征** 由于病变的性质、范围不同,胸部疾病的体征可完全正常或出现明显异常。气管、支气管病变以干湿啰音为主;肺部炎变有呼吸音性质、音调和强度的改变,如肺炎出现吸气相小水泡音,大片炎变呈实变体征;特发性肺纤维化可在双肺出现吸气相高调爆裂音(Velcro 啰音);胸腔积液、气胸或肺不张可出现相应的体征,可伴有气管的移位。

**4. 实验室和其他检查还包括** ①血液检查;②抗原皮肤试验;③痰液检查;④胸腔积液(胸液)检查和胸膜活检;⑤影像学检查;⑥支气管镜和胸腔镜;⑦放射性核素扫描;⑧肺活体组织检查;⑨超声检查;⑩呼吸功能测定。

# 复 习 题

**问答题**

1. 呼吸系统防御功能包括哪些?

2. 肺循环的特点如何？

3. 影响呼吸系统疾病的主要相关因素有哪些？

4. 在询问呼吸系统疾病的病史中,应注意什么？

5. 痰的性状、量及气味对诊断有一定帮助,你了解多少？

6. 阻塞性和限制性通气功能障碍的肺容量和通气功能的特征性变化如何？

# 参 考 答 案

**问答题**

1. 呼吸系统防御功能包括物理(鼻部加温过滤、喷嚏、咳嗽、支气管收缩、黏液-纤毛运输系统)、化学(溶菌酶、乳铁蛋白、蛋白酶抑制剂、抗氧化的谷胱甘肽、超氧化物歧化酶等)、细胞吞噬(肺泡巨噬细胞、多形核粒细胞)及免疫(B 细胞分泌 IgA、IgM 等,T 细胞介导的迟发型过敏反应杀死微生物和细胞毒作用)等防御功能。

2. 肺有两组血管供应,肺循环的动静脉为气体交换的功能血管,体循环的支气管动静脉为气道和脏层胸膜的营养血管。与体循环比较,肺是一个低压、低阻及高容的器官。

3. 影响呼吸系统疾病的主要相关因素有:①大气污染和吸烟;②吸入性变应原增加;③肺部感染病原学的变异及耐药性的增加。

4. 在询问呼吸系统疾病的病史中,应了解与肺部传染性疾病患者(如 SARS、活动性肺结核)的密切接触史;了解对肺部有毒物质的职业和个人史,如接触各种无机粉尘、有机粉尘、发霉的干草、吸入粉尘、花粉或进食某些食物时会出现喷嚏、胸闷,剧烈运动后出现胸闷、气紧等,以上可提示肺部过敏性疾病;询问吸烟史时,应有年包数的定量记载;有无生食溪蟹、喇蛄、旱乌龟血等可能引起肺部寄生虫的饮食史;曾否使用可导致肺部病变的某些药物,如博来霉素、胺碘酮可引起肺纤维化,血管紧张素转换酶抑制剂引起顽固性咳嗽,β阻断药引起支气管痉挛等;某些疾病(如支气管哮喘、特发性肺纤维化、囊性纤维化、肺泡微结石症)可有家族史。

5. 痰的性状、量及气味对诊断有一定帮助。如痰由白色泡沫或黏液状转为脓性多为细菌性感染;大量黄脓痰常见于肺脓肿或支气管扩张;铁锈样痰可能是肺炎链球菌感染;红棕色胶冻样痰可能是肺炎克雷白杆菌感染;伴大肠埃希菌感染时,脓痰有恶臭;肺水肿时,咳粉红色稀薄泡沫痰;肺阿米巴病呈咖啡样痰;肺吸虫病为果酱样痰。痰量的增减,反映感染的加剧或炎症的缓解,若痰量突然减少,且出现体温升高,可能与支气管引流不畅有关。

6. 阻塞性和限制性通气功能障碍的肺容量和通气功能的特征性变化如表 1-1-1。

表 1-1-1 阻塞性和限制性通气功能障碍的肺容量和通气功能的特征性变化表

| | 阻塞性 | 限制性 |
| --- | --- | --- |
| VC | 减低或正常 | 减低 |
| RV | 增加 | 减低 |
| TCL | 正常或增加 | 减低 |
| RV/TCL | 明显增加 | 正常或略增加 |
| $FEV_1$/FVC | 减低 | 正常或增加 |
| $FEV_1$ | 减低 | 正常或增加 |
| MMFR | 减低 | 正常或减低 |

(毕红霞)

# 第二章　肺部感染性疾病

## 第一节　肺　炎

**病例 1-2-1**　患者,男性,21 岁,学生。主因发热、呼吸困难、咳嗽伴左胸痛 4 天急诊入院。患者因淋雨后出现寒战、高热,体温达 39℃ 以上,咳嗽、咳痰,今日痰呈铁锈色,伴呼吸困难、左胸痛,曾用阿莫西林、退热剂等药物,体温未下降。既往体健,无药物过敏史,无高血压、糖尿病史。个人史和家族史无特殊。查体:体温 39.2℃,脉搏 100 次/分,呼吸 23 次/分,血压 120/80mmHg。急性热病容,神志清楚,口唇周围有疱疹,左下肺叩诊浊音,语颤增强,可闻及支气管呼吸音。心率 100 次/分,律齐,肝脾未及。实验室检查:Hb 130g/L,WBC $15×10^9$/L,N 0.88;尿常规(一);粪便常规(一)。胸透示左下肺片状阴影。

**问题:**

1. 试述其诊断、诊断依据。

2. 试述其鉴别诊断。

3. 进一步检查项目有哪些?

4. 治疗原则有哪些?

**参考答案和提示:**

1. **诊断**　左下肺炎球菌肺炎。

2. **诊断依据**　①平素体健,起病急骤,受凉后寒战、高热,咳铁锈色痰,胸痛;②查体有肺实变体征(叩浊、语颤增强、可闻及支气管呼吸音);③血常规 WBC 增高,中性粒细胞比例增高,胸透肺部有阴影。

3. **鉴别诊断**

(1) 其他类型肺炎:①干酪样肺炎(高热、衰竭,抗菌药物治疗无效,痰中易找到结核杆菌);②葡萄球菌肺炎(感染中毒症状重,痰呈脓性,量多,痰培养葡萄球菌阳性);③革兰阴性杆菌肺炎(多见于有基础疾病及免疫功能低下者,或为院内获得性感染,症状常不典型,痰菌培养可证实诊断)。

(2) 急性肺脓肿:早期不易鉴别,可有齿、口、咽喉的感染灶,或手术、劳累等病史,随着病程进展咳出大量脓臭痰,胸片出现含液平面的空洞。

(3) 肺癌合并感染:多见于中年以上人群,感染中毒症状不重,可有刺激性干咳,痰中带血等,抗炎治疗效果不佳或感染易反复出现。

4. **进一步检查包括**　①X 线胸片或肺 CT 可见左下肺密度不均的炎症阴影,边界欠清楚;②痰或血细菌培养出肺炎链球菌可确诊。

5. **治疗原则包括**　①抗菌药物治疗首选青霉素,过敏或耐药者可选择一代头孢菌素、大环内酯类或氟喹诺酮类抗菌药物;②支持对症治疗。

**病例 1-2-2**　男性,45 岁。因高热、寒战、胸痛、痰血四天入院。一周前局部皮肤有外伤史。体检:体温 39.5℃。血常规示 WBC $25×10^9$/L,N 0.91。胸片示右下肺可见片状阴影,其中及四周有多个液气囊腔。

**问题：**

1. 最可能的诊断是什么？需进一步检查项目是什么？

2. 应与哪些疾病鉴别？

3. 治疗方案有哪些？

**参考答案和提示：**

1. 最可能的诊断　右肺葡萄球菌肺炎。需进一步检查项目有痰液细菌学检查、血培养。

2. 应与哪些疾病鉴别　其他细菌性肺炎、肺癌伴感染、肺脓肿等。

3. 治疗方案包括　选用敏感抗生素抗感染，如青霉素G、耐青霉素酶的半合成青霉素或头孢菌素及万古霉素。原发病灶早期清除引流。对症支持处理。

## 临床思维：肺炎

【病因、发病机制】　正常的呼吸道免疫防御机制（支气管内黏液-纤毛运载系统、肺泡巨噬细胞等细胞防御的完整性等）使气管隆凸以下的呼吸道保持无菌。是否发生肺炎决定于两个因素：病原体和宿主因素。如果病原体数量多，毒力强和（或）宿主呼吸道局部和全身免疫防御系统损害，即可发生肺炎。

病原体可通过下列途径引起肺炎：①空气吸入；②血行播散；③邻近感染部位蔓延；④上呼吸道定植菌的误吸。肺炎还可通过误吸胃肠道的定植菌（胃食管反流）和通过人工气道吸入环境中的致病菌引起。

【分类】　肺炎可按解剖、病因或患病环境加以分类。

**1. 解剖分类**

（1）大叶性（肺泡性）肺炎。

（2）小叶性（支气管性）肺炎。

（3）间质性肺炎。

**2. 病因分类**

（1）细菌性肺炎：如肺炎链球菌、金黄色葡萄球菌、甲型溶血性链球菌、肺炎克雷伯杆菌、流感嗜血杆菌、铜绿假单胞菌肺炎等。

（2）非典型病原体所致肺炎：如军团菌、支原体和衣原体等。

（3）病毒性肺炎。

（4）肺真菌病。

（5）其他病原体所致的肺炎。

（6）理化因素所致的肺炎。

**3. 患病环境分类**

（1）社区获得性肺炎（community acquired pneumonia，CAP）：是指在医院外罹患的感染性肺实质炎症，包括具有明确潜伏期的病原体感染而在入院后平均潜伏期内发病的肺炎。

（2）医院获得性肺炎（hospital acquired pneumonia，HAP）亦称医院内肺炎，是指患者入院时不存在，也不处于潜伏期，而于入院48小时后在医院（包括老年护理院、康复院等）内发生的肺炎。

【临床表现】　细菌性肺炎的症状变化较大，可轻可重，决定于病原体和宿主的状态。常见症状为咳嗽、咳痰，或原有呼吸道症状加重，并出现脓性痰或血痰，伴或不伴胸痛。肺炎病变范围大者可有呼吸困难,呼吸窘迫。大多数患者有发热。早期肺部体征无明显异常,重症者可有呼吸频率增快,鼻翼扇动,发绀。肺实变时有典型的体征,如叩诊浊音、语颤增强和支气管呼吸音等,也可闻及湿性啰音。并发胸腔积液者,患侧胸部叩诊浊音,语颤减弱,呼吸音减弱。

# 诊疗常规:肺炎

## (一) 诊断要点

**1. 确定肺炎诊断** 首先必须把肺炎与上呼吸道感染和下呼吸道感染区别开来。呼吸道感染虽然有咳嗽、咳痰和发热等症状,但各有其特点,上、下呼吸道感染无肺实质浸润,胸部 X 线检查可鉴别。其次,应把肺炎与其他类似肺炎的疾病区别开来。

**2. 评估严重程度** 如果肺炎的诊断成立,评价病情的严重程度。肺炎严重性决定于三个主要因素:局部炎症程度、肺部炎症的播散和全身炎症反应程度。重症肺炎的诊断标准注重肺部病变的范围、器官灌注和氧合状态。主要标准是:①需要有创机械通气;②感染性休克需要血管收缩剂治疗。次要标准:①呼吸频率≥30 次/分;②氧合指数($PaO_2/FiO_2$)≤250;③多肺叶浸润;④意识障碍/定向障碍;⑤氮质血症(BUN≥20mg/dL);⑥白细胞减少(WBC<$4.0\times10^9$/L);⑦血小板减少(血小板<$10.0\times10^9$/L);⑧低体温(T<36℃);⑨低血压,需要强力的液体复苏。符合 1 项主要标准或 3 项次要标准以上者可诊断为重症肺炎,考虑收入 ICU 治疗。

**3. 确定病原体** 在采集呼吸道标本行细菌培养时尽可能在抗菌药物应用前采集,避免污染,及时送检。

## (二) 鉴别诊断

肺炎常需与下列疾病鉴别:①肺结核;②肺癌;③急性肺脓肿;④肺血栓栓塞症;⑤非感染性肺部浸润。

## (三) 治疗要点

抗感染治疗是肺炎治疗的最主要环节。细菌性肺炎的治疗包括经验性治疗和针对病原体治疗。

青壮年和无基础疾病的社区获得性肺炎患者,常用青霉素类、第一代头孢菌素等,由于我国肺炎链球菌对大环内酯类抗菌药物耐药率高,故对该菌所致的肺炎不单独使用大环内酯类抗菌药物治疗,对耐药肺炎链球菌可使用对呼吸系感染有特效的氟喹诺酮类(莫西沙星、吉米沙星和左氧氟沙星)。老年人、有基础疾病或需要住院的社区获得性肺炎,常用氟喹诺酮类、第二、三代头孢菌素、β-内酰胺类/β-内酰胺酶抑制剂,或厄他培南,可联合大环内酯类。医院获得性肺炎常用第二、三代头孢菌素、β-内酰胺类/β-内酰胺酶抑制剂、氟喹诺酮类或碳青霉烯类。

重症肺炎的治疗首先应选择广谱的强力抗菌药物,并应足量、联合用药。重症社区获得性肺炎常用 β-内酰胺类联合大环内酯类或氟喹诺酮类;青霉素过敏者用氟喹诺酮类和氨曲南。

医院获得性肺炎可用氟喹诺酮类或氨基糖苷类联合抗假单胞菌的 β-内酰胺类、广谱青霉素/β-内酰胺酶抑制剂、碳青霉烯类的任何一种,必要时可联合万古霉素、替考拉宁或利奈唑胺。

肺炎的抗菌药物治疗应尽早进行,病情稳定后可从静脉途径转为口服治疗。肺炎抗菌药物疗程至少 5 天,大多数患者需要 7～10 天或更长疗程,如体温正常 48～72 小时,无肺炎任何一项临床不稳定征象可停用抗菌药物。抗菌药物治疗后 48～72 小时应对病情进行评价,治疗有效表现体温下降、症状改善、临床状态稳定、白细胞逐渐降低或恢复正常,而 X 线胸片病灶吸收较迟。如 72 小时后症状无改善,其原因可能有:①药物未能覆盖致病菌,或细菌耐药;②特殊病原体感染如结核分枝杆菌、真菌、病毒等;③出现并发症或存在影响疗效的宿主因素(如免疫抑制);④非感染性疾病误诊为肺炎;⑤药物热。需仔细分析,进行必要的检查,进行相应处理。

# 复　习　题

## 一、名词解释

1.社区获得性肺炎　2.医院获得性肺炎　3.传染性非典型肺炎　4.大叶性肺炎　5.小叶性肺炎

6.血源性肺脓肿　7.坏死性肺炎　8.继发性肺脓肿　9.吸入性肺脓肿

## 二、问答题

1. 社区获得性肺炎的诊断标准有哪些?

2. 医院获得性肺炎的诊断标准有哪些?

3. 肺炎需与哪些呼吸系统疾病鉴别并叙述鉴别要点。

4. 常见肺炎(肺炎链球菌、金葡菌、肺炎克雷伯杆菌、铜绿假单胞菌)的症状,体征和X线特征有哪些?

5. 试述重症肺炎的诊断标准和治疗。

6. 试述肺脓肿的手术适应证。

7. 如何鉴别肺脓肿与支气管肺癌?

8. 如何使用抗生素治疗肺脓肿?

9. 肺脓肿的临床特征有哪些?

10. 肺脓肿的治疗方法有哪些?

# 参　考　答　案

## 一、名词解释

1. 社区获得性肺炎是指在医院外罹患的感染性肺实质炎症,包括具有明确潜伏期的病原体感染而在入院后平均潜伏期内发病的肺炎。

2. 医院获得性肺炎是指患者入院时不存在,也不处于感染潜伏期内,而于入院48小时后在医院内发生的肺炎。

3. 传染性非典型肺炎是由SARS冠状病毒(SARS-CoV)引起的一种具有明显传染性、可累及多个脏器系统的特殊肺炎,世界卫生组织(WHO)将其命名为严重急性呼吸综合征(severe acute respiratory syndrome,SARS)。

4. 大叶性肺炎是指病原体先在肺泡引起炎症,经肺泡间孔(Cohn孔)向其他肺泡扩散,致使部分或整个肺段、肺叶发生炎症改变。

5. 小叶性(支气管)肺炎是指病原体经支气管入侵,引起细支气管、终末细支气管及肺泡的炎症,常继发于其他疾病,如支气管炎、支气管扩张、上呼吸道病毒性感染以及长期卧床的危重患者。

6. 血源性肺脓肿系因皮肤外伤感染、疖、痈、中耳炎或骨髓炎等所致的菌血症,菌栓经血行播散到肺,引起小血管栓塞、炎症和坏死而形成的肺脓肿。

7. 胸部X线显示一个或多个的含气液平的空洞,如多个直径小于2cm的空洞则称为坏死性肺炎。

8. 某些细菌性肺炎(金黄色葡萄球菌、铜绿假单胞菌、肺炎克雷白杆菌等),支气管扩张,支气管囊肿,支气管肺癌,肺结核空洞等继发感染可导致继发性肺脓肿。

9. 吸入性肺脓肿系病原体经口、鼻、咽腔吸入致病。

## 二、问答题

1. 诊断标准包括:①新近出现的咳嗽、咳痰或原有呼吸道疾病症状加重,并出现脓性痰,伴或不伴胸痛;②发热;③肺实变体征和(或)闻及湿性啰音;④WBC>$10\times10^9$/L或<$4\times10^9$/L,伴或不伴细胞核左移;⑤胸部X线检查显示片状、斑片状浸润性阴影或间质性改变,伴或不伴胸腔积液。以上①~④项中任何1项加第⑤项,并除外肺结核、肺部肿瘤、非感染性肺间质性疾病、肺水肿、肺不张、

肺栓塞、肺嗜酸粒细胞浸润症及肺血管炎等后,可建立临床诊断。

2. 诊断标准包括:①发热超过 38℃;②血白细胞增多或减少;③脓性气道分泌物。但 HAP 的临床表现、实验室和影像学检查特异性低,应注意与肺不张、心力衰竭和肺水肿、基础疾病肺侵犯、药物性肺损伤、肺栓塞和急性呼吸窘迫综合征等相鉴别。无感染高危因素患者的常见病原体依次为肺炎链球菌、流感嗜血杆菌、金黄色葡萄球菌、大肠杆菌、肺炎克雷伯杆菌、不动杆菌属等;有感染高危因素患者为铜绿假单胞菌、肠杆菌属、肺炎克雷伯杆菌等,金黄色葡萄球菌的感染有明显增加的趋势。

3. 肺炎常需与下列疾病鉴别

(1) 肺结核多有全身中毒症状:如午后低热、盗汗、疲乏无力、体重减轻、失眠、心悸,女性患者可有月经失调或闭经等。X 线胸片见病变多在肺尖或锁骨上下,密度不匀,消散缓慢,且可形成空洞或肺内播散。痰中可找到结核分枝杆菌。一般抗菌治疗无效。

(2) 肺癌多无急性感染中毒症状,有时痰中带血丝。血白细胞计数不高,若痰中发现癌细胞可以确诊。肺癌可伴发阻塞性肺炎,经抗菌药物治疗后炎症消退,肿瘤阴影渐趋明显,或可见肺门淋巴结肿大,有时出现肺不张。若经过抗菌药物治疗后肺部炎症不消散,或暂时消散后于同一部位再出现肺炎,应密切随访,对有吸烟史及年龄较大的患者,必要时进一步作 CT、MRI、纤维支气管镜和痰脱落细胞等检查,以免贻误诊断。

(3) 急性肺脓肿早期临床表现与肺炎链球菌肺炎相似。但随病程进展,咳出大量脓臭痰为肺脓肿的特征。X 线显示脓腔及气液平,易与肺炎鉴别。

(4) 肺血栓栓塞症:多有静脉血栓的危险因素,如血栓性静脉炎、心肺疾病、创伤、手术和肿瘤等病史,可发生咯血、晕厥,呼吸困难较明显,颈静脉充盈。X 线胸片示区域性肺血管纹理减少,有时可见尖端指向肺门的楔形阴影,动脉血气分析常见低氧血症及低碳酸血症。D-二聚体、CT 肺动脉造影(CTPA)、放射性核素肺通气/灌注扫描和 MRI 等检查可帮助鉴别。

(5) 非感染性肺部浸润还需排除非感染性肺部疾病:如肺间质纤维化、肺水肿、肺不张、肺嗜酸性粒细胞增多症和肺血管炎等。

4. 常见肺炎的症状、体征和 X 线特征见表 1-2-1。

表 1-2-1　常见肺炎的症状、体征和 X 线特征

| 病原体 | 症状和体征 | X 线征象 |
| --- | --- | --- |
| 肺炎链球菌 | 起病急、寒战、高热、咳铁锈色痰、胸痛、肺实变体征 | 肺叶或肺段实变,无空洞,可伴胸水 |
| 金黄色葡萄球菌 | 起病急、寒战、高热、脓血痰、气急、毒血症症状、休克 | 肺叶或小叶浸润,早期空洞,脓胸,可见液气囊腔 |
| 肺炎克雷伯杆菌 | 起病急、寒战、高热、全身衰竭、咳砖红色胶冻状痰 | 肺叶或肺段实变,蜂窝状脓肿,叶间隙下坠 |
| 铜绿假单胞菌 | 毒血症症状明显,脓痰,可呈蓝绿色 | 弥漫性支气管炎,早期肺脓肿 |

5. 我国制定的重症肺炎标准如下:①意识障碍;②呼吸频率>30 次/分;③$PaO_2$<60mmHg、$PaO_2/FiO_2$<300,需行机械通气治疗;④血压<90/60mmHg;⑤胸片显示双侧或多肺叶受累,或入院 48 小时内病变扩大≥50%;⑥尿量<20ml/h,或<80ml/4h,或急性肾衰竭需要透析治疗。

重症肺炎的治疗:①选择广谱的强力抗菌药物,足量、联合用药。社区获得性肺炎常用大环内酯类联合第三代头孢菌素,或联合广谱青霉素/β-内酰胺酶抑制剂、碳青霉烯类;青霉素过敏者用喹诺酮类联合氨基糖苷类。医院获得性肺炎可用喹诺酮类或氨基糖苷类联合抗假单胞菌的 β-内酰胺类、广谱青霉素/β-内酰胺酶抑制剂、碳青霉烯类的任何一种,必要时可联合万古霉素。②支持疗法和对症处理:卧床休息,补充足够蛋白质、热量及维生素;密切监测病情变化,注意防止休克;剧烈胸痛者,可酌用少量镇痛药,如可待因 15mg;咳嗽明显者给祛痰止咳药;常规静脉输液,保持尿比重在 1.020 以下,血清钠保持在 145mmol/L 以下;$PaO_2$<

60mmHg 或有发绀应给氧。③积极治疗并发症:如肺外感染、胸腔积液、脑膜炎、感染性休克、中毒性心肌炎等。

6～8 题答案见临床思维-诊疗常规

9. 肺脓肿的临床特征:临床特征为高热、咳嗽和咳大量脓臭痰。

10. 肺脓肿的治疗方法有:抗生素治疗、脓液引流、手术治疗等。

（宋　卓）

# 第二节　肺　脓　肿

**病例 1-2-3**　患者,女性,54 岁。缓起发热,咳嗽,痰呈脓性,伴腥臭味,每日约 150 毫升。病程已 10 天,多种抗生素治疗不见改善。X 线示右下肺叶后基底段团块状影,伴空洞和液平。两周前曾有拔牙史。

**问题:**

1. 本例的诊断是什么?

2. 鉴别诊断是什么?

3. 进一步检查项目是什么?

4. 治疗方案是什么?

**参考答案和提示:**

1. 诊断　吸入性肺脓肿。

2. 鉴别诊断

(1) 细菌性肺炎:早期肺脓肿与细菌性肺炎在症状和 X 线胸片表现很相似,但常见的肺炎链球菌肺炎多伴有口唇疱疹、铁锈色痰而无大量脓臭痰,X 线胸片示肺叶或段性实变或呈片状淡薄炎症病变,边缘模糊不清,没有空洞形成。当用抗菌药物治疗后仍高热不退,咳嗽、咳痰加剧并咳出大量脓痰时应考虑为肺脓肿。

(2) 空洞性肺结核继发感染:空洞性肺结核是一种慢性病,起病缓慢,病程长,可有长期咳嗽、午后低热、乏力、盗汗,食欲减退或有反复咯血。X 线胸片显示空洞壁较厚,一般无气液平面,空洞周围炎性病变较少,常伴有条索、斑点及结节状病灶,或肺内其他部位的结核播散灶,痰中可找到结核分枝杆菌。当合并肺部感染时,可出现急性感染症状和咳大量脓臭痰,控制急性感染后,胸片可显示纤维空洞及周围多形性的结核病变。

(3) 支气管肺癌:支气管肺癌阻塞支气管常引起远端肺化脓性感染,但形成肺脓肿的病程相对较长,因有一个逐渐阻塞的过程,毒性症状多不明显,脓痰量亦较少。阻塞性感染由于支气管引流不畅,抗菌药物效果不佳。可送痰液找癌细胞和纤维支气管镜检查,以明确诊断。肺鳞癌也可发生坏死液化,形成空洞,但一般无毒性或急性感染症状,X 线胸片示空洞壁较厚,多呈偏心空洞,残留的肿瘤组织使内壁凹凸不平,空洞周围有少许炎症浸润,肺门淋巴结可有肿大,故不难与肺脓肿区分。

(4) 肺囊肿继发感染:肺囊肿继发感染时,囊肿内可见气液平,周围炎症反应轻,无明显中毒症状和脓痰。如有以往的 X 线胸片作对照,更容易鉴别。

3. 进一步检查项目包括 ①细菌学检查(痰、胸腔积液和血培养);②肺 CT 检查;③纤维支气管镜检查。

4. 治疗方案包括 ①青霉素和甲硝唑静点,如为耐甲氧西林的葡萄球菌应选用万古霉素;②脓液引流。

# 临床思维:肺脓肿

【病因和发病机制】 病原体常为上呼吸道、口腔的定植菌,包括需氧、厌氧和兼性厌氧菌。90%肺脓肿患者合并有厌氧菌感染,毒力较强的厌氧菌在部分患者可单独致病。常见的其他病原体包括金黄色葡萄球菌、化脓性链球菌、肺炎克雷伯杆菌和铜绿假单胞菌。大肠埃希菌和流感嗜血杆菌也可引起坏死性肺炎。根据感染途径,肺脓肿可分为以下类型:

1. **吸入性肺脓肿** 病原体经口、鼻、咽腔吸入致病。正常情况下,吸入物经气道黏液-纤毛运载系统、咳嗽反射和肺巨噬细胞可迅速清除。但当有意识障碍如在麻醉、醉酒、药物过量、癫痫、脑血管意外时,或由于受寒、极度疲劳等诱因,全身免疫力与气道防御清除功能降低,吸入的病原菌可致病。此外,还可由于鼻窦炎、牙槽脓肿等脓性分泌物被吸入致病。脓肿常为单发,其部位与支气管解剖和体位有关。由于右主支气管较陡直,且管径较粗大,吸入物易进入右肺。仰卧位时,好发于上叶后段或下叶背段;坐位时好发于下叶后基底段;右侧卧位时,则好发于右上叶前段或后段。病原体多为厌氧菌。

2. **继发性肺脓肿** 某些细菌性肺炎,如金黄色葡萄球菌、铜绿假单胞菌和肺炎克雷伯杆菌肺炎等,以及支气管扩张、支气管囊肿、支气管肺癌、肺结核空洞等继发感染可导致继发性肺脓肿。支气管异物阻塞,也是导致肺脓肿特别是小儿肺脓肿的重要因素。肺部邻近器官化脓性病变,如膈下脓肿、肾周围脓肿、脊柱脓肿或食管穿孔等波及到肺也可引起肺脓肿。阿米巴肝脓肿好发于右肝顶部,易穿破膈肌至右肺下叶,形成阿米巴肺脓肿。

3. **血源性肺脓肿** 因皮肤外伤感染、疖、痈、中耳炎或骨髓炎等所致的菌血症,菌栓经血行播散到肺,引起小血管栓塞、炎症和坏死而形成肺脓肿。静脉吸毒者如有右心细菌性心内膜炎,三尖瓣赘生物脱落阻塞肺小血管形成肺脓肿,常为两肺外野的多发性脓肿。致病菌以金黄色葡萄球菌、表皮葡萄球菌及链球菌为常见。

【临床表现】

1. **症状** 吸入性肺脓肿患者多有齿、口、咽喉的感染灶,或手术、醉酒、劳累、受凉和脑血管病等病史。急性起病,畏寒、高热,体温达 39～40℃,伴有咳嗽、咳黏液痰或黏液脓性痰。炎症累及壁层胸膜可引起胸痛,且与呼吸有关。病变范围大时可出现气促。此外还有精神不振、全身乏力、食欲减退等全身中毒症状。如感染不能及时控制,可于发病的 10～14 天,突然咳出大量脓臭痰及坏死组织,每日可达 300～500ml,静置后可分成 3 层。约有 1/3 患者有不同程度的咯血,偶有中、大量咯血而突然窒息致死。一般在咳出大量脓痰后,体温明显下降,全身毒性症状随之减轻,数周内一般情况逐渐恢复正常。肺脓肿破溃到胸膜腔,可出现突发性胸痛、气急,出现脓气胸。部分患者缓慢发病,仅有一般的呼吸道感染症状。

血源性肺脓肿多先有原发病灶引起的畏寒、高热等全身脓毒症的表现。经数日或数周后才出现咳嗽、咳痰,痰量不多,极少咯血。

慢性肺脓肿患者常有咳嗽、咳脓痰、反复发热和咯血,持续数周到数月,可有贫血、消瘦等慢性中毒症状。

2. **体征** 肺部体征与肺脓肿的大小和部位有关。初起时肺部可无阳性体征,或患侧可闻及湿啰音;病变继续发展,可出现肺实变体征,可闻及支气管呼吸音;肺脓腔增大时,可出现空瓮音;病变累及胸膜可闻及胸膜摩擦音或呈现胸腔积液体征。血源性肺脓肿大多无阳性体征。慢性肺脓肿常有杵状指(趾)。

**【实验室和其他检查】** 急性肺脓肿血白细胞总数达$(20\sim30)\times10^9/L$,中性粒细胞在 0.90以上,核明显左移,常有毒性颗粒。慢性患者血白细胞可稍升高或正常,红细胞和血红蛋白减少。

**1. 细菌学检查** 痰涂片革兰染色,痰、胸腔积液和血培养包括需氧和厌氧培养,以及抗菌药物敏感试验,有助于确定病原体和选择有效的抗菌药物。

**2. X线检查** 早期的炎症在 X 线表现为大片浓密模糊浸润阴影,边缘不清,或为团片状浓密阴影,分布在一个或数个肺段。在肺组织坏死、肺脓肿形成后,脓液经支气管排出,脓腔出现圆形透亮区及气液平面,其四周被浓密炎症浸润所环绕。脓腔内壁光整或略有不规则。经脓液引流和抗菌药物治疗后,肺脓肿周围炎症先吸收,逐渐缩小至脓腔消失,最后仅残留纤维条索阴影。慢性肺脓肿脓腔壁增厚,内壁不规则,有时呈多房性,周围有纤维组织增生及邻近胸膜增厚,肺叶收缩,纵隔可向患侧移位。并发脓胸时,患侧胸部呈大片浓密阴影。若伴发气胸可见气液平面。结合侧位 X 线检查可明确肺脓肿的部位及范围大小。

血源性肺脓肿,病灶分布在一侧或两侧,呈散在局限炎症,或边缘整齐的球形病灶,中央有小脓腔和气液平。炎症吸收后,亦可能有局灶性纤维化或小气囊后遗阴影。

CT 则能更准确定位及区别肺脓肿和有气液平的局限性脓胸,发现体积较小的脓肿和葡萄球菌肺炎引起的肺气囊,并有助于作体位引流和外科手术治疗。

**3. 纤维支气管镜检查** 有助于明确病因和病原学诊断,并可用于治疗。如有气道内异物,可取出异物使气道引流通畅。疑为肿瘤阻塞,则可取病理标本。还可取痰液标本行需氧和厌氧菌培养。可经纤维支气管镜插入导管,尽量接近或进入脓腔,吸引脓液、冲洗支气管及注入抗菌药物,以提高疗效与缩短病程。

## 诊疗常规:肺脓肿

(一) 诊断要点

对有口腔手术、昏迷呕吐或异物吸入后,突发畏寒、高热、咳嗽和咳大量脓臭痰等病史的患者,其血白细胞总数及中性粒细胞显著增高,X 线示浓密的炎性阴影中有空腔、气液平面,作出急性肺脓肿的诊断并不困难。有皮肤创伤感染、疖、痈等化脓性病灶,或静脉吸毒者患心内膜炎,出现发热不退、咳嗽、咳痰等症状,X 线胸片示两肺多发性肺脓肿,可诊断为血源性肺脓肿。痰、血培养,包括厌氧菌培养及抗菌药物敏感试验,对确定病因诊断和抗菌药物选用有重要价值。

(二) 鉴别诊断

**1. 细菌性肺炎** 早期肺脓肿与细菌性肺炎在症状和 X 线胸片表现很相似,但常见的肺炎链球菌肺炎多伴有口唇疱疹、铁锈色痰而无大量脓臭痰,X 线胸片示肺叶或段性实变或呈片状淡薄炎症病变,边缘模糊不清,没有空洞形成。当用抗菌药物治疗后仍高热不退,咳嗽、咳痰加剧并咳出大量脓痰时应考虑为肺脓肿。

**2. 空洞性肺结核继发感染** 空洞性肺结核是一种慢性病,起病缓慢,病程长,可有长期咳嗽、午后低热、乏力、盗汗,食欲减退或有反复咯血。X 线胸片显示空洞壁较厚,一般无气液平面,空洞周围炎性病变较少,常伴有条索、斑点及结节状病灶,或肺内其他部位的结核播散灶,痰中可找到结核分枝杆菌。当合并肺部感染时,可出现急性感染症状和咳大量脓臭痰,且由于化脓性细菌大量繁殖,痰中难以找到结核杆菌,此时要详细询问病史。如一时不能鉴别,可按急性肺脓肿治疗,控制急性感染后,胸片可显示纤维空洞及周围多形性的结核病变,痰结核分枝杆菌可阳转。

**3. 支气管肺癌**　支气管肺癌阻塞支气管常引起远端肺化脓性感染,但形成肺脓肿的病程相对较长,因有一个逐渐阻塞的过程,毒性症状多不明显,脓痰量亦较少。阻塞性感染由于支气管引流不畅,抗菌药物效果不佳。因此对 40 岁以上出现肺同一部位反复感染,且抗菌药物疗效差的患者,要考虑支气管肺癌引起阻塞性肺炎的可能,可送痰液找癌细胞和纤维支气管镜检查,以明确诊断。肺鳞癌也可发生坏死液化,形成空洞,但一般无毒性或急性感染症状,X 线胸片示空洞壁较厚,多呈偏心空洞,残留的肿瘤组织使内壁凹凸不平,空洞周围有少许炎症浸润,肺门淋巴结可有肿大,故不难与肺脓肿区分。

**4. 肺囊肿继发感染**　肺囊肿继发感染时,囊肿内可见气液平,周围炎症反应轻,无明显中毒症状和脓痰。如有以往的 X 线胸片作对照,更容易鉴别。

### (三) 治疗原则和要点

治疗原则是抗菌药物治疗和脓液引流。

**1. 抗菌药物治疗**　吸入性肺脓肿多为厌氧菌感染,一般均对青霉素敏感,仅脆弱拟杆菌对青霉素不敏感,但对林可霉素、克林霉素和甲硝唑敏感。可根据病情严重程度决定青霉素剂量。体温一般在治疗 3~10 天内降至正常,然后可改为肌注。如青霉素疗效不佳,可用林可霉素静脉滴注,或克林霉素 0.6~1.8g/d,或甲硝唑 0.4g,每日 3 次口服或静脉滴注。

血源性肺脓肿多为葡萄球菌和链球菌感染,可选用耐 β-内酰胺酶的青霉素或头孢菌素。如为耐甲氧西林的葡萄球菌,应选用万古霉素或替考拉宁;如为阿米巴原虫感染,则用甲硝唑治疗;如为革兰阴性杆菌,则可选用第二代或第三代头孢菌素、氟喹诺酮类,可联用氨基糖苷类抗菌药物。

抗菌药物疗程 8~12 周,直至 X 线胸片脓腔和炎症消失,或仅有少量的残留纤维化。

**2. 脓液引流**　该方法是提高疗效的有效措施。痰黏稠不易咳出者可用祛痰药或雾化吸入生理盐水、祛痰药或支气管舒张剂以利痰液引流。身体状况较好者可采取体位引流排痰,引流的体位应使脓肿处于最高位,每日 2~3 次,每次 10~15 分钟。经纤维支气管镜冲洗及吸引也是引流的有效方法。

**3. 手术治疗**　适应证为:①肺脓肿病程超过 3 个月,经内科治疗脓腔不缩小,或脓腔过大(5cm 以上)估计不易闭合者;②大咯血经内科治疗无效或危及生命;③伴有支气管胸膜瘘或脓胸经抽吸、引流和冲洗疗效不佳者;④支气管阻塞限制了气道引流,如肺癌。对病情重不能耐受手术者,可经胸壁插入导管到脓腔进行引流。

## 复 习 题

**一、名词解释**
1. 血源性肺脓肿　2. 坏死性肺炎　3. 继发性肺脓肿　4. 吸入性肺脓肿
**二、问答题**
1. 试述肺脓肿的手术适应证?
2. 如何鉴别肺脓肿与支气管肺癌?
3. 如何使用抗生素治疗肺脓肿?
4. 肺脓肿的临床特征?

5. 肺脓肿的治疗方法有哪些?

# 参　考　答　案

**一、名词解释**

1. 血源性肺脓肿是指因皮肤外伤感染、疖、痈、中耳炎或骨髓炎等所致的菌血症,菌栓经血行播散到肺,引起小血管栓塞、炎症和坏死而形成的肺脓肿。

2. 胸部 X 线显示一个或多个的含气液平的空洞,如多个直径小于 2cm 的空洞则称为坏死性肺炎。

3. 某些细菌性肺炎(金黄色葡萄球菌、铜绿假单胞菌、肺炎克雷伯杆菌等)、支气管扩张、支气管囊肿、支气管肺癌、肺结核空洞等继发感染可导致继发性肺脓肿。

4. 吸入性肺脓肿是指病原体经口、鼻、咽腔吸入致病。

**二、问答题**

1～3 题答案见临床思维-诊疗常规。

4. 肺脓肿的临床特征:临床特征为高热、咳嗽和咳大量脓臭痰。

5. 肺脓肿的治疗方法有:抗生素治疗、脓液引流、手术治疗等。

（宋　卓）

# 第三章　支气管扩张症

**病例 1-3-1**　患者,男性,27 岁。自幼起反复咳嗽、咳脓痰,间或有咯血就诊。体检:气急,呼吸 24 次/分,发绀。两下肺固定性湿啰音,伴散在干啰音。

**问题:**

1. 本病的诊断是什么?
2. 鉴别诊断是什么?
3. 检查项目是什么?
4. 治疗原则是什么?

**参考答案和提示:**

1. 诊断　支气管扩张症。

2. 鉴别诊断

(1) 慢性支气管炎:多发生在中年以上的患者,在气候多变的冬、春季节咳嗽、咳痰明显,多为白色黏液痰,感染急性发作时可出现脓性痰,但无反复咯血史。听诊双肺可闻及散在干湿啰音。

(2) 肺脓肿:起病急,有高热、咳嗽、大量脓臭痰,X 线检查可见局部浓密炎症阴影,内有空腔液平。急性肺脓肿经有效抗生素治疗后,炎症可完全吸收消退。若为慢性肺脓肿则以往多有急性肺脓肿的病史。

(3) 肺结核:常有低热、盗汗、乏力、消瘦等结核毒性症状,干湿啰音多位于上肺局部,X 线胸片和痰结核菌检查可作出诊断。

(4) 先天性肺囊肿:X 线检查可见多个边界纤细的圆形或椭圆阴影,壁较薄,周围组织无炎症浸润。胸部 CT 检查和支气管造影可助诊断。

(5) 弥漫性泛细支气管炎:有慢性咳嗽、咳痰、活动时呼吸困难,常伴有慢性鼻窦炎,胸片和胸部 CT 显示弥漫分布的小结节影,大环内酯类抗生素治疗有效。

3. 检查项目　胸部 CT;肺功能测定;痰细菌学检查。

4. 治疗原则包括　①治疗基础疾病;②控制感染;③改善气流受限;④清除气道分泌物;⑤外科治疗。

## 临床思维:支气管扩张症

**【病因和发病机制】**　支气管扩张的主要病因是支气管-肺组织感染和支气管阻塞。两者相互影响,促使支气管扩张的发生和发展。支气管扩张也可能是先天发育障碍及遗传因素引起,但较少见。另有约 30% 支气管扩张患者病因未明,但通常弥漫性的支气管扩张发生于存在遗传、免疫或解剖缺陷的患者,如囊性纤维化、纤毛运动障碍和严重的 $a_1$-抗胰蛋白酶缺乏。低免疫球蛋白血症和免疫缺陷和罕见的气道结构异常也可引起弥漫性疾病,如气管支气管扩张(Molanier-Kuhn 综合征),软骨缺陷(Williams-Campbell 综合征),以及变应性支气管肺曲菌病等常见疾病的少见并发症。局灶性支气管扩张可源自未进行治疗的肺炎或阻塞,例如异物或肿瘤,外源性压迫或肺叶切除后解剖移位。

疾病损伤了宿主气道清除机制和防御功能,使其清除分泌物的能力下降,易于发生感染和炎症。细菌反复感染可使充满炎性介质和病原菌黏稠液体的气道逐渐扩大,形成瘢痕和扭曲。支气管壁由于水肿、炎症和新血管形成而变厚。非结核分枝杆菌也导致患者支气管扩张。周围间质组织和肺泡的破坏导致了纤维化、肺气肿,或二者兼有。

**【临床表现】**

**1. 症状**

(1) 慢性咳嗽、大量脓痰:与体位改变有关,这是由于支气管扩张部位分泌物积储,改变体位时分泌物刺激支气管黏膜引起咳嗽和排痰。其严重度可用痰量估计:轻度($<$10ml/d);中度(10～150ml/d);重度$>$150ml/d。急性感染发作时,黄绿色脓痰量每日可达数百毫升。感染时痰液收集于玻璃瓶中静置后出现分层的特征:上层为泡沫,下悬脓性成分,中层为混浊黏液,下层为坏死组织沉淀物。引起感染的常见病原体为铜绿假单胞菌、金黄色葡萄球菌、流感嗜血杆菌、肺炎链球菌和卡他莫拉菌。

(2) 反复咯血:50%～70%的患者有程度不等的咯血,从痰中带血至大量咯血,咯血量与病情严重程度、病变范围有时不一致。部分患者以反复咯血为唯一症状,临床上称为"干性支气管扩张",其病变多位于引流良好的上叶支气管。

(3) 反复肺部感染其特点是同一肺段反复发生肺炎并迁延不愈。这是由于扩张的支气管清除分泌物的功能丧失,引流差,易于反复发生感染。

(4) 慢性感染中毒症状如反复感染,可出现发热、乏力、食欲减退、消瘦、贫血等症状,儿童可影响发育。

**2. 体征**　早期或干性支气管扩张可无异常肺部体征,病变重或继发感染时常可闻及下胸部、背部固定而持久的局限性粗湿啰音,有时可闻及哮鸣音,部分慢性患者伴有杵状指(趾)。出现肺气肿、肺心病等并发症时有相应体征。

**【实验检查及其他】**　胸部X线平片检查时,囊状支气管扩张的气道表现为显著的囊腔,腔内可存在气液平面。囊腔内无气液平面时,很难与大疱性肺气肿或严重肺间质病变的蜂窝肺鉴别。支气管扩张的其他表现为气道壁增厚,主要由支气管周围的炎症所致。由于受累肺实质通气不足、萎陷,扩张的气道往往聚拢,纵切面可显示为"双轨征",横切面显示"环形阴影"。这是由于扩张的气道内充满了分泌物,管腔显像较透亮区致密,产生不透明的管道或分支的管状结构。但是这一检查对判断有无支气管扩张缺乏特异性,病变轻时影像学检查可正常。

可明确支气管扩张诊断的影像学检查为支气管造影,是经导管或支气管镜在气道表面滴注不透光的碘脂质造影剂,直接显像扩张的支气管。但由于这一技术为创伤性检查,现已被CT取代,后者也可在横断面上清楚地显示扩张的支气管。高分辨CT(HRCT)的出现,进一步提高了CT诊断支气管扩张的敏感性。由于其无创、易重复、易被患者接受,现已成为支气管扩张的主要诊断方法。

其他检查有助于支气管扩张的直观或病因诊断。当支气管扩张呈局灶性且位于段支气管以上时,纤维支气管镜检查可发现弹坑样改变。痰液检查常显示含有丰富的中性粒细胞以及定植或感染的多种微生物。痰涂片染色以及痰细菌培养结果可指导抗生素治疗。肺功能测定可以证实由弥漫性支气管扩张或相关的阻塞性肺病导致的气流受限。

## 诊疗常规:支气管扩张症

(一)诊断要点

根据反复咳脓痰、咯血的病史和既往有诱发支气管扩张的呼吸道感染病史,HRCT显示支气管扩张的异常影像学改变,即可明确诊断为支气管扩张。纤支镜检查或局部支气管造影,可明确出血、扩张或阻塞的部位。还可经纤支镜进行局部灌洗,采取灌洗液标本进行涂片、细菌学和细胞学检查,进一步协助诊断和指导治疗。

### （二）鉴别诊断

需与支气管扩张鉴别的疾病主要为慢性支气管炎、肺脓肿、肺结核、先天性肺囊肿、支气管肺癌和弥漫性泛细支气管炎等,仔细研究病史和临床表现,以及参考胸片、HRCT、纤维支气管镜和支气管造影的特征常可做出明确的鉴别诊断。下述要点对鉴别性诊断有一定参考意义:

**1. 慢性支气管炎**　中年以上的患者多发,在气候多变的冬、春季节咳嗽、咳痰明显,多为白色黏液痰,感染急性发作时可出现脓性痰,但无反复咯血史。双肺可闻及散在干湿啰音。

**2. 肺脓肿**　起病急,有高热、咳嗽、大量脓臭痰;X线检查可见局部浓密炎症阴影,内有空腔液平。急性肺脓肿经有效抗生素治疗后,炎症可完全吸收消退。若为慢性肺脓肿则以往多有急性肺脓肿的病史。

**3. 肺结核**　常有低热、盗汗、乏力、消瘦等结核毒性症状,干湿啰音多位于上肺局部,X线胸片和痰结核菌检查可作出诊断。

**4. 先天性肺囊肿**　X线检查可见多个边界纤细的圆形或椭圆阴影,壁较薄,周围组织无炎症浸润。胸部 CT 检查和支气管造影可助诊断。

**5. 弥漫性泛细支气管炎**　有慢性咳嗽、咳痰、活动时呼吸困难,常伴有慢性鼻窦炎,胸片和胸部 CT 显示弥漫分布的小结节影,大环内酯类抗生素治疗有效。

### （三）治疗原则和要点

**1. 治疗基础疾病**　对活动性肺结核伴支气管扩张应积极抗结核治疗,低免疫球蛋白血症可用免疫球蛋白替代治疗。

**2. 控制感染**　出现痰量及其脓性成分增加等急性感染征象时需应用抗生素。可依据痰革兰染色和痰培养指导抗生素应用,但在开始时常需给予经验治疗(如给予氨苄西林、阿莫西林或头孢克洛)。存在铜绿假单胞菌感染时,可选择口服喹诺酮类,静脉给予氨基糖苷类或第三代头孢菌素。对于慢性咳脓痰的患者,除使用短程抗生素外,还可考虑使用疗程更长的抗生素,如口服阿莫西林或吸入氨基糖苷类,或间断并规则使用单一抗生素以及轮换使用抗生素。

**3. 改善气流受限**　支气管舒张剂可改善气流受限,并帮助清除分泌物,伴有气道高反应及可逆性气流受限的患者常有明显疗效。

**4. 清除气道分泌物**　化痰药物,以及振动、拍背和体位引流等胸部物理治疗均有助于清除气道分泌物。为改善分泌物清除,应强调体位引流和雾化吸入重组脱氧核糖核酸酶,后者可通过阻断中性粒细胞释放 DNA 降低痰液黏度。

**5. 外科治疗**　如果支气管扩张为局限性,且经充分的内科治疗仍顽固反复发作者,可考虑外科手术切除病变肺组织。如果大出血来自于增生的支气管动脉、经休息和抗生素等保守治疗不能缓解反复大咯血时,病变局限者可考虑外科手术,否则采用支气管动脉栓塞术治疗。对于那些尽管采取了所有治疗仍致残的病例,合适者可考虑肺移植。

## 复　习　题

**一、名词解释**

1. 支气管扩张　2. 干性支气管扩张

**二、问答题**

1. 支气管扩张症需与哪些呼吸系统疾病鉴别?鉴别要点是什么?

2. 简述支气管扩张的主要病因和发病机制。

3. 支气管扩张的临床表现如何?

4. 简述支气管扩张的治疗要点。

# 参 考 答 案

**一、名词解释**

1. 支气管扩张症大多继发于急、慢性呼吸道感染和支气管阻塞后,反复发生支气管炎症、致使支气管壁结构破坏,引起支气管异常和持久性扩张。临床表现主要为慢性咳嗽、咳大量脓痰和(或)反复咯血。

2. 部分支气管扩张症患者以反复咯血为唯一症状,临床上称为"干性支气管扩张",其病变多位于引流良好的上叶支气管。

**二、问答题**

1~4 题答案见临床思维-诊疗常规。

(宋 卓)

# 第四章　肺　结　核

**病例 1-4-1**　患者,男性,22 岁,因发热、胸痛、盗汗、咳痰带血 1 周入院,体温 38.6℃,急性病容,气促,右上肺呼吸音减低,闻及少许湿啰音,胸片右上肺大片毛玻璃样致密影,密度不均匀,内有不规则虫蚀样小透光区。

**问题:**

1. 最可能的临床诊断是什么?
2. 需要进一步查什么?
3. 应与哪些疾病相鉴别?
4. 治疗方案是什么?

**参考答案和提示:**

1. 右上干酪性肺炎。
2. 痰细菌学检查,痰结核菌检查,结核菌素实验,血沉,纤支镜检查。
3. 细菌性肺炎,肺脓肿,支扩。
4. 抗结核药物全程治疗和对症治疗。

**病例 1-4-2**　患者,男性,60 岁,糖尿病 15 年,血糖控制不佳,因间断发热,胸痛,盗汗,咳痰 1 个月入院,体温 38.6℃,急性病容,气促,右上肺呼吸音减低,闻及少许湿啰音,应用头孢菌素治疗半个月胸片变化不明显,见右上肺大片致密影,密度不均匀,边缘模糊。

**问题:**

1. 最可能的临床诊断是什么?
2. 需要进一步查什么?
3. 诊断依据是什么?
4. 治疗方案是什么?

**参考答案和提示:**

1. 右上肺结核。
2. 痰细菌学检查,痰结核菌检查,结核菌素实验,血沉,纤支镜检查。
3. 诊断依据包括　①男性 60 岁;②糖尿病 15 年,血糖控制不佳;③因间断发热,胸痛,盗汗,咳痰 1 个月;④应用头孢菌素治疗半个月胸片比较变化不明显。
4. 治疗方案　①抗结核药物全程治疗,疗程延长;②胰岛素控制血糖;③对症治疗。

## 临床思维:肺结核

**1. 肺结核诊断程序**

(1)可疑症状患者的筛选:大约 86% 的活动性肺结核和 95% 痰涂片阳性肺结核患者有可疑症状。如咳嗽持续两周以上,咯血,午后低热,乏力,盗汗,月经不调或闭经,多有肺结核接触史或肺外结核,应进行痰抗酸杆菌检查和胸部 X 线检查。

(2)是否肺结核:凡胸部 X 线检查有异常阴影者,需进一步定性,如一时难定,可进行两周抗炎观察,大部分炎症病变会有所变化,肺结核变化不大。

(3)有无活动性:因为活动性肺结核必须给予治疗,活动性肺结核X线表现边缘模糊不清的斑片状阴影有中心溶解和空洞或有播撒病灶。胸片表现钙化,硬结,纤维化,痰菌阴性,无结核中毒症状则无活动性。

(4)是否排菌:活动性肺结核做痰结核菌检查明确是否排菌,是确定传染源的唯一方法。

**2. 2004年实施结核病分期**

(1)2004年实施结核病分期:Ⅰ原发型肺结核;Ⅱ血行播撒型肺结核;Ⅲ继发型肺结核;Ⅳ结核性胸膜炎;Ⅴ肺外结核。

(2)2004年实施结核病分期意义:突出了对痰结核菌检查和化疗史的描述,取消按活动性程度及转归分类,更符合现代结核病控制的概念和实用性。

**3. 肺结核的记录方式**　按结核病分类,病变部位、范围,痰菌情况,化疗史,并发症,手术程序书写等。

## 诊疗常规:肺结核

肺结核是全球关注的公共卫生和社会问题,是我国重点控制的传染病之一。

### (一)诊断要点

肺结核的诊断要点包括:①病史接触史复发患者诊断治疗过程;②影像学诊断病变多发生在上叶的尖后段和下叶的背段,密度不均匀,边缘较清楚和变化较慢,易形成空洞和播散病灶;③痰结核分枝杆菌检查;④纤维支气管镜检查;⑤结核菌素实验。

### (二)鉴别诊断

注意与肺炎,慢性阻塞性肺疾病,支气管扩张,肺癌,肺脓肿,纵隔和肺门疾病相鉴别。肺结核常有不同类型的发热,需与伤寒,败血症,白血病,非典型肺炎鉴别。

### (三)化学治疗

肺结核化学治疗的原则是:早期,规律,全程,适量,联合。实施全程督导化治疗。将可疑症状患者转诊到结核病防治机构进行归口管理。对受结核分枝杆菌感染易发病的高危人群实施预防性化学治疗。

## 复 习 题

**名词解释**
1. Koch现象　2. 原发综合征

## 参 考 答 案

**名词解释**
1. Koch现象是指机体对结核分枝杆菌在感染和初感染所表现出不同反应的现象。
2. 原发病灶和肿大的气管支气管淋巴结合称为原发综合征。

(张贵祥)

# 第五章　慢性阻塞性肺疾病

**病例 1-5-1**　患者,男性,63 岁,因咳嗽、咳痰 20 余年,气喘 3 年,加重 1 周入院。患者于 20 余年前,常于秋冬季节出现咳嗽,咳白色泡沫状痰,晨起为重。不伴发热、胸痛、咯血等。近 3 年来,上述症状较以前加重,逐渐出现气促,上 3 层楼即有明显喘憋,给予抗感染、解痉、平喘治疗后症状可好转。1 周前,受凉后出现发热,体温 38℃,痰量增多,为黄色脓痰,口唇发绀,气短、喘憋加重,休息时也感呼吸困难,为进一步诊治入院。吸烟 40 年,每日 20 支。查体:体温 38℃,呼吸 25 次/分,血压 110/70mmHg。神志清楚,端坐呼吸,口唇发绀,桶状胸,双肺叩诊过清音,呼吸音低,散在哮鸣音,右肺可闻少量湿啰音。心界不大,心音低,心率 100 次/分,律齐,无杂音。腹平软,肝脾未及。双下肢轻度可凹性水肿。辅助检查:血常规示 WBC $10.3 \times 10^9/L$,N 0.88,PLT $188 \times 10^9/L$,Hb 152g/L;尿常规(－)。

**问题:**

1. 该患者的初步诊断是什么?

2. 你的诊断依据是什么?

3. 为进一步明确诊断需要做什么检查?

4. 如何处理及治疗这个病人?

**参考答案和提示:**

1. **初步诊断**　慢性阻塞性肺疾病急性加重期。

2. **诊断依据**　①老年男性,慢性病程,反复发作,逐年加重;②反复咳嗽、咳痰 20 余年,气喘 3 年,发热、咳黄脓痰伴气促加重 1 周;③既往吸烟 40 年,20 支/日;④体温 38℃,脉搏 100 次/分,呼吸 25 次/分,慢性病容,端坐呼吸,喘息,口唇发绀,桶状胸,双肺叩诊过清音,呼吸音低,散在哮鸣音,右肺可闻少量湿啰音;⑤辅助检查:WBC $10.3 \times 10^9/L$,N 0.88,Hb 152g/L。

3. **进一步检查**　①肺功能;②胸片或胸部 CT;③血气分析;④痰涂片、痰培养;⑤痰查肿瘤细胞;⑥心电图。

4. **治疗原则**　①控制性氧疗;②抗生素;③支气管舒张剂;④可短期使用糖皮质激素。

---

**病例 1-5-2**　患者,男性,55 岁。无慢性咳嗽、咳痰、胸闷、气喘症状,健康体检肺功能指标:$FEV_1/FVC$ 63%,$FEV_1$ 81%。X 线胸片显示肺纹理增粗。吸烟史 35 年,每日 20 支,否认结核史。

**问题:**

1. 该患者可能的诊断是什么?

2. 主要的诊断依据是什么?

3. 如何治疗?

**参考答案和提示:**

1. **临床诊断**　慢性阻塞性肺疾病(轻度)。

2. **诊断依据**　①中老年男性,长期吸烟史;②无明显咳嗽、咳痰症状;③肺功能指标($FEV_1/FVC$ 63%,$FEV_1$ 81%),X 线胸片显示肺纹理增粗。

3. **治疗原则**　①戒烟;②按需使用短效支气管舒张剂。

## 临床思维:慢性阻塞性肺疾病

**【严重程度分级】** 慢性阻塞性肺疾病(COPD)临床严重程度根据肺功能分为轻、中、重、极重 4 级,具体见表 1-5-1。

**表 1-5-1 COPD 严重程度分级**

| 分级 | 分级标准 |
|---|---|
| Ⅰ级:轻度 | $FEV_1/FVC<70\%$,$FEV_1\geq80\%$预计值 |
| Ⅱ级:中度 | $FEV_1/FVC<70\%$,$50\%\leq FEV_1<80\%$预计值 |
| Ⅲ级:重度 | $FEV_1/FVC<70\%$,$30\%\leq FEV_1<50\%$预计值 |
| Ⅳ级:极重度 | $FEV_1/FVC<70\%$,$FEV_1<30\%$预计值或 $FEV_1<50\%$预计值,伴慢性呼吸衰竭 |

**【病程分期】** COPD 的病程可分为急性加重期和稳定期。

**1. 急性加重期** 指在疾病过程中,短期内咳嗽、咳痰、气短和(或)喘息加重、痰量增多,呈脓性或黏液脓性,可伴发热等症状。

**2. 稳定期** 指患者咳嗽、咳痰、气短等症状稳定或症状轻微。

## 诊疗常规:慢性阻塞性肺疾病

COPD 是一种具有气流受限特征的疾病,气流受限不完全可逆,呈进行性发展,肺功能检查对确定气流受限有重要意义。在吸入支气管舒张剂后,$FEV_1$ 以及 $FEV_1/FVC$ 降低是临床确定患者存在气流受限,且不能完全逆转的主要依据。慢支和阻塞性肺气肿是导致 COPD 的最常见的疾病。吸烟是目前公认的 COPD 已知危险因素中的最重要者。

### (一)诊断要点

**1. 临床表现**

(1)症状:起病缓慢、病程较长。一般均有慢性咳嗽、咳痰等慢支的症状。COPD 的标志性症状是进行性加重的气短或呼吸困难。急性加重期支气管分泌物增多,进一步加重通气功能障碍,使胸闷、气促加剧。严重时可出现呼吸衰竭的症状,如发绀、头痛、嗜睡、神志恍惚等。晚期患者常见体重下降、食欲减退、营养不良等。

(2)体征:早期可无异常体征,随疾病进展出现阻塞性肺气肿的体征:视诊桶状胸,呼吸运动减低,触觉语颤减弱,叩诊过清音,肺下界下移,听诊呼吸音普遍减弱,呼气延长。并发感染时肺部可有湿啰音。

**2. 实验室和辅助检查**

(1)肺功能检查:$FEV_1/FVC$ 是 COPD 的一项敏感指标,$FEV_1\%$预计值是中、重度气流受限的良好指标,它变异性小,易于操作。

(2)胸部 X 线检查:早期胸片可无异常变化,随病情进展可出现两肺纹理增粗、紊乱,合并肺气肿可见胸廓扩张,肋间隙增宽,两肺野透亮度增加。

(3)血气分析:对确定发生低氧血症、高碳酸血症、酸碱平衡失调以及判断呼吸衰竭的类型有重要价值。

(4)其他:合并细菌感染时,血白细胞升高,痰培养可检出病原菌。

### (二)鉴别诊断

**1. 支气管哮喘** 多在儿童或青少年期起病,一般无慢性咳嗽、咳痰史,喘息呈发作性,发作时两肺布满哮鸣音,缓解后可毫无症状,常有个人或家庭过敏史。气流受限多为可逆性,支气管舒张试验(+)。

**2. 支气管扩张症** 主要表现为阵发性咳嗽、咳大量脓痰,反复咯血,常在同一肺段反复发生肺炎,可于病变部位闻及固定而持久的湿啰音。胸部 X 线片显示肺纹理粗乱或呈卷发状,高分辨率 CT 可明确诊断。

**3. 肺结核** 患者常有发热、乏力、盗汗及消瘦、咯血等症状。痰结核菌检查及胸片可明确诊断。

**4. 间质性肺疾病** 进行性气短和干咳,可于吸气时闻及 Velcro 啰音,肺功能表现为限制性通气功能障碍,弥散功能减低胸片表现为弥漫对称分布网状结节影,结合 HRCT 可明确。

**5. 肺癌** 可有多年吸烟史,多表现为刺激性干咳,可有痰中带血,胸片可见肺内块状或结节状阴影,抗生素治疗不能完全消散,CT、痰脱落细胞学检查、纤维支气管镜有助于明确。

### (三)治疗原则

**1. 稳定期治疗**

(1)加强疾病教育,戒烟。

(2)支气管舒张药:抗胆碱药、$\beta_2$ 肾上腺素受体激动剂、氨茶碱等。

(3)家庭氧疗、康复治疗等。

**2. 急性加重期治疗**

(1)控制性氧疗及抗生素治疗。

(2)支气管舒张药:同稳定期。

(3)糖皮质激素短期应用。

(4)并发症治疗:如并发严重呼吸衰竭的患者可使用机械通气治疗。

# 复 习 题

**一、名词解释**

1. 慢性阻塞性肺疾病　2. 一秒率　3. 肺气肿

**二、问答题**

简述慢性阻塞性肺疾病的并发症?

# 参 考 答 案

**一、名词解释**

1. 慢性阻塞性肺疾病是一种具有气流受限特征的肺部疾病,气流受限不完全可逆,呈进行性发展。

2. 一秒率是第一秒用力呼气容积占预计值百分比,是评价 COPD 严重程度的良好指标,其变异性小,易于操作。

3. 肺气肿是指终末细支气管远端(呼吸细支气管、肺泡管、肺泡囊和肺泡)的气道弹性减退,过度肺膨胀、充气和肺容积增大或同时伴有气道壁破坏的病理状态。按其发病原因肺气肿有如下几种类型:老年性肺气肿,代偿性肺气肿,间质性肺气肿,灶性肺气肿,旁间隔性肺气肿,阻塞性肺气肿。

**二、问答题**

慢性阻塞性肺疾病的并发症有

(1)慢性呼吸衰竭:常在 COPD 急性加重时发生,其症状明显加重,发生低氧血症和(或)高碳酸血症,可具有缺氧和二氧化碳潴留的临床表现。

(2)自发性气胸:如有突然加重的呼吸困难,并伴有明显的发绀,患侧肺部叩诊为鼓音,听诊呼吸音减弱或消失,应考虑并发自发性气胸,通过 X 线检查可以确诊。

(3)慢性肺源性心脏病:由于 COPD 肺病变引起肺血管床减少及缺氧致肺动脉痉挛、血管重塑,导致肺动脉高压、右心室肥厚扩大,最终发生右心功能不全。

(石寒冰)

# 第六章　支气管哮喘

**病例 1-6-1**　患者,男性,35 岁。于 2 周前受凉后出现咳嗽、以干咳为主,发热,体温 37.4～38.2℃。口服"感冒药"后热退,仍咳嗽。5 天前出现喘息,常于夜间憋醒,闻烟味后症状明显加重。患"过敏性鼻炎"5 年。查体:体温 36.2℃,脉搏 80 次/分,呼吸 24 次/分,血压 120/80mmHg,意识清楚,口唇无发绀,颈静脉无充盈。双肺可闻及散在哮鸣音。律齐,未闻及杂音。双下肢无水肿。辅助检查:血常规:WBC 6.3×10$^9$/L,N 0.75,L 0.12,E 0.1(正常值 0.005～0.05),Hb 127g/L,PLT 136×10$^9$/L。胸片未见明显异常。

**问题:**

1. 该患者的主要诊断什么?

2. 你的诊断依据是什么?

3. 为进一步明确诊断需要做什么检查?

4. 如何处理及治疗这个病人?

**参考答案和提示:**

1. **主要诊断**　支气管哮喘。

2. **诊断依据**　①中青年男性,急性起病,病程短,有"过敏性鼻炎"病史;②干咳、喘息,以夜间为著,对刺激性气体敏感;③双肺闻及哮鸣音;④血嗜酸粒细胞明显升高;⑤胸片未见明显异常。

3. **进一步检查**　①肺功能(支气管激发试验或舒张试验);②血气分析;③心电图;④血清 IgE;⑤过敏原皮试。

4. **治疗原则**　①联合使用支气管舒张剂($\beta_2$ 受体激动剂,茶碱,抗胆碱药物);②吸入糖皮质激素;③抗感染治疗。

**病例 1-6-2**　患者,女性,24 岁,2 小时前打扫室内卫生后突然喘憋,呼吸急促,伴大汗,口唇发绀,追问病史反复发作性呼吸困难 10 余年,多于春季发病。其父患湿疹多年。查体:体温 37.3℃,脉搏 140 次/分,呼吸 26 次/分,血压 110/70mmHg。神志清楚,言语不能连贯,焦虑、大汗、端坐呼吸。口唇发绀明显,三凹征。双肺呼吸音低,可闻及散在哮鸣音。心界不大,律齐,心率 140 次/分,未闻及杂音。腹平软,肝脾未及。双下肢无。实验室检查:血常规示 WBC 12×10$^9$/L,N 0.85,PLT 200×10$^9$/L,Hb 140g/L;尿常规正常。

**问题:**

1. 该患者的临床诊断什么?

2. 你的诊断依据是什么?

3. 如何采取救治措施?

4. 主要与哪种疾病鉴别?

5. 还需进行哪些检查?

参考答案和提示：
1. **临床初步诊断** 支气管哮喘急性发作(重度)。
2. **诊断依据** ①年轻女性,急性起病,有季节性规律;②发作性喘憋,呼吸急促,伴大汗,口唇发绀提示重度;③双肺哮鸣音,言语不能连贯,焦虑、大汗、端坐呼吸。口唇发绀明显,三凹征提示重度。
3. **治疗措施** ①吸氧;②静脉应用糖皮质激素;③支气管舒张剂加速效 $\beta_2$ 肾上腺素受体激动剂;④急性发作控制后综合防治(抗感染、纠正水电解质和酸碱失衡等)。
4. **鉴别诊断** 心源性哮喘:可有呼吸困难、喘息,肺部哮鸣音等表现。但患者多有基础心脏病,常咳粉红色泡沫痰,双肺广泛湿啰音和哮鸣音。体检常见心脏扩大、奔马律等体征。X线胸片可见心脏增大,肺淤血等表现。可注射氨茶碱缓解症状后进一步检查,忌用肾上腺素和吗啡。
5. **进一步检查** ①动脉血气了解血氧及酸碱平衡状况;②心电图;③胸部X线检查除外感染等;④急性发作控制后行肺功能检查,评估监测治疗。

# 临床思维:支气管哮喘

【分期】 根据临床表现哮喘可分为急性发作期、慢性持续期和临床缓解期。

**1. 急性发作期** 喘息、气促、咳嗽、胸闷等症状突然发生,或原有症状急剧加重,常有呼吸困难,以呼气流量降低为其特征,常因接触变应原、刺激物或呼吸道感染诱发。其程度轻重不一,病情加重,可在数小时或数天内出现,偶尔可在数分钟内即危及生命,故应对病情作出正确评估,以便给予及时有效的紧急治疗。

**2. 慢性持续期** 每周均不同频度和(或)不同程度地出现症状(喘息、气急、胸闷、咳嗽等)。

**3. 临床缓解期** 经过治疗或未经治疗症状、体征消失,肺功能恢复到急性发作前水平,并维持3个月以上。

【急性发作期分级】 详见表1-6-1。

【特殊类型】

**1. 阿司匹林哮喘** 鼻息肉、阿司匹林过敏、哮喘。

**2. 咳嗽变异型哮喘** 以咳嗽为唯一症状的哮喘。咳嗽持续或反复发作大于1个月,抗生素治疗无效;气道扩张剂可缓解咳嗽发作;过敏及过敏家族史;气道高反应性;除外其他引起慢性咳嗽的疾病。

**3. 运动型哮喘** 常见于青少年,运动时出现胸闷、咳嗽、呼吸困难,休息后可缓解。

# 诊疗常规:支气管哮喘

(一)诊断要点

**1. 典型哮喘的诊断**

(1)反复发作喘息、气急、胸闷或咳嗽,多与接触变应原、冷空气、物理、化学性刺激以及病毒性上呼吸道感染、运动等有关。

(2)发作时在双肺可闻及散在或弥漫性,以呼气相为主的哮鸣音,呼气相延长。

(3)上述症状和体征可经治疗缓解或自行缓解。

(4)除外其他疾病所引起的喘息、气急、胸闷和咳嗽。

**2. 不典型哮喘的诊断** 发作性胸闷或顽固性咳嗽(咳嗽变异性哮喘),应用各种镇咳药物和抗炎药疗效往往不佳。咳嗽可有日轻夜重和季节性加重的特点,常有其他过敏反应性疾病或有过敏反应性疾病家族史。临床表现不典型者(如无明显喘息或体征),下列肺功能试验至少一项阳性,并除外其他引起喘息、胸闷、咳嗽的疾病方可诊断:

(1) 支气管激发试验或运动激发试验阳性,主要用于判断气道反应性。

(2) 支气管舒张试验阳性,给予 $\beta_2$ 受体激动剂吸入后,一秒钟用力呼气容积(FEV$_1$)增加12%,且 FEV$_1$ 增加值>200ml。

(3) 呼气流量峰值(PEF),昼夜(或 2 周)变异率≥20%(表 1-6-1)。

**表 1-6-1　哮喘急性发作的病情严重度分级**

| 临床特点 | 轻度 | 中度 | 重度 | 危重 |
|---|---|---|---|---|
| 气短 | 步行、上楼时 | 稍事活动 | 休息时 | |
| 体位 | 可平卧 | 喜坐位 | 端坐呼吸 | |
| 讲话方式 | 连续成句 | 单词 | 单字 | 不能讲话 |
| 精神状态 | 可有焦虑,尚安静 | 时有焦虑或烦躁 | 常有焦虑、烦躁 | 嗜睡或意识模糊 |
| 出汗 | 无 | 有 | 大汗淋漓 | |
| 呼吸频率 | 轻度增加 | 增加 | 常>30 次/分 | |
| 辅助呼吸肌活动及三凹征 | 常无 | 可有 | 常有 | 胸腹矛盾运动 |
| 哮鸣音 | 散在,呼吸末期 | 响亮、弥漫 | 响亮、弥漫 | 减弱,乃至无 |
| 脉率(次/分) | <100 | 100~120 | >120 | 脉率变慢或不规则 |
| 奇脉 | 无,<10mmHg | 可有,10~25mmHg | 常有,>25mmHg(成人) | 无,提示呼吸肌疲劳 |
| 最初支气管扩张剂治疗后 PEF 占预计值或个人最佳值% | >80% | 60%~80% | <60% 或<100L/分 或作用持续时间<2h | |
| PaO$_2$(吸空气,mmHg) | 正常 | ≥60 | <60 | <60 |
| PaCO$_2$(mmHg) | <45 | ≤45 | >45 | >45 |
| SaO$_2$(吸空气,%) | >95 | 91~95 | ≤90 | ≤90 |
| pH | | | 降低 | |

### 3. 实验室和辅助检查

(1) 血常规:可有嗜酸粒细胞增高(如并发感染可有白细胞增高,中性粒为主)。

(2) 痰液检查:涂片染色后镜检可见较多嗜酸粒细胞,也可见尖棱结晶,黏液栓和透明的哮喘珠。

(3) 呼吸功能检查:哮喘发作时有关呼气流速的全部指标均显著下降(FEV$_1$、FEV$_1$%、PEF均减少)。吸入支气管舒张药后第一秒用力呼气容积(FEV$_1$)增加 12%,绝对值增加 200ml。

(4) 实验室检查:血清 IgE 有助于诊断。

(5) 胸部 X 线检查:发作时两肺透亮度增加,呈过度通气状态;缓解期多无明显异常。

(6) 动脉血气分析:轻度哮喘发作,PO$_2$ 和 PCO$_2$ 正常或轻度下降(呼吸性碱中毒);中度哮喘发作,PO$_2$ 下降而 PCO$_2$ 正常;重度哮喘发作,PO$_2$ 明显下降而 PCO$_2$ 超过正常,出现呼吸性酸中毒和(或)代谢性酸中毒。

(7) 变应原检测有助于查明致喘原种类。

## （二）鉴别诊断

**1. 心源性哮喘**  常见于急性左心衰竭，多有高血压、冠心病、风心病等基础心脏病史，表现为端坐呼吸、咳粉红色泡沫痰，双肺可闻及广泛的哮鸣音及水泡音，左心扩大，心率增快，心尖部可闻及奔马律。胸片可见心脏增大，肺淤血征。如一时难以鉴别，可注射氨茶碱缓解症状后做进一步检查，忌用肾上腺素和吗啡，以免发生危险。

**2. COPD**  多见于中老年人，常有长期大量吸烟史。以慢性咳嗽、咳痰为主要表现，部分患者可合并喘息，并有间断加重，可有肺气肿体征和湿啰音，可合并哮喘。

**3. 支气管肺癌**  中央型肺癌阻塞大气道可出现哮喘样症状，但症状进行性加重，常无诱因，可有血痰，痰中可找到癌细胞。X线胸片、CT、支气管镜等可明确诊断。

**4. 嗜酸粒细胞肺浸润症**  致病原为寄生虫、原虫、花粉、化学药品等，大多有接触史，症状较轻，病人常有发热，胸部X线检查可见多发性，此起彼伏的淡薄斑片状浸润影响可自行消失或再发。肺组织活检有助于鉴别诊断。

## （三）治疗原则

**1. 慢性持续期的治疗**  脱离过敏原，根据临床症状和严重程度使用支气管舒张剂和（或）吸入皮质激素，对疾病进行连续监测。

**2. 急性发作期治疗**  氧疗与辅助通气；β 受体激动剂；氨茶碱；抗胆碱药；糖皮质激素（中度哮喘可口服，重度哮喘发作时应足量，短程，静脉应用）。

重度哮喘发作的治疗：①联合雾化吸入 $\beta_2$ 受体激动剂和抗胆碱能药物；②氧疗；③全身使用糖皮质激素；④考虑静脉使用茶碱类药物，$\beta_2$ 受体激动剂；⑤考虑静脉使用镁剂；⑥补液，纠正酸中毒，纠正电解质紊乱，抗生素治疗，及时处理并发症。

## 复 习 题

**一、名词解释**
1. 气道高反应性  2. 寂静胸  3. 支气管哮喘
**二、问答题**
1. 支气管哮喘与心源性哮喘如何鉴别？
2. 支气管哮喘的病因及发病机制有哪些？
3. 支气管哮喘的诊断标准有哪些？
4. 支气管哮喘的治疗药物有哪些？

## 参 考 答 案

**一、名词解释**
1. 气道高反应性是指气道对各种刺激因子出现过强或过早的收缩反应。气道炎症是其重要机制。当气道受到刺激后，由于多种炎症细胞、炎症介质和细胞因子的参与，气道上皮的损害和上皮下神经末梢的裸露等而导致气道高反应性。
2. 危重型患者气道极度收缩加上黏痰阻塞，气流减弱甚至消失，致使哮鸣音消失。
3. 支气管哮喘是由多种细胞（如中性粒细胞、肥大细胞、T细胞、嗜酸粒细胞、气道上皮细胞等）和细胞组分参与的气道慢性炎症性疾病。
**二、问答题**
1. 支气管哮喘与心源性哮喘的鉴别见表1-6-2。

**表 1-6-2　支气管哮喘与心源性哮喘的鉴别**

| 支气管哮喘 | 心源性哮喘 |
| --- | --- |
| 多有变应原接触史及既往哮喘病史 | 多有高血压、冠心病、风心病病史 |
| 呼气性呼吸困难,一般不受体位影响 | 夜间阵发性呼吸困难,不能平卧 |
| 无痰或黏稠痰液 | 粉红色或血性泡沫样痰 |
| 双肺散在或弥漫呼气相为主的干啰音 | 双肺底湿啰音为主 |
| X 线表现为过度充气,透过度增强,或阴性 | 胸片示心影大,肺淤血 |
| 心电图一过性肺型 P 波 | 心律异常或房室扩大 |
| $\beta_2$ 肾上腺受体激动剂可做鉴别 | |

2～4 题答案见临床思维-诊疗常规。

（石寒冰）

# 第七章 肺 栓 塞

**病例 1-7-1** 患者,男性,30岁,因骑摩托车发生车祸急诊入院,发现右下肢股骨骨折,予以内固定牵引术,3天后出现神志模糊及气急,胸廓出现散在瘀斑,肺部听诊呼吸音清晰,血气分析提示 $PaO_2$ 50mmHg,$PaCO_2$ 28mmHg,pH 为 7.49。

**问题:**

1. 本病的诊断是什么?

2. 有哪些鉴别诊断?

3. 进一步检查项目有哪些?

4. 治疗方案及原则有哪些?

**参考答案和提示:**

1. 诊断 脂肪栓塞,急性呼吸衰竭,呼吸性碱中毒。

2. 鉴别诊断 肺梗死(下肢血栓),急性肺水肿,血性胸腔积液,肺炎。

3. 进一步检查项目 胸片,B超,必要时胸部CT(血管造影),心电图。

4. 治疗方案包括 ①一般处理与呼吸循环支持治疗;②溶栓治疗;③抗凝治疗;④肺动脉血栓摘除术;⑤放置腔静脉滤器。

---

**病例 1-7-2** 患者,男性,50岁,呼吸困难20天入院。20天前无诱因出现呼吸困难,尤以活动后明显,不伴发热、咳嗽、咳痰,曾痰中带血2次,伴右胸痛。既往体健,无药物过敏史。个人史、家族史无特殊。查体:体温36.4℃,脉搏100次/分,呼吸25次/分,血压120/70mmHg。颈静脉充盈,口唇发绀,双肺未闻及干湿啰音,心率100次/分,律齐 $P_2 > A_2$,三尖瓣区可闻及收缩期杂音。左下肢周径较右下肢粗2cm。实验室检查:WBC$12×10^9$/L,N 0.72。胸片可见右下小片状高密度阴影,右侧胸腔少量积液;$PaO_2$ 60mmHg,$PaCO_2$ 30mmHg,超声心动图显示右室运动功能减退,肺动脉高压(50mmHg),心电图 $V_1 \sim V_3$ 的T波倒置。

**问题:**

1. 本病的诊断是什么?

2. 有哪些鉴别诊断?

3. 进一步检查项目有哪些?

4. 治疗方案及原则有哪些?

**参考答案和提示:**

1. 诊断及诊断依据

(1) 初步诊断:肺血栓栓塞症。

(2) 诊断依据:①既往体健,无诱因出现不明原因的呼吸困难,曾痰中带血、胸痛;②查体有缺氧、呼吸加快、肺动脉高压的体征及双下肢不对称肿胀;③血气分析示低氧血症及过度通气,心电图 $V_1 \sim V_3$ 的T波倒置,超声心动图显示右室运动功能减退,肺动脉高压(50mmHg)。

2. 鉴别诊断

（1）右下肺炎：肺炎为急性起病，伴感染中毒症状如寒战、高热、咳嗽、咳痰，抗炎治疗有效，无肺动脉高压及心电图改变等。

（2）冠心病：既往有高血压、糖尿病、高脂血症或冠心病病史，心电图缺血性改变，核素心肌显像、超声心动图示左室射血分数下降、心肌缺血，而无肺动脉高压，冠脉造影可确诊。

3. 进一步检查 因疑诊肺血栓栓塞，应进行其确诊检查。

（1）CTPA 显示右肺动脉主干及其内有充盈缺损，证实有血栓。

（2）肺通气/灌注扫描有多个肺段灌注缺损，而通气显像正常，即通气/灌注不匹配。

（3）下肢深静脉超声检查发现左下肢深静脉亚急性血栓形成。

4. 治疗方案 除一般治疗外，应给予抗凝治疗（因肺栓塞溶栓主要用于 2 周内的新鲜血栓栓塞，该患者已发病 20 天，故不进行溶栓）。

# 临床思维：肺栓塞

【危险因素】 DVT 和 PTE 具有共同危险因素，即 VTE 危险因素，包括任何可以致静脉血液淤滞、静脉系统内皮损伤和血液高凝状态的因素。危险因素包括原发性和继发性两类。

1. 原发性危险因素 由遗传变异引起，常以反复静脉血栓形成和栓塞为主要临床表现。

2. 继发性危险因素 是指后天获得的易发生 DVT 和 PTE 的多种病理和病理生理改变，包括骨折、创伤、手术、恶性肿瘤和口服避孕药等。上述危险因素既可以单独存在，也可以同时存在、协同作用。年龄是独立的危险因素。

【病理和病理生理】 引起 PTE 的血栓可以来源于下腔静脉径路、上腔静脉径路或右心腔，其中大部分来源于下肢深静脉，特别是从腘静脉上端到髂静脉段的下肢近端深静脉（约占 50%～90%）。盆腔静脉丛亦是血栓的重要来源。颈内和锁骨下静脉内插入、留置导管和静脉内化疗，使来源于上腔静脉径路的血栓较以前增多。右心腔来源的血栓所占比例较小。

肺动脉的血栓栓塞既可以是单一部位的，也可以是多部位的。病理检查发现多部位或双侧性的血栓栓塞更为常见。一般认为栓塞更易发生于右侧和下肺叶。发生栓塞后有可能在栓塞局部继发血栓形成，参与发病过程。

栓子阻塞肺动脉及其分支达一定程度后，通过机械阻塞作用，加之神经体液因素和低氧所引起的肺动脉收缩，导致肺循环阻力增加、肺动脉高压；右心室后负荷增高，右心室壁张力增高，至一定程度引起急性肺源性心脏病，右心室扩大，可出现右心功能不全，回心血量减少，静脉系统淤血；右心扩大致室间隔左移，使左心室功能受损，导致心排出量下降，进而可引起体循环低血压或休克；主动脉内低血压和右心房压升高，使冠状动脉灌注压下降，心肌血流减少，特别是心室内膜下心肌处于低灌注状态，加之 PTE 时心肌耗氧增加，可致心肌缺血，诱发心绞痛。

栓塞部位肺血流减少，肺泡无效腔增大；肺内血流重新分布，通气/血流比失调；右心房压升高引起功能性闭合的卵圆孔开放，产生心内右向左分流；神经体液因素可致支气管痉挛，毛细血管通透性增高，间质和肺泡内液体增多或出血，栓塞部位肺泡表面活性物质分泌减少，肺泡萎陷，呼吸面积减小，肺顺应性下降，肺体积缩小可出现肺不张；如累及胸膜，可出现胸腔积液。以上因素致呼吸功能不全，出现低氧血症，代偿性过度通气（低碳酸血症）或相对性低肺泡通气。

由于肺组织接受肺动脉、支气管动脉和肺泡内气体弥散等多重氧供，故 PTE 时很少出现肺梗死。如存在基础心肺疾病或病情严重，影响到肺组织的多重氧供，才有可能导致肺梗死。

PTE 所致病情的严重程度取决于以上机制的综合作用。栓子的大小和数量、多个栓子的递次栓塞间隔时间、是否同时存在其他心肺疾病、个体反应的差异及血栓溶解的快慢,对发病过程和预后有重要影响。

**【临床表现】**

**1. 症状** PTE 的症状多种多样,但均缺乏特异性。症状的严重程度亦有很大差别,可以从无症状、隐匿,到血流动力学不稳定,甚至发生猝死。常见症状有:①不明原因的呼吸困难及气促,尤以活动后明显,为 PTE 最多见的症状;②胸痛,包括胸膜炎性胸痛或心绞痛样疼痛;③晕厥,可为 PTE 的唯一或首发症状;④烦躁不安、惊恐,甚至濒死感;⑤咯血,常为小量咯血,大咯血少见;⑥咳嗽、心悸等。各病例可出现以上症状的不同组合。临床上有时出现所谓"三联征",即同时出现呼吸困难、胸痛及咯血,但仅见于约 20% 的患者。

**2. 体征**

(1) 呼吸系统体征:呼吸急促最常见;发绀;肺部有时可闻及哮鸣音和(或)细湿啰音,肺野偶可闻及血管杂音;合并肺不张和胸腔积液时出现相应的体征。

(2) 循环系统体征:心动过速;血压变化,严重时可出现血压下降甚至休克;颈静脉充盈或异常搏动;肺动脉瓣区第二心音($P_2$)亢进或分裂,三尖瓣区收缩期杂音。

(3) 其他可伴发热,多为低热,少数患者有 38℃ 以上的发热。

**3. DVT 的症状与体征** 在考虑 PTE 诊断的同时,必须注意是否存在 DVT,特别是下肢DVT。其主要表现为患肢肿胀、周径增粗、疼痛或压痛、皮肤色素沉着,行走后患肢易疲劳或肿胀加重。但需注意,半数以上的下肢 DVT 患者无自觉症状和明显体征。

应测量双侧下肢的周径来评价其差别。进行大、小腿周径的测量点分别为髌骨上缘以上15cm 处,髌骨下缘以下 10cm 处。双侧相差>1cm 即考虑有临床意义。

## 诊疗常规:肺栓塞

(一)诊断要点

PTE 的临床表现多样,有时隐匿,缺乏特异性,确诊需特殊检查。检出 PTE 的关键是提高诊断意识,对有疑似表现、特别是高危人群中出现疑似表现者,应及时安排相应检查。诊断程序一般包括疑诊、确诊、求因三个步骤。

**1. 根据临床情况疑诊 PTE(疑诊)** 如患者出现上述临床症状、体征,特别是存在前述危险因素的病例出现不明原因的呼吸困难、胸痛、晕厥、休克,或伴有单侧或双侧不对称性下肢肿胀、疼痛等,应进行如下检查:

(1) 血浆 D-二聚体(D-dimer):敏感性高而特异性差。急性 PTE 时升高。若其含量低于500μg/L,有重要的排除诊断价值。酶联免疫吸附法(ELISA)是较为可靠的检测方法。

(2) 动脉血气分析常表现为低氧血症、低碳酸血症,肺泡-动脉血氧分压差[$P_{(A-a)}O_2$]增大,部分患者的血气结果可以正常。

(3) 心电图大多数病例表现有非特异性的心电图异常。最常见的改变为窦性心动过速。当有肺动脉及右心压力升高时,可出现 $V_1 \sim V_4$ 的 T 波倒置和 ST 段异常、SIQⅢTⅢ征(即Ⅰ导联S 波加深,Ⅲ导联出现 Q/q 波及 T 波倒置)、完全或不完全性右束支传导阻滞、肺型 P 波、电轴右偏及顺钟向转位等。对心电图改变,需作动态观察,注意与急性冠状动脉综合征相鉴别。

(4) X 线胸片可显示:①肺动脉阻塞征:区域性肺纹理变细、稀疏或消失,肺野透亮度增加;②肺动脉高压征及右心扩大征:右下肺动脉干增宽或伴截断征,肺动脉段膨隆以及右心室扩大;③肺组织继发改变:肺野局部片状阴影,尖端指向肺门的楔形阴影,肺不张或膨胀不全,肺不张侧可见横膈抬高,有时合并少至中量胸腔积液。X 线胸片对鉴别其他胸部疾病有重要帮助。

(5) 超声心动图:在提示诊断和除外其他心血管疾患方面有重要价值。对于严重的 PTE 病例,可以发现右心室壁局部运动幅度降低;右心室和(或)右心房扩大;室间隔左移和运动异常;近端肺动脉扩张;三尖瓣反流速度增快;下腔静脉扩张,吸气时不萎陷。若在右心房或右心室发现血栓,同时患者的临床表现符合 PTE,可作出诊断。超声检查偶可因发现肺动脉近端的血栓而直接确诊。若存在慢性血栓栓塞性肺动脉高压,可见右心室壁肥厚。

(6) 下肢深静脉超声检查:下肢为 DVT 最多发部位,超声检查为诊断 DVT 最简便的方法,若阳性可以诊断 DVT,同时对 PTE 有重要提示意义。

**2. 对疑诊病例进一步明确诊断**(确诊) 在临床表现和初步检查提示 PTE 的情况下,应安排 PTE 的确诊检查,包括以下 4 项,其中 1 项阳性即可明确诊断。

(1) 螺旋 CT 是目前最常用的 PTE 确诊手段。采用特殊操作技术进行 CT 肺动脉造影(CTPA),可准确发现段以上肺动脉内血栓。①直接征象:肺动脉内低密度充盈缺损,部分或完全包围在不透光的血流之间(轨道征),或呈完全充盈缺损,远端血管不显影;②间接征象:肺野楔形密度增高影,条带状高密度区或盘状肺不张,中心肺动脉扩张及远端血管分支减少或消失。

(2) 放射性核素肺通气/血流灌注扫描是 PTE 的重要诊断方法。典型征象是呈肺段分布的肺血流灌注缺损,并与通气显像不匹配。一般可将扫描结果分为三类:①高度可能:其征象为至少 2 个或更多肺段的局部灌注缺损,而该部位通气良好或 X 线胸片无异常;②正常或接近正常;③非诊断性异常:其征象介于高度可能与正常之间。若结果呈高度可能,具有诊断意义。

(3) 磁共振显像(MRI):MRI 肺动脉造影(MRPA)对段以上肺动脉内血栓的诊断敏感性和特异性均较高。另可用于对碘造影剂过敏的患者。

(4) 肺动脉造影为诊断 PTE 的经典与参比方法。直接征象有肺动脉内造影剂充盈缺损,伴或不伴轨道征的血流阻断;间接征象有肺动脉造影剂流动缓慢,局部低灌注,静脉回流延迟等。属有创性检查技术,有发生致命性或严重并发症的可能性,故应严格掌握其适应证。

**3. 寻找 PTE 的成因和危险因素**(求因)

(1) 明确有无 DVT 对某一病例只要疑诊 PTE,无论其是否有 DVT 症状,均应进行体检,并行深静脉超声、放射性核素或 X 线静脉造影、CT 静脉造影(CTv)、MRI 静脉造影(MRV)、肢体阻抗容积图(IPG)等检查,以帮助明确是否存在 DVT 及栓子的来源。

(2) 寻找发生 DVT 和 PTE 的诱发因素:如制动、创伤、肿瘤、长期口服避孕药等。同时要注意患者有无易栓倾向,尤其是对于 40 岁以下的患者,应做易栓症方面的检查。对年龄小于 50 岁的复发性 PTE 或有突出 VTE 家族史的患者,应考虑易栓症的可能性。对不明原因的 PTE 患者,应对隐源性肿瘤进行筛查。

## (二) PTE 的临床分型

PTE 的临床分型包括急性肺血栓栓塞症、慢性血栓栓塞性肺动脉高压。

## (三) 鉴别诊断

本病应与以下疾病相鉴别:

**1. 冠状动脉粥样硬化性心脏病**(冠心病)

**2. 肺炎**

**3. 特发性肺动脉高压等非血栓栓塞性肺动脉高压**

**4. 主动脉夹层**

**5. 其他原因所致的胸腔积液** PTE 患者可出现胸膜炎样胸痛,合并胸腔积液,需与结核、肺炎、肿瘤、心功能衰竭等其他原因所致的胸腔积液相鉴别。其他疾病有其各自临床特点,胸腔积液检查常有助于作出鉴别。

**6. 其他原因所致的晕厥** PTE 有晕厥时,需与迷走反射性、脑血管性晕厥及心律失常等其他原因所致的晕厥相鉴别。

**7. 其他原因所致的休克** PTE 所致的休克属心外梗阻性休克,表现为动脉血压低而静脉压升高,需与心源性、低血容量性、血容量重新分布性休克等相鉴别。

### (四)治疗方案及原则

本病的治疗方案及原则包括:①一般处理与呼吸循环支持治疗;②溶栓治疗;③抗凝治疗;④肺动脉血栓摘除术;⑤肺动脉导管碎解和抽吸血栓;⑥放置腔静脉滤器;⑦CTEPH 的治疗等。

## 复 习 题

**一、名词解释**

1. 肺栓塞　2. 肺梗死　3. 静脉血栓栓塞症

**二、问答题**

1. 何为肺血栓栓塞症?发生肺血栓栓塞症的危险因素是什么?危险因素分几类?
2. 肺血栓栓塞症常见的临床表现有哪些?
3. 简述 X 线胸片和 CT 常见的肺血栓栓塞症的征象。
4. 怎样进行肺血栓栓塞症的诊断?
5. 如何对肺血栓栓塞症进行临床分型?
6. 肺血栓栓塞症应注意与哪些疾病进行鉴别诊断?
7. 肺血栓栓塞症溶栓治疗的适应证、禁忌证和主要并发症有哪些?

## 参 考 答 案

**一、名词解释**

1. 肺栓塞是以各种栓子阻塞肺动脉系统为其发病原因的一组疾病或临床综合征的总称,包括 PTE、脂肪栓塞综合征、羊水栓塞、空气栓塞等。
2. 肺梗死指肺动脉发生栓塞后,其支配区的肺组织因血流受阻或中断而发生的坏死。
3. 深静脉血栓形成与肺血栓栓塞症实质上是一种疾病过程在不同部位、不同阶段的表现,二者合称为静脉血栓栓塞症。

**二、问答题**

1. 肺血栓栓塞症是来自静脉系统或右心的血栓阻塞肺动脉或其分支所引起的疾病,以肺循环和呼吸功能障碍为其主要临床和病理生理特征。

　　肺血栓栓塞症的危险因素包括任何可以导致静脉血液淤滞、静脉系统内皮损伤和血液高凝状态的因素。分原发性和继发性两类:①原发性危险因素由遗传变异引起,包括 V 因子突变、蛋白 C 缺乏、蛋白 S 缺乏和抗凝血酶缺乏等,常以反复静脉血栓栓塞为主要临床表现。如 40 岁以下的年轻患者无明显诱因或反复发生 DVT 和 PTE,或呈家族遗传倾向,应注意做相关遗传学检查。②继发性危险因素是指后天获得的易发生 DVT 和 PTE 的多种病理生理异常,包括骨折、创伤、手术、恶性肿瘤和口服避孕药等。上述危险因素可以单独存在,也可同时存在,协同作用。年龄可作为独立的危险因素,随着年龄的增长,VTE 的发病率逐渐增高。

2. 肺血栓栓塞症常见的临床表现

(1) 症状:①呼吸困难及气促是最常见的症状,尤以活动后明显;②胸痛包括胸膜炎性胸痛或心绞痛样疼痛;③晕厥可为 PTE 的唯一或首发症状;④烦躁不安、惊恐甚至濒死感;⑤咯血常为小量咯血,大咯血少见;⑥咳嗽、心悸等。

(2) 体征:①呼吸系统体征:呼吸急促,是最常见的体征;肺部可闻及哮鸣音和(或)细湿啰音,偶可闻及血管杂音;肺不张和胸腔积液的相应体征。②循环系统体征:心动过速;血压变化,严重时可出现血压下降甚至休克;肺动脉瓣区第二音亢进或分裂,三尖瓣区收缩期杂音。③发热,多为低热,少数患者可有 38℃ 以上的发热。

(3) 深静脉血栓的症状与体征:考虑 PTE 诊断的同时,要注意是否存在 DVT,特别是下肢 DVT。其主要表现为患肢肿胀、周径增粗、疼痛或压痛、浅静脉扩张、皮肤色素沉着、行走后患肢易疲劳或肿胀加重。约半数或以上的下肢深静脉血栓患者无自觉临床症状和明显体征。

3. **肺血栓栓塞症胸部 X 线平片**　多有异常表现,但缺乏特异性。可表现为:区域性肺血管纹理变细、稀疏或消失,肺野透亮度增加;肺野局部浸润性阴影;尖端指向肺门的楔形阴影;肺不张或膨胀不全;右下肺动脉干增宽或伴截断征;肺动脉段膨隆以及右心室扩大征;患侧横膈抬高;少量及中量胸腔积液征等。仅凭 X 线胸片不能确诊或排除 PTE,但在提供疑似 PTE 线索和除外其他疾病方面,X 线胸片具有重要作用。

肺血栓栓塞症螺旋 CT 和电子束 CT 造影:能够发现段以上肺动脉内的栓子,是 PTE 的确诊手段之一。PTE 的直接征象为肺动脉内的低密度充盈缺损,部分或完全包围在不透光的血流之间(轨道征),或者呈完全充盈缺损,远端血管不显影;间接征象包括:肺野楔形密度增高影,条带状的高密度区或盘状肺不张,中心肺动脉扩张及远端血管分支减少或消失等。CT 对亚段 PTE 的诊断价值有限。CT 扫描还可以同时显示肺及肺外的其他胸部疾患。

4. **肺血栓栓塞症的诊断**
(1) 根据临床情况疑诊 PTE:①对存在危险因素,特别是并存多个危险因素的病例,需有较强的诊断意识。②临床症状、体征,特别是在高危病例出现不明原因的呼吸困难、胸痛、晕厥和休克,或伴有单侧或双侧不对称性下肢肿胀、疼痛等对诊断具有重要的提示意义。③结合心电图、X 线胸片、动脉血气分析等基本检查,可以初步疑诊 PTE 或排除其他疾病。④宜尽快常规行 D-二聚体检测,据此作出可能的排除诊断。⑤超声检查虽一般不能作为确诊方法,但对于提示 PTE 诊断和排除其他疾病具有重要价值。

(2) 对疑诊病例合理安排进一步检查以明确 PTE 诊断:①核素肺通气/灌注扫描检查,其结果具有较为重要的诊断或排除诊断意义。若结果呈高度可能,具诊断意义;结果正常或接近正常时可基本除外 PTE;如结果为非诊断性异常,则需要做进一步检查,包括选做肺动脉造影。②螺旋 CT/电子束 CT 或 MRI 有助于发现肺动脉内血栓的直接证据,已成为临床上经常应用的重要检查手段。③肺动脉造影,为 PTE 诊断的经典与参比方法。需注意该检查具有侵入性,有发生致命性或严重并发症的可能性,应严格掌握其适应证。

(3) 寻找 PTE 的成因和危险因素:①对某一病例只要疑诊 PTE,即应同时运用超声检查、核素或 X 线静脉造影、MRI 等手段积极明确是否并存 DVT。若并存,需对两者的发病联系作出评价。②无论患者单独或同时存在 PTE 与 DVT,应针对该例情况进行临床评估并安排相关检查以尽可能地发现其危险因素,并据以采取相应的预防或治疗措施。

5. **将 PTE 作以下临床分型**
(1) 急性肺血栓栓塞症:①大面积 PTE:临床上以休克和低血压为主要表现,即体循环动脉收缩压 <90mmHg,或较基础值下降幅度≥40mmHg,持续 15min 以上。须除外新发生的心律失常、低血容量或感染中毒症所致血压下降。②非大面积 PTE:不符合以上大面积 PTE 标准的 PTE。此型患者中,一部分人的超声心动图表现有右心室运动功能减弱或临床上出现有心功能不全表现,归为次大面积 PTE 亚型。

(2) 慢性血栓栓塞性肺动脉高压:多可追溯到慢性、进行性病程经过的肺动脉高压的相关表现,如进行性的呼吸困难、双下肢水肿、反复晕厥、胸痛和发绀、低氧血症,并能除外慢性阻塞性肺疾病、原发性肺动脉高压、间质性肺疾病、结缔组织病、左心功能不全等。影像学检查证实肺动脉阻塞,并可见提示慢性肺动脉血栓栓塞的征象:多部位、较广泛的阻塞,肺动脉内贴血管壁、环绕或偏心分布、有钙化倾向的团块状物。在此类病例常可发现 DVT 存在。右心导管检查示：静息肺动脉平均压>20mmHg,活动后肺动脉平均压>30mmHg。超声波检查示：右心室壁增厚（右心室游离壁>5mm）,符合慢性肺源性心脏病诊断标准。

6. 肺血栓栓塞症应注意与以下疾病进行鉴别诊断：①冠心病；②肺炎；③原发性肺功脉高压；④主动脉夹层；⑤其他原因所致的胸腔积液，如结核、肺炎、肿瘤、心功能衰竭等；⑥其他原因所致的晕厥，如心源性休克、低血容量性休克、过敏性休克、血容量重新分布性休克等。

7. 肺血栓栓塞症溶栓治疗的适应证　溶栓治疗主要适用于大面积 PTE 病例,即出现因栓塞所致休克和（或）低血压的病例；对于次大面积 PTE,即血压正常但超声心动图显示右室运动功能减退或临床上出现右心功能不全表现的病例,若无禁忌证可以进行溶栓；对于血压和右室运动均正常的病例不推荐进行溶栓。溶栓的时间窗一般定为 14 天以内。溶栓应尽可能在 PTE 确诊的前提下慎重进行。对有溶栓指征的病例宜尽早开始溶栓。

溶栓治疗的绝对禁忌证有活动性内出血；近期自发性颅内出血。相对禁忌证有：2 周内的大手术、分娩、器官活检或不能以压迫止血部位的血管穿刺；2 个月内的缺血性卒中；10 天内的胃肠道出血；15 天内的严重创伤；1 个月内的神经外科或眼科手术；难于控制的重度高血压（收缩压>180mmHg,舒张压>110mmHg）；近期曾行心肺复苏；血小板计数低于 $100 \times 10^9 /L$；细菌性心内膜炎；严重肝肾功能不全；糖尿病出血性视网膜病变；出血性疾病等。对于大面积 PTE,因其对生命的威胁极大,上述绝对禁忌证亦应被视为相对禁忌证。

溶栓治疗的主要并发症为出血,最严重的是颅内出血。用药前应充分评估出血的危险性,必要时应配血,做好输血准备。溶栓前宜留置外周静脉套管针,以方便溶栓中取血监测,避免反复穿刺血管。

（宋　卓）

# 第八章　慢性肺源性心脏病

**病例 1-8-1**　患者,男性,74 岁。反复咳嗽、咳痰 30 年,气促、心悸、间断双下肢浮肿 2 年,近 1 周"感冒"后上述症状加重。查体:体温 36.6℃,血压 110/70mmHg,心率 110 次/分,呼吸 22 次/分,口唇发绀,颈静脉怒张,桶状胸,双肺叩诊呈过清音,中下肺闻及湿啰音,律齐,$P_2$ 亢进,肝脏肋下 2.5cm,质软,肝颈静脉回流征阳性,双下肢可凹性水肿。吸烟 40 年,每日 20 支。WBC $9.3×10^9$/L,N 0.855,PLT $188×10^9$/L,Hb160g/L。

**问题:**

1. 该患者的初步诊断是什么?

2. 你的诊断依据是什么?

3. 需要的进一步检查有什么?

4. 治疗原则是什么?

**参考答案和提示:**

1. **初步诊断**　慢性阻塞性肺疾病急性加重期;慢性肺源性心脏病;右心衰竭。

2. **诊断依据**

(1) 慢性阻塞性肺疾病急性加重期:①老年男性,隐匿起病,慢性病程,急性加重。长期吸烟史。②反复咳嗽、咳痰 30 余年,气促 2 年,加重 1 周。③体检:桶状胸,双肺叩诊呈过清音,中下肺闻及湿啰音。④辅助检查:WBC$9.3×10^9$/L,N 0.855。

(2) 慢性肺源性心脏病:①基础疾病为慢性阻塞性肺疾病;②心悸、间断双下肢浮肿。

(3) 右心衰竭:$P_2$ 亢进提示肺动脉高压;颈静脉怒张,肝大,肝颈静脉回流征阳性,双下肢可凹性水肿提示右心衰。

3. **进一步检查项目包括**　①胸片;②心电图;③血气分析;④痰涂片、痰培养+药敏;⑤电解质、肝肾功能;⑥病情缓解后肺功能检查。

4. **治疗原则包括**　①持续低流量吸氧;②抗生素治疗;③祛痰治疗;④支气管舒张剂;⑤糖皮质激素治疗;⑥抗凝治疗;⑦纠正水电酸碱失衡,可使用利尿剂及小剂量洋地黄药物;⑧必要时机械通气。

---

**病例 1-8-2**　老年男性,咳嗽、咳痰 20 余年,气促 10 年,浮肿 3 年。体检:发绀,颈静脉怒张,桶状胸,两肺可闻及干、湿啰音,心界不大,$P_2>A_2$,剑下收缩期杂音,肝大,移动性浊音阳性,双下肢浮肿。胸片检查右下肺功脉直径 16mm,肺动脉段高 3mm。心电图 $V_1\sim V_3$ 呈 QS 波,$RV_1+SV_5=1.5$mV。

**问题:**

1. 该患者的临床诊断是什么?

2. 诊断依据是什么?

3. 应用强心剂的指征和注意事项是什么?

参考答案和提示:

1. 初步诊断　慢性阻塞性肺疾病急性加重期;慢性肺源性心脏病、右心衰竭。

2. 诊断依据

(1) 慢性阻塞性肺疾病急性加重期:①老年男性,隐匿起病,慢性病程。②咳嗽、咳痰20余年,气促10年。③体检:桶状胸,中下肺闻及湿啰音。

(2) 慢性肺源性心脏病、右心衰竭:①基础疾病为慢性阻塞性肺疾病。②气促、浮肿。③$P_2 > A_2$提示肺动脉高压;颈静脉怒张,肝大,腹水,双下肢浮肿提示右心衰。④剑下收缩期杂音,右下肺功脉直径>15mm,肺动脉段≥3mm。心电图 $V_1 \sim V_3$ 呈 QS 波,$RV_1 + SV_5$ >1.05mV,提示右室肥厚。

3. 强心剂的应用指征和注意事项

(1) 肺心病应用强心剂宜选:①小剂量,约为常规剂量的1/3~1/2;②作用快、排泄快的洋地黄制剂。应用指征是:①感染已控制、呼吸功能已改善、利尿剂不能得到良好疗效而反复水肿的心力衰竭患者;②以右心衰竭为主要表现而无明显感染的患者;③出现急性左心衰者;④伴有室上性心动过速或快速房颤者。

(2) 使用中注意:①预防及纠正电解质紊乱,特别注意维持血钾浓度的正常;②注意纠正缺氧及控制感染,防止洋地黄中毒;③不宜用心率减慢作为洋地黄应用和疗效考核指标,因为缺氧、感染均可以使心率加快。

# 临床思维:慢性肺源性心脏病

## 【临床表现】

### 1. 肺、心功能代偿期(包括缓解期)主要是慢阻肺的表现

(1) 症状:慢性咳嗽、咳痰、气促,活动后可感心悸、呼吸困难、乏力和劳动耐力下降。

(2) 体征:体检可有明显肺气肿征,听诊多有呼吸音减弱,偶有干、湿啰音。心浊音界常因肺气肿而不易叩出。心音遥远,但肺动脉瓣区可有第二心音亢进,提示有肺动脉高压。三尖瓣区出现收缩期杂音或剑突下示心脏搏动,多提示有右心室肥厚,扩张。部分病例因胸腔内压升高,影响静脉回流,可见颈静脉充盈,肝上界及下缘明显地下移。肺心病患者常有营养不良。

### 2. 肺、心功能失代偿期(包括急性加重期)　临床主要以呼吸衰竭为主,有或无心力衰竭。

(1) 呼吸衰竭:急性呼吸道感染为常见诱因。

症状:呼吸困难加重,夜间为甚,头痛、失眠、食欲下降、白天嗜睡、表情淡漠、神志恍惚、谵忘等肺性脑病表现。

体征:明显发绀,球结膜充血、水肿,腱反射减弱消失,出现病理反射,周围血管扩张。

(2) 心力衰竭:以右心衰竭为主,也可出现心律失常。

症状:气促更明显,可见心悸、食欲不振、腹胀、恶心。

体征:发绀更明显,颈静脉怒张,心率增快,可有心律失常,剑下收缩期杂音,甚至舒张期杂音。肝大压痛,肝颈静脉回流征阳性,下肢水肿,可有腹腔积液。

## 【实验室和辅助检查】

### 1. 胸部 X 线诊断

(1) 右下肺动脉干扩张:横径≥1.5cm。或右下肺动脉横径与气管横径比值≥0.17,或经动态观察后动脉干横径增宽达2mm以上。

(2) 肺动脉段凸出,高度≥3mm。

（3）中心肺动脉扩张与外周分支纤细两者形成鲜明对比，呈"残根状"。

（4）右前斜位圆锥部凸出高度≥7mm。

（5）右心室增大（结合不同体位判断）。

具有（1）至（4）项中两项以上或（5）1项者可诊断。

**2. 心电图检查**

（1）主要条件：额面平均电轴≥90°；重度顺钟向转位[$V_5R/S$≤1（阳性率较高），$V_1R/S$≥1，aVRR/S 或 R/Q≥1（阳性率较低）]；$RV_1+SV_5$≥1.05mV；肺型 P 波（P 波电压≥0.22mV）；或电压≥0.2mV，呈尖峰型；或低电压时 P 波电压>1/2R 波呈尖峰型。

（2）次要条件：肢体导联普遍低电压；完全或不完全性右束支传导阻滞。

具有1项主要条件即可诊断，两项次要条件者为可疑。

**3. 超声心电图检查**　右心室流出道内径≥30mm。右心室内径≥20mm。右心室前壁增厚（厚度≥5.0mm，或者前壁搏动幅度增强者）。左/右心室内径比值<2。右肺动脉内径≥18mm，或肺动脉干≥20mm。右心室流出道/左心房内径比值>1.4。

**4. 动脉血气测定**　绝大多数晚期肺心病患者低氧血症与高碳酸血症同时存在。

**5. 血液检查**　红细胞计数和血红蛋白含量可增高；白细胞计数及中性粒细胞在感染时增高；痰培养可见病原菌。

# 诊疗常规：慢性肺源性心脏病

慢性肺源性心脏病是由肺组织、肺动脉血管或胸廓慢性病变引起肺组织结构和功能异常，产生肺血管阻力增加，肺动脉压力增加，使右心扩张、肥大，伴或不伴右心衰竭的心脏病，发病多在40岁以上。

## （一）诊断要点

**1. 病因**

（1）支气管、肺疾病：以慢支并发阻塞性肺气肿引起的慢性阻塞性肺疾病最为多见，其次为支气管哮喘和支气管扩张。

（2）胸廓运动障碍性疾病：如严重的脊柱后侧凸、脊椎结核、类风湿关节炎等。

（3）肺血管疾病：累及肺动脉的过敏性肉芽肿病，广泛或反复发生的多发性肺小动脉栓塞及肺小动脉炎、原发性肺动脉高压症。

（4）其他：睡眠呼吸暂停综合征等。

**2. 发病机制和病理**　先决条件是肺的功能和结构的不可逆性改变，发生反复的气道感染和低氧血症，导致一系列的体液因子和肺血管变化，使肺血管阻力增加，肺动脉血管结构重构，产生肺动脉高压。

（1）肺动脉高压的形成

1）肺血管阻力增加的功能性因素：缺氧、高碳酸血症和呼吸性酸中毒使肺血管收缩、痉挛。其中有 $TXA_2$、白三烯等活性因子。

2）肺血管阻力增加的解剖学因素：①炎症累及肺小动脉，引起血管炎，管壁增厚，血管管腔狭窄；②肺气肿导致肺泡内压增高，压迫肺泡毛细血管，血管管腔狭窄；③肺泡壁的破裂造成肺毛细血管床减损；④肺血管的重构，管壁增生，血管管腔狭窄；⑤多发肺微小动脉原位血栓形成。

3）血容量增多和血液黏稠度增加，血流阻力增加。

（2）右心功能改变：右心后负荷增加，右室后壁张力增加，心肌耗氧量增加；心肌供氧减少；右心室肥大，扩大。

（3）其他重要器官损害：脑、肝、肾、胃肠、内分泌、血液等。

## （二）鉴别诊断

**1. 冠心病** 本病和冠心病都见于老年患者，且均可发生心脏扩大、心律失常和心力衰竭，少数患者心电图上 I、aVL 或胸导联出现 Q 波，类似陈旧性心肌梗死。但肺心病无典型心脏病或心肌梗死的临床表现，又如有慢性支气管炎、哮喘、肺气肿等胸、肺疾患史，心电图中 ST-T 改变多不明显，且类似陈旧性心肌梗死的图形多发生于肺心病的急性发作期和明显右心衰竭时，随着病情的好转，这些图形可很快消失。

**2. 风湿性心脏病** 肺心病患者在三尖瓣区可闻及吹风样收缩期杂音，有时可传到心尖部；有时出现肺动脉瓣关闭不全的吹风样舒张期杂音；加上右心肥大、肺动脉高压等表现，易与风湿性心瓣膜病相混淆。一般通过详细询问有关慢性肺、胸疾患的病史、有肺气肿和右心室肥大的体征，结合 X 线、心电图、心向量图、超声心动图等表现，动脉血氧饱和度显著降低，二氧化碳分压高于正常等，可资鉴别。

**3. 原发性扩张型心肌病、缩窄性心包炎** 前者心脏增大常呈球形，常伴心力衰竭、房室瓣相对关闭不全所致杂音。后者有心悸、气促、发绀、颈静脉怒张、肝肿大、腹水、浮肿及心电图低电压等，均需与肺心病相鉴别。一般通过病史、X 线、心电图等检查不难鉴别。此外，发绀明显有胸廓畸形者，还需与各种发绀型先天性心脏病相鉴别，后者多有特征性杂音，杵状指较明显而无肺水肿，鉴别一般无多大困难。

## （三）治疗原则

**1. 急性加重期**

（1）控制感染。

（2）通畅呼吸道，改善呼吸功能。

（3）控制心力衰竭：肺心病患者一般在积极控制感染后，心力衰竭症状可有改善。

1）利尿剂有减少血容量、减轻右心负荷、消除浮肿的作用。原则上宜选用作用轻、小剂量的利尿剂，如氢氯噻嗪，氨苯蝶啶。

2）正性肌力药应用指征是：感染已被控制，呼吸功能已改善，利尿剂不能得到良好的疗效而反复浮肿的心力衰竭患者；以右心衰竭为主要表现而无明显感染的患者；出现急性左心衰竭者。伴有室上性心动过速或快速房颤者（应用指征要牢记）。强心剂多用小剂量，约为常规剂量1/2或2/3，选作用快，排泄快的药物，如毒毛花苷 K。

3）血管扩张剂应用，可减轻心脏前后负荷，降低心肌氧耗，增加心肌收缩。

（4）控制心律失常。

（5）抗凝治疗。

（6）加强护理工作。

**2. 缓解期** 原则上是采用中西医结合的综合措施，如长期氧疗调整免疫功能等。

**3. 营养疗法** 热量供应至少为每日 12.5kJ/kg，其中碳水化合物不宜过高。

## （四）并发症

**1. 肺性脑病**

**2. 酸碱失衡及电解质紊乱**

**3. 心律失常** 心律失常多表现为房性期前收缩及阵发性室上性心动过速，以紊乱性房性心动过速为最具特征性，也可有心房扑动和颤动。

**4. 休克** 原因包括:①感染中毒性休克;②失血性休克,多由上消化道出血引起;③心源性休克,严重心力衰竭或心律失常所致。

**5. 其他** 消化道出血;弥散性血管内凝血(DIC)。

# 复 习 题

**一、名词解释**

1. 肺动脉高压 2. 慢性肺源性心脏病

**二、问答题**

1. 慢性肺源性心脏病急性加重期利尿剂和强心药使用应注意什么?

2. 慢性肺源性心脏病的病因及发病机制有哪些?

3. 试述慢性肺源性心脏病的分期及临床表现。

4. 慢性肺源性心脏病的治疗有哪些?

5. 慢性肺源性心脏病的并发症有哪些?

# 参 考 答 案

**一、名词解释**

1. 当海平面、静息状态下,右心导管测得平均肺动脉平均压(mPAP)＞25mmHg,或者运动时 mPAP ＞30mmHg 为肺动脉高压。

2. 慢性肺源性心脏病是由肺组织、肺动脉血管或胸廓的慢性病变引起肺组织结构和功能异常,产生肺血管阻力增加,肺动脉压力增加,使右心扩张、肥大,伴或不伴右心衰竭的心脏病,发病多在 40 岁以上。

**二、问答题**

1~5 答案见临床思维诊疗常规。

（石寒冰）

# 第九章 胸膜疾病

## 第一节 胸腔积液

病例 1-9-1　患者,男性,35 岁。一周前无明显诱因出现午后低热,体温 37.5℃,夜间盗汗,伴右侧胸痛,深呼吸时明显,不放射,与活动无关,未到医院检查,自服止痛药,于 3 天前胸痛减轻,但胸闷加重伴气短,故来医院检查,发病来进食无变化,二便正常,睡眠稍差,体重无明显变化。既往体健,否认有结核病密切接触史,吸烟 10 年。查体:体温 37.4℃,脉搏 84 次/分,呼吸 20 次/分,血压 120/80mmHg,一般情况可,全身浅表淋巴结未触及,颈软,气管稍左偏,颈静脉无怒张,右侧胸廓稍膨隆,右下肺语颤减弱,右下肺叩浊,呼吸音减弱至消失,心界向左移位,心右界叩不清,心率 84 次/分,律齐,无杂音,腹平软,无压痛,肝脾未及,下肢不肿。

**问题:**

1. 该患者的主要诊断什么?

2. 你的诊断依据是什么?

3. 为进一步明确诊断需要做什么检查?

4. 如何处理及治疗这个病人?

**参考答案和提示:**

1. 主要诊断　右侧胸腔积液(结核性胸膜炎可能性大)。

2. 诊断依据

(1) 中青年男性,隐匿起病,病程短。

(2) 低热、盗汗,由开始胸痛明显(干性胸膜炎)到有积液后的胸痛减轻。

(3) 右侧胸腔积液征:气管、心脏左移,右侧胸廓稍膨隆,右下肺语颤减弱,叩浊,呼吸减低至消失。

3. 进一步检查项目包括　①胸片;②胸部 B 超胸水定位;③胸水常规、生化和细菌、抗酸杆菌、腺苷脱氨酶、病理学检查;④PPD 或血清结核抗体测定;⑤肝肾功能检查(包括血浆蛋白、乳酸脱氢酶)。

4. 治疗原则包括　①胸腔穿刺引流;②病因治疗(抗结核治疗);③合理应用糖皮质激素;④休息、营养、对症治疗。

病例 1-9-2　患者,男性,37 岁。1 周前受凉后出现高热、寒战、咳黄色脓痰,近 2 日觉右胸胀痛、气促、乏力、纳差,口服"罗红霉素"症状无改善。查体:体温 38.4℃,脉搏 100 次/分,呼吸 20 次/分,血压 120/80mmHg,急性病容,全身浅表淋巴结未触及,颈软,气管居中,颈静脉无怒张,右下肺语颤减弱,右下肺叩浊,闻及少许湿啰音,心界不大,律齐,无杂音。血常规示 WBC $19×10^9$/L,N 0.89;Hb 108g/L。胸片示右下肺野均匀致密阴影,上缘呈弧形,外高内低。

**问题：**

1. 该患者最可能的诊断是什么？

2. 诊断依据是什么？

3. 为明确诊断最有价值的检查是什么？

4. 如何处理及治疗这个病人？

**参考答案和提示：**

1. **主要诊断** 右肺炎并肺炎旁胸腔积液。

2. **诊断依据**

(1) 中青年男性，急性起病，病程短。

(2) 高热、寒战、咳嗽、咳黄色脓痰，进展为右胸痛、气促。

(3) 查体：体温 38.4℃，脉搏 100 次/分，呼吸 20 次/分，急性病容，右下肺语颤减弱，右下肺叩浊，闻及少许湿啰音。

(4) 辅助检查：血常规示 WBC $19 \times 10^9$/L，N 0.89；Hb 108g/L。胸片示右下肺野均匀致密阴影，上缘呈弧形，外高内低。

3. **最有价值的检查** 痰及胸液细菌学检查。

4. **治疗原则包括** ①抗感染治疗；②胸腔穿刺引流、冲洗；③休息、营养、纠正水电紊乱酸碱失衡、对症治疗等。

# 临床思维：胸腔积液

【病因和发病机制】

**1. 胸膜毛细血管内静水压增高** 如充血性心力衰竭、缩窄性心包炎、上腔静脉或奇静脉受阻等，产生漏出液。

**2. 胸膜通透性增加** 如胸膜炎症（肺结核、肺炎）、结缔组织病（SLE、类风湿关节炎）、胸膜肿瘤、肺梗死、膈下炎症等，产生渗出液。

**3. 胸膜毛细血管内胶体渗透压降低** 如低蛋白血症、肝硬化、肾病综合征等，产生漏出液。

**4. 壁层胸膜淋巴引流障碍** 如癌性淋巴管阻塞、发育性淋巴管引流异常等，产生渗出液。

**5. 损伤** 如主动脉瘤破裂、食管破裂、胸导管破裂等，产生血胸、脓胸和乳糜胸。

**6. 渗出液和漏出液** 医源性，药物、放疗及各种操作可产生渗出液和漏出液。

【临床表现】

**1. 症状** 呼吸困难最常见，可伴胸痛和咳嗽。此外，具有相应病因的症状。

**2. 体征**

(1) 原发病的体征：略。

(2) 胸腔积液体征包括：

1) 少量：无明显体征，或触及胸膜摩擦感及胸膜摩擦音。

2) 中至大量：胸廓饱满、语颤减弱、叩诊浊音、呼吸音减低或消失。气管、纵隔向健侧移位。

【实验室检查】 主要依靠诊断性胸腔穿刺，区别漏出液和渗出液。漏出液外观清澈透明，无色或浅黄色，不凝固；渗出液外观颜色深，呈透明或混浊的草黄或棕黄色，或血性，可自行凝固。两者区分标准可根据比重（以 1.018 为界）、蛋白质含量（以 30g/L 为界）、细胞数（以 $500 \times 10^6$/L 为界），小于上界为漏出液，反之为渗出液，但诊断的敏感性和特异性较差。目前多根据 Light 标准，尤其对蛋白质浓度在 25～35g/L 者，符合以下任何 1 条可诊断为渗出液：①胸腔积液/血清蛋白比例＞0.5;②胸腔积液/血清 LDH 比例＞0.6;③胸腔积液 LDH 水平大于血清正常值高限的三分之二。此外,诊断渗出液的指标还有胸腔积液胆固醇浓度＞1.56mmol/L,胸腔积液/血清胆红素比例＞0.6,血清-胸腔积液白蛋白梯度＜12g/L。有些积液系由于多种机制形成,难以确切地划入漏出液或渗出液,如部分恶性胸腔积液。

**3. X 线检查**　少量胸腔积液仅见肋膈角变钝。增多时形成外高内低弧形影。

**4. 超声**　可准确评估积液量,指导穿刺定位。

## 诊疗常规:胸腔积液

### (一)鉴别诊断

**1. 漏出液**

(1)心力衰竭致胸腔积液:双侧多见,且右多于左侧。原发病表现:咳粉红色泡沫样痰、平卧呼吸困难,肺底湿啰音、下肢水肿等。

(2)肝硬化致胸腔积液:多伴有腹水。原发病表现:肝炎、饮酒等病史,黄疸、肝大、肝掌、蜘蛛痣等。

(3)肾病综合征致胸腔积液:多位双侧,可表现为肺底积液。原发病表现:浮肿、少尿、尿蛋白、血尿、肾功异常等。

(4)低蛋白血症致胸腔积液:多全身水肿。

**2. 渗出液**

(1)结核性:多见于青壮年,发热、盗汗,胸痛随胸水量增加而缓解,但出现胸闷气促。胸水以淋巴细胞为主,间皮细胞小于 5%,ADA 升高,PPD 阳性等。

(2)类肺炎性:咳嗽、咳痰、发热、畏寒等症状,积液量少。胸水多为脓性,白细胞升高,中性粒细胞为主,葡萄糖低。胸水细菌涂片及培养阳性。

(3)恶性:隐匿发病,多见于中年男性,有痰血、消瘦等症状。胸水多为血性,量大,增长迅速,CEA＞20μg/L,LDH＞500U/L。胸水脱落细胞可阳性。

(4)结缔组织疾病所致胸腔积液:多有发热、关节痛以及多系统损害等表现。胸水常规以单核细胞增加为主。自身抗体检查常阳性。

### (二)治疗原则

治疗原则包括:①病因治疗;②胸腔穿刺引流;③休息、营养、对症等一般治疗。

(毕红霞)

# 第二节　气　　胸

**病例 1-9-3**　患者,男性,66 岁,反复咳嗽、咳痰 13 年,加重 1 周,1 小时前大便时突然气急显著加重,伴右胸痛。查体:体温 36.8℃,脉搏 110 次/分,血压 148/92mmHg,呼吸 28 次/分,唇绀,颈静脉充盈,端坐呼吸,律齐,无杂音,桶状胸,双肺可及湿啰音(吸气期)和低调干啰音,右侧呼吸音明显减弱。血常规正常。胸片提示双侧肺纹理增粗,膈肌低平,右肺外带一透亮区。

**问题:**

1. 该患者的主要诊断什么?

2. 你的诊断依据是什么?

3. 需与哪些疾病鉴别?

4. 如何处理及治疗这个患者?

**参考答案和提示:**

1. 主要诊断　右侧自发性气胸、慢性阻塞性肺病急性加重期。

2. 诊断依据

(1) 老年男性,慢阻肺史。

(2) 反复咳嗽咳痰 13 年,加重 1 周,突然气急伴右胸痛 1 小时。

(3) 慢阻肺体征:唇绀、端坐呼吸、颈静脉充盈,桶状胸,双肺可及湿啰音(吸气期)和低调干啰音。气胸典型体征:右侧呼吸音明显减弱。

(4) 胸片提示双侧肺纹理增粗,膈肌低平,右肺外带一透亮区。

3. 鉴别诊断　慢性肺源性心脏病;右心功能不全;急性肺水肿;肺梗死;肺大疱。

4. 治疗原则包括　①立即胸腔闭式引流;②吸氧使 $SaO_2$ 达到 90%;③经验使用抗生素;④支气管扩张药;⑤如以上不能控制,则需机械通气治疗。

---

病例 **1-9-4**　患者,男性,28 岁。既往体健。半小时前看足球赛大喊时突然出现左胸尖锐刀割样疼痛,伴进行性气促、呼吸困难、大汗淋漓,患者被急送至急诊。查体:神志模糊,发绀,呼吸急促,左胸廓饱满,左肺叩诊鼓音,呼吸音消失,心率 120 次/分,律齐。

**问题:**

1. 该患者的主要诊断什么?

2. 诊断依据是什么?

3. 为进一步明确诊断需要做什么检查?

4. 如何处理及治疗这个病人?

**参考答案和提示:**

1. 主要诊断　左侧自发性张力性气胸。

2. 诊断依据

(1) 青年男性,既往体健。

(2) 大喊后左胸突发疼痛,伴进行性气促、呼吸困难、大汗淋漓。

(3) 体征:发绀、呼吸急促,左胸廓饱满,左肺叩诊鼓音,呼吸音消失。

3. 进一步检查包括　①胸片;②心电图;③血气分析;④血、尿常规、肝肾功能。

4. 治疗原则包括　①立即胸腔闭式引流;② 吸氧使 $SaO_2$ 达到 90%;③使用抗生素;④心电、血氧、血压监护;⑤纠正水电失衡。

## 临床思维:气胸

【定义】　胸膜腔内积气称为气胸。气胸的形成多由于肺组织、气管、支气管、食管破裂,空气逸入胸膜腔,或因胸壁伤口穿破胸膜腔与外界沟通,外界空气进入所致。

【气胸分类】

**1. 闭合性(单纯性)气胸**　胸膜破裂口较小,随肺萎缩而闭合,空气不再继续进入胸膜腔,胸内压仍低于大气压。

**2. 交通性(开放性)气胸**　破裂口较大或因两层胸膜间有粘连或牵拉,使破口持续开放,吸气与呼气时,空气自由进出胸膜腔。呼吸困难程度与胸壁缺损大小密切相关,可出现纵隔扑动。

**3. 张力性(高压性)气胸** 为气管、支气管或肺损伤处形成活瓣,气体随每次吸气进入胸膜腔并积累增多,导致胸膜腔压力高于大气压。易形成纵隔气肿或皮下气肿。

## 诊疗常规:气胸

### (一)诊断要点

**1. 闭合性气胸** 轻者可无明显症状,重者有呼吸困难。查体可发现患侧胸廓饱满,呼吸活动度降低,气管向健侧移位,患侧胸部叩诊呈鼓音,呼吸音降低。胸部 X 线检查可见肺萎缩和胸膜腔积气。

**2. 开放性气胸** 明显的呼吸困难、鼻翼扇动、口唇发绀、颈静脉怒张。患侧胸壁可见伴有气体进出胸腔发出吸吮样声音的伤口。气管向健侧移位,患侧胸部叩诊鼓音,呼吸音消失,严重者伴有休克。胸部 X 线检查可见患侧胸腔大量积气,肺萎陷,纵隔移向健侧。

**3. 张力性气胸** 严重或极度呼吸困难、烦躁、意识障碍、大汗淋漓、发绀。气管明显移向健侧,颈静脉怒张,多有皮下气肿。患侧胸部饱满,叩诊呈鼓音;听诊呼吸音消失。胸部 X 线检查显示胸腔严重积气,肺完全萎缩,纵隔移位,并有纵隔和皮下气肿征象。

### (二)鉴别诊断

**1. 支气管哮喘和慢阻肺** 均有呼吸困难。但气胸双肺体征不对称。如在上述病史的基础上突然呼吸困难,应注意并发气胸的可能,X 线有助于鉴别。

**2. 急性心肌梗死** 多有心脏病史,体征、心电图、X 线、血清酶可鉴别。

**3. 肺血栓栓塞症** 多有静脉炎史,表现为胸痛、咯血、晕厥等,体征和 X 线可鉴别。

**4. 肺大疱** 起病缓慢,气腔呈圆形,内有肺纹理。

### (三)治疗原则

本病的治疗原则有保守治疗、胸腔减压、经胸腔镜手术或开胸手术等。应根据气胸的类型与病因、发生频次、肺压缩程度、病情状态及有无并发症等适当选择。

**1. 保守治疗** 主要适用于稳定型小量气胸,首次发生的症状较轻的闭合性气胸。应严格卧床休息,酌情予镇静、镇痛等药物。

**2. 胸腔穿刺抽气** 适用于小量气胸,呼吸困难较轻,心肺功能尚好的闭合性气胸患者。

**3. 胸腔闭式引流** 适用于不稳定型气胸,呼吸困难明显,肺压缩程度较重,交通性或张力性气胸,反复发生气胸的患者。

**4. 化学性胸膜固定术** 由于气胸复发率高,为了预防复发,可胸腔内注入硬化剂,产生无菌性胸膜炎症,使脏层和壁层胸膜粘连从而消灭胸膜腔间隙。主要适应于拒绝手术的下列患者:①持续性或复发性气胸;②双侧气胸;③合并肺大疱;④肺功能不全,不能耐受手术者。

**5. 手术治疗**(胸腔镜、开胸手术) 经内科治疗无效的气胸可为手术的适应证,主要适应于长期气胸、血气胸、双侧气胸、复发性气胸、张力性气胸引流失败者、胸膜增厚致肺膨胀不全或影像学有多发性肺大疱者。

**6. 并发症及其处理** 脓气胸、血气胸、纵隔气肿与皮下气肿等。

# 复 习 题

## 一、名词解释

1. 复张后肺水肿　2. 类肺炎性胸腔积液　3. 继发性自发性气胸　4. 交通性(开放性)气胸

5. 闭合性气胸　6. 张力性气胸

## 二、问答题

1. 哪些检查有助于区别漏出液和渗出液?

2. 哪些临床表现和检查有助于结核性胸膜炎的诊断?

3. 抽胸腔积液时患者哪些表现提示发生"胸膜反应"? 应如何处理?

4. "复张后肺水肿"的表现有哪些? 如何预防和处理?

5. 胸腔积液的病因及发病机制有哪些?

6. 渗出液与漏出液的鉴别诊断有哪些?

7. 试述气胸的病因分类。

8. 试述自发性气胸有哪些临床类型?

9. 试述气胸的治疗原则。

# 参 考 答 案

## 一、名词解释

1. 复张后肺水肿主要表现为剧咳、气促、咳大量泡沫状痰,双肺满布湿啰音,$PaO_2$下降,X线显示肺水肿征。复张后肺水肿主要与一次抽液(气)量过多过快造成胸腔压力骤降有关。

2. 类肺炎性胸腔积液指肺炎、肺脓肿和支气管扩张感染引起的胸腔积液。

3. 继发性自发性气胸常发生在有基础肺疾病的患者,如 COPD、肺结核,由于病变引起细支气管不完全阻塞,形成肺大疱破裂。

4. 交通性气胸是指破裂口较大或因两层胸膜间有粘连或牵拉,使破口持续开放,吸气与呼气时,空气自由进出胸膜腔。

5. 闭合性(单纯性)气胸是指胸膜破裂口较小,随肺萎缩而闭合,空气不再继续进入胸膜腔,胸内压仍低于大气压。

6. 张力性(高压性)气胸为气管、支气管或肺损伤处形成活瓣,气体随每次吸气进入胸膜腔并积累增多,导致胸膜腔压力高于大气压,易形成纵隔气肿或皮下气肿。

## 二、问答题

1. 答案见诊疗常规。

2. 结核性胸膜炎常见的临床表现有:胸痛,特点是胸痛随着积液量的增多可减轻或消失,并常伴有干咳,潮热、盗汗、消瘦等结核中毒症状。胸腔积液检查时淋巴细胞为主,间皮细胞<5%,蛋白质多大于 40g/L,腺苷脱氨酶(ADA)及 γ 干扰素增高,沉渣找结核杆菌或培养可阳性(阳性率约 20%),胸膜活检阳性(阳性率 60%～80%),PPD 皮试强阳性。应注意老年患者可无发热,结核菌素试验亦常阴性。

3. 胸腔积液患者抽液时如发生头晕、冷汗、心悸、面色苍白、脉细、四肢发凉等症状时提示出现"胸膜反应"。处理:立即停止抽液,让患者平卧,必要时皮下注射 0.1% 肾上腺素 0.5ml,密切观察病情,注意血压,防止休克。

4. "复张后肺水肿"主要表现为剧咳、气促、咳大量泡沫状痰,双肺满布湿啰音,$PaO_2$下降,X线显示肺水肿征。"复张后肺水肿"主要与一次抽液(气)量过多过快造成胸腔压力骤降有关。预防:避免一次抽液(气)量过多过快,一般首次抽液不要超过 700ml,以后每次抽液量不应超过 1000ml。处理:应立即吸氧,酌情应用糖皮质激素及利尿药,控制液体入量,严密监测病情与酸碱平衡,必要时气管插管行机械通气。

5. 胸腔积液的病因及发病机制包括胸膜毛细血管内静水压增高,如充血性心力衰竭、缩窄性心包炎、上腔静脉或奇静脉受阻等,产生漏出液。胸膜通透性增加,如胸膜炎症(肺结核、肺炎)、结缔组织病(SLE、类风湿关节炎)、胸膜肿瘤、肺梗死、膈下炎症等,产生渗出液。胸膜毛细血管内胶体渗透压降低,如低蛋白血症、肝硬化、肾病综合征等,产生漏出液。壁层胸膜淋巴引流障碍,如癌性淋巴管阻塞、发育性淋巴引流异常等,产生渗出液。损伤,如主动脉瘤破裂、食管破裂、胸导管破裂等,产生血胸、脓胸和乳糜胸。医源性,药物、放疗及各种操作可产生渗出液和漏出液。

6. 漏出液与渗出液的鉴别:

   漏出液:①心力衰竭致胸腔积液:双侧多见,且右多于左侧。原发病表现:咳粉红色泡沫样痰、平卧呼吸困难,肺底湿啰音、下肢水肿等。②肝硬化致胸腔积液:多伴有腹水。原发病表现:肝炎、饮酒等病史,黄疸、肝大、肝掌、蜘蛛痣等。③肾病综合征致胸腔积液:多位双侧,可表现为肺底积液。原发病表现:浮肿、少尿、尿蛋白、血尿、肾功异常等。④低蛋白血症致胸腔积液:多全身水肿。

   渗出液:①结核性:多见于青壮年,发热、盗汗,胸痛随胸水量增加而缓解,但出现胸闷气促。胸水以淋巴细胞为主,间皮细胞小于5%,ADA升高,PPD阳性等。②类肺炎性:咳嗽、咳痰、发热、畏寒等症状,积液量少。胸水多为脓性,白细胞升高,中性粒细胞为主,葡萄糖低。胸水细菌涂片及培养阳性。③恶性:隐匿发病,多见于中年男性,有痰血、消瘦等症状。胸水多为血性,量大,增长迅速,CEA>20μg/L,LDH>500U/L。胸水脱落细胞可阳性。④结缔组织疾病所致胸腔积液:多有发热、关节痛以及多系统损害等表现。胸水常规以单核细胞增加为主。自身抗体检查常常阳性。

7. 气胸按病因可分成自发性、外伤性和医源性三类。自发性气胸又可分成原发性和继发性,前者发生在无基础肺疾病的健康人,后者常发生在有基础肺疾病的患者,如COPD、肺结核。外伤性气胸系胸壁的直接或间接损伤引起。医源性气胸由诊断和治疗操作所致。

8. 根据脏层胸膜破裂情况不同及其发生后对胸腔内压力的影响,自发性气胸通常分为三种临床类型:①闭合性(单纯性)气胸:胸膜破裂口较小,随肺萎缩而闭合,空气不再继续进入胸膜腔。②交通性(开放性)气胸:破裂口较大或因两层胸膜间有粘连或牵拉,使破口持续开放,吸气与呼气时,空气自由进出胸膜腔。③张力性(高压性)气胸:破裂口呈单向活瓣或活塞作用,吸气时胸廓扩大,胸膜腔内压变小,空气进入胸膜腔;呼气时胸膜腔内压升高,压迫活瓣使之关闭,致使胸膜腔内空气越积越多,使肺脏受压,纵隔向健侧移位,影响心脏血液回流,必须紧急抢救处理。

9. 气胸的治疗原则有保守治疗、胸腔减压、经胸腔镜手术或开胸手术等。应根据气胸的类型与病因、发生频次、肺压缩程度、病情状态及有无并发症等适当选择。保守治疗:主要适用于稳定型小量气胸,首次发生的症状较轻的闭合性气胸。应严格卧床休息,酌情予镇静、镇痛等药物。胸腔穿刺抽气:适用于小量气胸,呼吸困难较轻,心肺功能尚好的闭合性气胸患者。胸腔闭式引流:适用于不稳定型气胸,呼吸困难明显,肺压缩程度较重,交通性或张力性气胸,反复发生气胸的患者。化学性胸膜固定术:由于气胸复发率高,为了预防复发,可胸腔内注入硬化剂,产生无菌性胸膜炎症,使脏层和壁层胸膜粘连从而消灭胸膜腔间隙。主要适应于拒绝手术的下列患者:①持续性或复发性气胸;②双侧气胸;③合并肺大疱;④肺功能不全,不能耐受手术者。手术治疗(胸腔镜、开胸手术):经内科治疗无效的气胸可为手术的适应证,主要适应于长期气胸、血气胸、双侧气胸、复发性气胸、张力性气胸引流失败者、胸膜增厚致肺膨胀不全或影像学有多发性肺大疱者。并发症及其处理:脓气胸、血气胸、纵隔气肿与皮下气肿等。

(毕红霞)

# 第十章 原发性支气管肺癌

**病例 1-10-1** 患者,男性,68岁,反复咳嗽半年,痰少,发现痰中带鲜红血丝2天,无明显发热和胸痛气急。半年来体重减轻3千克,既往体健,吸烟20年×1包/天,查体:左锁骨上触及1.5cm×2cm淋巴结,双肺听诊无特殊,胸片提示右上肺不张。

**问题:**

1. 本病例的诊断是什么?
2. 本病例的鉴别诊断是什么?
3. 本病例的检查项目是什么?
4. 本病例的治疗方案是什么?

**参考答案和提示:**

1. 诊断 支气管肺癌。
2. 鉴别诊断 肺结核、肺转移性肿瘤、肺部感染。
3. 检查项目 胸部CT;必要时肺穿刺;纤支镜;痰找抗酸杆菌、脱落细胞PPD试验。
4. 治疗方案 如纤支镜病理提示小细胞肺癌,则以小细胞肺癌化疗方案+辅助治疗,如提示非小细胞肺癌,无手术指征者,以化疗(方案与小细胞肺癌不同)或放疗+辅助治疗。

**病例 1-10-2** 患者,男性,56岁,因反复咳嗽3个月,痰中带血1个月来院就诊,有抽烟史1包/天×30年。查体:杵状指,左锁骨上扪及一肿大淋巴结,左肺呼吸音低,左下少许湿啰音。化验:WBC1.2×10⁹/L,N 0.865,血钙增高,X线胸片提示:左下大片密度增高影,左肺门增大。

**问题:**

1. 本病例的诊断是什么?
2. 本病例的鉴别诊断是什么?
3. 本病例的进一步检查是什么?
4. 本病例的治疗是什么?

**参考答案和提示:**

1. 诊断 左肺癌伴阻塞性肺炎,T2N3Mx。
2. 鉴别诊断 肺结核、肺炎。
3. 进一步检查 胸部CT,痰脱落细胞,纤支镜检查,全身骨ECT,B超(腹部、甲状腺、肾上腺等)。
4. 治疗 T2N3Mx,考虑为Ⅲb期,放化疗,如有可能,手术。

## 临床思维:肺癌

**【病因和发病机制】** 虽然病因和发病机制尚未明确,但通常认为与下列因素有关:①吸烟;②职业致癌因子;③空气污染;④电离辐射;⑤饮食与营养;⑥其他诱发因素;⑦遗传和基因改变。

**【病理和分类】**

**1. 按解剖学部位分类**

(1)中央型肺癌:发生在段支气管至主支气管的肺癌称为中央型肺癌,约占3/4,较多见鳞状上皮细胞癌和小细胞肺癌(small cell lung cancer,SCLC)。

(2) 周围型肺癌:发生在段支气管以下的肺癌称为周围型肺癌,约占 1/4,多见腺癌。

**2. 按组织病理学分类** 肺癌的组织病理学分类现分为两大类:

(1) 非小细胞肺癌(non-small cell lung cancer,NSCLC):①鳞状上皮细胞癌(简称鳞癌);②腺癌;③大细胞癌;④其他:腺鳞癌、类癌、肉瘤样癌、唾液腺型癌(腺样囊性癌、黏液表皮样癌)等。

(2) 小细胞肺癌(small cell lung cancer,SCLC):包括燕麦细胞型、中间细胞型、复合燕麦细胞型。

**【临床表现】** 肺癌的临床表现与肿瘤大小、类型、发展阶段、所在部位、有无并发症或转移有密切关系。有 5%~15% 的患者无症状,其余的患者可表现或多或少与肺癌有关的症状与体征,按部位可分为原发肿瘤、肺外胸内扩展、胸外转移和胸外表现四类。

**1. 原发肿瘤引起的症状和体征包括** ①咳嗽为早期症状,常为无痰或少痰的刺激性干咳;②血痰或咯血多见于中央型肺癌;③气短或喘鸣;④发热;⑤体重下降消瘦。

**2. 肺外胸内扩展引起的症状和体征包括** ①胸痛;②声音嘶哑癌肿;③咽下困难;④胸水;⑤上腔静脉阻塞综合征;⑥Horner 综合征。

**3. 胸外转移引起的症状和体征** 胸腔外转移的症状、体征可见于 3%~10% 的患者,以小细胞肺癌居多,其次为未分化大细胞肺癌、腺癌、鳞癌。①转移至中枢神经系统可引起颅内压增高;②转移至骨骼可引起骨痛和病理性骨折;③转移至腹部部分小细胞肺癌可转移到胰腺;④转移至淋巴结。

**4. 胸外表现** 胸外表现指肺癌非转移性胸外表现或称之为副癌综合征,主要为以下几方面表现:①肥大性肺性骨关节病;②异位促性腺激素;③分泌促肾上腺皮质激素样物;④分泌抗利尿激素不适当的抗利尿激素分泌可引起厌食,恶心,呕吐等水中毒症状;⑤神经肌肉综合征;⑥高钙血症;⑦类癌综合征类癌综合征。

**【影像学及其他检查】** 胸部影像学检查包括:

**1. 中央型肺癌** 向管腔内生长可引起支气管阻塞征象。阻塞不完全时呈现段、叶局限性气肿。

**2. 周围型肺癌** 早期多呈局限性小斑片状阴影,边缘不清,密度较淡,易误诊为炎症或结核。

**3. 细支气管-肺泡细胞癌** 有结节型与弥漫型两种表现。

# 诊疗常规:肺癌

(一)诊断要点

肺癌的早期诊断有赖于多方面的努力。

**1. 普及肺癌的防治知识** 患者有任何可疑肺癌症状时能及时就诊,对 40 岁以上长期重度吸烟者或有危险因素接触史者应该每年体检,进行防癌或排除肺癌的有关检查。

**2. 重点排查有高危险因素的人群或有下列可疑征象者** ①无明显诱因的刺激性咳嗽持续 2~3 周,治疗无效;②原有慢性呼吸道疾病,咳嗽性质改变;③短期内持续或反复痰中带血或咯血,且无其他原因可解释;④反复发作的同一部位肺炎,特别是肺段性肺炎;⑤原因不明的肺脓肿,无中毒症状,无大量脓痰,抗炎治疗效果不显著;⑥原因不明的四肢关节疼痛及杵状指(趾);⑦影像学提示局限性肺气肿或段、叶性肺不张;⑧孤立性圆形病灶和单侧性肺门阴影增大;⑨原有肺结核病灶已稳定,而形态或性质发生改变;⑩无中毒症状的胸腔积液,尤其是呈血性、进行性增加者。

有上述表现之一，即值得怀疑，需进行必要的辅助检查，包括影像学检查，细胞学和病理学检查仍是确诊肺癌的必要手段。

### （二）鉴别诊断

肺癌常与某些肺部疾病共存，或其影像学形态表现与某些疾病相类似，故常易误诊或漏诊，必须及时进行鉴别，以利早期诊断。痰脱落细胞检查、纤支镜或其他组织病理学检查有助于鉴别诊断，但应与下列疾病鉴别：

**1. 肺结核**

（1）肺结核球多见于年轻患者，病灶多见于结核好发部位，如肺上叶尖后段和下叶背段。一般无症状，病灶边界清楚，密度高，可有包膜。有时含钙化点，周围有纤维结节状病灶，多年不变。

（2）肺门淋巴结结核易与中央型肺癌相混淆，多见于儿童、青年，多有发热，盗汗等结核中毒症状。结核菌素试验常阳性，抗结核治疗有效。肺癌多见于中年以上成人，病灶发展快，呼吸道症状比较明显，抗结核药物治疗有效。

（3）急性粟粒性肺结核应与弥漫型细支气管肺泡癌相鉴别。通常粟粒型肺结核患者年龄较轻，有发热，盗汗等全身中毒症状，呼吸道症状不明显。X线表现为细小、分布均匀、密度较淡的粟粒样结节病灶。而细支气管—肺泡细胞癌两肺多有大小不等的结节状播散病灶，边界清楚、密度较高，进行性发展和增大，且有进行性呼吸困难。

**2. 肺炎**　若无毒性症状，抗生素治疗后肺部阴影吸收缓慢，或同一部位反复发生肺炎时，应考虑到肺癌可能。肺部慢性炎症机化，形成团块状的炎性假瘤，也易与肺癌相混淆。但炎性假瘤往往形态不整，边缘不齐，核心密度较高，易伴有胸膜增厚，病灶长期无明显变化。

**3. 肺脓肿**　起病急，中毒症状严重，多有寒战、高热、咳嗽、咳大量脓臭痰等症状。肺部X线表现为均匀的大片状炎性阴影，空洞内常见较深液平。血常规检查可发现白细胞和中性粒细胞增多。癌性空洞继发感染，常为刺激性咳嗽、反复血痰，随后出现感染、咳嗽加剧。胸片可见癌肿块影有偏心空洞，壁厚，内壁凹凸不平。结合纤支镜检查和痰脱落细胞检查可以鉴别。

**4. 纵隔淋巴瘤**　颇似中央型肺癌，常为双侧性，可有发热等全身症状，但支气管刺激症状不明显，痰脱落细胞检查阴性。

**5. 其他**　①肺部良性肿瘤；②结核性渗出性胸膜炎。

### （三）治疗原则和要点

治疗方案主要根据肿瘤的组织学决定。通常SCLC发现时已转移，难以通过外科手术根治，主要依赖化疗或放化疗综合治疗；相反，NSCLC可为局限性，外科手术或放疗可根治，但对化疗的反应较SCLC差。

复　习　题

**一、名词解释**

1. 副癌综合征　2. 肺上沟癌

**二、问答题**

1. 肺癌的检查方法有哪些？

2. 肺癌的分类（包括解剖学分类、组织病理学分类）有哪些？

3. 试阐述可疑早期肺癌的几种临床征象。

4. 试阐述肺癌临床表现中，肺外胸内扩展引起的症状和体征，并说明产生机制。

5.肺癌的诊断要点有哪些?

6.肺癌的治疗原则及要点有哪些?

# 参考答案

## 一、名词解释

1.副癌综合征指肺癌非转移性胸外表现称之为副癌综合征,包括内分泌、神经肌肉、结缔组织、血液系统和血管的异常改变。有肥大性肺性骨关节病、分泌抗利尿激素、神经肌肉综合征等表现。

2.肺尖部肺癌又称肺上沟癌,易压迫颈部交感神经,引起病侧眼睑下垂、瞳孔缩小、眼球内陷,同侧额部与胸壁少汗或无汗。

## 二、问答题

1.肺癌的检查方法有 X 线、CT、痰脱落细胞、支气管镜、纵隔镜、胸腔镜、针吸细胞学、肿瘤标记物。

2.答案见临床思维。

3.早期肺癌的临床征象包括

(1)咳嗽为早期症状,常为无痰或少痰的刺激性干咳,当肿瘤引起支气管狭窄后可加重咳嗽,多为持续性,呈高调金属音性咳嗽或刺激性呛咳。细支气管—肺泡细胞癌可有大量黏液痰。伴有继发感染时,痰量增加,且呈黏液脓性。

(2)血痰或咯血多见于中央型肺癌。肿瘤向管腔内生长者可有间歇或持续性痰中带血,如果表面糜烂严重侵蚀大血管,则可引起大咯血。

(3)气短或喘鸣肿瘤向支气管内生长,或转移到肺门淋巴结致使肿大的淋巴结压迫主支气管或隆突,或引起部分气道阻塞时,可有呼吸困难、气短、喘息,偶尔表现为喘鸣,听诊时可发现局限或单侧哮鸣音。

(4)发热肿瘤组织坏死可引起发热,多数发热的原因是由于肿瘤引起的阻塞性肺炎所致,抗生素治疗效果不佳。

(5)体重下降消瘦为恶性肿瘤的常见症状之一。肿瘤发展到晚期,由于肿瘤毒素和消耗的原因,并有感染、疼痛所致的食欲减退,可表现为消瘦或恶病质。

4.肺外胸内扩展引起的症状、体征包括

(1)胸痛:近半数患者可有模糊或难以描述的胸痛或钝痛,可由于肿瘤细胞侵犯所致,也可由于阻塞性炎症波及部分胸膜或胸壁引起。若肿瘤位于胸膜附近,则产生不规则的钝痛或隐痛,疼痛于呼吸、咳嗽时加重。肋骨、脊柱受侵犯时可有压痛点,而与呼吸、咳嗽无关。肿瘤压迫肋间神经,胸痛可累及其分布区。

(2)声音嘶哑癌肿直接压迫或转移致纵隔淋巴结压迫喉返神经(多见左侧),可发生声音嘶哑。

(3)咽下困难癌肿侵犯或压迫食管,可引起咽下困难,尚可引起气管-食管瘘,导致肺部感染。

(4)胸水:约 10%的患者有不同程度的胸水,通常提示肿瘤转移累及胸膜或肺淋巴回流受阻。

(5)上腔静脉阻塞综合征是由于上腔静脉被附近肿大的转移性淋巴结压迫或右上肺的原发性肺癌侵犯,以及腔静脉内癌栓阻塞静脉回流引起。表现为头面部和上半身淤血水肿,颈部肿胀,颈静脉扩张,患者常主诉领口进行性变紧,可在前胸壁见到扩张的静脉侧支循环。

(6)Horner 综合征肺尖部肺癌又称肺上沟瘤(Pancoast,瘤),易压迫颈部交感神经,引起病侧眼睑下垂、瞳孔缩小、眼球内陷,同侧额部与胸壁少汗或无汗。也常有肿瘤压臂丛神经造成以腋下为主、向上肢内侧放射的火灼样疼痛,在夜间尤甚。

5.肺癌的早期诊断有赖于多方面的努力。

(1)普及肺癌的防治知识,患者有任何可疑肺癌症状时能及时就诊,对 40 岁以上长期重度吸烟者或有危险因素接触史者应该每年体检,进行防癌或排除肺癌的有关检查。

(2)重点排查有高危险因素的人群或有下列可疑征象者:①无明显诱因的刺激性咳嗽持续 2～3 周,治疗无效;②原有慢性呼吸道疾病,咳嗽性质改变;③短期内持续或反复痰中带血或咯血,且无其他原因可解释;④反复发作的同一部位肺炎,特别是肺段性肺炎;⑤原因不明的肺脓肿,无中毒症状,无大量脓痰,抗炎治疗效果不显著;⑥原因不明的四肢关节疼痛及杵状指(趾);⑦影像学提示局限性肺气肿或段、叶性肺不张;⑧孤立性圆形病灶和单侧性肺门阴影增大;⑨原有肺结核病灶已稳定,而形态或性质发生改变;⑩无中毒症状的胸腔积液,尤其是呈血性、进行性增加者。有上述表现之一,即值得怀疑,需进行必要的辅助检查,包括影像学检查,细胞学和病理学检查仍是确诊肺癌的必要手段。

6. 治疗方案主要根据肿瘤的组织学决定。通常 SCLC 发现时已转移,难以通过外科手术根治,主要依赖化疗或放化疗综合治疗;相反,NSCLC 可为局限性,外科手术或放疗可根治,但对化疗的反应较 SCLC 差。

(宋 卓)

# 第十一章 呼 吸 衰 竭

**病例 1-11-1**　患者,男性,65 岁。反复咳嗽、咳痰 15 年,加重伴意识障碍 2 天入院。患者于 15 年前开始每年入冬即出现咳嗽、黄痰,偶伴喘憋,间断口服氨茶碱有一定效果。2 天前患者受凉后咳嗽加重,伴发热,38℃,咳黄黏痰,自服头孢氨苄不缓解,且喘憋加重,今日家属发现呼之不醒,送来急诊。发病以来常出现双下肢水肿,间断服用利尿剂治疗。吸烟史 50 余年,30 支/日。查体:体温 38.1℃,脉搏 85 次/分,呼吸 25 次/分,血压 150/80mmHg,嗜睡,球结膜水肿,口唇发绀,颈静脉充盈,双肺可闻及散在哮鸣音,右下肺湿啰音,腹膨隆,肝脾未及,移动性浊音可疑,双下肢胫前可凹性水肿,病理征未引出。实验室检查:血常规示 WBC $11.2\times10^9/L$,N 0.78,Hb150g/L,PLT138$\times10^9/L$;尿常规(-);血气分析:pH 为 7.28,$PCO_2$ 84mmHg,$PO_2$ 55mmHg。

**问题:**

1. 该患者的初步诊断什么?

2. 你的诊断依据是什么?

3. 为进一步明确诊断需要做什么检查?

4. 如何处理及治疗这个患者?

**参考答案和提示:**

1. **初步诊断**　慢性阻塞性肺疾病急性加重期,慢性肺源性心脏病,肺性脑病,慢性呼吸衰竭(Ⅱ型),呼吸性酸中毒。

2. **诊断依据**

(1) 老年男性,慢性病程,急性加重。

(2) 间断咳嗽,咳痰 15 年,受凉后加重伴发热,喘憋,意识障碍,嗜睡 2 天。

(3) 既往史:吸烟 50 余年,30 支/日。

(4) 查体:体温 38.1℃,呼吸 25 次/分,血压 150/80mmHg。嗜睡,球结膜水肿,口唇发绀,肺部哮鸣音和湿啰音;颈静脉充盈,双下肢水肿。

(5) 辅助检查:WBC11.2$\times10^9/L$,N 0.78。血气分析:pH 为 7.28,$PCO_2$ 84mmHg,$PO_2$ 55mmHg。

3. **进一步检查包括**　①电解质,肝肾功,心肌酶;②尿、便常规;③心电图;④胸片;⑤痰涂片,痰培养、痰找抗酸杆菌;⑥病情稳定后,肺功能检查,超声心动检查。

4. **治疗原则包括**　①持续低流量吸氧;②呼吸兴奋剂治疗,必要时机械通气治疗;③祛痰治疗;④抗感染治疗;⑤支气管舒张剂;⑥纠正酸碱平衡紊乱;⑦合理利尿;⑧防治消化道出血,营养支持,对症治疗。

**病例 1-11-2**　患者,女性,59 岁。因重症胰腺炎入院 2 日,今晨开始出现呼吸困难、躁动。查体:呼吸 40 次/分,血压 100/70mmHg,脉搏 106 次/分,呼吸窘迫,口唇发绀,两肺湿啰音。吸氧 5L/min 时,动脉血气分析示 $PaO_2$ 49mmHg,$PaCO_2$ 30mmHg。胸片示双肺斑片状阴影。

问题：

1. 该患者最有可能的诊断是什么？

2. 诊断依据是什么？

3. 主要与哪种疾病鉴别？

4. 主要的治疗措施有哪些？

参考答案和提示：

1. 主要诊断 急性呼吸窘迫综合征。

2. 诊断依据

(1) 中年女性,急性起病,病情进展迅速。

(2) 重症胰腺炎为 ARDS 的高危因素,进展为呼吸困难、躁动。

(3) 查体:呼吸 40 次/min,呼吸窘迫,口唇发绀,两肺湿啰音。

(4) 胸片示双肺斑片状阴影。

(5) 氧和指数:49/0.41＝120。

3. 鉴别诊断 心源性肺水肿。

4. 治疗原则 ①治疗原发病；②高浓度吸氧；③机械通气；④糖皮质激素；⑤营养支持。

# 临床思维:呼吸衰竭

呼吸衰竭是指外呼吸功能严重障碍,以致不能进行有效的气体交换,导致缺氧伴或不伴二氧化碳潴留而引起一系列生理功能和代谢障碍的临床综合征。

【病因】 呼吸衰竭的常见病因包括 ①神经中枢及其传导系统和呼吸肌疾病；②胸廓、胸膜疾病；③气道阻塞性疾病；④肺组织疾病；⑤肺血管疾病。

【诊断标准】 在海平面大气压,静息状态呼吸空气时,$PaO_2 < 60mmHg$ 伴或不伴有 $PaCO_2 > 50mmHg$ 时,可诊断为呼吸衰竭。

【分类】

**1. 依动脉血气分析结果和发病机制不同分为两类**

Ⅰ型呼吸衰竭主要由于换气功能障碍所致,有缺氧,$PaO_2 < 60mmHg$,不伴有二氧化碳潴留,$PaCO_2$ 正常或下降。

Ⅱ型呼吸衰竭主要由于通气功能障碍所致,既有缺氧,$PaO_2 < 60mmHg$,又伴有二氧化碳潴留,$PaCO_2 > 50mmHg$。

**2. 依发病急缓,病程长短** 呼吸衰竭分为急性和慢性呼吸衰竭。

**3. 按病变部位** 呼吸衰竭可分为中枢性和周围性呼吸衰竭。

【发生机制】 呼吸衰竭的发病机制如下:

(1) 肺泡通气不足:Ⅱ型呼吸衰竭。

(2) 通气/血流(V/Q)比例失调:主要Ⅰ型呼吸衰竭,也有Ⅱ型呼吸衰竭。

(3) 弥散障碍:Ⅰ型呼吸衰竭。

(4) 肺内动-静脉解剖分流增加:Ⅰ型呼吸衰竭。

(5) 氧耗量增加:Ⅰ型呼吸衰竭。

# 诊疗常规:呼吸衰竭

## (一) 诊断要点

除原发病的临床表现外,缺氧和二氧化碳潴留可导致下述临床表现:

**1. 呼吸功能紊乱**　呼吸困难和呼吸频率增快往往是临床上最早出现的重要症状。但是呼吸衰竭并不一定有呼吸困难($CO_2$ 麻醉时呼吸困难不明显)。

(1) 频率:快—慢。

(2) 幅度:深—浅。

(3) 节律:点头样、抽泣式、潮式、间停等。

(4) 辅助呼吸肌参与:呼气延长、三凹征。

**2. 发绀**　发绀(唇、甲、舌)是一项可靠的低氧血症的体征,但不够敏感。有 $CO_2$ 潴留时可表现为皮肤多汗、温暖、红润。

**3. 球结膜充血水肿**　球结膜充血水肿是 $CO_2$ 潴留的敏感征象。

**4. 神经精神症状**

(1) 缺 $O_2$:

急性:错乱、狂躁、抽搐、昏迷。

慢性:注意力不集中、智力减退、定向力障碍。

(2) $CO_2$ 潴留——肺性脑病(先兴奋后抑制)

早期:头痛(晚上加重)、烦躁不安、易激动、记忆力及判断力下降、白天嗜睡、夜间失眠(睡眠倒置)。

进展:表情淡漠、反应迟钝、神志恍惚、无意识动作。

严重:扑翼样震颤、抽搐、昏睡、昏迷,还可出现木僵。

**5. 心血管功能障碍**

早期:心率、血压增快。

晚期:心率、血压下降、休克、心律失常(室上性或紊乱性房性心动过速)、心衰。

**6. 消化系统症状**

(1) 恶心、呕吐、腹胀、纳差等消化不良。

(2) 呕血、便血——应激性溃疡。

(3) 肝功异常。

**7. 肾脏并发症**　多尿、少尿、浮肿、肾功能不全。

**8. 血液系统**　RBC 增多、血黏稠度增高、DIC。

**9. 酸碱失衡和电解质紊乱**

(1) 酸碱失衡发生率依次为:呼酸、呼酸并代酸、呼酸并代碱、代酸、呼碱、呼碱并代酸。

(2) 缺氧钠泵功能障碍:高 $K^+$ 血症、细胞内酸中毒、细胞水肿。

(3) 无氧代谢增强:代谢性酸中毒。

(4) $CO_2$ 潴留:

呼吸性酸中毒:$CO_2 \uparrow + H_2O = H^+ \uparrow + HCO_3^-$

低氯血症:二者相加常数,$HCO_3^- \uparrow \rightarrow Cl^- \downarrow$(肾 1～3 天,肺小时 )

(代偿性)代谢性碱中毒:pH:$HCO_3^- \uparrow / H_2CO_3 \uparrow$

## (二) 鉴别诊断

肺性脑病昏迷尚需与肝性昏迷、尿毒症昏迷和少数脑部占位性病变或脑血管意外的昏迷相鉴别。这类昏迷一般都有其原发疾病的临床特点,不难鉴别。

### (三)治疗原则

**1. 建立通畅气道**

(1)排除气道分泌物:①祛痰剂;②湿化气道——超声雾化、氧气雾化;③人工排痰——翻身、拍背、体位引流、吸引或气管镜下吸引。

(2)解痉平喘:支气管扩张剂——茶碱、$\beta_2$ 激动剂、抗胆碱药、糖皮质激素。

(3)人工气道:气管插管、气管切开。

**2. 氧疗**

目的:$PaO_2 > 60mmHg$,$SaO_2 > 90\%$。

方法:鼻导管、鼻塞、面罩。

浓度:

(1)Ⅰ型呼衰:高浓度吸氧。

(2)Ⅱ型呼衰:

原则:低浓度给氧。

原因:中枢化学感受器对 $CO_2$ 反应减低,呼吸靠低氧对颈动脉窦、主动脉体的刺激。若高浓度吸氧,血氧迅速上升,解除低氧对外周化学感受器的刺激,抑制呼吸,$CO_2$ 上升,进入 $CO_2$ 麻醉。

**3. 其他** ①增加通气量、减少 $CO_2$ 潴留;②抗感染治疗;③呼吸兴奋剂;④机械通气;⑤纠正酸碱失衡及水和电解质紊乱;⑥营养支持。

## 复 习 题

**一、名词解释**

1. 外周性发绀  2. Ⅱ型呼吸衰竭  3. 呼吸衰竭

**二、问答题**

1. 何谓肺性脑病?

2. 对于高碳酸性呼吸衰竭患者其氧疗原则如何?

3. 呼吸衰竭的发病机制有哪些?

4. 试述呼吸衰竭的分类。

## 参 考 答 案

**一、名词解释**

1. 严重休克等原因引起末梢循环障碍的患者,即使动脉血氧分压正常,也可发绀,称为外周性发绀。

2. Ⅱ型呼吸衰竭是指在海平面、静息状态、呼吸空气条件下,动脉血氧分压($PaO_2$)$<60mmHg$,同时伴 $CO_2$ 分压($PaCO_2$)$>50mmHg$。

3. 呼吸衰竭是指外呼吸功能严重障碍,以致不能进行有效的气体交换,导致缺氧伴或不伴二氧化碳潴留而引起一系列生理功能和代谢障碍的临床综合征。

**二、问答题**

1. 呼吸衰竭时发生的低氧血症和高碳酸血症能够影响中枢神经系统,缺氧和 $CO_2$ 潴留可引起一系列神经精神症状,如头痛、头晕、烦躁不安、言语不清、精神错乱、扑翼样震颤、嗜睡、昏迷、抽搐和呼吸抑制,这种由缺氧和 $CO_2$ 潴留导致的神经精神障碍综合征称为肺性脑病(pulmonary encephalopathy),又称 $CO_2$ 麻醉。

2. 慢性高碳酸血症患者的呼吸中枢化学感受器对 $CO_2$ 反应性差,呼吸主要靠低氧血症对颈动脉体、主动脉体的化学感受器的刺激来维持。氧疗时需注意保持低浓度吸氧,防止血氧含量过高。若吸入高浓度氧,使血氧迅速上升,解除了低氧对外周化学感受器的刺激,便会抑制患者呼吸,造成通气状况进一步恶化,$CO_2$上升,严重时陷入$CO_2$麻醉状态,应注意避免。

3. **呼吸衰竭的发病机制包括**

(1) 肺泡通气不足:Ⅱ型呼吸衰竭。

(2) 通气/血流(V/Q)比例失调:主要Ⅰ型呼吸衰竭,也有Ⅱ型呼吸衰竭。

(3) 弥散障碍:Ⅰ型呼吸衰竭。

(4) 肺内动-静脉解剖分流增加:Ⅰ型呼吸衰竭。

(5) 氧耗量增加:Ⅰ型呼吸衰竭。

4. **呼吸衰竭的分类**

(1) 依动脉血气分析结果和发病机制不同分为两类:Ⅰ型呼吸衰竭主要由于换气功能障碍所致,有缺氧,$PaO_2 < 60mmHg$,不伴有二氧化碳潴留,$PaCO_2$正常或下降。Ⅱ型呼吸衰竭主要由于通气功能障碍所致,既有缺氧,$PaO_2 < 60mmHg$,又伴有二氧化碳潴留,$PaCO_2 > 50mmHg$。

(2) 依发病急缓,病程长短分为急性和慢性呼吸衰竭。

(3) 按病变部位可分为中枢性和周围性呼吸衰竭。

(毕红霞)

# 第二篇　循环系统疾病

## 第一章　心力衰竭

### 第一节　慢性心力衰竭

**病例 2-1-1**　患者,男性,69 岁。长期大量吸烟史。患者五年前因登山时突感心悸、气短、胸闷,休息约 1 小时稍有缓解。以后自觉体力日渐下降,稍微活动即感气短、胸闷,夜间时有憋醒,无心前区痛。一个月前感冒后咳嗽,咳白色黏痰,气短明显,不能平卧,尿少,双下肢浮肿,腹胀加重而来院。查体:半卧位,口唇轻度发绀,颈静脉充盈,两肺叩清,左肺可闻及细湿啰音,心界两侧扩大,心率 92 次/分,律不齐,心音强弱不等,短绌脉,心前区可闻Ⅲ/6 级收缩期吹风样杂音;腹软,肝肋下 2.5cm,有压痛,肝颈静脉反流征(+),双下肢明显可凹性水肿。化验:血常规 Hb129g/L, WBC 6.7×$10^9$/L。

**问题:**

1. 该患者的临床诊断是什么?

2. 诊断依据是什么?

3. 鉴别诊断是什么?

4. 为明确诊断需哪些进一步检查?

5. 治疗方案是什么?

**参考答案和提示:**

1. **诊断**　①冠状动脉粥样硬化心脏病;②心律失常-心房纤颤;③全心衰竭-心功能Ⅵ级;④肺部感染。

2. **诊断依据**　①老年男性,长期吸烟史。②有感冒诱因。③夜间憋醒,不能平卧,颈静脉充盈,左肺可闻及细湿啰音,心脏向两侧扩大,心率 92 次/分,律不齐,心音强弱不等,短绌脉,心前区可闻Ⅲ/6 级收缩期吹风样杂音;肝大和肝颈静脉反流征(+),双下肢水肿。④血常规 Hb129g/L, WBC6.7×$10^9$/L。

3. **鉴别诊断包括**　①支气管哮喘;②扩张性心肌病;③风湿性心脏病二尖瓣关闭不全。

4. **进一步检查包括**　①心电图、超声心动图;②X 线胸片,必要时胸部 CT;③腹部 B超;④血 A/G,血 $K^+$、$Na^+$、$Cl^-$,BUN, Cr 等。

5. **处理及治疗**

(1) 病因治疗。

(2) 心衰治疗:吸氧、利尿、扩血管、强心药。

(3) 对症治疗:控制感染等。

**病例 2-1-2** 患者,男性,72 岁,1 个月前活动及平卧呼吸困难,夜间入睡后突然因憋气而惊醒,被迫采取坐位后可略缓解。咳嗽,咳白色泡沫样痰。查体:血压 130/70mmHg,双肺散在哮鸣音及湿性啰音,心率 82 次/分,律齐,心尖部可闻及 2/6 级收缩期杂音,双下肢无浮肿。既往冠心病史。

**问题:**

1. 该患者的临床诊断是什么?

2. 诊断依据是什么?

3. 鉴别诊断是什么?

4. 需哪些进一步检查以明确诊断。

5. 治疗方案是什么?

**参考答案和提示:**

1. **诊断** ①冠状动脉粥样硬化心脏病;②左心衰竭-心功能Ⅲ级。

2. **诊断依据** ①老年男性,72 岁;②既往冠心病史;③活动及平卧呼吸困难,夜间入睡后突然因憋气而惊醒,被迫采取坐位后可略缓解,双肺散在哮鸣音及湿性啰音;④双肺散在哮鸣音及湿性啰音,心率 82 次/分,律齐,心尖部可闻及 2/6 级收缩期杂音,双下肢无浮肿。

3. **鉴别诊断包括** ①慢性阻塞性肺病;②支气管哮喘。

4. **进一步检查包括** ①心电图、超声心动图;②X 线 胸片;③放射性核素检查。

5. **处理及治疗**

(1) 病因及对症治疗。

(2) 心衰治疗:吸氧、利尿、扩血管、强心药。

# 临床思维:心力衰竭

【病因】

**1. 基本病因**

(1) 原发性心肌损害:缺血性心肌损害、心肌炎和心肌病、心肌代谢障碍性疾病。

(2) 心脏负荷过重:压力负荷过重、容量负荷过重。

**2. 诱因** 感染、心律失常、血容量增加、治疗不当、原有心脏病变加重或并发其他疾病。

【病理生理】 心力衰竭时的病理生理改变十分复杂当心肌收缩力减弱时,为了保证正常的心排血量,机体通过(Frank-Starling 机制、心肌肥厚、神经体液的代偿机制)等进行代偿。此外,还有心力衰竭时各种体液因子的改变。

【分型】

**1. 按部分** 心力衰竭分为左心衰、右心衰和全心衰。

**2. 按病程** 心力衰竭分急性和慢性心衰。

**3. 按时限** 心力衰竭分收缩性和舒张性心衰。

【分期与分级】

**1. AHA/ACC 的成人慢性心衰分期**

A 期:心力衰竭高危期。

B 期:已有器质性心脏病变,但无心衰症状。

C 期:器质性心脏病变,既往或目前有心衰症状。

D 期:难治性心衰。

**2. NYHA 心衰分级,主要是根据患者运动耐量分为四级**

Ⅰ级:患者患有心脏病,但活动量不受限制。

Ⅱ级:心脏病患者的体力活动受到轻度的限制。

Ⅲ级:心脏病患者体力活动明显受限。

Ⅳ级:心脏病患者不能从事任何体力活动。

6 分钟步行试验是一项简单易行、安全、方便的试验,用以评定慢性心衰患者的运动耐力的方法。

# 诊 疗 常 规

## (一)诊断要点

**1. 病因及诱因**

**2. 临床表现**

(1)左心衰竭:以肺淤血及心排血量降低表现为主:

1)症状:程度不同的呼吸困难;①劳力性呼吸困难;②端坐呼吸;③夜间阵发性呼吸困难;④急性肺水肿:咳嗽、咳痰、咯血;乏力、疲倦、头晕、心慌;少尿及肾功能损害症状。

2)体征:肺部湿性啰音;心脏体征:心脏扩大、肺动脉瓣区第二心音亢进及舒张期奔马律。

(2)右心衰竭:以体静脉淤血的表现为主:

1)症状:消化道症状胃肠道及肝脏淤血引起腹胀、食欲不振、恶心、呕吐等是右心衰最常见的症状。

2)体征:①水肿;②颈静脉征;③肝脏肿大;④心脏体征。

**3. 实验室检查**　①X 线检查;②超声心动图;③放射性核素检查;④心-肺吸氧运动试验;⑤有创性血流动力学检查。

## (二)鉴别诊断

左心力衰竭应与支气管哮喘鉴别。心力衰竭应与右心包积液、缩窄性心包炎、肝硬化腹水伴下肢水肿鉴别。

## (三)治疗原则和要点

**1. 治疗原则**　① 提高运动耐量,改善生活质量;② 阻止或延缓心室重塑防止心肌损害进一步加重;③ 降低死亡率。

**2. 治疗要点**　①病因治疗;②一般治疗(休息、控制钠盐摄入);③药物治疗(利尿剂的应用、血管紧张素转换酶抑制剂的应用、正性肌力药、非洋地黄类正性肌力药、β 受体阻滞剂的应用、醛固酮受体拮抗剂的应用等)。

# 复 习 题

**一、名词解释**

1. 心力衰竭　2. 夜间阵发性呼吸困难

**二、问答题**

1. 慢性心力衰竭(CHF)病因是什么?

2. 简述 NYHA 心功能分级。

3. 简述左心力衰竭和右心力衰竭的主要临床表现有何不同。

# 参考答案

## 一、名词解释

1. 心力衰竭(heart failure)是各种心脏疾病导致心力衰竭(cardiacinsufficiency)的一种综合征,绝大多数情况下是指心肌收缩力下降使心排血量不能满足机体代谢的需要,器官、组织血液灌注不足,同时出现肺循环和(或)体循环淤血的表现。

2. 夜间阵发性呼吸困难 患者在入睡后突然因憋气而惊醒,被迫采取坐位,呼吸深快,重者可有哮鸣音,称之为"心源性哮喘"。大多于端坐休息后可自行缓解。其发生机制除因睡眠平卧血液重新分配使肺血量增加外,夜间迷走神经张力增加,小支气管收缩,横膈高位,肺活量减少等也是促发因素。

## 二、问答题

1. 慢性心力衰竭(CHF)病因 ①原发性心肌损害:缺血性心肌损害、心肌炎和心肌病、心肌代谢障碍性疾病;②心脏负荷过重:压力负荷过重——高血压、主动脉瓣狭窄、肺动脉高压、肺动脉瓣狭窄等;③容量负荷过重:心脏瓣膜关闭不全、左右心或动静脉分流性先天性心血管病,如间隔缺损、动脉导管未闭。

2. NYHA 心功能分级

   1级:患者有心脏病,且日常活动量不受限制,一般活动不引起疲乏、心悸、呼吸困难或心绞痛。

   2级:心脏病患者体力活动轻度受限,休息时无自觉症状,但平时一般活动下可出现疲乏、心悸、呼吸困难或心绞痛。

   3级:心脏病患者体力活动明显受限,小于平时一般活动下即可出现疲乏、心悸、呼吸困难或心绞痛。

   4级:心脏病患者不能从事任何体力活动,休息状态下也可出现心衰症状,体力活动后加重。

3. 左心衰竭

   (1)症状:①程度不同的呼吸困难,如劳力性呼吸困难、端坐呼吸、夜间阵发性呼吸困难、急性肺水肿;②咳嗽、咳痰、咯血;③乏力、疲倦、头晕、心慌;④少尿及肾功能损害症状。

   (2)体征:①肺部湿性啰音;②心脏体征。

   右心衰竭:

   (1)症状:①消化道症状;②劳力性呼吸困难。

   (2)体征:①水肿;②颈静脉征;③肝脏肿大;④心脏体征。

# 第二节　急性心力衰竭

**病例 2-1-3** 患者,男性,68 岁,2 周来反复胸痛,发作与劳累及情绪有关,休息可以缓解。3 小时前出现持续性疼痛,进行性加剧,并气促,不能平卧,血压 110/70mmHg,双肺散在哮鸣音及湿性啰音,心率 120 次/分,律齐,心尖部可闻及 3/6 级收缩期杂音。

**问题:**

1. 该患者的临床诊断是什么?

2. 诊断依据是什么?

3. 鉴别诊断是什么?

4. 为明确诊断需要哪些进一步检查?

5. 治疗方案是什么?

**参考答案和提示：**

1. 诊断　急性心肌梗死合并急性心力衰竭。

2. 诊断依据　①老年男性，68 岁；②反复胸痛，发作与劳累及情绪有关，3 小时前出现持续性疼痛；③气促，不能平卧，双肺散在哮鸣音及湿性啰音。

3. 鉴别诊断　①急腹症；②支气管哮喘；③不稳定型心绞痛合并心衰。

4. 进一步检查包括　①心电图、超声心动图；②心肌酶。

5. 治疗原则包括　①溶栓或急诊 PCI 治疗；②急性心衰治疗(吗啡、吸氧、利尿、扩血管、强心药)；③绝对卧床。

**病例 2-1-4**　患者，女性，72 岁，1 小时前突发呼吸困难，平卧位加重，强迫坐位，发绀，大汗，咳粉红色泡沫状痰，血压 100/70mmHg，双肺满布哮鸣音及湿啰音，心率 132 次/分，心律绝对不齐，心尖部可闻及 3/6 级收缩期杂音，双下肢无水肿。

**问题：**

1. 该患者的临床诊断是什么？

2. 诊断依据是什么？

3. 鉴别诊断是什么？

4. 治疗方案是什么？

**参考答案和提示：**

1. 诊断　冠心病；心律失常-心房颤动；急性左心衰竭。

2. 诊断依据　①老年女性，72 岁；②突发呼吸困难，平卧位加重，强迫坐位，发绀，大汗，咳粉红色泡沫状痰；③双肺满布哮鸣音及湿啰音，心率 132 次/分，心律绝对不齐，心尖部可闻及 3/6 级收缩期杂音。

3. 鉴别诊断　①支气管哮喘；②心源性休克。

4. 治疗原则　①急性心衰治疗(吗啡、吸氧、利尿、扩血管、强心药)；②绝对卧床。

## 临床思维：急性心力衰竭

急性心力衰竭是由于急性心脏病变引起心排血量显著、急骤降低导致组织器官灌注不足和急性淤血综合征。以肺水肿或心源性休克为主要表现是严重的急危重症，抢救是否合理与预后密切相关。

**【病因】**

(1) 与冠心病有关的急性广泛前壁心肌梗死、乳头肌梗死断裂、室间隔破裂穿孔等。

(2) 感染性心内膜炎引起的瓣膜穿孔、腱索断裂所致瓣膜急性反流。

(3) 其他高血压心脏病血压急剧升高，原有心脏病的基础上快速心律失常或严重缓慢性心律失常，输液过多过快等。

**【病理生理】**　心脏收缩力突然严重减弱，或左室瓣膜急性反流，心排血量急剧减少，左室舒张末压迅速升高，肺静脉回流不畅。由于肺静脉压快速升高，肺毛细血管压随之升高使血管内液体渗入到肺间质和肺泡内形成急性肺水肿。

## 诊疗常规：急性心力衰竭

### (一) 诊断要点及鉴别诊断

根据典型症状及体征可诊断。本病与支气管哮喘及其他原因所致休克相鉴别。

## （二）治疗

取坐位,双腿下垂,减少静脉回流;吸氧;吗啡;利尿;血管扩张剂;洋地黄;氨茶碱。

# 复 习 题

**一、名词解释**

1. 急性肺水肿(acute pulmonary edema) 　2. 心室重构(ventricular remodeling)

**二、问答题**

1. 试述急性心力衰竭与支气管哮喘鉴别要点。
2. 简述急性左心衰竭肺水肿的治疗要点。

# 参 考 答 案

**一、名词解释**

1. 急性肺水肿是"心源性哮喘"的进一步发展,是左心衰呼吸困难最严重的形式。
2. 原发性心肌损害和心脏负荷过重使心脏功能受损,导致上述的心室扩大或心室肥厚等各种代偿性变化。在心腔扩大、心室肥厚的过程中,心肌细胞、胞外基质、胶原纤维网等均有相应变化,也就是心室重构过程。

**二、问答题**

1. 急性心力衰竭多见于老年人有高血压或慢性心瓣膜病史,支气管哮喘多见于青少年有过敏史;前者发作时必须坐起,重症者肺部有干湿啰音,甚至咳粉红色泡沫痰,后者发作时双肺可闻及典型哮鸣音,咳出白色黏痰后呼吸困难可缓解。测定血浆 BNP 水平对鉴别心源性和支气管哮喘有较重要参考价值。
2. 急性左心衰竭肺水肿的治疗要点包括:①患者取坐位,双腿下垂,以减少静脉回流;②吸氧;③吗啡镇静;④快速利尿;⑤血管扩张剂(硝酸甘油、硝普钠、rhBNP);⑥正性肌力药(多巴胺、多巴酚丁胺、磷酸二酯酶抑制剂);⑦洋地黄类药物;⑧机械辅助治疗。

（孙　爽）

# 第二章 心律失常

**病例 2-2-1** 患者,男性,65岁,因"反复心悸2年,加重伴头晕、气短一天"入院。心悸为阵发性,每次持续两、三分钟至两、三小时不等,发作无明显诱因,可自行好转,不伴胸闷。胸痛及呼吸困难,无晕厥,黑朦。未系统诊治,此次饮酒劳累后再次出现心悸伴头晕,气短,故为确诊而入院。既往高血压病史十年,血压最高170/120mmHg,平素口服非洛地平,血压控制在150/90mmHg左右。否认冠心病,糖尿病史。查体:血压145/95mmHg,口唇无发绀,颈静脉无怒张,两肺未闻及干湿啰音,心界正常,心率114次/分,节律不整,第一心音强弱不等,各瓣膜区未闻及杂音,肝脾未及,双下肢无水肿。心电:P波消失,代之以细小而不规则f波,心率114次/分,ST-T无异常。

**问题:**

1. 该病例完整诊断是什么?

2. 诊断依据是什么?

3. 还应该进行哪些检查?

4. 应和哪些疾病鉴别?

5. 治疗原则及用药有哪些?

6. 病人日后应注意哪些问题?

**参考答案和提示:**

1. 诊断 心律失常-阵发性心房颤动,高血压病3级,极高危组。

2. 诊断依据 间断发作心悸,持续时间<48小时,听诊符合房颤的听诊特点,心电图亦符合房颤的心电特点血压分级水平符合3级。

3. 继续检查 应完善血,尿常规,24小时动态心电图,心脏彩超,胸部正位X线片等检查,了解有无高血压靶器官损害,有无呼吸系统疾病和左心房大小。

4. 鉴别诊断 本病应和冠心病,心力衰竭,肺栓塞等疾病鉴别。

5. 一般治疗 休息,避免劳累,戒烟酒,避免情绪激动,咖啡,浓茶等诱因。药物复律可首选普罗帕酮,胺碘酮亦可选用并注意维持治疗。

6. 需要注意的问题 应注意避免相关诱发因素,规律服药,如服用胺碘酮应注意定期复查24小时动态心电图,甲功,胸部正位片等药物相关系统不良反应。

## 临床思维:心律失常

首先依据患者的临床表现应推测是否支持心律失常诊断(如典型室上速的特征为突发突止)若支持则应考虑为何种心律失常可能性大。心律失常诊断明确后应进一步明确心律失常发作有无诱因,有无器质性心脏病,并结合病人的年龄,基础状态,是否合并其他系统疾病等情况综合评估心律失常危险程度。治疗时如需用抗心律失常药应严格掌握每类,每种药物的作用机制,特点,作用时间,治疗适应证及禁忌证,时刻注意抗心律失常药物是一把双刃剑,同时也有致心律失常可能。病人的预后与多因素相关,应采用个体化原则区别对待,并做好病情告知以及用药注意事项,日后避免复发应注意的问题等。心律失常(cardiac arrhythmias)是指心脏冲动的频率、节律、起源部位、传导速度与激动次序的异常。按其发生原理,区分为冲动形成异常和冲动传导异常两大类。

**【心律失常的分类】**

**1. 冲动形成异常**

(1) 窦房结心律失常:①窦性心动过速;②窦性心动过缓;③窦性心律不齐;④窦性停搏。

(2) 异位心律:

1) 被动性异位心律:①逸搏(房性、房室交界区性、室性);②逸搏心律(房性、房室交界性、室性)。

2) 主动性异位心律:①过早搏动(房性,房室交界性,室性);②阵发性心动过速(房性、房室交界区性、室性);③心房扑动、心房颤动;④心室扑动、心室颤动。

**2. 冲动传导异常**

(1) 生理性干扰及房室分离。

(2) 病理性:①窦房传导阻滞;②房内传导阻滞;③房室传导阻滞;④室内传导阻滞(左、右束支及左束支分支传导阻滞)。

(3) 房室间传导途径异常如预激综合征。

# 房性期前收缩

房性期前收缩起源于窦房结以外心房的任何部位。房性期前收缩若无症状通常无需治疗。

# 心 房 扑 动

## 临床思维:心房扑动

**【临床表现】** 心房扑动(房扑)(artrial flutter)往往有不稳定的倾向,可恢复窦性心律或进展为心房颤动,但亦可持续数月或数年。心房保存收缩功能,栓塞发生率较心房颤动为低,按摩颈动脉窦能突然减慢房扑的心室率,停止按摩后又恢复至原先心室率水平。令患者运动、施行增加交感神经张力或降低迷走神经张力的方法,可改善房室传导,使房扑的心室率明显加速。

房扑伴有极快的心室率,可诱发心绞痛与充血性心力衰竭。体格检查可见快速的颈静脉扑动。当房室传导比率发生变动时,第一心音强度亦随之变化。有时能听到心房音。

**【心电图检查心电图特征为】** ①心房活动呈现规律的锯齿状扑动波,扑动波之间的等电线消失,在Ⅱ、Ⅲ、aVF 或 V$_1$ 导联最为明显,常呈倒置。典型房扑的心房率通常为 250～300 次/min。②心室率规则或不规则,取决于房室传导比率是否恒定。③QRS 波群形态正常,当出现室内差异传导或原先有束支传导阻滞时,QRS 波群增宽、形态异常。

## 诊疗常规:心房扑动

### 治疗

治疗应针对原发疾病进行治疗。最有效终止房扑的方法是直流电复律。

(1) 钙通道阻滞剂维拉帕米或地尔硫䓬,能有效减慢房扑之心室率,静脉给药可使新发生之房扑转复窦性心律。超短效的 β 受体阻滞剂,艾司洛尔可用作减慢房扑时的心室率。

(2) 若上述治疗方法无效,可应用较大剂量洋地黄制剂地高辛或毛花苷丙减慢心室率,或联合应用普萘洛尔或钙通道阻滞剂可有效控制心室率。

(3) IA(如奎尼丁)或 IC(如普罗帕酮)类抗心律失常药能有效转复房扑并预防复发。事前以洋地黄、钙通道阻滞剂或β受体阻滞剂减慢心室率。

（4）房扑患者合并冠心病、充血性心力衰竭等严重心脏病变时，选用胺碘酮较为适宜。

（5）如房扑持续发作，Ⅰ类与Ⅲ类药物均不应继续应用，治疗目标只在减慢心室率，保持血流动力学稳定。

（6）射频消融适用于药物治疗无效的顽固房扑患者。

# 心 房 颤 动

## 临床思维：心房颤动

**【临床表现】** 心房颤动时，心室率超过 150 次/min，患者可发生心绞痛与充血性心力衰竭的危险。房颤有较高的发生体循环栓塞的危险。心脏听诊第一心音强度变化不定，心律极不规则。当心室率快时可发生脉搏短绌，颈静脉搏动 a 波消失。

**【心电图检查心电图表现包括】** ①P波消失，心房除极混乱，呈小而不规则的基线波动，形态与振幅均变化不定，称为 f 波；频率约 350～600 次/min。如 f 波细小，可经食管和左心房的电极进行记录。②心室率极不规则，通常在 100～160 次/min 之间。③QRS 波群形态通常正常，当心室率过快，发生室内差异性传导，QRS 波群增宽变形。

## 诊疗常规：心房颤动

### 治疗

（1）急性心房颤动对于症状显著者，应迅速给予治疗，静脉注射洋地黄、β受体阻滞剂或钙通道阻滞剂，使安静时心率保持在 60～80 次/min。必要时，洋地黄可与β受体阻滞剂或钙通道阻滞剂合用。未能恢复窦性心律者，可应用药物或电击复律。

（2）慢性心房颤动可分为阵发性、持续性与永久性三类：①阵发性房颤常能自行终止，当发作频繁或伴随明显症状，可应用口服普罗帕酮、氟卡尼或胺碘酮，减少发作的次数与持续时间。②持续性房颤应给予至少一次复律治疗机会，普罗帕酮、氟卡尼、索他洛尔与胺碘酮均可供选用。如选用电复律治疗，应在电复律前给予抗心律失常药。③永久性房颤治疗目的应为控制房颤过快的心室率。首选的药物为地高辛，可单独或与β受体阻滞剂或钙通道阻滞剂合用。

（3）预防栓塞并发症有栓塞病史、严重瓣膜病、高血压、糖尿病、老年患者、左心房扩大、冠心病等均为发生栓塞的危险因素，均应接受长期抗凝治疗，可口服华法林。不适宜应用华法林的患者，以及无以上危险因素的患者，可改用阿司匹林。

# 预 激 综 合 征

预激综合征（pree xcitation syndrome）是指心电图呈预激表现，即心房冲动提前激动心室的一部分或全体，或心室冲动提前激动心房。临床上有心动过速发作。解剖学基础是，在房室特殊传导组织以外，还存在一些由普通工作心肌组成的肌束。

## 临床思维：预激综合征

**【临床表现】** 预激本身不引起症状。具有预激心电图表现者，心动过速的发生率为 1.8%，并随年龄增长而增加。其中大约 80% 心动过速发作为房室折返性心动过速，15%～30% 为心房颤动，5% 为心房扑动。频率过于快速的心动过速，可导致充血性心力衰竭、低血压甚至死亡。

【心电图表现房室旁路典型预激表现】 ①窦性心搏的 P—R 间期短于 0.12s；②某些导联的 QRS 波群超过 0.12s,QBS 波群起始部分粗钝(称 delta 波),终末部分正常；③ST-T 波呈继发性改变,与 QRS 波群主波方向相反。发作房室折返性心动过速,最常见类型为通过房室结向前传导。

## 诊疗常规:预激综合征

治疗

治疗方法包括药物、导管消融术、外科手术三种。

(1) 预激综合征患者发作正向房室折返性心动过速,可参照房室结内折返性心动过速处理,如迷走神经刺激无效,首选药物为腺苷或维拉帕米静脉注射,无效时改用普萘洛尔；②预激综合征患者发作心房扑动与颤动时伴有晕厥或低血压,应立即施行电复律；③不主张使用洋地黄。

(2) 外科手术或经导管消融治疗预激综合征的适应证是:①心动过速发作频繁、药物未能加以充分控制者；②心房颤动或扑动经旁路快速前向传导,心室率极快者；③药物治疗未能显著减慢心动过速时的心室率者；④心电生理检查显示房颤发作时,旁路的前向传导不应期短于 250ms,因药物通常无效,亦应考虑手术或消融治疗。

# 室性期前收缩

室性期前收缩(premature rentricular beats)是一种最常见的心律失常。

## 临床思维:室性期前收缩

【病因】 正常人发生室性期前收缩的机会随年龄的增长而增加,常见于冠心病,风心病,心肌病,二尖瓣脱垂患者。心肌炎、缺血、缺氧、麻醉、手术和左室假腱索等均可使心肌受到机械、电、化学性刺激而发生室性期前收缩。电解质紊乱、精神不安,过量烟、酒、咖啡亦可以诱发室性期前收缩。

【临床表现】 患者可感到心悸不适。室早频发或呈二联律,可致心排血量减少,如患者已有左室功能减退,室性期前收缩频繁发作可引起晕厥。室性期前收缩发作持续时间过长,可引起心绞痛与低血压。听诊时,室性期前收缩后出现较长的停歇,室性期前收缩之第二心音强度减弱,仅能听到第一心音。桡动脉搏动减弱或消失。颈静脉可见正常或巨大的 a 波。

【心电图的特征】

(1) 提前发生的 QRS 波群,时限通常超过 0.12s、宽大畸形,ST 段与 T 波的方向与 QRS 波群主波方向相反。

(2) 室性期前收缩与其前面的窦性搏动之间期恒定。

(3) 室早很少传递到心房,窦房结冲动发放未受干扰,室性期前收缩后出现完全性代偿间歇。

(4) 室性期前收缩的类型:室性期前收缩可孤立或规律出现。二联律是每个窦搏后跟随一个室早,连续三个或以上室性期前收缩称室性心动过速。

(5) 室性并行心律:心室的异位起搏点规律地自行发放冲动,并能防止窦房结冲动入侵。

## 诊疗常规:室性期前收缩

治疗

(1) 无器质性心脏病如患者症状明显,治疗以消除症状为目的,减轻患者焦虑与不安,避免诱发因素。少用 IC,Ⅲ类抗心律失常药,药物宜用 β 受体阻滞剂或美西律。

（2）急性心肌缺血早期出现频发性室性期前收缩;多源（形）性室性期前收缩;成对或连续出现的室性期前收缩;室性期前收缩落在前一个心搏的 T 波上（RonT）时,预防性应用抗心律失常药物。首选利多卡因,其次普鲁卡因胺。

（3）慢性心脏病变应当避免应用Ⅰ类、特别是 IC 类药物治疗心肌梗死后室性期前收缩。β阻滞剂能降低心梗后猝死发生率。低剂量胺碘酮可应用于心肌梗死后合并心力衰竭伴有室性期前收缩的患者。

# 室性心动过速

## 临床思维:室性心动过速

【病因】　室性心动过速（ventricular tachycardia）发生于各种器质心脏病患者。最常见为冠心病,特别是曾有心肌梗死的患者再次为扩张和肥厚心肌病患者。

【临床表现】　①非持续性室早多无症状,持续性室速,临床症状包括低血压、少尿、晕厥、气促、心绞痛等。

听诊心律轻度不规则,第一、二心音分裂,收缩期血压可随心搏变化。如发生完全性房室分离,第一心音强度经常变化,颈静脉间歇出现巨大 a 波。当心室搏动逆传并持续夺获心房,心房与心室几乎同时发生收缩,颈静脉呈现规律而巨大的 a 波。

心电图特征为:①3 个或以上的室性期前收缩连续出现;②QRS 波群形态畸形,时限超过0.12s;ST-T 波方向与 QRS 波群主波方向相反;③心室率通常为 100～250 次/分;心律规则,但亦可略不规则;④心房独立活动与 QRS 波群无固定关系,形成房室分离;偶尔个别或所有心室激动逆传夺获心房;⑤通常发作突然开始;⑥心室夺获与室性融合波,室速发作时少数室上性冲动可下传心室,产生心室夺获,表现为在 P 波之后,提前发生一次正常的 QRS 波群。心室夺获与室性融合波的存在是确立室性心动过速诊断的最重要依据。

## 诊疗常规:室性心动过速

（一）诊断

本病诊断包括①室性融合波;②心室夺获;③房室分离,若心室搏动逆传心房,P 波与 QRS波群相关,此时可无房室分离并出现 1∶1 室房传导或 2∶1 室房传导阻滞;④QRS 波群电轴左偏,时限超过 0.12S;⑤QRS 波群形态,当表现为右束支传导阻滞时呈现以下的特征:$V_1$ 导联呈单相或双相波（R＞R′）;$V_6$ 导联呈 qR 或 QS;当呈左束支传导阻滞时:电轴右偏,$V_1$ 导联负向波较 $V_6$ 深;$Rv_1＞0.04s$;$V_6$ 导联呈 qR 或 QS;⑥全部心前区导联 QRS 波群主波方向呈同向性:即全部向上或向下。以上心电图表现提示为室性心动过速。

（二）治疗

无器质性心脏病患者发生非持续性室速,无需进行治疗;持续性室速发作和有器质性心脏病的非持续性室速均应考虑治疗。

（1）终止室速发作:室速患者如无显著的血流动力学障碍,首选药物复律。静脉注射利多卡因或普鲁卡因胺。症状明显者,应迅速施行直流电复律。洋地黄中毒引起的室速,不宜用电复律,应给予药物治疗。

（2）预防复发应努力寻找及治疗诱发与使室速持续的可逆性病变。如缺血、低血压、低血钾等。

单一药物治疗无效时,可联合应用作用机制不同的药物,各自药量均可减少。不应使用单一药物大剂量治疗,以免增加药物的不良反应。抗心律失常药物与埋藏式心室或心房起搏装置合用,治疗复发性室性心动过速。

# 心室扑动与心室颤动

心室扑动与颤动(ventricular flutter and ventricular fibrillation)常见于缺血性心脏病。此外,抗心律失常药物,特别是引起 Q—T 间期延长与尖端扭转的药物,严重缺氧、缺血、预激综合征合并房颤与极快的心室率、电击伤等亦可引起。心室扑动与颤动为致命性心律失常。

心室扑动呈正弦波图形,波幅大而规则,频率 150～300 次/min(通常在 200 次/min 以上)。心室颤动的波形、振幅与频率均极不规则,无法识别 QRS 波群、ST 段与 T 波。心室颤动波<0.2mv,病重病情。

临床表现临床症状包括意识丧失、抽搐、呼吸停顿甚至死亡。听诊心音消失、脉搏触不到、血压亦无法测到。

# 房室传导阻滞

房屋传导阻滞(atrioventricular block)指房室交界区脱离了生理不应期后,心房冲动传导延迟或不能传导至心室。可发生在房室结,希氏束,以及其他等不同部位。

## 临床思维:房室传导阻滞

**【临床表现】** 第一度房室阻滞患者通常无症状。第二度房室阻滞可引起心悸与心搏脱漏。第三度房室阻滞的症状包括疲倦、乏力、晕眩、晕厥、心绞痛、心力衰竭等。因心率过慢,脑缺血可出现短暂性意识丧失,甚至抽搐。可发生 Adams-Stokes 综合征。

第一度房室阻滞,PR 间期延长。第一心音强度减弱。第二度Ⅰ型的第一心音强度逐渐减弱并有心搏脱漏。第二度Ⅱ型房室阻滞亦有间歇性心搏脱漏,但第一心音强度恒定。第三度房室阻滞的第一心音强度经常变化。第二心音可呈正常或反常分裂。间或听到心房音及响亮清晰的第一心音(大炮音)。颈静脉出现巨大 a 波。

**【心电图表现】**

(1) 第一度房室阻滞每个心房冲动都能传导至心室,但 P—R 间期延长超过 0.20s。

(2) 第二度房室阻滞

1) 第二度Ⅰ型房室阻滞又称文氏阻滞表现为:①P—R 间期进行性延长、直至一个 P 波受阻不能下传心室;②相邻 R—R 间期进行性缩短,直至一个 P 波不能下传心室;③包含受阻 P 波在内的 R—R 间期小于正常窦性 P—P 间期的两倍。最常见房室传导比率为 3∶2 或 5∶4 此型可发生在任何心脏部位。QRS 正常,几乎全位于房室结。

2) 第二度Ⅱ型房室阻滞心房冲动传导突然阻滞,但 PR 间期恒定不变。下传搏动的 PR 间期正常或延长。QRS 正常,阻滞可能在希氏束内。

3) 第三度(完全性)房室阻滞其特征为:①心房与心室活动各自独立、互不相关;②心房率快于心室率,心房冲动来自窦房结或异位心房节律(房性心动过速、扑动或颤动);③心室起搏点通常在阻滞部位稍下方。若位于希氏束,心室约为 40～60 次/分,如位于室内传导系统远端,心室率可低至 40 次/min 以下。

## 诊疗常规：房室传导阻滞

### 治疗

第一度房室阻滞与第二度Ⅰ型房室阻滞心室率不太慢并且无症状者，无需接受治疗。第二度Ⅱ型与第三度房室阻滞如心室率显著缓慢，伴有血流动力学障碍，甚至 Adams-Stokes 综合征发作者，应给予适当治疗。阿托品适用于阻滞位于房室结的患者。异丙肾上腺素适用于任何部位的房室传导阻滞，但应用于急性心肌梗死时应十分慎重，对于症状明显、心室率缓慢者，应及早给予临时性或永久性心脏起搏治疗。

## 复 习 题

**名词解释**

1. 病态窦房结综合征　2. 窦性心律的 P 波

## 参 考 答 案

**名词解释**

1. 病态窦房结综合征是由窦房结病变导致功能减退，产生多种心律失常的综合表现。患者可在不同时间出现一种以上的心律失常。病窦综合征经常同时合并心房自律性异常。部分患者同时有房室传导功能障碍。
2. 窦性心律的 P 波在Ⅰ、Ⅱ、aVF 导联直立，aVR 倒置。P—R 间期 0.12～0.20s，心率在 60～100 次/分之间。

（邵海峰）

# 第三章 高 血 压

## 原发性高血压

**病例 2-3-1** 男性,61岁,渐进性活动后呼吸困难五年,明显加重伴下肢浮肿一个月,五年前因登山时突感心悸、气短、胸闷,休息1小时稍有缓解。以后自觉体力日渐下降,稍微活动即感气短、胸闷,夜间时有憋醒,无心前区痛。曾在当地诊断为"心律不整",服药疗效不好。一个月前感冒后咳嗽,咳白色黏痰,气短明显,不能平卧,尿少,颜面及两下肢浮肿,腹胀加重而来院。既往二十余年前发现高血压(170/100mmHg)未经任何治疗,八年前有阵发心悸、气短发作;无结核、肝炎病史,无长期咳嗽、咳痰史,吸烟40年,不饮酒。查体:体温37.1℃,脉搏72次/分,呼吸20次/分,血压160/96mmHg,神清合作,半卧位,口唇轻度发绀,巩膜无黄染,颈静脉充盈,气管居中,甲状腺不大,两肺叩清,左肺可闻及细湿啰音,心界两侧扩大,心律不整,心率92次/分,心前区可闻Ⅲ/6级收缩期吹风样杂音;腹软,肝肋下2.5cm,有压痛,肝颈静脉反流征(+),脾未及,移动浊音(一),肠鸣音减弱;双下肢明显可凹性水肿。化验:血常规Hb129g/L,WBC6.7×10⁹/L,尿蛋白(++),比重1.016,镜检(一),BUN:7.0mmol/L,Cr:113μmol/L,肝功能ALT 56μ/L,TBIL:19.6μmol/L。

**问题:**

1. 该患者的临床诊断是什么?

2. 你的诊断依据的是什么?

3. 需要与哪些疾病进行鉴别?

4. 进一步检查什么能明确你的诊断?

5. 你怎么处理及治疗这个患者?

**参考答案和提示:**

1. **诊断** ①高血压性心脏病:心脏扩大,心房纤颤,心功能Ⅳ级;②高血压病Ⅲ期(2级,极高危险组);③肺部感染。

2. **诊断依据**

(1) 高血压性心脏病:高血压病史长,未治疗;左心功能不全(夜间憋醒,不能平卧);右心功能不全(颈静脉充盈,肝大和肝颈静脉反流征阳性,双下肢水肿);心脏向两侧扩大,心律不整,心率>脉率。

(2) 高血压病Ⅲ期(2级,极高危险组)二十余年血压高(170/100mmHg);现在BP160/100mmHg;心功能Ⅳ级。

(3) 肺部感染:咳嗽,发热,一侧肺有细小湿啰音。

3. **鉴别诊断** ①冠心病;②扩张性心肌病;③风湿性心脏病二尖瓣关闭不全。

4. **进一步检查** ①心电图、超声心动图;②X线胸片,必要时胸部CT;③腹部B超1分;④血A/G,血K⁺、Na⁺、Cl⁻。

5. **治疗原则**

(1) 病因治疗:合理应用降血压药。

（2）心衰治疗：吸氧、利尿、扩血管、强心药。

（3）对症治疗：控制感染等。

**病例 2-3-2**　患者，男性，67 岁，天津籍，工人，因发现血压高 14 年，间歇性剧烈头痛伴呕吐、心慌、气短 3 天入院。患者缘于 14 年前发现血压增高，血压在（240～180）/（140～110）mmHg，经常服用降压药物治疗效果不佳，常有头痛、头昏、心慌感。曾 3 次因头痛、心慌症加重而住院治疗。经休息、利尿、强心及降压等治疗症状均可缓解，但血压降低不明显，诊为"高血压病、动脉硬化性心脏病心衰"。此次于 3 天前，无明显诱因而突然发生难以忍受的剧烈头痛，同时伴恶心、频繁呕吐、心慌、气短及大汗淋漓，经急诊对症处理后收治入院。无畏寒、发热、腹痛及晕厥等症，患病以来二便正常，睡眠欠佳。体格检查：体温 36℃，脉搏 120 次/分，呼吸 28 次/分，上肢血压 200/130mmHg，下肢血压 214/140mmHg，神志清楚，痛苦表情，面色苍白，大汗淋漓，稍气急，轻度发绀，高枕卧位，皮肤、黏膜无出血点，表浅淋巴结无肿大。头颅无畸形，瞳孔等大等圆，对光反射灵敏；颈软，无抵抗，颈静脉无怒张，甲状腺无肿大，气管居中；胸廓无畸形，心浊音界略向左下扩大，心率 120 次/分，可闻早搏，心尖区可闻及Ⅲ级收缩期吹风样杂音，$A_2 > P_2$，双肺底部可闻及湿性啰音；腹平软，无压痛，肝脾均未扪及，未及包块，移动性浊音阴性；四肢活动自如，克氏征阴性，巴宾斯基征阴性。血生化：钾 4.2mmol/L，钠 138mmol/L，氯 98mmol/L，血糖 9.2mmol/L，肌酐 134μmol/L，尿素氮 13.5mmol/L 血脂：胆固醇 7.15mmol/L，甘油三酯 1.76mmol/L。胸片：两肺充血，左心室扩大，眼底：眼底动脉硬化。

**问题：**

1. 请对该病例进行分析后做出全面诊断，应与哪些病相鉴别？

2. 应如何进一步检查？

3. 对该病人应如何治疗？

4. 试述心脏杂音的发生机制。

**参考答案和提示：**

1. 诊断和鉴别诊断

（1）高血压病 3 级，极高危组需与以下鉴别：①恶性高血压；②急性左心衰；③心脏扩大；④心功能 4 级。

（2）高脂血症与继发性高血压如肾血管性高血压、原醛、嗜铬细胞瘤等鉴别。

2. 肾血管性高血压　肾动脉超声。原醛：低血钾、高血钠、血浆醛固酮/血浆肾素活性比值、超声、放射性核素等，嗜铬细胞瘤，血、尿儿茶酚胺、肾上腺 CT。

3. 治疗原则

（1）迅速降压、控制性降压、合理选药（硝普钠、尼卡地平）。

（2）长期：联合用药降压、治疗并发症，应用利尿剂、ACEI 或 ARB 和 β 受体阻滞剂联合治疗。

4. 发病机制　高血压导致左心室扩大，二尖瓣关闭不全，血液反流经关闭不全部位产生杂音。

## 临床思维：原发性高血压

**【血压的分类和定义】**　高血压的定义为收缩压≥140mmHg 和（或）舒张压≥90mmHg，根据血压水平又进一步将高血压分为1～3级。

    1级（轻度）收缩压 140～159mmHg 舒张压 90～99mmHg

    2级（中度）收缩压 160～179mmHg 舒张压 100～109mmHg

    3级（重度）收缩压≥180 mmHg 舒张压≥110mmHg

    单纯收缩期高血压收缩压≥140 mmHg 舒张压<90mmHg

**【病因】**  病因包括  ①遗传因素；②环境因素；③其他因素如：体重、避孕药、睡眠呼吸暂停、低通气综合征（SAHS）等。

**【发病机制】**  高血压的发病机制至今还没有一个完整统一的认识。目前发病机制较集中在以下几个环节：①交感神经活性亢进；②肾性水钠潴留；③肾素-血管紧张素-醛固酮系统（RAAS）；④细胞膜离子转运异常；⑤胰岛素抵抗。

**【病理】**

**1. 心脏**  长期压力负荷增高，儿茶酚胺等可刺激心肌细胞肥大和间质纤维化，引起左心室肥厚和扩张，最终导致心力衰竭或严重心律失常，猝死。

**2. 脑**  长期高血压是脑血管发生缺血与变性，形成微血管瘤，从而发生脑出血。高血压促使脑动脉粥样硬化，形成血栓，引起闭塞性疾病，称为脑梗死。

**3. 肾脏**  长期持续的高血压使肾小球内囊压力升高，肾小球纤维化，萎缩，以及肾动脉硬化，肾单位减少，可在短期内出现肾衰。

**4. 视网膜**  视网膜小动脉早期发生痉挛，随着病程进展出现硬化改变。血压升高可引起视网膜渗出和出血。

**【临床表现】**

**1. 症状**  多数患者缺乏临床症状，一般可有头晕、头痛、心悸、疲劳等症状，另外高血压患者还可以出现受累器官的症状，如胸闷、气短、心绞痛、多尿等。

**2. 体征**  高血压时体征一般较少。可有周围血管搏动、血管杂音、心脏杂音等。有时还可以出现继发高血压表现。血压升高；$A_2$ 亢进、收缩期杂音、收缩早期喀喇音；颈部或腹部血管杂音。

**3. 恶性或急进型高血压**  多数患者病情急骤发展，舒张压持续≥130 mmHg，并有头痛、视力模糊、眼底出血、渗出和乳头水肿，肾脏损害突出，持续蛋白尿、血尿与管型尿。病情进展迅速，如不及时有效降压治疗，预后很差，常死于肾衰竭、脑卒中或心力衰竭。病理上以肾小球动脉纤维样坏死为特征。

**4. 并发症**  本病的并发症包括①高血压危象；②高血压脑病；③脑血管病；④心力衰竭；⑤慢性肾衰；⑥主动脉夹层。

**【实验室检查】**

**1. 常规项目**  尿常规、血糖血脂肾功、眼底、超声等。

**2. 特殊检查**  24小时动态血压监测、踝/臂血压比值、心率变异、颈动脉内膜中层厚度、动脉弹性功能测定、血浆肾素活性等。

## 诊疗常规:原发性高血压

**【诊断和鉴别诊断】**  高血压诊断主要根据诊所测量的血压值，采用经核准的水银柱或电子血压计，测量安静休息坐位时上臂肱动脉部位的血压。不能仅凭一次两次血压值来确定，需要随访一段，观察血压变化和总体水平。一旦诊断高血压，必须鉴别是原发高血压还是继发高血压。原发高血压需作相关实验室检查，评估靶器官损害和相关危险因素。

**【治疗】**

**1. 目的与原则** 积极控制血压,减少高血压患者心、脑血管病的发生。

**2. 高血压治疗原则**

(1) 改善生活行为:减轻体重、减少钠盐摄入、补充钙钾、减少脂肪摄入、限制饮酒、增加运动。

(2) 药物降压治疗对象:血压 2 级或 2 级以上;合并靶器官损害;生活干预治疗控制不理想。

(3) 血压控制目标:一般至少控制在<140/90mmHg,合并糖尿病或慢性肾病的患者控制在<130/80mmHg。

(4) 多从心血管危险因素的协同控制。

**3. 降压药物治疗** 降压药物(5 类一线药物)

(1) 利尿剂

1) 机制:排钠,减少细胞外液容量,降低血管阻力。

2) 分类:噻嗪类、祥利尿剂、保钾利尿剂。

3) 代表药物:氢氯噻嗪、速尿、螺内酯。

(2) β-受体阻滞剂

1) 机制:抑制中枢和周围的 RAAS,降低心排量。

2) 分类:$\beta_1$ 受体阻滞剂、非选择性 β ($\beta_1$ 与 $\beta_2$)受体阻滞剂、兼有 α 受体阻滞作用的 β 受体阻滞剂。

3) 代表药物:美托洛尔(倍他乐克)、普萘洛尔(心得安)、卡维地洛。

(3) 钙通道阻滞剂

1) 机制:阻滞细胞外钙离子经电压依赖 L 型钙通道进入血管平滑肌内,减弱兴奋收缩耦联,降低阻力血管的缩血管反应;减轻 AⅡ和 α 受体的缩血管效应。

2) 分类:二氢吡啶类、非二氢吡啶类。

3) 代表药物:硝苯地平、维拉帕米和地尔硫草。

(4) 血管紧张素转换酶抑制剂

1) 机制:抑制周围和组织的 ACE,使血管紧张素Ⅱ生成减少;抑制激肽酶,使缓激肽降解减少。

2) 分类:疏基、羧基、磷酰基。

3) 代表药物:卡托普利、依那普利、福辛普利。

(5) 血管紧张素Ⅱ受体阻滞剂

1) 机制:阻滞血管紧张素Ⅱ受体亚型 AT1,充分阻断血管紧张素Ⅱ;阻滞 AT1 负反馈引起血管紧张素Ⅱ增加,可激活 AT2,能进一步拮抗 AT1 的生物学效应。

2) 代表药物:氯沙坦、缬沙坦。

# 复 习 题

**一、名词解释**

1. 高血压  2. 继发性高血压  3. 原发性高血压  4. 急进型高血压  5. 原发性醛固酮增多症
6. 皮质醇增多症  7. 胰岛素抵抗

**二、问答题**

1. 肾脏疾病为什么可引起血压升高?

2. 简述原发性高血压患者肾潴钠增加导致血压升高的机制。

3. 血管重塑在高血压发生中有何作用?

4. 高血压患者可发生哪些脑并发症?

## 参 考 答 案

### 一、名词解释

1. 高血压是指血压调控障碍,使体循环动脉血压持续升高的病理过程。

2. 继发性高血压是指患者患某些明确的疾病,血压升高只是已知疾病的临床表现之一。

3. 原发性高血压是指病因尚不明确而以血压升高为主要表现的一种独立疾病。

4. 急进型高血压,起病急且发展迅速,血压明显升高,舒张压多在 130mmHg 以上。

5. 原发性醛固酮增多症是指由肾上腺皮质肿瘤及肾上腺皮质增生所致醛固酮分泌增多。

6. 皮质醇增多症是由肾上腺皮质分泌过量的糖皮质激素所致。

7. 胰岛素抵抗(insulin resistance)是指组织细胞对胰岛素的敏感性降低,胰岛素产生的生物学效应低于正常水平,因而刺激机体产生大量的胰岛素,引起继发性高胰岛素血症。

### 二、问答题

1. 肾脏疾病可引起血压升高,其发生机制为:①肾素-血管紧张素系统激活。肾脏缺血促进肾素分泌,激活肾素-血管紧张素系统,血管紧张素Ⅱ产生增加,使血管收缩,外周阻力增加。②水钠潴留。水钠潴留导致血容量增加和心输出量增大,引起血压升高。③肾减压物质生成减少。肾髓质细胞可分泌多种减压物质如前列腺素等,当肾髓质遭受破坏时,减压物质减少可引起血压升高。

2. 原发性高血压患者常表现肾功能异常,其中心环节是肾潴钠倾向增加。其导致血压升高的机制主要有:①使血容量增多,通过外周血管的自身调节机制,使总外周阻力增大;②使小动脉和微动脉平滑肌细胞内 $Na^+$ 增多,$Na^+$-$Ca^{2+}$ 交换受抑,细胞内 $Ca^{2+}$ 浓度增高,平滑肌的反应性增强;③刺激内源性哇巴因分泌,它虽可抑制肾小管重吸收钠,却使总外周阻力增大。

3. 血管重塑在高血压维持和进展中发挥重要作用:①对血流动力学的影响。管壁增厚、管腔变窄使外周阻力增大,血管顺应性降低,使器官血液灌注对血压的依赖程度增大,导致血压波动变小且保持在高水平,并有进行性升高趋势。②对血管损害的影响。血管口径变小使切应力增大易致内皮损伤,通过血液成分、血细胞与血管细胞的相互作用,推动动脉粥样硬化的形成与发展。纤维化及管壁增厚又造成血管本身的滋养障碍,血管壁的改变因而由适应性变化转变为损伤性变化,引起透明样变、玻璃样变、管壁硬化甚至坏死。

4. 高血压对大脑的影响是通过对脑血管损害和压力本身的作用引起,在临床上常见的表现形式有:①高血压脑病:血压突然升高超过自身调节上限时,脑血管不再继续收缩而发生被动扩张,导致脑血流量突然增加,毛细血管压力急剧升高,血管内液外渗引起水肿。②高血压性脑出血:脑小动脉和微动脉在增高的血压长期作用下,造成动脉瘤或动脉壁纤维性坏死。当血压突然升高时,即可引起这些小血管破裂而出血。③脑血栓形成:由于动脉粥样硬化、致使管腔狭窄,可引起脑缺血。

(那静涛)

# 第四章　冠状动脉粥样硬化性心脏病

**病例 2-4-1**　患者,女性,42 岁,突发胸痛,手脚麻木两小时来诊。既往健康,无高血压,糖尿病史,无吸烟史,月经不正常。查体:血压:132/88mmHg,心率:90 次/分,律齐;面色苍白。心电图:$V_1$～$V_3$ T 波倒置。经吸氧,安定 10 毫克肌内注射等治疗后症状缓解,后复查心电图检查较前无动态改变。

**问题:**

1. 该患者的初步诊断是什么?

2. 该例需要除外哪些疾病?

3. 该患者还应完善哪些辅助检查?

4. 确诊依赖于哪项检查?

5. 请向家属交代病情及预后。

**参考答案和提示:**

1. 初步诊断　心脏神经症。

2. 本病例应除外"冠心病:心绞痛;肥厚梗阻性心肌病;瓣膜病;夹层动脉瘤;急性心包炎;颈椎病;食管裂孔疝;反流性食管炎;呼吸系统疾病等其他可以引起胸痛的疾病。"

3. 该患者应完善血常规、血脂、血糖、心脏彩超、胸部正位 X 线片、颈椎片、运动平板实验、24 小时动态心电图等检查除外相关系统疾病。

4. 确诊依赖于冠状动脉造影术。

5. 依据症状,体征,病史及相应危险因素分析,首先考虑心脏神经症诊断,经对症治疗后病人症状亦有缓解,应注意避免情绪激动,预后好。建议家属完善相关辅助检查以确诊。

**病例 2-4-2**　患者,男性,68 岁,以"反复左肩痛 2 年"就诊于骨科,诊断为肩周炎,经消炎止痛治疗后症状未好转。既往有高血压病史 10 年。查体:血压 182/106mmHg。余无阳性体征。

**问题:**

1. 患者除诊断高血压病外,还应考虑可能存在哪种疾病?

2. 询问病史时还应询问哪些内容以助诊?

3. 应完善哪些辅助检查?

4. 应和哪些疾病鉴别?

5. 如果心电图显示:$V_1$～$V_3$ 呈 QS 型,应考虑给予哪些处理?

6. 如果该病人合并十二指肠溃疡病史,用药治疗当中应注意哪些问题? 如何应对?

7. 该患者预后与哪些因素相关? 可能日后出现哪些症状、疾病?

**参考答案和提示:**

1. 应考虑"冠心病;心绞痛;夹层动脉瘤"等可能。

2. 应仔细询问疼痛发作的诱因,性质,有无放散,持续时间,缓解方式及伴随症状。还应询问吸烟史,糖尿病史,高脂血症病史及心脏病家族史等。

3. 心电图,心脏彩超,24 小时动态心电图,血常规,尿常规,血脂,血糖,胸部正位 X 线片等。

4. 本病应和夹层动脉瘤,颈椎病,胆囊炎,消化性溃疡及其他可以引起相应部位疼痛的呼吸系统疾病等。该患高血压病 3 级诊断成立,尤其应注意除外夹层动脉瘤可能。

5. 疑诊近期或陈旧前间壁心肌梗死,应仔细查体,明确有无相应心肌梗死并发症体征,完善心肌酶,心脏彩超等检查并观察心电图动态改变。予扩冠、抗凝、抗血小板、降压、降低心肌耗氧量等治疗,必要时 PCI 治疗。

6. 应询问病人有否相应症状并建议完善胃镜,碳 14 呼气试验等检查以评价溃疡病是否为活动期,有无 HP 感染。应用阿司匹林时应加用质子泵抑制剂,联用抗凝治疗时应警惕消化道出血可能,必要时根除 HP 治疗。

7. 预后与饮食习惯,生活方式,血压,血糖,血脂,吸烟,体重,BMI 及用药情况相关。日后可能出现心绞痛和心功不全。

## 临床思维:冠心病

心绞痛简言之就是心肌的供血和需血失衡造成的,其发生原因与冠脉病变(包括冠状动脉粥样硬化,结缔组织病相应损害等),心肌疾病,瓣膜疾病等等因素相关,冠心病是与冠状动脉粥样硬化相关。典型临床表现为发作性胸痛(包括诱因,部位,性质,持续时间和缓解方式)诊断依赖于典型症状、静息心电图、疼痛发作时心电图、平板运动负荷试验、放射性心肌核素显影、冠状动脉造影术等相关检查。具体检查的选择应依据症状的典型程度,危险因素的个数,危险分层及患者的经济承受能力水平来综合判定。治疗应个体化原则,除常规抗心绞痛治疗外应同时兼顾其他系统疾病的治疗,比如高血压病,糖尿病,高脂血症,肾功不全,心功不全等。

【危险因素分析】 包括主要危险因素和次要危险因素。

【临床表现】 心绞痛以发作性胸痛为主要临床表现(部位 、性质 、诱因、持续时间、缓解方式)。

【实验室和其他检查】 心电图检查是发现心肌缺血、诊断心绞痛最常用的检查方法。冠状动脉造影是比较准确的检查方法。此外,多排螺旋 X 线计算机断层显像(MDCT ),冠状动脉三维重建,磁共振冠状动脉造影等,也已用于冠状动脉病变的诊断。血管镜检查、冠状动脉内超声显像及多普勒检查有助于指导冠心病介入治疗时采取更恰当的治疗措施。

## 诊疗常规:冠心病

(一)诊断和鉴别诊断

典型的临床症状,发作时心电图缺血性改变或心电图负荷试验;冠心病易患因素。诊断有困难可行放射性核素心肌显影、MDCT 或 MRT 冠脉造影,必要时可行冠状动脉造影。需与急性心肌梗死、其他疾病引起心绞痛、肋间神经痛及肋软骨炎相鉴别,不典型疼痛还需与反流性食管炎等食管疾病、膈疝、消化性溃疡、肠道疾病、颈椎病等相鉴别。

(二)防治

预防动脉粥样硬化的发生和治疗已存在的动脉粥样硬化。改善冠状动脉的血供和减轻心肌的耗氧,同时治疗动脉粥样硬化。长期服用阿司匹和有效的降脂治疗可稳定斑块,减少血栓形成,降低不稳定型心绞痛 心绞痛和心肌梗死的发生。发作时的治疗可休息或药物治疗(较快的硝酸酯制剂)。缓解期应避免诱致发因素、药物治疗(硝酸酯制剂、β受体阻滞剂、钙通道阻滞剂、曲美他嗪)和介入及外科手术治疗。

> **病例 2-4-3**　患者,男性,67 岁。因"突发胸骨后压榨性疼痛 4 小时"入院,既往高血压病史,血压最高 185/110mmHg,平素未规律服用降压药。查体:血压 145/90mmHg ,急性病容,面色惨白,大汗,口唇无发绀,颈静脉无怒张,两肺未闻及干湿啰音,心界正常,心率 94 次/分,节律不整,可闻及期前收缩,各瓣膜区未闻及杂音,余(一)。ECG 示窦性心律,频发室性早搏,$V_1 \sim V_6$ 导联 ST 段弓背上抬 $0.3 \sim 0.5$mV。血 WBC $11.7 \times 10^9$/L,肌钙蛋白 I 阳性。
>
> **问题:**
> 1. 该病例的完整诊断是什么?
> 2. 紧急需要的处理是什么?
> 3. 抗心律失常药物应如何选择?
> 4. 该病人容易出现哪些并发症?
> 5. 两周后若病情平稳应建议其行何种治疗?
>
> **参考答案和提示:**
> 1. **本病例的诊断**　冠心病:急性前壁心肌梗死;高血压病 3 级-极高危组。
> 2. **紧急需要的处理措施**　溶栓再通治疗。
> 3. **药物选择**　首选利多卡因。
> 4. **易出现的并发症**　各种心律失常,尤以室性心律失常多见,心力衰竭,室壁瘤形成等。
> 5. **两周后治疗建议**　补救 PCI 治疗。

## 临床思维:心肌梗死

首先应明确心肌梗死诊断,诊断应有充分的依据,包括心电图的动态演变,心肌酶谱的变化规律,其次应明确梗死的部位,面积大小,详细的进行体格检查,了解并发症情况,判断病情危险分层等。

对于前壁心肌梗死应了解心功能分级,血流动力学状况等。下壁心肌梗死应查正后壁及右心室心电导联,有无严重缓慢型心律失常,房室传导阻滞等并做好抗心律失常的药物治疗及心肺复苏,临时起搏等器械准备工作。

治疗方面应严格掌握溶栓再通治疗的适应证和禁忌证并注意兼顾并发症及合并其他系统的相应疾病,例如心肌梗死病人往往合并糖尿病,而心肌梗死应激状态血糖常严重升高,降糖治疗尤为重要。

治疗疾病的同时应注意与家属沟通交代病情,应能评价出病人的预后及猝死风险。

**【临床表现】**　先兆症状(疼痛是最先出现的症状、全身症状、胃肠道症状、心律失常、低血压和休克、心力衰竭)。

**【并发症】**　乳头肌功能失调或断裂、心脏破裂、栓塞、心室壁瘤、心肌梗死后综合征。

**【实验室和其他检查】**

(1) 心电图常有进行性的改变对心肌梗死的诊断、定位、定范围、估计病情演变和预后有价值。

（2）血心肌坏死标记物增高有诊断意义。

## 诊疗常规：心肌梗死

心肌梗死（myocardial illfarction）是心肌缺血性坏死。为在冠状动脉病变的基础上，发生冠状动脉血供急剧减少或中断，使相应的心肌严重而持久地急性缺血导致心肌坏死。临床表现有持久的胸骨后剧烈疼痛、发热、白细胞计数和血清心肌坏死标记物增高以及心电图进行性改变；可发生心律失常、休克或心力衰竭，属急性冠脉综合征的严重类型。基本病因是冠状动脉粥样硬化造成管腔狭窄和心肌血供不足，而侧支循环未充分建立。在此基础上一旦血供急剧减少或中断，使心肌严重而持久地急性缺血达 20～30 分钟以上，即可发生心肌梗死。多数由于不稳定的粥样斑块破溃，继而出血和管腔内血栓形成，而使管腔闭塞。少数粥样斑块内或其下发生出血或血管持续痉挛，也可使冠状动脉完全闭塞。

### （一）诊断和鉴别诊断

依据本病典型的临床表现，特征性的心电图改变以及实验室检查并短期内进行心电图、血清心肌酶测定和肌钙蛋白测定等的动态观察以确定诊断。对非 ST 段抬高的心肌梗死，血清肌钙蛋白测定的诊断价值更大。鉴别诊断要考虑以下一些疾病：心绞痛、急性心包炎、急性肺动脉栓塞、急腹症、主动脉夹层。

### （二）治疗原则

治疗原则是挽救濒死的心肌、防止梗死扩大或缩小心肌缺血范围，保护和维持心脏功能，及时处理严重心律失常、泵衰竭和各种并发症，防止猝死，渡过急性期，保持心肌功能。

治疗措施包括监护和一般治疗、解除疼痛、再灌注心肌、消除心律失常、控制休克、治疗心力衰竭，以及其他治疗。

## 复 习 题

**问答题**

1. 急性心肌梗死时，按 Killip 分级法可将心功能分为哪几级？
2. 试述急性心肌梗死临床表现。
3. 试述如何判断静脉溶栓是否成功？
4. 试述 AMI 治疗原则。
5. 试述心肌梗死再灌注治疗的方法有哪几种？

## 参 考 答 案

**问答题**

1. 按 killip 法心功能分级包括：Ⅰ级没有心力衰竭的证据。

   Ⅱ级第三心音，颈静脉压升高，肺部啰音小于 1/2 肺野。

   Ⅲ级明显的肺水肿。

   Ⅳ级 心源性休克。

2. 急性心肌梗死临床表现包括

   （1）先兆：50%～81.2%患者在发病前数日有乏力，胸部不适，活动时心悸、气急、烦躁、心绞痛等症状。

（2）症状：①疼痛是最先的症状部位及性质同心绞痛，但诱因多不明显，且常发生于安静时，程度较重，持续时间较长，休息和含硝酸甘油不缓解。患者常烦躁不安、出汗、恐惧感，胸闷或有濒死感。②全身症状包括发热、心动过速、白细胞增高和红细胞沉降率增快。③胃肠道症状伴有恶心、呕吐和上腹胀痛与迷走神经受坏死心肌刺激和心排血量降低导致组织灌注不足等有关。还可有腹胀、呃逆。④心律失常以室性心律失常最多，心室颤动是 AMI 早期特别是入院前主要的死因。房室传导阻滞和束支传导阻滞也较多见，室上性心律失常则较少，多发生在心力衰竭者中。⑤低血压和休克。⑥心力衰竭。

（3）体格检查：心脏体征检查可有 $S_1$ 减低，可出现奔马律，收缩期杂音及心包摩擦音。血压检查时，除极早期血压增高外，几乎所有患者均有血压降低。其他，可有与心律失常、休克、心力衰竭相关的其他体征。

3. 判断静脉溶栓成功的标准包括

（1）患者在溶栓治疗后 2 小时内胸痛症状基本消失。

（2）心电图抬高的 ST 段 2 小时内回落大于 50%。

（3）心肌坏死标记物的峰值前移，血清 CK-MB 酶峰提前到发病 14 小时内。

（4）溶栓治疗后的 2～3 小时出现再灌注心律失常，如加速性室性自主心律、房室传导阻滞或束支传导阻滞突然改善或消失，或者下壁梗死患者出现一过性窦性心动过缓、窦房传导阻滞有或不伴有低血压。

4. AMI 治疗原则包括

（1）一般处理：卧床休息、监测、吸氧、建立静脉通路、止痛、阿司匹林抗血小板。

（2）再灌注心肌：介入治疗——有冠脉 PCI 条件医院行直接 PCI 治疗（发病 12 小时以内）、补救性 PCI 治疗、溶栓治疗再通者的 PCI 治疗；没有冠脉 PCI 条件，并是溶栓指证者给予静脉溶栓治疗（药物：尿激酶、链激酶、r-tPA）。

（3）抗凝、抗血小板。

（4）对症治疗：抗心律失常、抗休克、纠正心衰等。

5. 心肌梗死再灌注治疗的方法包括

（1）静脉药物溶栓治疗。

（2）经皮冠脉球囊扩张术或经皮冠脉支架植入术。

（张北玉）

# 第五章　心脏瓣膜病

## 第一节　二尖瓣疾病

**病例 2-5-1**　患者,女性,52 岁,汉族,农民。患者 10 余年来反复于活动之后出现气短、呼吸困难症状,休息时即无症状,故未在意。近 1 周由于感冒后出现气短加重,夜间难以平卧,伴咳嗽、咳粉红色泡沫样痰。查体:血压 95/65mmHg,脉搏 75 次/分,口唇发绀,双颧潮红,颈静脉怒张,双肺可闻及湿啰音,心率 98 次/分,律不齐,第一心音强弱不等,二尖瓣听诊区可及Ⅲ/6 级舒张期隆隆样杂音。肝肋下 3cm。双下肢可凹性水肿。入院查心电图:P>0.12 秒,心房纤颤。

**问题:**

1. 该患者的临床诊断是什么?

2. 你的诊断依据是什么?

3. 进一步还要查什么才能明确你的诊断?

4. 需要与哪些疾病鉴别?

5. 该病会有哪些并发症?

6. 你怎么处理和治疗这个患者?

**参考答案和提示:**

1. 诊断　风湿性心脏瓣膜病;二尖瓣狭窄;心律失常-心房纤颤;全心功能不全(心功能Ⅲ级)。心尖区有隆隆样舒张期杂音伴 X 线或心电图示左心房增大,一般可诊断二尖瓣狭窄,UCG 检查可确诊。

2. 诊断依据

(1) 中年女性,农民。早期活动后出现气短、呼吸困难症状,休息时即无症状。1 周前由于感冒后出现气短加重,夜间难以平卧,伴咳嗽、咳粉红色泡沫样痰。

(2) 查体:口唇发绀,双颧潮红,颈静脉怒张,双肺可及湿啰音,肝大,双下肢可凹性水肿。心脏听诊房颤,二尖瓣听诊区可及Ⅲ/6 级舒张期隆隆样杂音。

(3) 心电图:心房纤颤。

3. 进一步查

(1) X 线:明确心影大小,有否左心房、右心房、右心室增大、主动脉结缩小、肺淤血、间质性肺水肿(如 Kerley B 线)和含铁血黄素沉着征象。

(2) 心脏彩超:心脏瓣膜的形态和活动度,测绘二尖瓣口面积。测心房室大小、室壁厚度和运动、心室功能、肺动脉压等。

(3) 心导管检查:在考虑介入或手术治疗时,应行心导管查同步测定肺毛压和左心室压以确定跨瓣压差和计算瓣口面积。

4. 心尖区舒张期杂音尚见于如下情况,需鉴别:

(1) 经二尖瓣口的血流增加:严重二尖瓣反流,大量左→右分流先心病等。

(2) Austin-Flint 杂音:见于严重主动脉瓣关闭不全。

(3) 左房黏液瘤:舒张期杂音随体位改变,其前有肿瘤"扑落"音。

5. 并发症有　①心房颤动；②急性肺水肿；③血栓栓塞；④心力衰竭；⑤感染性心内膜炎；⑥肺部感染。

6. 处理及治疗

(1) 一般治疗：避免心脏负担过重，防止链球菌感染和风湿活动。

(2) 治疗并发症：如大咯血、急性肺水肿、心房颤动。

(3) 机械缓解二尖瓣狭窄：经皮二尖瓣球囊扩张术、二尖瓣分离术、人工瓣膜替换术。

**病例 2-5-2**　患者，女性，62 岁，汉族，农民。患者 30 年来反复于出现气短、呼吸困难症状，夜间难以平卧，伴咳嗽、咳粉红色泡沫样痰，双下肢凹性水肿。多次入院治疗。查体：血压 110/70mmHg，脉搏 98 次/分，口唇发绀，双颧潮红，颈静脉怒张，双肺可及湿啰音，心率 115 次/分，律不齐，第一心音强弱不等，二尖瓣听诊区可闻及Ⅲ/6 级舒张期隆隆样杂音。胸骨左缘第二肋间可闻及舒张早期吹风样杂音。肝肋下 5cm。双下肢可凹性水肿。入院查心电图：P>0.12 秒，心房纤颤。心脏彩超：二尖瓣面积：0.7cm²，右心室扩大，肺动脉瓣关闭不全。M 型：二尖瓣城墙样改变（EF 斜率降低，A 峰消失），后叶向前移动及瓣叶增厚。

**问题：**

1. 患者临床诊断是什么？

2. 你的诊断依据是什么？

3. 进一步还要查什么才能明确你的诊断？

4. 需要与哪些疾病鉴别？

5. 该病会有哪些并发症？

6. 你怎么处理和治疗这个患者？

**参考答案和提示：**

1. **诊断**　风湿性心脏瓣膜病；二尖瓣重度狭窄并相对性肺动脉瓣关闭不全；心律失常-心房纤颤；全心功能不全（心功能Ⅲ级）。心尖区有隆隆样舒张期杂音伴 X 线或心电图示左心房增大，一般可诊断二尖瓣狭窄，UCG 检查可确诊。

2. **诊断依据**

(1) 中年女性，农民。气短、呼吸困难症状，夜间难以平卧，伴咳嗽、咳粉红色泡沫样痰。

(2) 查体：口唇发绀，双颧潮红，颈静脉怒张，双肺可及湿啰音，肝大，双下肢可凹性水肿。心脏听诊房颤，二尖瓣听诊区可及Ⅲ/6 级舒张期隆隆样杂音，胸骨左缘第二肋间可及舒张早期吹风样杂音（Graham-Steell 杂音）。

(3) 心电图：心房纤颤。心脏彩超：二尖瓣面积：0.7cm²，右心室扩大，肺动脉瓣关闭不全。M 型：二尖瓣城墙样改变（EF 斜率降低，A 峰消失），后叶向前移动及瓣叶增厚。

3. **进一步查**

(1) X 线：明确心影大小，有否左心房、右心房、右心室增大、主动脉结缩小、肺淤血、间质性肺水肿（如 Kerley B 线）和含铁血黄素沉着征象。

(2) 心导管检查：在考虑介入或手术治疗时，应行心导管查同步测定肺毛压和左心室压以确定跨瓣压差和计算瓣口面积。

4. 心尖区舒张期杂音尚见于如下情况，需鉴别：

(1) 经二尖瓣口的血流增加：严重二尖瓣反流，大量左→右分流先心病等。

(2) Austin-Flint 杂音：见于严重主动脉瓣关闭不全。

(3) 左房黏液瘤:舒张期杂音随体位改变,其前有肿瘤扑落音。

5. 并发症有 ①心房颤动;②急性肺水肿;③血栓栓塞;④心力衰竭;⑤感染性心内膜炎;⑥肺部感染。

6. 处理及治疗

(1) 一般治疗:避免心脏负担过重,防止链球菌感染和风湿活动。

(2) 治疗并发症:如大咯血、急性肺水肿、心房颤动。

(3) 机械缓解二尖瓣狭窄:经皮二尖瓣球囊扩张术、二尖瓣分离术、人工瓣膜替换术。

## 临床思维:二尖瓣狭窄

**【病理生理】**

**1. 二尖瓣狭窄对左房室跨瓣压差和左房压影响** 正常二尖瓣瓣口面积(MVA)约为 4～6$cm^2$。一般 MVA>1.5$cm^2$ 为轻度狭窄,1.0～1.5$cm^2$ 为中度狭窄,<1.0$cm^2$ 为重度狭窄。跨瓣压差约为 20mmHg,平均左房压 25mmHg。

**2. 左房压升高对肺循环的影响** 左房压升高依次引起肺静脉和肺毛细血管压被动性升高,导致呼吸困难;肺动脉高压产生于:升高的左房压被动性向后传递;左房和肺静脉高压触发肺小动脉收缩;长期的二尖瓣狭窄导致肺血管床器质性闭塞。

**3. 肺动脉高压对右室的影响** 严重的肺动脉高压导致右室扩张和右心衰。

**【临床表现】**

**1. 症状**

(1) 呼吸困难:最早症状。

(2) 咯血

1) 突然大量咯血:由于支气管静脉扩张破裂引起,常出血剧烈;在二尖瓣狭窄持续存在时,支气管静脉壁逐渐增厚,不会再发生出血。

2) 咯血性痰:阵发性夜间呼吸困难时发生。

3) 粉红色泡沫样痰:急性肺水肿。

4) 肺梗死伴有咯血。伴有肺部感染时可有痰中带血。

(3) 咳嗽。

(4) 声音嘶哑。

**2. 体征**

(1) 二尖瓣狭窄的心脏体征:①心尖搏动不明显;②$S_1$ 亢进,OS;③DM。

(2) 肺动脉高压和右室扩大的心脏体征:二尖瓣狭窄的症状和体征是特征鲜明的,为初步诊断提供重要的信息。

## 诊疗常规:二尖瓣狭窄

二尖瓣狭窄是风湿性心脏瓣膜病中较为常见的一种类型。早期诊断及时行换瓣术对病人的预后会大有好处。

(一)诊断要点

**1. 病因** ①二尖瓣狭窄最常见病因为风湿热,急性风湿热至少两年后才出现瓣膜狭窄;风湿热导致二尖瓣四种形式的融合:瓣膜交界处、瓣叶游离缘、腱索及以上部位的结合。②老年二尖瓣环或瓣下区钙化。③其他。

**2. 临床表现**

（1）症状：①呼吸困难，最早症状；②咯血；③咳嗽；④声音嘶哑。

（2）体征：①二尖瓣狭窄的心脏体征：心尖搏动不明显；$S_1$ 亢进，OS；DM。②肺动脉高压和右室扩大的心脏体征。

**3. 辅助检查**　X线、心电图、超声心动图。超声心动图定性和定量诊断的可靠方法。

## （二）鉴别诊断

本病应与可闻及心尖区舒张期杂音的其他疾病相鉴别：经二尖瓣口的血流增加；Austin-Flint 杂音；左房黏液瘤。

## （三）预后

风湿性二尖瓣狭窄患者临床表现与瓣口狭窄程度、左心房压力及肺动脉高压演变过程相关，常呈缓慢进展过程。从发生症状到完全致残平均 7.3 年，手术及介入治疗明显提高了患者的生活质量和 10 年存活率。

## （四）治疗原则和要点

**1. 一般治疗**　避免心脏负担过重，防止链球菌感染和风湿活动。

**2. 治疗并发症**　如大咯血、急性肺水肿、心房颤动。

**3. 器械缓解二尖瓣狭窄**　经皮二尖瓣球囊扩张术、二尖瓣分离术、人工瓣膜替换术。

# 二尖瓣关闭不全

**病例 2-5-3**　患者，女性，48 岁，汉族，农民。患者 8 年来反复于活动之后出现气短、呼吸困难症状，严重时夜间难以平卧，伴咳嗽、咳粉红色泡沫样痰。查体：血压 115/65mmHg，脉搏 95 次/分，口唇发绀，颈静脉怒张，双肺可及湿啰音，心率 118 次/分，律不齐，第一心音强弱不等，二尖瓣听诊区可及Ⅲ/6 级收缩期吹风样杂音。肝肋下 3cm。双下肢可凹性水肿。入院查心电图：P＞0.12 秒，心房纤颤。心脏彩超：彩色多普勒血流显像可于二尖瓣心房侧和左心房内探及收缩期高速射流。

**问题：**

1. 该患者的临床诊断是什么？

2. 你的诊断依据是什么？

3. 进一步还要查什么才能明确你的诊断？

4. 需要与哪些疾病鉴别？

5. 你怎么处理和治疗这个患者？

**参考答案和提示：**

1. **诊断**　风湿性心脏瓣膜病；二尖瓣关闭不全；心律失常-心房纤颤；全心功能不全（心功能Ⅲ级）。

2. **诊断依据**

（1）中年女性，农民，气短、呼吸困难症状，夜间难以平卧，伴咳嗽、咳粉红色泡沫样痰。

（2）查体：口唇发绀，颈静脉怒张，双肺可及湿啰音，肝大，双下肢可凹性水肿。心脏听诊房颤，二尖瓣听诊区可及Ⅲ/6 级收缩期吹风样杂音。

（3）心电图：心房纤颤。心脏彩超：彩色多普勒血流显像可于二尖瓣心房侧和左心房内探及收缩期高速射流。

3. 进一步查

（1）X线检查：急性者心影正常或左心房轻度增大伴明显肺淤血，肺水肿征。慢性者重度反流常见左心房、左心室增大，左心衰竭时可见肺淤血和间质性肺水征。

（2）放射性核素心室造影：可测定左心室收缩、舒张末容量和休息、运动射血分数，以判断左心室收缩功能。通过左、右心室心搏量之比值评估反流程度，比值＞2.5示严重反流。

（3）左心室造影：注射造影剂入左心室造影，观察收缩期造影剂反流入左心房的量，为半定量反流程度的"金标准"。

4. 鉴别鉴别诊断

（1）三尖瓣关闭不全：为全收缩期杂音，在胸骨左缘第4、5肋间最清楚，右心室显著扩大时可传导至心尖区，杂音在吸气时增强，伴有颈静脉收缩期搏动和肝收缩期搏动。

（2）室间隔缺损：为全收缩期杂音，在胸骨左缘4、5、6肋间最清楚，不向腋下传导，常伴胸骨旁收缩期震颤。

（3）胸骨左缘收缩期喷射性杂音：血流通过左或右心室流出道时产生，杂音见于健康人的无害性杂音。

5. 处理及治疗

（1）急性：降低肺静脉压，增加心排血量并纠正病因。

（2）慢性：①内科治疗：预防感染性心内膜炎；心房颤动的治疗是转复窦性心率，若不能转复者应积极控制心室率（尤其合并快速房颤时），改善症状，预防血栓；心力衰竭者纠正心衰，还应预防感染性心内膜炎。②外科治疗包括瓣膜修复和瓣膜置换（MVR）。

# 临床思维：二尖瓣关闭不全

**【病理生理】**

**1. 急性**　收缩期左心室射出的血液经关闭不全的二尖瓣反流至左心房，与肺静脉回流至左心房的血液汇总，在舒张期充盈左心室，致使左心室和左心房容量负增加，左心房压急剧升高，导致肺淤血，甚至肺水肿。重者可致肺动脉高压和右心衰。

**2. 慢性**　左心室对慢性容量负荷过度的代偿为左心室舒张末期容量增大，根据Frank-Starling定律使左心室心搏量增加，另外，由于代偿性离心性肥大，并且左心室收缩期将部分血排列入低压的左心房，室壁应力下降快，利于左心室排空。因此，在代偿期左心室总的心搏量明显增加，心脏射血分数可以完全正常。此情况可维持多年，但如果二尖瓣关闭不全持续存在并继续加重，左室功能恶化，心排血量低时即可出现症状。

持续严重的过度容量负荷终致左心衰，左心房压和左心室舒张末压明显上升，导致肺淤血、肺动脉高压和右心衰竭发生。

**【临床表现】**

**1. 症状**

（1）急性：急性二尖瓣关闭不全表现为呼吸困难，轻度表现为劳力性呼吸困难。严重的很快发生急性左心衰，甚至发生急性肺水肿心源性休克。

（2）慢性：轻度二尖瓣关闭不全可终身无症状。严重的先出现疲乏无力，呼吸困难出现较晚。

1) 风心病:从首次风湿热后,无症状期远较二尖瓣狭窄长,常超过 20 年。一旦出现明显症状,多已有不可逆的心功能损害。急性肺水和咯血较二尖瓣狭窄少见。

2) 二尖瓣脱垂:一般较二尖瓣关闭不全较轻,多无症状,或仅有胸痛、心悸、乏力、头昏、体位性晕厥和焦虑等,可能与自主神经功能紊乱有关。严重的二尖瓣关闭不全晚期出左心衰竭。

**2. 体征**

(1) 急性:心尖搏动为高动力型。第二心音肺动脉瓣成分亢进。心尖区可闻及第四心音。心尖区可及收缩期杂音。严重反流也可出现心尖区第三心音和短促舒张期隆隆样杂音。

(2) 慢性

1) 心尖搏动:呈高动力型,左心室增大时向左下移位。

2) 心音:第一心音减弱。二尖瓣脱垂和冠心病时第一心音多正常,但可闻及收缩中期喀喇音。

3) 心脏杂音:可及全收缩期吹风样杂音,在心尖区最响。杂音可向左腋下和左肩胛下区传导。

# 诊疗常规:二尖瓣关闭不全

二尖瓣关闭不全早期诊断及时行换瓣术对病人的预后会较好。

## (一) 诊断要点

**1. 病因**

(1) 瓣叶由于风湿性心脏病、二尖瓣脱垂、感染性心内膜炎、肥厚型心肌病、先天性心脏病及先天畸形、系统性红斑狼疮、类风湿关节炎、左房黏液瘤等。

(2) 任何病因引起左室增大或伴左心衰都可造成二尖瓣环扩大而导致二尖瓣关闭不全。二尖瓣环退行性变和瓣环钙化。

(3) 先天性或获得性的腱索病变,如腱索过长、断裂缩断和融合。由于冠脉供血不足或急性心肌梗死发生乳头肌坏死致乳头肌短暂或永久的缺血,引起二尖瓣关闭不全。

(4) 少见的先天性畸形亦可造成二尖瓣关闭不全。感染性心内膜炎可造成瓣叶穿孔、乳头肌断裂致二尖瓣关闭不全。

**2. 辅助检查** X线、心电图、超声心动图、放射性核素心室造影、左心室造影。注射造影剂入左心室造影,观察收缩期造影剂反流入左心房的量,为半定量反流程度的"金标准"。

## (二) 鉴别诊断

急性者,如突发呼吸困难,心尖区出现收缩期杂音,X线心影不大而肺淤血明显和有病因可寻,诊断不难。慢性者,心尖区有典型杂音伴左心房室增大,加之超声心动图的改变可以确诊。三尖瓣关闭不全、室间隔缺损、胸骨左缘收缩期喷射性杂音均要与二尖瓣关闭不全产生的心尖区出现收缩期杂音相鉴别。

## (三) 预后

急性严重反流伴血流动力学不稳定者,如不及时手干预,死亡率极高。慢性重度二尖瓣关闭不全确诊后内科治疗 5 年存活率 80%,10 年存活率 60%。单纯二尖瓣脱垂无明显反流,无收缩期杂音者大多预后良好;年龄>50 岁,有明显收缩期杂音和二尖瓣反流,瓣叶冗长增厚,左心房、左心室增大者预后较差。

## （四）治疗原则和要点

**1. 急性** 降低肺静脉压,增加心排血量和引纠正病因。

**2. 慢性**

（1）内科治疗:包括所有用于治疗心功能不全的措施,主要是降低后负荷,减少心脏射血阻力,进而减少反流入左房内的血液容量。

（2）外科治疗:包括瓣膜修复和瓣膜置换（MVR）。

## （五）预后

急性严重反流伴血流动力学不稳定者,如不及时手干预,死亡率极高。慢性重度二尖瓣关闭不全确诊后内科治疗 5 年存活率 80％,10 年存活率 60％。单纯二尖瓣脱垂无明显反流,无收缩期杂音者大多预后良好;年龄＞50 岁,有明显收缩期杂音和二尖瓣反流,瓣叶冗长增厚,左心房、左心室增大者预后较差。

# 复 习 题

**名词解释**
1. 心脏瓣膜病　2. 二尖瓣面容　3. Graham-Steell 杂音

# 参 考 答 案

**名词解释**
1. 重度二尖瓣狭窄常有双颧绀红一般称为二尖瓣面容。
2. 右心室扩大时可见心前区心尖搏动弥散,肺动脉高压时肺动脉瓣区第二心音亢进或伴分裂。当肺动脉扩张引起相对性肺动脉瓣关闭不全时,可在胸骨左缘第 2 肋间闻及舒张早期吹风样杂音,称 Graham-Steell 杂音。
3. 经皮球囊二尖瓣成形术:系将球囊导管从股静脉经房间隔穿刺跨越二尖瓣,用生理盐水和造影剂各半的混合液体充盈球囊,分离瓣膜交界处的粘连融合而扩大瓣口。在瓣叶（尤其是前叶）活动度好,无明显钙化,瓣下结构无明显增厚的患者效果更好。

# 第二节　主动脉瓣疾病

## 主动脉瓣狭窄

**病例 2-5-4** 患者,男性,49 岁,汉族。20 余年来反复于活动之后出现气短、呼吸困难症状。近 5 年夜间难以平卧,伴咳嗽、咳粉红色泡沫样痰。觉心前区疼痛,活动后有晕厥。查体:血压 110/70mmHg,脉搏 78 次/分,双肺可闻及湿啰音,心率 78 次/分,律齐,胸骨右缘第 2 肋间可及Ⅲ/6 级收缩期喷射性杂音,可及震颤。肝不大。查心电图:窦性心律,P 波双峰,左束支传导阻滞。

**问题:**
1. 该患者的临床诊断是什么?
2. 你的诊断依据是什么?
3. 进一步还要查什么才能明确你的诊断?
4. 需要与哪些疾病鉴别?

5. 该病会有哪些并发症?

6. 你怎么处理和治疗这个患者?

**参考答案和提示:**

1. 诊断 风湿性心脏瓣膜病;主动脉瓣狭窄;左心功能不全(心功能Ⅲ级)。

2. **诊断依据**

(1)中年男性。早期活动后出现气短、呼吸困难症状,休息时即无症状。近5年夜间难以平卧,伴咳嗽、咳粉红色泡沫样痰。伴心前区疼痛,活动后有晕厥。

(2)查体:双肺可及湿啰音,肝不大。胸骨右缘第2肋间可及Ⅲ/6级收缩期喷射性杂音,可及震颤。

(3)心电图:窦性心律,P波双峰,左束支传导阻滞。

3. **进一步查**

(1)X线:明确心影大小,有否左心房、左心室增大及肺淤血征象。

(2)心脏彩超:为明确诊断和判定狭窄程度的重要方法。M型超声对诊断本病不敏感,缺乏特异性。二维超声心动图探测主动脉瓣异常十分敏感,有助于显示瓣叶数目、大小、增厚、钙化,收缩期呈圆拱状活动度、交界处融合、瓣口大小和形状,瓣环大小等,有助于确定狭窄的病因,但不能准确定量狭窄程度。

(3)心导管检查:当心脏彩超不能确定狭窄程度并考虑人工瓣膜置换时,应行心导管检查。常以左心室-主动脉收缩期压差判断狭窄程度,平均压差>50mmHg或峰压差≥70mmHg为重度狭窄。

4. **主动脉瓣狭窄与其他左心室流出道梗阻疾病的鉴别** ①先天性主动脉瓣上狭窄;②先天性主动脉瓣下狭窄难以与主动脉瓣狭窄鉴别;③梗阻性肥厚型心肌病。上述情况的鉴别有赖于超声心动图。

5. **并发症有** ①心律失常,也可继发室性心律失常,严重者可导致晕厥、猝死;②心脏性猝死;③感染性心内膜炎;④体循环栓塞;⑤心力衰竭;⑥胃肠道出血。

6. **处理及治疗**

(1)内科治疗:确定狭窄程度,观察狭窄进展,为手术指征的患者选择合理手术时间。①预防感染性心内膜炎;②无症状和轻症患者每2年复查一次,中重度避免体力活动;③抗心律失常;④心绞痛者试用硝酸酯类药物;⑤心衰者限制钠盐摄入。

(2)外科治疗:人工瓣膜置换术。

(3)介入治疗:经皮球囊主动脉成形术。

# 临床思维:主动脉瓣狭窄

## 【病因】

**1. 风湿性病变** 成人主动脉瓣狭窄(aortic stenosis,AS)的最常见的病因,在我国最多见的病因为风湿性病变。

**2. 退行性变继发钙化** 在发达国家是主动脉瓣叶的退行性变继发钙化,引起瓣叶活动障碍。钙化的过程往往是从瓣叶的基底部开始,并向瓣叶发展,最终引起瓣口有效面积的减小,而真正的交界融合发生较少。

**3. 先天性主动脉瓣畸形** 先天性主动脉瓣畸形也可引起瓣膜狭窄,而且在年轻患者中最为常见。在先天性瓣叶畸形(常是二叶瓣)基础上可出现纤维化、钙化,病变长时间发展引起瓣膜狭窄,与退行性变继发钙化者相似。

风湿热引起的 AS,往往是由于瓣叶交界融合引起,并最终导致瓣叶的钙化。因此,老年 AS 患者无论何种病因引起,其最典型的特征就是钙化。

【病理生理】 成人正常主动脉瓣口面积约为 $3.0 \sim 4.0 cm^2$。一般认为瓣口面积在 $0.75 \sim 1.0 cm^2$,尚不属于严重狭窄。当主动脉瓣瓣口面积小于正常的四分之一时,往往才引起明显的循环系统改变。主动脉瓣狭窄的严重程度分为 3 级:轻度(瓣口面积$>1.0 cm^2$)、中度(瓣口面积 $0.75 \sim 1.0 cm^2$)以及重度(瓣口面积$\leqslant 0.75 cm^2$)。

## 诊疗常规:主动脉瓣狭窄

### (一) 诊断要点

**1. 病因** 风湿性心脏瓣膜病、先天性畸形、退行性老年钙化性主动脉瓣狭窄均可造成主动脉瓣狭窄。

**2. 临床表现**

(1) 症状:早期无症状。呼吸困难、心绞痛和晕厥为典型主动脉狭窄常见的三联征。

(2) 体征:①心音:第一心音正常,第二心音减弱或消失,$A_2$ 逆分裂,闻及第四心音。②收缩期喷射性杂音:第一心音稍后或紧随喷射音开始,止于第二心音前,为吹风样、粗糙、递增-递减型。胸骨右缘第 2 肋间最响,主要向颈动脉传导,常伴震颤。③其他:细迟脉、SBP 下降、脉压下降。

**3. 辅助检查** X 线、心电图、超声心动图、心导管检查。

### (二) 鉴别诊断

主动脉瓣狭窄与其他左心室流出道梗阻疾病的鉴别:①先天性主动脉瓣上狭窄;②先天性主动脉瓣下狭窄;③梗阻性肥厚型心肌病有收缩期二尖瓣前叶前移。

以上情况的鉴别除体征外,有赖于超声心动图。

### (三) 预后

风湿性主动脉瓣狭窄患者可多年无症状,一旦出现症状,预后不良,出现症状后平均寿命仅 3 年左右。人工瓣膜置换术后存活患者的生活质量和远期存活率显著优于内科治疗患者。

### (四) 治疗原则和要点

**1. 内科治疗**

(1) 目的:确定狭窄程度,观察狭窄进展情况,选择合理手术时间(有手术指征患者)。

(2) 治疗措施:①预防感染性心内膜炎;②定期复查(包括 UCG 定量测定);③抗心律失常;④治疗心绞痛;⑤治疗心力衰竭。

**2. 外科治疗**

(1) 人工瓣膜置换术为治疗成人主动脉瓣狭窄的主要方法。重度狭窄(平均跨瓣压差 $>50 mmHg$)伴心绞痛、晕厥或心力衰竭症状为手术指征。

(2) 无症状重度狭窄患者,伴有进行性心脏增大和(或)明显左心室功能不全,应考虑手术。

(3) 术后的远期预后优于二尖瓣疾病和主动脉瓣关闭不全的换瓣患者。

**3. 经皮球囊主动脉瓣成形术**

(1) 主要治疗对象为高龄、有心力衰竭和手术高危患者。

（2）适应证：①严重主动脉瓣狭窄的心源性休克者；②严重主动脉瓣狭窄需急诊非心脏手术，因有心力衰竭具有极高手术危险性，可作为过渡治疗措施；③严重主动脉瓣狭窄的妊娠妇女；④严重主动脉瓣狭窄拒绝手术治疗者。

# 主动脉瓣关闭不全

**病例 2-5-5**　患者，男性，72 岁，汉族。近 2 年来反复于出现心悸、心前区不适症状，伴有头部强烈搏动感。近 1 个月出现气短，尤其夜间明显，且从床上坐起及蹲位站起时有明显的头晕。查体：血压 130/50mmHg，脉搏 106 次/分，双肺可及湿啰音。可见抬举样心尖搏动，心界向左下扩大，心率 106 次/分，律齐，胸骨右缘第 2 肋间可及舒张期叹气样杂音，同时心尖区听到舒张中期隆隆样杂音。心电图：窦性心律心动过速，左室高电压。心脏彩超：彩色多普勒血流显像在主动脉瓣的心室侧可探及舒张期反流束。

**问题：**

1. 该患者的临床诊断是什么？

2. 你的诊断依据是什么？

3. 进一步还要查什么才能明确你的诊断？

4. 需要与哪些疾病鉴别？

5. 该病会有哪些并发症？

6. 你怎么处理和治疗这个患者？

**参考答案和提示：**

1. 诊断　风湿性心脏瓣膜病；主动脉瓣关闭不全；左心功能不全（心功能Ⅲ级）。

2. 诊断依据

（1）老年男性，早期无症状。近 2 年反复于出现心悸、心前区不适症状，头部强烈搏动感。近 1 个月有左心功能不全症状，有体位性头昏。

（2）查体：脉压增大。双肺湿啰音，可见抬举样心尖搏动，心界向左下扩大，心率 106 次/分，律齐，胸骨右缘第 2 肋间可及舒张期叹气样杂音，心尖区听到舒张中期隆隆样杂音。

（3）心电图：窦性心律心动过速，左室高电压。心脏彩超：彩色多普勒血流显像在主动脉瓣的心室侧可探及舒张期反流束。

3. 进一步查

（1）X 线：明确心影大小，有否左心房、左心室增大及肺淤血征象。

（2）放射性核素心室造影：可测定左心室收缩、舒张末期和静息、运动的射血分数，判断左心室功能。根据左心室和右心室心搏量比值估测反流程度。

（3）磁共振显像：诊断主动脉疾病如夹层极准确。可目测主动脉瓣反流射流，可靠的半定量反流程度，并能定量反流量和反流分数。

（4）主动脉造影：无创技术不能确定反流程度，并考虑外科治疗时，可行选择性主动脉造影，半定量反流程度。

4. 主动脉舒张早期杂音于胸骨左缘明显时　应与 Graham-Steell 杂音鉴别。

5. 并发症以感染性心内膜炎较常见　室性心律失常也可发生，但伴猝死的少见。心力衰竭在急性者出现早，慢性者于晚期始出现。

6. 处理及治疗　①预防感染性心内膜炎；②左心衰竭的治疗；③心绞痛的处理。

# 临床思维:主动脉瓣关闭不全

## 【病因和病理】

由于主动脉瓣及(或)主动脉根部疾病所致。

**1. 急性**　①感染性心内膜炎所致主动脉瓣膜穿孔或瓣周脓肿;②创伤;③主动脉夹层;④人工瓣撕裂。

**2. 慢性**

(1) 主动脉疾病:①风心病,约 2/3 的主动脉瓣关闭不全(aortic incompetence)为风心病所致;②感染性心内膜炎(瓣叶破损或穿孔等);③先天性畸形(二叶主动脉瓣;室间隔缺损时由于无冠瓣失去支持可引起主动脉瓣关闭不全);④主动脉瓣黏液样变性;⑤强直性脊柱炎。

(2) 主动脉根部扩张:①梅毒性主动脉炎;②马方(Marfan)综合征;③强直性脊柱炎(升主动脉弥漫性扩张);④特发性升主动脉扩张;⑤严重高血压和(或)动脉粥样硬化致升主动脉瘤。

## 【病理生理】

**1. 急性**　如反流量大,左心室的急性代偿性扩张以适应容量过度负荷的能力有限,左心室舒张压急剧增高,导致左心房压增高和肺淤血,甚至肺水肿。

**2. 慢性**　左心室扩张,不至于因容量负荷过度而明显增加左心室舒张末压;心室重量大大增加使左心室壁厚度与心腔半径的比例不变,室壁应力维持正常;另一有利代偿机制为运动时外周阻力↓和心率增快伴舒张期缩短,使反流减轻。

以上因素使左心室功能长期代偿,失代偿期心室收缩功能降低,甚至发生左心衰。

# 诊疗常规:主动脉瓣关闭不全

## (一) 诊断要点

**1. 临床表现**

(1) 症状

1) 急性:轻者可无症状;重者出现急性左心衰竭和低血压。

2) 慢性:可多年无症状,甚至可耐受运动。最先的主诉与心搏量增多有关,如心悸、心前区不适、头部强烈搏动感等症状。晚期出现左心衰竭表现。

(2) 体征

1) 急性:收缩压、舒张压和脉压正常或舒张压稍低、脉压稍增大。无明显周围血管征。心尖搏动正常。心动过速常见。主动脉瓣舒张期杂音较慢性者短和调低。

2) 慢性

A. 血管:收缩压↑,舒张压↓,脉压↑周围血管征常见。

B. 心尖搏动:向左下移位,呈抬举性。

C. 心音:$A_2$ 减弱或消失,心底部可闻及收缩期喷射音。

D. 心脏杂音:高调叹气样递减型舒张早期杂音,坐位前倾和深呼气时更易听到,杂音为乐音性时,提示瓣叶脱垂、撕裂或穿孔。常在心尖区听到舒张早中期杂音(Austin-Flint 杂音),需要与器质性二尖瓣狭窄的杂音鉴别。

**2. 辅助检查**

(1) X 线检查

1) 急性:心脏大小正常,无主动脉扩张。常有肺淤血或肺水肿征。

2) 慢性:左心室增大,可有左心房增大。升主动脉明显扩张。严重的瘤样扩张提示 Marfan

综合征或中层囊性坏死。左心衰竭时有肺淤血征。

（2）超声心动图：二维超声可显示瓣膜和主动脉根部的形态改变,有助于病因确定。脉冲式多普勒和彩色多普勒血流显像在主动脉瓣的心室侧可探及舒张期反流束,为确定主动脉瓣反流最敏感的方法,并判断反流严重程度。

（3）心电图：急性者常见窦性心动过速和非特异性 ST-T 改变。慢性者常见左心室肥厚劳损。

（4）放射性核素心室造影：可测定左心室收缩、舒张末期和静息、运动的射血分数,判断左心室功能。根据左心室和右心室心搏量比值估测反流程度。

（5）磁共振显像：诊断主动脉疾病如夹层极准确。可目测主动脉瓣反流射流,可靠的半定量反流程度,并能定量反流量和反流分数。

（6）主动脉造影：无创技术不能确定反流程度,并考虑外科治疗时,可行选择性主动脉造影,半定量反流程度。

（二）鉴别诊断

主动脉舒张早期杂音于胸骨左缘明显时,应与 Graham-Steell 杂音鉴别。

（三）预后

急性重度主动脉瓣关闭不全如不及时手术治疗,常死于左心室衰竭。慢性者无症状期长,症状出现后,病情常迅速恶化。

（四）治疗原则和要点

**1. 急性**
（1）外科治疗：人工瓣膜置换术或主动脉修复术为根本措施。
（2）内科治疗：一般仅为术前准备过渡措施,目的在于降低肺静脉压,增加心排血量,稳定血流动力学。

**2. 慢性**
（1）内科治疗：①预防感染性心内膜炎；②梅毒性主动脉炎应予青霉素治疗；③DBP ＞90mmHg 应用降压药；④无症状的轻或中度反流者,定期随访,应包括 UCG 检查,ACEI 应用于严重反流和左心室扩张者,即使无症状；⑤左心衰竭的治疗；⑥心绞痛的处理；⑦积极纠正心房颤动和治疗心律失常；⑧如有感染应及早积极控制。
（2）外科治疗：人工瓣膜置换术为严重主动脉瓣关闭不全的主要治疗方法。
1）适应证：①有症状和左心室功能不全；②无症伴左心室功能低下；③有症状而左心室功能正常者,先试行内科治疗,如无改善,应尽早手术治疗。
2）禁忌证：LVEF≤0.15～0.20,LVEDD≥80mmHg 或 LVEDVI≥300ml/m²。

# 第三节　三尖瓣和肺动脉瓣疾病

## 临床思维：三尖瓣狭窄

**【病因、病理和病理生理】**　最常见病因为风心病。单纯三尖瓣狭窄极少,往往合并三尖瓣关闭不全、二尖瓣和主动脉瓣损害。

舒张期平均跨三尖瓣压差＞2mmHg 即可诊断三尖瓣狭窄,平均跨三尖瓣压差＞5mmHg,

平均右房压升高至足以导致体循环压显著升高,出现颈静脉怒张、肝大、腹水和水肿。右心室排血量减少,不随运动而增加,右心室容量正常或减少。

## 诊疗常规:三尖瓣狭窄

### (一)诊断要点

**1. 临床表现**

(1)症状:乏力,腹部肿胀,肝大及全身水肿。

(2)体征:胸骨左下缘闻及三尖瓣开瓣音;于胸骨左缘第4、5肋间或剑突附近紧随开瓣音后闻及较二尖瓣狭窄杂音弱而短的舒张期隆隆样杂音,伴有舒张期震颤;肝大、腹水和全身水肿。

**2. 辅助检查**

(1)X线检查:心影明显增大,后前位右心缘见右房和上腔静脉突出,右房缘距中线的最大距离常>5cm。

(2)超声心动图:二维超声心动图确诊三尖瓣狭窄具有高度敏感性和特异性,心尖四腔观可见瓣叶增厚,舒张期呈圆拱形。彩色多普勒血流显像可见三尖瓣口右心室侧高速"火焰形"射流。

(3)心电图:Ⅱ和$V_1$导联P波振幅>2.5mV,提示右心房增大。

(4)心导管检查:可同步测定右房和右心室压以了解跨瓣压差。

### (二)鉴别诊断

房间隔缺损如左向右分流量大,可在三尖瓣听诊区听到第三心音后短促的舒张中期隆隆样杂音。

### (三)治疗原则和要点

**1. 内科治疗** 限制钠盐摄入,应用利尿剂,控制心房颤动的心室率。

**2. 外科治疗** 舒张期跨三尖瓣压差>5mmHg,三尖瓣口面积<2.0cm²,则在行二尖瓣修复术或置换术同时对三尖瓣进行修复,多采用直视分离术;如分离术不能恢复三尖瓣正常功能,则只有行瓣膜置换。

## 临床思维:三尖瓣关闭不全

**【病因、病理和病理生理】** 三尖瓣关闭不全多见于功能性三尖瓣关闭不全。由于右心室扩张,瓣环扩大,收缩时瓣叶不能闭合,多为伴有右心室收缩压增高或肺动脉高压的心脏病,如风湿性二尖瓣病、先天性心血管病和肺心病。较少的原因为器质性三尖瓣关闭不全,如三尖瓣下移(Ebstein畸形)、风心病、三尖瓣脱垂、感染性心内膜炎、冠心病、类癌综合征、心内膜心肌纤维化等。严重的三尖瓣关闭不全的血流动力学特征为体循环静脉高压和运动时右心室心搏量相应增加的能力受限,晚期出现右心衰竭。如果无肺动高或右心室收缩期高压,可不引起上述血流动力学异常。

## 诊疗常规:三尖瓣关闭不全

### (一)诊断要点

**1. 临床表现**

(1)症状:三尖瓣关闭不全多缘于右室扩大和三尖瓣环扩大,为各种原因所致的右室衰竭的并发症。主要表现为原发病症状和右心衰竭的症状。

（2）体征：胸骨下缘有第三心音，吸气时增强；三尖瓣关闭不全的杂音为高调、吹风样和全收缩期，在胸骨左下缘或剑突下区最响；严重三尖瓣血流增加，在胸骨左下缘有第三心音后的短促舒张期隆隆样杂音；三尖瓣脱垂有收缩期喀喇音。

**2. 辅助检查**

（1）X线检查：右心房明显增大，右心室、上腔静脉和奇静脉扩大。可有胸腔积液。

（2）超声心动图：二维超声心动图对三尖瓣关闭不全的病因诊断有助。确诊反流和半定量反流程度有赖脉冲多普勒和彩色多普勒血流显像，后者尤为准确。

（3）心电图：右房增大、不完全性右束支阻滞和心房颤动常见。

（4）心导管检查：可测定左心室和右心室心搏量比值，估测反流程度，<1.0提示有三尖瓣反流，比值越小，反流越大。

（5）右心室造影：右心室造影可用于确定三尖瓣反流及程度。

（二）鉴别诊断

鉴别诊断见二尖瓣关闭不全鉴别。

（三）治疗原则和要点

**1. 内科治疗** 无肺动脉高压的三尖瓣关闭不全无需手术治疗。右心衰竭者，限制钠盐摄入，用利尿剂、洋地黄类药物和血管扩张药，控制心房颤动的心室率。

**2. 外科治疗** 轻中度三尖瓣关闭不全且瓣膜形态正常，则无需手术治疗；重度三尖瓣关闭不全且伴有形态改变（风湿所致）时可行瓣膜分离术或环缩成形术；瓣膜形态发生严重器质性改变时须考虑瓣膜置换术。

## 肺动脉瓣狭窄

最常见的病因为先天畸形，风湿热极少见，而且往往合并其他瓣膜损害。

## 临床思维：肺动脉瓣关闭不全

**【病因、病理和病理生理】** 最常见病因为继发于肺动脉高压的肺动脉干根部扩张，引起瓣环扩大，见于风湿性二尖瓣疾病、艾森曼格综合征等。少见原因为特发性和Marfan综合征的肺动脉扩张。肺动脉瓣原发性病变较少见，可见于感染性心内膜炎、肺动脉瓣狭窄或法洛四联症术后、类癌综合征和风心病。

肺动脉瓣关闭不全导引起右心室容量负荷过度。如果无肺动脉高压，可多年无症状；如有肺动脉高压，则加速右心衰竭的发生。

## 诊疗常规：肺动脉瓣关闭不全

（一）诊断要点

**1. 临床表现**

（1）症状：主要为右心衰竭表现。

（2）体征：可于胸骨左缘第2肋间扪及肺动脉瓣收缩期搏动，可伴收缩期震颤；肺动脉高压时，第二心音呈宽分裂；在胸骨左缘第2肋间可及收缩期喷射音；胸骨左缘第4肋间常有第三和第四心音，吸气时增强；继发于肺动脉高压者，在胸骨左缘第二心音后立即开始的舒张早期叹气样高调递增递减型杂音,吸气时增强,称为 Graham-Steell 杂音;由于肺动脉扩张和右心搏量增加,在胸骨左缘第 2 肋间在喷射音之后有收缩期喷射性杂音。

**2. 辅助检查**

(1) X 线检查:右心室和肺动脉干扩大。

(2) 超声心动图:多普勒超声对确诊肺动脉瓣关闭不全极为敏感,可以半定量反流程度。二维超声心动图有助于明确病因。

(3) 心电图:肺动脉高压者有右心室肥厚征。

## (二)鉴别诊断

Graham-Steell 杂音有时难以与主动脉瓣关闭不全的舒张早期杂音鉴别,这种情况有赖于超声心动图确诊。

## (三)治疗原则和要点

先天性 PS 的治疗主要是球囊扩张。其指征是:右室-肺动脉压力阶差＞35mmHg,形态适宜。球囊直径选择较肺动脉瓣环径大 20%～40%。PR 的治疗主要是针对原发病变,极少数情况下需行瓣膜置换术。

# 第四节 多 瓣 膜 病

## 临床思维:多瓣膜病

【病因、病理和病理生理】 多瓣膜病变的常见原因为风湿热,也可见于马凡氏综合征和其他结缔组织病,以及退行性病变。

血流动学特征和临床表现取决于受损瓣膜的组合形式和各瓣膜受损的相对严重程度。

## 诊疗常规:多瓣膜病

## (一)诊断要点

**1. 临床表现** 患者临床表现取决于各瓣膜病变的严重程度,若程度相似,则临床症状主要表现为上游瓣膜病变的表现,下游瓣膜病变表现常被上游病变表现所掩盖。

**2. 辅助检查** 从临床检查及无创方法通常较难确定病变的相对严重程度,除了详细进行超声心动图检查外,术前还应做左、右心导管检查和造影。因为遗漏某瓣膜病变会增加死亡率。

## (二)治疗原则和要点

**1. 内科治疗** 与单瓣膜损害相同。

**2. 外科治疗** 手术治疗为主要措施。

(姜春玉)

# 第六章　感染性心内膜炎

## 临床思维:感染性心内膜炎

　　感染性心内膜炎发病必须具备两个重要条件:①可黏附细菌的心瓣膜或心内膜;②血流中存在可黏附于瓣膜的细菌并在其上生长繁殖。诊断应综合临床表现,基础心脏病,静脉注射药物或静脉插管病史,血培养结果等依据 DUKE 诊断标准以明确,在常规抗炎治疗时应注意防治并发症,包括心脏并发症和心外并发症。内科积极治疗效果不明显者应考虑外科治疗,人工瓣心内膜炎一般多需外科手术治疗。

　　预防:感染性心内膜炎的发病率低,预防尤其重要,对有过感染性心内膜炎史或人工瓣或者比先天性心脏和获得性心瓣膜病更具危险性,对于此类患者在进行侵入操作前应给予抗生素预防。感染性心内膜炎危险因素中又以口腔及牙科手术最易诱发,应特别注意。

　　**【病因】**　链球菌和葡萄球菌为自体瓣膜心内膜炎的常见致病菌。

　　**【发病机制】**

　　**1. 亚急性**

　　(1) 血流动力学因素:赘生物常位于血流从高压腔经病变瓣口或先天缺损至低压腔产生高速射流和湍流的下游,可能与这些部位侧压下降和内膜灌注减少,利于微生物沉积生长有关。

　　(2) 非细菌性血栓性心内膜炎:内膜受损后,形成血小板微血栓和纤维蛋白沉着,成为结节样无菌性赘生物,称非细菌性血栓性心内膜炎,是细菌定居瓣膜表面的重要因素。

　　(3) 暂时性菌血症:各种感染或细菌寄居的皮肤黏膜损伤,常导致暂时性菌血症。

　　(4) 细菌感染无菌性赘生物:此取决于发生菌血症的频度和循环中细菌的数量、细菌黏附于血小板微血栓和纤维蛋白的能力。

**2. 急性**　发病机制尚不清楚,主要累及正常心瓣膜,病原菌来自皮肤、肌肉、骨骼或肺等部位的活动性感染灶,循环中细菌量大,细菌毒力强,具有高度侵袭性和黏附于内膜的能力。主动脉瓣常受累。

【病理】

1. 心内感染和局部扩散

2. 赘生物碎片脱落导致栓塞

3. 血源性播散

4. 免疫系统激活:①脾大;②肾小球肾炎;③关节炎、腱鞘炎、心包炎和微血管炎。

【临床表现】

**1. 发热**　发热是感染性心内膜炎最常见的症状。

**2. 心脏杂音**　80%~85%的患者可闻及心脏杂音,可由基础心脏病和(或)心内膜炎导致瓣膜损害所致。

**3. 周围体征**　多为非特异性,近已不多见,包括①瘀点;②指(趾)甲下线状出血;③Roth斑,为视网膜的卵圆形出血斑;④Osler结节,为指(趾)垫出现的豌豆大的红或紫色痛性结节;⑤Janeway损害,为手掌和足底处直径1~4mm出血红斑引起这些周围体征的原因可能是微血管炎或微血栓。

**4. 动脉栓塞**　赘生物引起动脉栓塞占20%~40%,尸检检出的亚临床型更多。脑、心脏、脾、肾、肠系膜和四肢为体循环动脉栓塞部位。

**5. 感染的非特异性症状**

(1) 脾大:见于15%~50%、病程>6周的患者,急性者少见。

(2) 贫血:较常见,为慢性疾病性贫血。

【并发症】

**1. 心脏**　心衰、心肌脓肿、急性心肌梗死、化脓性心包炎、心肌炎。

**2. 其他**　①细菌性动脉瘤;②转移性脓肿;③神经系统;④肾脏。

## 诊疗常规:感染性心内膜炎

(一)实验室检查

**1. 常规检验**

(1) 尿液:常有显微镜下血尿和轻度蛋白尿。肉眼血尿显示肾梗死。

(2) 血液:亚急性者正常色素型正常细胞性贫血常见,白细胞计数正常或轻度升高。大单核细胞(耳垂组织细胞),血沉均增快。

**2. 免疫学检查**　25%高免疫球蛋白血症,80%CIC阳性。

**3. 血培养**　血培养是诊断菌血症和感染性心内膜炎的最重要方法。亚急性患者,抗生素治疗前先采血,间隔一小时采血1次共3次,每次采血10~20ml作需氧和厌氧培养,并且作药敏试验。已用过抗生素者,停药2~7天后采血。急性患者入院后3小时内,每隔一小时1次共取3个血标本后开始治疗。本病的菌血症为持续性,无需在体温升高时采血。

**4. X线检查**　肺部多处小片状浸润阴影提示脓毒性肺栓塞所致肺炎。左心衰竭时有肺淤血或肺水肿征。主动脉细菌性动脉瘤可致主动脉增宽。

**5. 心电图**　偶见急性心肌梗死或房室、室内传导阻滞。

**6. 超声心动图**　经胸超声检查可诊断出50%~75%的赘生物,经食管超声可检出<5mm

的赘生物,敏感性高达 95％以上。赘生物≥10mm 时,易发生动脉栓塞。UCG 还可明确基础心脏病和心内并发症。

（二）诊断和鉴别诊断

**诊断标准**　阳性血培养对本病诊断有重要价值。凡有细菌性心内膜炎的临床表现,如发热伴有心脏杂音,尤其是主动脉瓣关闭不全杂音,贫血,血尿,脾大,白细胞增高和伴或不伴栓塞时,血培养阳性,可诊断本病。

超声心动图检出赘生物对明确诊断有重要价值。

（三）治疗

**1. 抗生素的使用原则**　用药原则:①早期应用,送 3～5 次血培养后开始治疗。②充分用药,足量足程。③静脉用药为主,保持高而稳定的血药浓度。④病原微生物不明确时,急性者选用针对金黄色葡萄球菌、链球菌和革兰阴性杆菌均有效的广谱抗生素。亚急性者选用针对大多数链球菌的抗生素。⑤分离出病原微生物时,应作药敏试验,根据致病微生物对药物的敏感程度选择抗生素。

**2. 手术治疗指征**

# 复　习　题

**问答题**
1. 急性感染性心内膜炎特征是什么?
2. 亚急性感染性心内膜炎特征是什么?
3. 感染性心内膜炎的周围体征是什么?
4. 试述感染性心内膜炎的血培养是什么?
5. 感染性心内膜炎抗生素的使用原则是什么?
6. IE Duke 诊断标准是什么?

# 参　考　答　案

**问答题**
1. 急性感染性心内膜炎特征　①中毒症状明显;②病程进展迅速,数天至数周引起瓣膜破坏;③感染迁移多见;④病原体主要是金黄色葡萄球菌。
2. 亚急性感染性心内膜炎特征　①中毒症状轻;②病程数周至数月;③感染迁移少见;④病原体以草绿色链球菌多见,其次为肠球菌。
3. 感染性心内膜炎的周围体征　多为非特异性,近已不多见,包括:①瘀点;②脂(趾)甲下线状出血;③Roth 斑,为视网膜的卵圆形出血斑;④Osler 结节,为指(趾)垫出现的豌豆大的红或紫色痛性结节;⑤Janeway 损害,为手掌和足底处直径 1～4mm 出血红斑。引起这些周围体征的原因可能是微血管炎或微血栓。
4. 感染性心内膜炎的血培养　血培养是诊断菌血症和感染性心内膜炎的最重要方法。亚急性患者,抗生素治疗前先采血,间隔 1 小时采血 1 次共 3 次,每次采血 10～20ml 作需氧和厌氧培养,至少应培养 3 周,并且作药敏试验。已用过抗生素者,停药 2～7 天后采血。急性患者入院后 3 小时内,每隔一小时 1 次共取 3 个血标本后开始治疗。本病的菌血症为持续性,无需在体温升高时采血。
5. 感染性心内膜炎抗生素使用原则　用药原则:①早期应用,送 3～5 次血培养后开始治疗。②充分用药,足量足程。③静脉用药为主,保持高而稳定的血药浓度。④病原微生物不明确时,急性者选用针对金黄色葡萄球菌、链球菌和革兰阴性杆菌均有效的广谱抗生素。亚急性者选用针对大多数链球菌的抗生素。⑤分离出病原微生物时,应作药敏试验,根据致病微生物对药物的敏感程度选择抗生素。

6. IE Duke 诊断标准包括

（1）主要标准

1）血培养阳性:2 次血培养均为一致的典型 IE 致病微生物:草绿色链球菌,牛链球菌,HACEK 型,金黄色葡萄球菌;无原发灶的获得性肠球菌;或血培养持续阳性,均为同一致病微生物:至少 2 次血培养阳性,且间隔 12 小时以上,4 次阳性血培养中 3 次为同一致病微生物(第一次与最后一次血培养至少间隔 1 小时);Q 热病原体 1 次血培养阳性或其 IgG 抗体滴度＞1∶800。

2）心内膜受累证据:超声心动图阳性发现[人工瓣膜或复杂 IE(瓣周脓肿)推荐使用 TEE;其他患者推荐首选 TTE]:血液反流束中可见瓣叶或支撑结构有振荡物,或心内植入物上存在无法解释的振荡物;或脓肿;或新出现的人工瓣膜部分裂开;或新出现的瓣膜反流(新出现杂音或杂音较前加重)。

（2）次要标准

1）易患体质,心脏本身存在易患因素,或注射吸毒者。

2）发热,体温＞38℃。

3）血管现象:主要动脉栓塞,感染性肺梗死,细菌性动脉瘤,颅内出血,结膜出血,以及 Janeway 损害。

4）自身免疫现象:肾小球肾炎,Osler 结节,Roth 斑以及类风湿因子。

5）致病微生物感染证据:不符合主要标准的血培养阳性,或与 IE 一致的活动性致病微生物感染的血清学证据。

6）排除超声心动图的次要标准。

A. 确诊:满足 2 项主要标准,或 1 项主要标准＋3 项次要标准,或 5 项次要标准。

B. 疑诊:满足 1 项主要标准＋1 项次要标准,或 3 项次要标准。

（张北玉）

# 第七章 心肌疾病

## 第一节 心肌病(原发性)

**病例 2-7-1** 患者,男性,75 岁,汉族,农民。患者近 1 年来反复于活动之后出现气短、呼吸困难症状,夜间难以平卧,伴咳嗽、咳粉红色泡沫样痰。查体:血压 95/65mmHg,脉搏 105 次/分,颈静脉怒张,双肺可及湿啰音,心率 105 次/分,律齐,可及第三心音奔马率。肝肋下 7cm。双下肢可凹性水肿。查胸片:心影明显增大,心胸比 > 50%。心脑彩超:各心腔均扩大,室壁运动普遍减弱,EF < 35%。心电图:窦性心动过速,完全左束支传导阻滞。

**问题:**

1. 该患者的临床诊断是什么?

2. 你的诊断依据是什么?

3. 进一步还要查什么才能明确你的诊断?

4. 需要与哪些疾病鉴别?

5. 你怎么处理和治疗这个患者?

**参考答案和提示:**

1. **诊断** 扩张型心肌病;心律失常-完全左束支传导阻滞;全心功能不全(心功能Ⅲ级)。

2. **诊断依据**

(1) 中年男性,农民。近 1 年来反复于活动之后出现气短、呼吸困难症状,夜间难以平卧,伴咳嗽、咳粉红色泡沫样痰。

(2) 查体:血压 95/65mmHg,脉搏 105 次/分,颈静脉怒张,双肺可及湿啰音,心率 105 次/分,律齐,可及第三心音奔马率。肝肋下 7cm。双下肢可凹性水肿。

(3) 胸片:心影明显增大,心胸比 > 50%。心脑彩超:各心腔均扩大,室壁运动普遍减弱,EF < 35%。心电图:窦性心动过速,完全左束支传导阻滞。

3. **进一步查** ①心脏放射性核素检查;②心导管检查和心血管造影;③心内膜心肌活检。

4. **鉴别诊断** 应鉴别于各种病因明确的器质性心脏病,如急性病毒性心肌炎、风湿性心脏病、冠心病、先天性心血管病及各种继发性心肌病等后方可确立诊断。

5. **处理及治疗**

(1) 一般治疗:限制体力活动,低盐饮食。

(2) 治疗充血性心力衰竭和各种心律失常。

(3) 扩血管药、血管紧张素转换酶抑制剂、β 受体阻滞剂等长期口服。

(4) 中药黄芪、生脉散和牛磺酸等有抗病毒,调节免疫改善心功能等作用,长期使用对改善症状及预后有一定辅助作用。

## 临床思维:扩张型心肌病

**【病因】** 本病病因不明,病毒性心肌炎被认为是主要原因之一。

**【病理】**

**1. 大体解剖**　心腔扩张,其中心室扩张程度大于心房;室壁变薄;常有附壁血栓,多见于心尖部;瓣膜正常,但常有相对性关闭不全;冠状动脉正常。

**2. 组织学改变**　大面积的间质和血管周围纤维化,主要在左室心内膜;偶见小面积坏死和细胞浸润;心肌细胞大小不一,可有肥大,也可有萎缩。

## 诊疗常规:扩张型心肌病

扩张型心肌病主要特征是单侧或双侧心腔扩大,心肌收缩期功能减退,伴或不伴有充血性心力衰竭。

### (一)诊断要点

**1. 临床表现**

(1)症状:男性多见,中年发病,以左心衰的症状为主,右心衰发生于晚期。起病缓慢,多在临床症状明显时方就诊,如有气急,甚至端坐呼吸、浮肿和肝大等充血性心力衰竭的症状和体征时,始被诊断。部分患者可发生栓塞或猝死。

(2)体征:包括心脏扩大的体征、左心衰和右心衰的体征。常可听到第3或第4心音,心率快时呈奔马律,常合并各种类型的心律失常。

**2. 辅助检查**

(1)胸部X线检查:心影常明显增大,心胸比>50%,肺淤血。

(2)心电图:可见多种心电异常如心房颤动,传导阻滞等各种心律失常。其他尚有ST-T改变,低电压,R波减低,少数可见病理性Q波,多系心肌广泛纤维化的结果。

(3)超声心动图:本病早期即可有心腔轻度扩大,后期各心腔均扩大,以左心室扩大早而显著,室壁运动普遍减弱,提示心肌收缩力下降,以致二尖瓣、三尖瓣本身虽无病变,但在收缩期不能退至瓣环水平而致关闭不全,而彩色血流多普勒显示二、三尖瓣反流。

(4)心脏放射性核素检查:核素血池扫描可见舒张末期和收缩末期左心室容积增大,左室射血分数降低;核素心肌显影表现为灶性散在性放射性减低。

(5)心导管检查和心血管造影:早期近乎正常,有心力衰竭时可见左、右心室舒张末期压,左心房压和肺毛细血管楔压增高,心搏量、心脏指数减低。心室造影可见心腔扩大,室壁运动减弱,心室射血分数低下。冠状动脉造影多无异常,有助于与冠状动脉性心脏病的鉴别。

(6)心内膜心肌活检:可见心肌细胞肥大、变性、间质纤维化等。活检标本除发现组织学改变外,尚可行病毒学检查。

### (二)鉴别诊断

本病诊断为排除性诊断,在可疑患者中,必须排除其他病因明确的器质性心脏病,才能诊断。鉴别诊断主要是与各种有心脏扩大、心衰的器质性心脏病进行。如缺血性心脏病、瓣膜性心脏病等。根据病史、体征、相应特殊检查,多可鉴别。

### (三)预后

本病的病程长短不等,充血性心力衰竭的出现频度较高,预后不良。死亡原因多为心力衰竭和严重心律失常,不少患者猝死。以往认为症状出现后5年存活率在40%左右。近年来,由于上述治疗手段的采用存活率已明显提高。

## （四）治疗原则和要点

因本病原因未明，尚无特殊的防治方法。在病毒感染时密切注意心脏情况并及时治疗，有一定的实际意义。目前治疗原则是针对充血性心力衰竭和各种心律失常。

**1. 心衰治疗**

**2. β受体阻滞剂** 通过减少氧耗量，拮抗肾上腺素对心肌的毒性，改善舒张功能等起作用。从小剂量开始应用，可以延长患者寿命。

**3. 抗心律失常** 必须注意抗心律失常药物的致心律失常作用和其负性肌力作用。

**4. 抗凝治疗** 对左室射血分数小于0.3、有栓塞史、超声发现附壁血栓或有房颤者，均应常规抗凝治疗。

**5. 起搏器** DDD型起搏器有助于改善心功能。

**6. 外科手术** 主要是心脏移植，这是本病终末期唯一有效的手段。

---

**病例 2-7-2** 患者，女性，36岁，会计。近半年有劳力性呼吸困难，伴阵发性心前区疼痛，发作一次5分钟，活动后出现晕厥。查体：血压100/65mmHg，脉搏85次/分，心界轻度增大，心率：85次/分，胸骨左3～4肋间听到较粗糙的喷射性收缩期杂音。心电图：左心室肥大，ST-T改变，$V_3$、$V_4$出现巨大倒置T波。

**问题：**

1. 该患者的临床诊断是什么？
2. 你的诊断依据是什么？
3. 进一步还要查什么才能明确你的诊断？
4. 需要与哪些疾病鉴别？
5. 你怎么处理和治疗这个患者？

**参考答案和提示：**

1. 诊断 肥厚型心肌病。

2. 诊断依据

（1）中年女性，会计。近半年有劳力性呼吸困难，伴阵发性心前区疼痛，发作一次5分钟，活动后出现晕厥。

（2）查体：血压100/65mmHg，脉搏85次/分，心界轻度增大，心率：85次/分，胸骨左3～4肋间听到较粗糙的喷射性收缩期杂音。

（3）心电图：左心室肥大，ST-T改变，$V_3$、$V_4$出现巨大倒置T波。

3. 进一步查 ①胸部X线检查；②超声心动图；③心导管检查和心血管造影；④心内膜心肌活检。

4. 鉴别诊断 应与高血压心脏病、冠心病、先天性心血管病、主动脉瓣狭窄相鉴别。

5. 处理及治疗

（1）一般治疗：提醒患者避免激烈运动、持重或屏气等，减少猝死的发生。

（2）治疗充血性心力衰竭和各种心律失常。

（3）应用β受体阻滞剂及钙通道阻滞剂治疗。

（4）植入双腔DDD型起搏器、消融或切除肥厚的室间隔心肌。

## 临床思维:肥厚型心肌病

**【病因】** 本病常有明显家族史(约占1/3),目前被认为是常染色体显性遗传疾病,肌节收缩蛋白基因如心肌肌球蛋白重链及心脏肌钙蛋白 T 基因突变是主要的致病因素。还有人认为儿茶酚胺代谢异常、细胞内钙调节异常、高血压、高强度运动等均可作为本病发病的促进因子。

**【病理】** 肥厚型心肌病主要改变在心肌,尤其是左心室形态学的改变。其特征为不均等的心室间隔增厚(非对称性心室间隔肥厚 ASH)。亦有心肌均匀肥厚(或)心尖部肥厚(APH)的类型。本病的组织学特征为心肌细胞肥大,形态异常,排列紊乱。尤以左心室间隔部改变明显。

## 诊疗常规:肥厚型心肌病

肥厚型心肌病(HCM)是以左心室(或)右心室肥厚为特征,常为不对称肥厚并累及室间隔,左心室血液充盈受阻、舒张期顺应性下降为基本病态的心肌病,根据左心室流出道有无梗阻又可分为梗阻性肥厚型和非梗阻肥厚型心肌病。梗阻性病例主动脉瓣下部室间隔肥厚明显,过去亦称为特发性肥厚型主动脉瓣下狭窄(IHSS)。近年来发现非梗阻肥厚型心肌病中心尖肥厚型心肌病(APH)不少见,本病常为青年猝死的原因。

(一)诊断要点

**1. 临床表现**

(1)症状:大部分人无症状或症状轻微。但其首发症状可能就是猝死。多在 30~40 岁时发病。老年人首次诊断 HCM 时,与年轻人有所不同:心室肥厚较轻;多有流出道梗阻;多在 55 岁以后出现症状。最常见症状为呼吸困难,为舒张功能受损引起;心绞痛、晕厥及先兆晕厥多见;心衰少见。

(2)体征

1)无流出道梗阻者,仅有左室抬举搏动和第四心音。

2)有流出道梗阻者,还可有胸骨左缘第 3~4 肋间的收缩期杂音,凡能影响心肌收缩力,改变左室容量及射血速度的因素,均可使杂音的响度有明显变化。

**2. 辅助检查**

(1)胸部 X 线检查:心影增大多不明显,如有心力衰竭则是现心影明显增大。

(2)心电图:因心肌肥厚的类型不同而有不同的表现。最常见的表现为左心室肥大,ST-T 改变,常在胸前导联出现巨大倒置 T 波。深而不宽的病理性 Q 波在 I、aVL 或 II、III、aVF、$V_5$、$V_4$ 上出现,有时在 $V_1$ 可见 R 波增高,R/S 比增大。此外,室内传导阻滞和期前收缩亦常见。APH 型患者常有以 $V_3$、$V_4$ 为中心的巨大的倒置 T 波。

(3)超声心动图:是临床上主要诊断手段,可显示室间隔的非对称性肥厚,舒张期室间隔的厚度与后壁之比>1.3,间隔运动低下。有梗阻的病例可见室间隔流出道部分向左心室内突出、二尖瓣前叶在收缩期前移(SAM)、左心室顺应性降低致舒张功能障碍等。运用彩色多普勒法可了解杂音起源和计算梗阻前后的压力差。超声心动图无论对梗阻性与非梗阻性的诊断都有帮助。APH 型则心肌肥厚局限于心尖部,以前侧壁心尖部尤为明显。

(4)心导管检查和心血管造影:左心室舒张末期压上升。有梗阻者在左心室腔与流出道间有收缩期压差,心室造影显示左心室腔变形,呈香蕉状、犬舌状、纺锤状(心尖部肥厚时);冠状动脉造影多无异常。

(5)心内膜心肌活检:心肌细胞畸形肥大,排列紊乱有助于诊断。

## （二）鉴别诊断

本病可与高血压心脏病、冠心病、先天性心血管病、主动脉瓣狭窄等相鉴别。

## （三）预后

本病的预后因人而异，可从无症状到心力衰竭、猝死。心房颤动可促进心力衰竭的发生。少数患者可并发感染性心内膜炎或栓塞等。一般成人病例 10 年存活率为 80%，小儿病例为 50%。成人死亡多为猝死，而小儿则多为心力衰竭，其次为猝死。猝死在有阳性家族史的青少年中尤其多发。猝死原因多为室性心律失常，特别是室颤等。

## （四）治疗原则和要点

本病的治疗宗旨为缓解症状，防止并发症，减少猝死。

**1. 药物治疗**

（1）β受体阻滞剂：内科治疗支柱，可减轻流出道梗阻，减少心肌氧耗，并有抗心律失常作用。

（2）钙拮抗剂：可与β受体阻滞剂合用。

（3）抗心律失常：如有房颤、室速等心律失常，可应用胺碘酮。

**2. DDD 起搏器** 对有流出道梗阻且症状严重者可能有用。

**3. 室间隔消融** 对梗阻性 DCM 有效。

**4. 外科治疗** 对于左室流出道压力阶差大于 50mmHg，症状严重，内科治疗无效者，可以外科手术切除肥厚的室间隔部分心肌。

## 限制型心肌病

限制型心肌病主要特征是心室的舒张充盈受损，以心脏间质纤维化增生为其主要病理变化，即心内膜及内膜下右纤维增厚。本病多见于热带和温带地区，我国罕见。其表现酷似缩窄性心包炎。本病预后较差，手术剥离增厚的心内膜有较好效果，可择期行心脏移植。

## 致心律失常型右室心肌病

致心律失常型右室心肌病旧称致心律失常右室发育不良，其特征为右室心肌进行性被纤维脂肪组织所置换，常为家族性，临床表现为心律失常、右室扩大和猝死。治疗方面主要是对症治疗，高危患者可植入埋藏式自动心脏复律除颤器。

## 复 习 题

**名词解释**

1. 扩张型心肌病  2. 限制型心肌病  3. 肥厚型心肌病  4. 致心律失常型右室心肌病（ARVC）
5. 病毒性心肌炎

## 参 考 答 案

**名词解释**

1. 扩张型心肌病是以心肌病变为主要表现的疾病，其主要特征为不明原因的心腔扩大、心力衰竭、各种心律失常、部分患者可发生栓塞或猝死。

2. 以单侧或双侧心室充盈受限和舒张容量下降为特征，但收缩功能和室壁厚度正常或接近正常。以心脏间质纤维化增生(increased interstitial fibrosis)为其主要病理变化,即心内膜及心内膜下有数毫米的纤维性增厚,心室内膜硬化,扩张明显受限。

3. 是以左心室(或)右心室肥厚为特征,常为不对称肥厚并累及室间隔,左心室血液充盈受阻、舒张期顺应性下降为基本病态的心肌病。

4. 致心律失常型右室心肌病(ARVC)旧称为致心律失常右室发育不良(ARVD),现以 ARVD/C 表示。其特征为右室心肌被进行性纤维脂肪组织所置换,早期呈典型的区域性,逐渐可累及整个右心室甚至部分左心室,而间隔相对很少受累。

5. 病毒性心肌炎指心肌本身的炎症病变,有局灶性或弥漫性;也可分为急性、亚急性或慢性,总的可概括分为感染性和非感染性。

# 第二节　心　肌　炎

**病例 2-7-3**　患者,男性,20 岁,学生。患者 3 周前感冒后出现胸闷、气短、明显乏力症状,咳嗽、咳粉红色泡沫样痰。查体:血压 95/65mmHg,脉搏 107 次/分,双肺可及湿啰音,心率 107 次/分,律不齐,可及早搏,第三心音奔马律。心电图示窦性心动过速,频发室性早搏。

**问题:**

1. 该患者的临床诊断是什么?
2. 你的诊断依据是什么?
3. 进一步还要查什么才能明确你的诊断?
4. 需要与哪些疾病鉴别?
5. 你怎么处理和治疗这个患者?

**参考答案和提示:**

1. 诊断　病毒性心肌炎;心律失常——频发室性早搏;左心功能不全(心功能Ⅲ级)。

2. 诊断依据

(1) 青年男性,学生。3 周前感冒。现胸闷、气短、明显乏力症状,咳嗽、咳粉红色泡沫样痰。

(2) 查体:血压 95/65mmHg,脉搏 107 次/分,双肺可及湿啰音,心率 107 次/分,律不齐,可及早搏,第三心音奔马率。

(3) 心电图示窦性心动过速,频发室性早搏。

3. 进一步查　①查血常规、生化、心肌酶谱;②查病毒抗体;③心内膜心肌活检。

4. 鉴别诊断　应与急性心肌梗死、甲状腺功能亢进症、二尖瓣脱垂综合征等鉴别。

5. 处理及治疗

(1) 一般治疗:卧床休息,限制体力活动,进食富含维生素及蛋白质的食物。

(2) 利尿剂、血管扩张剂、血管紧张素转换酶抑制剂。

(3) 抗室性早搏。

(4) 中药黄芪、牛磺酸、辅酶 $Q_{10}$ 等有抗病毒,调节免疫改善心功能等。

## 临床思维:心肌炎

【病因】　各种病毒都可引起心肌炎,其中以引起肠道和上呼吸道感染的病毒感染最多见。

【病理】　病变较轻者在大体检查时无发现。在显微镜下,心肌纤维之间与血管四周的结缔组织中可发现细胞浸润,以单核细胞为主。心肌细胞可有变性、溶解或坏死。病变如在心包下区则可合并心包炎,成为病毒性心包心肌炎。

## 诊疗常规:心肌炎

病毒性心肌炎的诊断必须建立在有心肌炎的证据和病毒感染的证据基础上。

### (一) 诊断要点

**1. 临床表现**

(1) 症状:①有发热、明显乏力、腹泻、恶心、呕吐或流感症状,发生后不久出现心脏症状或心电图变化;②心前区隐痛、心悸、乏力、恶心、头晕;③临床上诊断的心肌炎中,90%左右以心律失常为主诉或首见症状;④其中少数患者可由此而发生昏厥或阿-斯综合征;⑤极少数患者起病后发展迅速,出现心力衰竭或心源性休克。

(2) 体征

1) 心脏扩大:轻者心脏不扩大,心脏扩大显著反映心肌炎广泛而严重。

2) 心率改变:心率增速与体温不相称,或心率异常缓慢,均为心肌炎的可疑征象。

3) 心音改变:心尖区第一音可减低或分裂,心音可呈胎心样。心包摩擦音的出现反映有心包炎存在。

4) 杂音:心尖区可能有收缩期吹风样杂音或舒张期杂音,前者为发热、贫血、心腔扩大所致,后者因左室扩大造成的相对性二尖瓣狭窄。杂音响度都不超过三级。心肌炎好转后即消失。

5) 心律失常:极常见,各种心律失常都可出现。心律失常是造成猝死的原因之一。

6) 心力衰竭:重症弥漫性心肌炎患者可出现急性心力衰竭,属于心肌泵血功能衰竭,左右心同时发生衰竭,引起心排血量过低,故除一般心力衰竭表现外,易合并心源性休克。

**2. 辅助检查**　①查血常规、生化、心肌酶谱;②查病毒抗体;③心内膜心肌活检;④心电图;⑤胸片。

### (二) 鉴别诊断

本病应与急性心肌梗死、风湿性心肌炎、中毒性心肌炎、先天性心脏病、结缔组织病以及代谢性疾病的心肌损害、甲状腺功能亢进症、原发性心脏病、原发性心内膜弹力纤维增生症、先天性房室传导阻滞、心脏自主神经功能异常、β受体功能亢进及药物引起的心电图改变等相鉴别。

### (三) 预后

大多数患者经过适当治疗后痊愈,不遗留任何症状或体征。极少数患者在急性期因严重心律失常、急性心力衰竭和心源性休克而死亡。

### (四) 治疗原则和要点

心肌炎患者应卧床休息,进易消化和富含维生素和蛋白质的食物。心力衰竭应及时控制,但应用洋地黄类药时须谨慎,从小剂量开始,扩血管药和利尿药也可应用。早搏频繁,或有快速心律失常者用抗心律失常药。如因高度房室传导阻滞、快速室性心律或窦房结损害而引起昏厥或低血压,则需用电起搏或电复律,多数三度房室传导阻滞患者借起搏器渡过急性期后得到恢复。结合患者病情采取有效的综合措施,可使大部患者痊愈或好转。

## 复 习 题

**一、名词解释**

病毒性心肌炎

## 二、问答题

1. 心肌炎的临床表现有哪些?

2. 心肌炎的治疗原则有哪些?

# 参 考 答 案

### 一、名词解释

病毒性心肌炎是指心肌本身的炎症病变,有局灶性或弥漫性也可分为急性、亚急性或慢性,总的分为感染性和非感染性。

### 二、问答题

1.2答案见临床思维与诊疗常规。

(姜春玉)

# 第八章 心包疾病

## 第一节 急性心包炎

病例 2-8-1 患者,男性,46岁,工人。患者3日前出现剧烈心前区疼痛,尤其咳嗽、深呼吸疼痛明显,且向颈部及肩背部放射。查体:血压95/65mmHg,脉搏115次/分,心率115次/分,律齐,心前区可及抓刮样摩擦音,坐位前倾明显。心电图示窦性心动过速,ST弓背向下抬高,T波低平或倒置。

**问题:**

1. 该患者的临床诊断是什么?

2. 你的诊断依据是什么?

3. 进一步还要查什么才能明确你的诊断?

4. 需要与哪些疾病鉴别?

5. 你怎么处理和治疗这个患者?

**参考答案和提示:**

1. 诊断 急性心包炎。

2. 诊断依据

(1) 中年男性,工人。3日前剧烈心前区疼痛,咳嗽、深呼吸疼痛明显,向颈及肩背部放射。

(2) 查体:心率115次/分,律齐,心前区可及抓刮样摩擦音,坐位前倾明显。

(3) 心电图:窦性心动过速,ST弓背向下抬高,T波低平或倒置。

3. 进一步查

(1) X线:明确心影大小,有否心包积液。

(2) 心脏彩超:查有否心包积液。

(3) 化验检查:血白细胞计数、血沉。

(4) 磁共振显像。

(5) 心包镜及心包活检有助于明确病因。

4. 需和能引起胸痛的疾病鉴别 急性心肌梗死、主动脉夹层等。

5. 处理及治疗 病因治疗。

病例 2-8-2 患者,女性,69岁,汉族,家务。患者10余日出现气短、呼吸困难症状,端坐呼吸,身体前倾,伴咳嗽、咳粉红色泡沫样痰,觉上腹闷胀,乏力。查体:血压90/70mmHg,脉搏126次/分,口唇发绀,颈静脉怒张,双肺可及湿啰音,心率:126次/分,心音遥远。肝肋下5m。双下肢可凹性水肿。深吸气桡动脉搏动消失。心电图:窦性心动过速,QRS低电压,电交替,除AVR和$V_1$导联外P-R段压低。心脏彩超示心包腔内见液性暗区,最深处3cm。

**问题：**

1. 患者临床诊断是什么？
2. 你的诊断依据是什么？
3. 进一步还要查什么才能明确你的诊断？
4. 需要与哪些疾病鉴别？
5. 你怎么处理和治疗这个患者？

**参考答案和提示：**

1. 诊断　渗出性心包炎。
2. 诊断依据

(1) 老年女性，家务。10 余日出现气短、呼吸困难症状，端坐呼吸，身体前倾，伴咳嗽、咳粉红色泡沫样痰，觉上腹闷胀，乏力。

(2) 查体：口唇发绀，双颧潮红，颈静脉怒张，双肺可及湿啰音，心率 126 次/分，心音遥远。肝肋下 5m。双下肢可凹性水肿。深吸气桡动脉搏动消失。

(3) 心电图：窦性心动过速，QRS 低电压，电交替，除 AVR 和 $V_1$ 导联外 P—R 间期压低。心脏彩超：心包腔内见液性暗区，最深处 3cm。

3. 进一步查

(1) X 线：虽不能检出积液量，但可对继发于结核及恶性肿瘤等诊断提供线索。

(2) 心包穿刺：可进行病原学检查。

(3) 心包活检：有助于明确病因。

4. 鉴别诊断　主要是不同病原引起的心包炎相鉴别。

5. 处理及治疗　①有心包压塞症状应积极行心包穿刺；②根据病原学检验进行治疗。

## 临床思维：急性心包炎

急性心包炎为心包脏层和壁层的急性炎症，可由细菌、病毒、自身免疫、物理、化学等因素引起。

**【病理】**　根据病理变化，急性心包炎分为纤维蛋白性心包炎和渗出性心包炎。急性期，心包壁层和脏层上有纤维蛋白、白细胞及少许内皮细胞渗出。此时尚无明显液体集聚，为纤维蛋白性心包炎。随后心包腔液体集聚，常为浆液纤维蛋白性，液体量可由 100ml 至 2～3L 不等，多为黄而清的液体，偶可混浊不清、化脓性或血性。

**【病理生理】**　正常时心包腔平均压力接近于零或低于大气压，吸气时呈国度负压。呼气时近于正常。急性纤维蛋白性心包炎不引起心包腔内压力增高，不影响血流动力学。如液体迅速增多，心包腔内压力骤升，可使心脏受压，使心室舒张受限，最终心排血量降低，血压下降，构成急性心脏压塞的临床表现。

**【临床表现】**

**1. 纤维蛋白性心包炎**

(1) 症状：心前区疼痛。疼痛性质为尖锐，也可呈压榨样，与呼吸运动有关，常因咳嗽、深呼吸、变换体位或吞咽而加重。以心前区为主，可放射到颈部、左肩、左臂及左肩胛骨，也可达上腹部。

(2) 体征：心包摩擦音。呈抓刮样粗糙音，坐位前倾、深吸气或将听诊器胸件加压更易听见，胸骨左缘 3～4 肋间最明显。

**2. 渗出性心包炎**

（1）症状：呼吸困难最突出。还有咳嗽、声音嘶哑、吞咽困难、发冷、发热、心前区或上腹部闷胀、乏力、烦躁等。

（2）体征：心脏绝对浊音界向两侧扩大，心尖搏动弱，心音低而遥远。少数患者在胸骨左缘第 3、4 肋间可闻及心包叩击音。收缩压降低、舒张压变化不大、脉压变小。体循环淤血（静脉压升高、肝大、水肿），奇脉。

**3. 心脏压塞**

（1）急性心脏压塞：快速心包积液时，心动过速、血压下降、脉压变小、静脉压明显上升、休克。

（2）亚急性或慢性心脏压塞：心包积液积聚较慢时，表现为体循环淤血、颈静脉怒张、静脉压升高、肝大、水肿、奇脉。

## 诊疗常规：急性心包炎

二尖瓣狭窄是风湿性心脏瓣膜病中较为常见的一种类型。早期诊断及时行换瓣术对患者的预后会大有好处。

（一）诊断要点

**1. 病因** ①急性非特异性；②感染；③自身免疫；④肿瘤；⑤代谢疾病；⑥物理因素；⑦临近器官疾病。

**2. 临床表现** 前已述及。

**3. 辅助检查** ①化验检查；②X 线；③心电图；④超声心动图；⑤核磁共振；⑥心包穿刺；⑦心包镜及心包活检。

（二）鉴别诊断

鉴别诊断主要是不同病原引起的心包炎相鉴别。

**1. 急性非特异性心包炎** 病因不明，男性多见。发病前常有上呼吸道感染史。临床特征为剧烈胸痛，发热，有心包摩擦音。本病可自行痊愈，但可复发，无特异性治疗，对症治疗为主。

**2. 结核性心包炎** 由纵隔、肺或胸膜结核病变直接蔓延过来，也可由淋巴管传播到心包。临床表现除结核的全身表现外，可有心包炎及心脏受压的症状。长期发热、乏力、体重减轻及心包积液体征，但心前区疼痛和心包摩擦音少见。心包积液为中等到大量。

**3. 肿瘤性心包炎** 心包原发肿瘤主要是间皮瘤，较少见。转移性肿瘤多见，常源于支气管或乳腺的恶性肿瘤，其次为淋巴瘤和白血病。临床表现除原发病外，可有心包摩擦音、心包积液等，积液多为血性，通常无明显胸痛。

**4. 心脏损伤后综合征** 如心脏手术、心肌梗死后所出现的综合征。临床表现相似，包括发热、心前区疼痛、干咳、肌肉关节痛及白细胞升高和血沉加速等。心包炎可以是渗出性，也可以是纤维蛋白性。症状一般在心脏损伤后 2 周至数个月出现，可复发。本病为自限性疾病，治疗一般只需休息和对症治疗。

**5. 化脓性心包炎** 由胸内感染直接蔓延、膈下或肝脓肿破裂或心包穿透性损伤感染而来。初期为纤维蛋白性，后期可为脓性。临床上有发热等表现，并有呼吸困难等。心包穿刺是治疗的主要手段。

（三）预后

取决于病因及是否早诊断及正确治疗。复发性心包炎是指急性非特异性心包炎和心脏损伤后综合征患者在其初次发作后,可有心包炎反复发作。发生率大约是 20％～30％,是急性心包炎最难处理的并发症。临床表现与急性心包炎相似。治疗上大量非甾体类抗炎药、糖皮质激素、秋水仙碱。对顽固性复发性心包炎伴严重胸痛者心包切除术。

### (四)治疗原则和要点

本病治疗原则:①病因治疗;②心包穿刺排液缓解症状适合于各种心包炎如出现压塞综合征。

# 第二节　缩窄性心包炎

**病例 2-8-3**　患者,男性,39 岁,汉族,工人。患者 1 年前出现剧烈心前区疼痛,曾确诊为结核性心包炎。患者觉呼吸困难,食欲不振,上腹疼痛。查体:血压 100/75mmHg,脉搏 85 次/分,静脉压怒张,吸气时颈静脉扩张更明显。心界不大,心率 85 次/分,律齐,第二心音后可及心包叩击音。腹部移动性浊音阳性。肝肋下 7cm,双下肢水肿。心电图示窦性心律,QRS 低电压,T 波低平倒置。

**问题:**

1. 该患者的临床诊断是什么?

2. 你的诊断依据是什么?

3. 进一步还要查什么才能明确你的诊断?

4. 你怎么处理和治疗这个患者?

**参考答案和提示:**

1. 诊断　缩窄性心包炎。

2. 诊断依据

(1) 中年男性,工人。1 年前出现剧烈心前区疼痛,曾确诊为结核性心包炎。目前患者觉呼吸困难,食欲不振,上腹疼痛。

(2) 查体:脉压小。颈静脉怒张,吸气时颈静脉扩张更明显(Kussmaul 征)。可及心包叩击音。腹部移动性浊音阳性。肝肋下 7cm,双下肢水肿。

(3) 心电图:窦性心律,QRS 低电压,T 波低平倒置。

3. 进一步查

(1) X 线:心影偏小、正常或轻度增大,左右心缘变直,主动脉弓变小,上腔静脉扩张,心包钙化。

(2) 心脏彩超:诊断价值不大。心包增厚、室壁活动减弱、室间隔矛盾运动。

(3) 右心导管检查:测右房、右室压。

4. 处理及治疗　及早行心包切除术。

## 临床思维:缩窄性心包炎

缩窄性心包炎是指心脏被致密厚实的纤维化或钙化心包所包裹,使心室舒张充盈受限而产生一系列循环障碍的病征。

【病理】　由于纤维组织增生使心包粘连增厚,壁层与脏层融合钙化,进而心脏及大血管根部受限。

【病理生理】　心包缩窄使心室舒张受限,出现颈静脉怒张、肝大、下肢水肿等。吸气时周围静脉回流增多而已缩窄的心包使心室失去适应能力,致使静脉压增高,吸气时颈静脉扩张更明显,称 Kussmaul 征。

## 诊疗常规:缩窄性心包炎

二尖瓣狭窄是风湿性心脏瓣膜病中较为常见的一种类型。早期诊断及时行换瓣术对患者的预后会大有好处。

### (一)诊断要点

**1. 病因**　继发于急性心肌炎(1 年内形成,少数可达数年)。结核性心包炎最多见,化脓性或创伤性心包炎其次,心包肿瘤、急性非特异性及放射性心包炎少数。亦有病因不明者。

**2. 临床表现**

(1)症状:呼吸困难为劳力性,主要与心搏量降低有关。疲乏、食欲不振、上腹胀满或疼痛。

(2)体征:颈静脉怒张、肝大、下肢水肿,Kussmaul 征,可及心包叩击音。

**3. 辅助检查**　①X 线;②心电图;③超声心动图;④右心导管检查。

### (二)治疗原则和要点

本病治疗原则包括:①早期实施心包切除术;②术后 1 年继续用抗结核药。

## 复　习　题

**名词解释**

1. Ewart 征　2. 心包叩击音　3. 急性心包填塞　4. 慢性心包填塞　5. 奇脉　6. Kussmaul 征

## 参　考　答　案

**名词解释**

1. 在有大量心包积液时可以在左肩胛骨下出现浊音及左肺受压迫所引起的支气管呼吸音,称心包积液征。

2. 是一额外心音,发生在第二心音后 0.09~0.12 秒,呈拍击性质,系舒张期充盈血流因心包的缩窄而突然受阻并引起心室壁的振动所致。

3. 快速心包积液时出现明显心动过速、血压下降、脉压变小和静脉压明显上升,如心排血量显著下降,可产生急性循环衰竭、休克等。

4. 如果积液积聚速度较慢,表现为体循环淤血、颈静脉怒张、静脉压升高、奇脉。

5. 大量积液患者在触诊时桡动脉搏动呈吸气性显著减弱或消失,呼气时复原的现象。

6. 在缩窄性心包炎时,吸气时颈静脉更明显扩张的现象称 Kussmaul 征。

(姜春玉)

# 第九章  主动脉和周围血管病

病例 2-9-1  患者,男性,75 岁,因"剧烈胸背部撕裂样疼痛两小时"入院,既往高血压病史 10 年,平素口服心痛定降压,近一周未服药。入院查体:血压 230/120mmHg,急性病容,两肺未闻及干湿啰音,心界正常,心率 84 次/分,律齐,$A_2>P_2$,未闻及杂音,腹无压痛,双下肢无水肿,心电:窦性心律,左室高电压。胸部正位 X 线片:纵隔增宽。

**问题:**

1. 该病例的完整诊断是什么?

2. 应和哪些疾病鉴别?

3. 为明确诊断应完善哪些辅助检查?

4. 首要的治疗措施是什么?

**参考答案和提示:**

1. 诊断  夹层动脉瘤,高血压病 3 级,极高危组,高血压心脏病。

2. 鉴别诊断  应和冠心病心绞痛,急性心肌梗死,溃疡病穿孔,反流性食管炎,肺癌等可以引起胸痛的疾病鉴别。

3. 辅助检查  CT 血管造影、螺旋 CT 及磁共振血管造影检查、主动脉逆行造影、超声检查等。

4. 治疗  严密监测血流动力学指标,积极控制血压。

## 临床思维:主动脉和周围血管病

【主动脉夹层】  凡剧烈胸、腹痛,甚至下肢疼痛的患者均应想到夹层动脉瘤可能,其中绝大多数合并血压严重升高,且对降压治疗效果不理想,疼痛特点为持续性,撕裂样,且疼痛程度与血压控制水平相关。疼痛部位有时可提示撕裂口的部位;如仅前胸痛,90%以上在升主动脉,痛在颈、喉、颌或脸也强烈提示升主动脉夹层,若为肩胛间最痛,则 90%以上在降主动脉,背、腹或下肢痛也强烈提示降主动脉夹层。极少数患者仅诉胸痛,可能是升主动脉夹层的外破口破入心包腔而致心脏压塞的胸痛,有时易忽略主动脉夹层的诊断,应引起重视。严重病例可有休克表现。由于夹层血肿的扩展可压迫邻近组织或波及主动脉大分支,从而出现不同的症状与体征,致使临床表现错综复杂,漏诊,误诊率极高,故应引起高度重视。

【治疗】  本病系危重急诊,死亡率高,如不处理约 3%猝死,两天内死亡占 37%~50%,甚至72%,1 周内 60%~70%甚至 91%死亡,因此要求及早诊断,及早治疗。

(1)急性期无论患者是否采取介入或手术治疗均应进行内科药物强化治疗。

(2)升主动脉夹层特别是波及主动脉瓣或心包内有渗液者宜急诊外科手术。

(3)降主动脉夹层急性期病情进展迅速,病变局部血管直径≥5cm 或有血管并发症者应争取介入治疗置入支架(动脉腔内隔绝术)。夹层范围不大无特殊血管并发症时,可试行内科药物保守治疗,若一周不缓解或发生特殊并发症:如血压控制不佳、疼痛顽固、夹层扩展或破裂,出现神经系统损害或证明有膈下大动脉分支受累等,应立即行介入或手术治疗。

【闭塞性周围动脉粥样硬化】  周围动脉病(peripheral arterial disease,PAD)的主要病因是动脉粥样硬化,可导致下肢或上肢动脉狭窄甚至闭塞,是全身动脉粥样硬化的一部分。本病表现为肢体缺血症状与体征,多数在60岁后发病,男性明显多于女性。以下易患因素应引起充分关注并应用于防治:吸烟使发病增加2~5倍,糖尿病使发病增加2~4倍;影响远端血管以胫、腓动脉更多,也较多发展至坏疽而截肢。血脂异常、高血压和高半胱氨酸血症也可致发病增加且病变广泛易钙化。纤维蛋白原、C反应蛋白增高也易增加发病。本病下肢受累远多于上肢,病变累及主-髂动脉者占30%,股-腘动脉者80%~90%,而胫-腓动脉受累者约40%~50%。依据临床症状,体征及相关实验室检查,本病不难诊断,治疗包括内科治疗和血运重建治疗,应注意积极干预导致发病的高危因素。

# 诊疗常规:主动脉和周围血管病

## (一) 主动脉夹层

本病系主动脉内的血液经内膜撕裂口流入囊样变性的中层,形成夹层血肿,随血流压力的驱动逐渐在主动脉中层内扩展,是主动脉中层的解离过程。临床特点为急性起病,突发剧烈疼痛、休克和血肿压迫相应的主动脉分支血管时出现的脏器缺血症状。

**1. 分型** 最常用的分型或分类系统为De Bakey分型,根据夹层的起源及受累的部位分为三型:

Ⅰ型:夹层起源于升主动脉,扩展超过主动脉弓到降主动脉,甚至腹主动脉,此型最多见。

Ⅱ型:夹层起源并局限于升主动脉。

Ⅲ型:病变起源于降主动脉左锁骨下动脉开口远端,并向远端扩展,可直至腹主动脉。

病变涉及升主动脉的约占夹层的2/3,即De Bakey Ⅰ、Ⅱ型又称Stanford A型,而De Bakey Ⅲ型的病变不涉及升主动脉的约占1/3,又称Stanford B型。以升主动脉涉及与否的Stanford分型有利于治疗方法的选择。

**2. 临床表现** 根据起病后存活时间的不同,本病可分为急性期,指发病至2周以内,病理在2周以上则为慢性期。以2周作为急慢性分界,是因为本病自然病程的死亡曲线,从起病开始越早越高,而至2周时死亡率达到70%~80%,趋于平稳。

(1) 疼痛:为本病突出而有特征性的症状,约96%的患者有突发、急起、剧烈而持续且不能耐受的疼痛。而心肌梗死的疼痛是逐渐加重且不如其剧烈。疼痛部位有时可提示撕裂口的部位;如仅前胸痛,90%以上在升主动脉,痛在颈、喉、颌或脸也强烈提示升主动脉夹层,若为肩胛间最痛,则90%以上在降主动脉,背、腹或下肢痛也强烈提示降主动脉夹层。极少数患者仅诉胸痛,可能是升主动脉夹层的外破口破入心包腔而致心脏压塞的胸痛,有时易忽略主动脉夹层的诊断,应引起重视。

(2) 休克、虚脱与血压变化:约半数或1/3患者发病后有苍白、大汗、皮肤湿冷、气促、脉速、脉弱或消失等表现,而血压下降程度常与上述症状表现不平行。某些患者可因剧痛甚至血压增高。严重的休克仅见于夹层瘤破入胸膜腔大量内出血时。低血压多数是心脏压塞或急性重度主动脉瓣关闭不全所致。两侧肢体血压及脉搏明显不对称,常高度提示本病。

(3) 其他系统损害:由于夹层血肿的扩展可压迫邻近组织或波及主动脉大分支,从而出现不同的症状与体征,致使临床表现错综复杂,应引起高度重视。

1) 心血管系统最常见的是以下三方面:

A. 主动脉瓣关闭不全和心力衰竭:由于升主动脉夹层使瓣环扩大,主动脉瓣移位而出现急性主动脉瓣关闭不全;心前区可闻典型叹气样舒张期杂音且可发生充血性心衰,在心衰严重或心动过速时杂音可不清楚。

B. 心肌梗死:当少数近端夹层的内膜破裂下垂物遮盖冠状窦口可致急性心肌梗死多数影响

右冠窦,因此多见下壁心梗。该情况下严禁溶栓和抗凝治疗,否则会引发出血大灾难,死亡率可高达 71%,应充分提高警惕,严格鉴别。

C. 心脏压塞。

2) 其他包括神经、呼吸、消化及泌尿系统均可受累;夹层压迫脑、脊髓的动脉可引起神经系统症状:昏迷、瘫痪等,多数为近端夹层影响无名或左颈总动脉血供。远端夹层也可因累及脊髓动脉而致肢体运动功能受损。夹层压迫喉反神经可引起声音嘶哑。夹层破入胸、腹腔可致胸膜腔积血,破入气管、支气管或食管可导致大量咯血或呕血,这种情况常在数分钟内死亡。夹层扩展到腹腔动脉或肠系膜动脉可致肠坏死急腹症。夹层扩展到肾动脉可引起急性腰痛、血尿、急性肾衰或肾性高血压。夹层扩展至带动脉可致股动脉灌注减少而出现下肢淤血以致坏死。

**3. 辅助检查**　辅助检查包括:①X 线胸部平片与心电图检查;②超声心动图检查;③CT 血管造影、螺旋 CT 及磁共振血管造影检查;④数字减影血管造影;⑤主动脉逆行造影。

**4. 诊断与鉴别诊断**　根据急起胸背部撕裂样剧痛;伴有虚脱表现,但血压下降不明显甚至增高,脉搏速弱甚至消失或两侧肢体动脉血压明显不等;还可能突然出现主动脉瓣关闭不全或心脏压塞体征、急腹症或神经系统障碍、肾功能急剧减退伴血管阻塞现象时,即应考虑主动脉夹层的诊断。随即运用超声、CT、MRI 等诊断手段进行诊断并予以快速处理,以降低死亡率,由于本病的急性胸痛为首要症状,鉴别诊断主要考虑与急性心肌梗死和急性肺栓塞。

**5. 治疗**

(1) 即刻处理:严密监测血流动力学指标,包括血压、心率、心律及出入液量平衡,凡有心衰或低血压者还应监测中心静脉压、肺毛细血管楔压和心排血量。绝对卧床休息,镇静与镇痛,必要时静脉注射较大剂量吗啡或冬眠治疗。

(2) 随后的治疗决策应按以下原则

1) 急性期无论患者是否采取介入或手术治疗均应进行内科药物强化治疗。

2) 升主动脉夹层特别是波及主动脉瓣或心包内有渗液者宜急诊外科手术。

3) 降主动脉夹层急性期病情进展迅速,病变局部血管直径≥5cm 或有血管并发症者应争取介入治疗置入支架(动脉腔内隔绝术)。夹层范围不大无特殊血管并发症时,可试行内科药物保守治疗,若一周不缓解或发生特殊并发症:如血压控制不佳、疼痛顽固、夹层扩展或破裂,出现神经系统损害或证明有膈下大动脉分支受累等,应立即行介入或手术治疗。

(3) 内科药物治疗

1) 降压迅速将收缩压降至(100～120mmHg)或更低,可静脉滴注硝普钠。

2) β 受体阻滞剂减慢,心率至 60～70 次/分及降低左室 $dp/dt$,以防止夹层进一步扩展。β 受体阻滞剂经静脉给药作用更快。

(4) 介入治疗:继 1994 年国外首次报告以后,1998 年开始国内各大医院陆续开展以导管介入方式在主动脉内置入带膜支架,压闭撕裂口,扩大真腔,治疗主动脉夹层。

(5) 外科手术治疗:修补撕裂口,排空假腔或人工血管移植术。手术死亡率及术后并发症发生率均很高,仅适用于升主动脉夹层及少数降主动脉夹层有严重并发症者。

## (二) 闭塞性周围动脉粥样硬化

**1. 症状**　主要和典型的症状是间歇性跛行和静息痛;肢体运动后引发局部疼痛、紧束、麻木或无力,停止运动后即缓解为其特点。

**2. 体征**

(1) 狭窄远端的动脉搏动消失、狭窄部位可闻及收缩期杂音;若远端侧支循环形成不良致舒张压很低则可为连续性杂音。

（2）患肢温度较低及营养不良；皮肤薄、亮、苍白，毛发稀疏，趾甲增厚，严重时有水肿、坏疽与溃疡。

（3）肢体位置改变测试；肢体自高位下垂到肤色转红时间＞10s 和表浅静脉充盈时间＞15s，提示动脉有狭窄及侧支形成不良。反之，肢体上抬 60°。若在 60s 内肤色转自也提示有动脉狭窄。

**3. 辅助检查**　①节段性血压测量；②踝/肱指数（Ankle-Brachial index. ABI）测定；③活动平板负荷试验；④多普勒血流速度曲线分析及多普勒超声显像；⑤磁共振血管造影和 CT 血管造影；⑥动脉造影。

**4. 治疗**

（1）内科治疗：积极干预发病相关的危险因素：戒烟、控制高血压与糖尿病、调脂等以及对患肢的精心护理；清洁、保湿、防外伤，对有静息痛者可抬高床头，以增加下肢血流，减少疼痛。

1）步行锻炼鼓励患者坚持步行 20～30 次/分，每天尽量多次，可促进侧支循环的建立，也有认为每次步行时间应直至出现症状为止。

2）抗血小板治疗阿司匹林或氯吡格雷可抑制血小板聚集，对动脉粥样硬化病变的进展有效，有报告可降低与本病并存的心血管病死亡率 25％。

3）血管扩张剂的应用无明确长期疗效。肢体动脉狭窄时，在运动状态下，其狭窄的远端血管扩张而使组织的灌注压下降，而因肌肉运动所产生的组织间的压力甚至可超过灌注压。此时使用血管扩张剂将加剧这种矛盾，除非血管扩张剂可以促进侧支循环，否则不能使运动肌肉的灌注得到改善。换言之，缺血症状不可能缓解。对严重肢体缺血者静脉滴注前列腺素对减轻疼痛和促使溃疡的愈合可能有效。

4）其他抗凝药无效，而溶栓剂仅在发生急性血栓时有效。

（2）血运重建：经积极内科治疗后仍有静息痛、组织坏疽或严重生活质量降低致残者可作血运重建再管化治疗，包括导管介入治疗和外科手术治疗；前者有经皮球囊扩张、支架植入与激光血管成形术。外科手术有人造血管与自体血管旁路移植术，各有相关指南参照执行。

## 复　习　题

**名词解释**

主动脉夹层

## 参 考 答 案

**名词解释**

主动脉夹层系指主动脉内的血流经内膜撕裂口流入囊样变性的中层，形成夹层血肿，随血流压力的驱动，逐渐在主动脉中层内扩展，是主动脉中层的接力过程。

（刘惠明）

# 第三篇 消化系统疾病

## 第一章 总 论

### 一、消化系统疾病的诊断和鉴别诊断

**1. 消化系统疾病的病史** 针对主要症状,要尽可能了解其诱因、起病情况、发病经过(急性还是慢性、间歇还是持续等)、用药的反应等,要详细了解其部位、性质、程度、时间、加剧和缓解的规律,以及所伴随的其他症状等。此外,患者的年龄、性别、籍贯、职业、经济状况、精神状态、饮食及生活习惯、烟酒嗜好、接触史以及家族史等对诊断亦有相当意义。

**2. 消化系统疾病的症状** 消化系统疾病的症状很多,包括吞咽困难、恶心、呕吐、嗳气、反酸、"烧心"感、胸痛、食欲不振、早饱、腹胀、腹痛、腹泻、便秘、腹块、里急后重、黄疸、呕血、黑粪、便血等。不同消化系疾病有不同的主要症状及不同的症状组合,个别症状在不同疾病也有其不同的表现特点。

**3. 消化系统疾病的体格检查** 既要重视腹部检查,又要注意全身系统检查。按视、触、叩、听进行检查。视诊常能提供重要线索,如:观察面部表情可提示腹痛,皮肤黏膜的表现如色素沉着、黄染、出血点、瘀斑、蜘蛛痣、肝掌等提示肝脏疾病的存在,腹部膨隆提示腹水或肠胀气,腹壁静脉曲张提示门脉高压,如胃肠型和蠕动波提示肠梗阻等。腹部触诊十分重要,医师要训练规范的触诊手法,通过长期实践积累经验。腹壁紧张度、压痛和反跳痛对腹痛的鉴别诊断非常重要;触到腹部包块时应详细检查其位置、大小、形状、数量、表面情况、硬度、活动度、触痛及搏动感等。左锁骨上淋巴结肿大见于胃肠道癌晚期转移,称 Virchow 淋巴结。腹腔脏器的触诊可能发现相关脏器的病变情况。叩诊发现移动性浊音提示已有中等量的腹水,实质脏器的叩诊可判定脏器大小有无改变。听诊时注意肠鸣音的特点对急腹症的鉴别诊断及消化道活动性出血的诊断有重要意义;腹部的血管杂音有时会有特殊的诊断价值。需强调肛门直肠指检在胃肠道疾病诊断中的重要性,尤其对便血、腹泻、便秘、下腹痛的患者更是必要,这能发现大多数的直肠肿瘤及胃肠道恶性肿瘤的盆腔转移。

**4. 消化系统疾病的实验室和其他检查**

(1)化验检查:血液常规检查、粪便常规检查、粪便的肉眼观、隐血试验、显微镜下检查、血沉、包括血清酶学测定在内的肝功能试验。血、尿淀粉酶测定、各型肝炎病毒标志物检测。甲胎蛋白、癌胚抗原等肿瘤标志物、某些血清自身抗体测定、消化道激素如胃泌素测定、腹水常规检查、生化、细胞学及细菌培养、幽门螺杆菌的检测可采用血清学、胃黏膜活检标本作尿素酶试验、组织学检查、培养、涂片革兰染色镜下观察,以及$^{14}$C尿素呼气试验等。

(2)内镜检查:根据不同部位检查的需要分为胃镜、十二指肠镜、小肠镜、结肠镜、腹腔镜、胆道镜、胰管镜等。应用十二指肠镜插至十二指肠降段可进行逆行胰胆管造影(ERCP),是胆系、胰管疾病的重要诊断手段并可同时进行内镜下治疗。超声内镜检查,可了解黏膜下病变的深度、性质、大小及周围情况,并可在超声引导下进行穿刺取样活检。

(3)影像学检查:包括超声检查、X 线检查、电子计算机 X 线体层显像(CT)和磁共振显像(MRI)、放射性核素检查、正电子发射体层显像(PET)。

（4）活组织检查和脱落细胞检查。

（5）脏器功能试验：如胃液分泌功能检查、小肠吸收功能检查、胰腺外分泌功能检查、肝脏储备功能检查等分别用于有关疾病的辅助诊断。

（6）胃肠动力学检查：对胃肠道动力障碍性疾病的诊断有相当价值。

（7）剖腹探查：对疑似重症器质性疾病而各项检查又不能肯定诊断者可考虑剖腹探查。

# 二、消化系统疾病的防治原则

消化系统不同部位的不同疾病，治疗不同，但有一些共同的特点。消化系统疾病的治疗一般分为一般治疗、药物治疗、手术或介入治疗三方面。

**1. 一般治疗** 饮食和营养在治疗中占相当重要地位。根据疾病部位、性质及严重程度决定其饮食，注意给予高营养而且易消化吸收的食物，必要时静脉补液及补充营养，甚至全胃肠外营养或全胃肠内营养，避免营养障碍，保持水、电解质、酸碱平衡。精神心理治疗也相当重要，应向患者耐心解释病情、消除紧张心理，必要时予心理治疗，适当使用镇静药等。还要教育患者合理安排作息生活，减少功能性胃肠疾病。

**2. 药物治疗** 针对病因或发病环节的基础治疗。基础治疗未发挥作用时往往要考虑予以对症治疗，注意对症治疗有时因掩盖疾病的主要临床表现而影响临床判断，导致漏诊甚至延误治疗。

**3. 手术或介入治疗** 对经内科治疗无效、疗效不佳或出现严重并发症的疾病，手术切除病变部位常常是疾病治疗的根本办法或最终途径，如肿瘤应及早切除，合并穿孔、严重大出血不止、器质性梗阻的消化道疾病常需要手术治疗，各种晚期肝病可考虑肝移植等。手术指征的掌握，应从病情出发，结合患者手术耐受的能力，考虑手术可能引起并发症和术后复发的风险，权衡利弊，综合考虑。近年在消化内镜下进行的"治疗内镜"技术发展迅速，血管介入技术亦得到广泛应用。以往需外科手术的许多消化系统疾病可用创伤较少的介入治疗替代，或与外科手术互相配合，从而大大开拓了消化系统疾病治疗的领域。

**4. 应重视祖国医学的研究和运用** 中医中药有消化系统疾病的治疗中有其独特的理论体系和宝贵的治疗经验，通过辨证论治、确立治疗法则、选用对症方药，常能解除症状，加速恢复。

# 复 习 题

**一、选择题**

1. 消化性溃疡是最常见的消化疾病，现就诊人数有所减少，与哪项相关？
   A. 饮食规律　　　　　B. 发病率下降　　　　　C. 相关知识的普及
   D. 抑酸药物广泛应用　　E. 根除幽门螺杆菌治疗方法的普及
2. 下列说法错误的是：
   A. X线检查胃黏膜脱垂优于胃镜
   B. CT在空腔脏器检查上占优势
   C. 粪便检查对肠道感染性疾病诊断有意义
   D. ERCP可观察胰胆管情况，必要时行支架治疗
   E. 胃镜、肠镜、小肠镜检查可覆盖全消化道
3. ERCP指的是：
   A. 经内镜逆行胰胆管水成像　　B. 经内镜逆行胰胆管X线扫描
   C. 经内镜逆行胰胆管X线造影　　D. 经内镜逆行胰胆管超声检查
   E. 经内镜逆行胰胆管治疗术

4. MRCP 指的是：
   A. 经内镜逆行胰胆管水成像      B. 经内镜逆行胰胆管 X 线扫描
   C. 经核磁逆行胰胆管造影      D. 经内镜逆行胰胆管超声检查
   E. 经核磁胰胆管成像

5. 腹部查体触到腹部包块时应详细描述下列情况，除了：
   A. 位置          B. 大小          C. 重量
   D. 触痛及搏动感      E. 硬度、活动情况

6. 关于消化系检查，下列说法错误的是：
   A. 正电子发射体层显像（PET），可与 CT 和 MRI 互补提高诊断的准确性
   B. 放射性核素可对肝脏肿瘤定位
   C. 粪便检查对肠道肿瘤意义重大
   D. X 线能明确有无胃下垂
   E. ERCP 是经内镜逆行胰胆管 X 线扫描

7. 食管静脉曲张活动出血，血压尚稳定情况下首选：
   A. 三腔二囊管压迫食道      B. 急诊胃镜胶圈套扎出血部位
   C. 急诊胃镜钛夹止血      D. 急诊胃镜下电凝止血
   E. 急诊输血，药物治疗

8. 无明确病因的消化系统疾病治疗上，错误的是：
   A. 合理选择治疗措施
   B. 在基础治疗未发挥作用时往往要考虑予以对症治疗
   C. 以人为本，症状重者可适量放宽止痛药适应证
   D. 结肠癌用止泻药等可能导致漏诊
   E. 强力的止泻药慎用于急性胃肠感染

**二、简答题**

1. 消化系统疾病诊断特点？
2. 为什么消化系统疾病常伴有忧郁、焦虑表现？

## 参 考 答 案

**一、选择题**

1.E   2.B   3.C   4.E   5.C   6.E   7.B   8.C

**二、简答题**

1. 消化系统疾病的临床表现除消化系统本身症状及体征外，也常伴有其他系统或全身性症状，有的消化系统症状还不如其他系统的症状突出。因此，认真收集临床资料，包括病史、体征、常规化验及其他有关的辅助检查结果，进行全面的分析与综合，才能得到正确的诊断。

2. 在中枢神经系统的直接或间接影响下，消化系统的运动、分泌功能都受自主神经系统-肠神经系统的支配，而下丘脑是自主神经的皮层下中枢也是联络中枢神经系统与低位神经系统的重要中间环节。精神因素与消化道间的关系密切，如精神状态的变化能影响胃肠道黏膜和肝脏等的血流动力学和分泌，也能引起胃肠道运动功能的变化。

（王明涛）

# 第二章 胃食管反流病

**病例 3-2-1** 患者,女性,48 岁,胸骨后疼痛不适感伴阵发性吞咽困难 2 个月,以餐后明显,有反酸、胃部灼热感,黑便,便潜血阳性,食道钡透示食管下端黏膜僵硬,钡剂通过顺利。

**问题:**

1. 该患者临床诊断是什么?

2. 诊断依据是什么?

3. 进一步查什么明确诊断?

4. 与哪些疾病鉴别?

5. 怎么治疗这个患者?

6. 预后如何?

7. 主要的预防措施有哪些?

**参考答案和提示:**

1. **临床诊断** 反流性食管炎。

2. **诊断依据** ①主要有胸骨后疼痛不适感;②阵发性吞咽困难;③反酸、胃部灼热感;④有黑便,便潜血阳性;⑤食管钡透示食管下端黏膜僵硬,钡剂通过顺利。

3. **进一步检查** ①胃镜检查+活检;②食管测压;③24 小时食管 pH 监测;④血常规、血型、胸部 CT。

4. **鉴别诊断**

(1) 其他病因的食管病变:①真菌性食管炎;②药物性食管炎;③食管癌;④食管贲门失弛缓症。

(2) 消化性溃疡。

(3) 胆道疾病。

(4) 胸痛为主要表现者:①心源性胸痛;②其他原因引起的非心源性胸痛。

(5) 与功能性疾病如:①功能性"烧心";②功能性胸痛;③功能性消化不良。

5. **处理及治疗**

(1) 一般治疗:①抬高床头、避免进餐后立即卧床;②戒烟、禁酒,避免高脂饮食、刺激性食物。

(2) 药物治疗:抑酸治疗、促动力药、胃黏膜保护药。

(3) 内镜治疗。

(4) 并发症的治疗:止血对症。

6. 间歇治疗或按需对症治疗,可以达到控制症状的目的。成功的抗反流手术可以明显降低食管炎复发机会。近年来各种内镜下抗反流术包括内镜下贲门黏膜缝合术、假体注入术、射频术均可有不同程度的抗胃食管反流效果。如有 Barrett 食管应加强随访,预防癌变。

7. **预防措施**

(1) 忌酒戒烟:由于烟草中含尼古丁,可降低食管下段括约肌压力,使其处于松弛状态,加重反流;酒的主要成分为乙醇,不仅能刺激胃酸分泌,还能使食管下段括约肌松弛,是引起胃食管反流的原因之一。

(2) 注意少量多餐,吃低脂饮食,可减少进食后反流症状的频率。

（3）晚餐不宜吃得过饱,避免餐后立刻平卧。

（4）肥胖者应该减轻体重。因为过度肥胖者腹腔压力增高,可促进胃液反流,特别是平卧位更严重,应积极减轻体重以改善反流症状。

（5）保持心情舒畅,增加适宜的体育锻炼。

（6）就寝时床头整体宜抬高10～15厘米,对减轻夜间反流是个行之有效的办法。

（7）尽量减少增加腹内压的活动,如过度弯腰、穿紧身衣裤、扎紧腰带等。

（8）应在医生指导下用药,避免乱服药物产生的副作用。

**病例 3-2-2** 患者,女性,55 岁,因"间断胸痛 5 余年,加重 3 个月"入院。患者 5 余年前出现心前区胀痛,范围约手掌大小,伴胸骨后烧灼感,持续约 2 分钟,可自行缓解。症状间断发作,多发生于夜间睡眠中,多次就诊于外院,查心电图未见明显异常。近 5 个月来症状发作频繁,1～2 次/周,性质同前。24 小时食管 pH 监测发现存在病理性 GER。

**问题:**

1. 该患者临床诊断是什么?

2. 诊断依据是什么?

3. 进一步查什么明确诊断?

4. 主要的鉴别诊断有哪些?

5. 怎么治疗这个患者?

6. 预后及主要的预防措施有哪些?

**参考答案和提示:**

1. **临床诊断** 反流性食管炎。

2. **诊断依据** ①心前区胀痛,伴胸骨后烧灼感;②查心电图未见明显异常;③患者否认腹痛、腹胀、反酸、胃灼热等上胃肠道症状;④24 小时食管 pH 监测发现存在病理性 GER。

3. **进一步检查** ①胃镜检查＋活检;②食管测压;③食管滴酸试验;④血常规、血型、胸部 CT、24 小时动态心电图。

4. **胸痛** ①心源性胸痛;②其他原因引起的非心源性胸痛。

5. **处理及治疗**

（1）一般治疗:①抬高床头、避免进餐后立即卧床;②戒烟、禁酒,避免高脂饮食、刺激性食物。

（2）药物治疗:进行 PPI 试验性治疗、促动力药、胃肠道黏膜保护药。

（3）冠脉造影有无异常以排除冠心病。

6. 间歇治疗或按需对症治疗,可以达到控制症状的目的。成功的抗反流手术可以明显降低食管炎复发机会。近年来各种内镜下抗反流术包括内镜下贲门黏膜缝合术、假体注入术、射频术均可有不同程度的抗胃食管反流效果。如有 Barrett 食管应加强随访,预防癌变。预防措施包括,①忌酒戒烟:由于烟草中含尼古丁,可降低食管下段括约肌压力,使其处于松弛状态,加重反流;酒的主要成分为乙醇,不仅能刺激胃酸分泌,还能使食管下段括约肌松弛,是引起胃食管反流的原因之一。②注意少量多餐,吃低脂饮食,可减少进食后反流症状的频率。③晚餐不宜吃得过饱,避免餐后立刻平卧。④肥胖者应该减轻体重,因为过度肥胖者腹腔压力增高,可促进胃液反流,特别是平卧位更严重,应积极减轻体重以改善反流症状。⑤保持心情舒畅,增加适宜的体育锻炼。

# 临床思维：胃食管反流病

【病因】　胃食管反流病是由多种因素造成的消化道动力障碍性疾病。胃食管反流病的主要发病机制是抗反流防御机制减弱和反流物对食管黏膜攻击作用的结果。先决条件是胃内容物越过下食管括约肌(LES)反流至食管内，而食管本身不能将反流物尽快地清除，造成胃内容物在食管内的长时间滞留，胃内容物中的损伤因素如酸、胆汁酸、胃蛋白酶等对食管黏膜的损伤而导致反流性食管炎。

【发病机制】　NERD 的发生是食管贲门抗反流防御机制下降和反流物对食管黏膜攻击增强的结果。正常情况下，下食管括约肌(LES)压力超过胃内压的高压带，可防止胃内容物反流食管。当 LES 压力降低、腹内压升高使隔压差增加可诱发本病的发生。其中，一过性 LES 松弛(TLESR)在发病中起重要作用。此外，裂孔疝、胃排空延缓、食管蠕动障碍或清除功能下降等也与 NERD 的发生有关。部分病例还与食管敏感性升高和精神、心理障碍有关。本病虽属一种酸相关性疾病，但常不伴有胃酸分泌增多。幽门螺杆菌(*H. pylori*)感染对本病的影响仍有争议。有研究认为 *H. pylori* 感染所致的胃体胃炎可使胃腺萎缩导致酸、胃蛋白酶减少，并通过产氨中和胃酸，而对容易发生 GERD 的患者起保护作用。

【病理】　在有反流性食管炎的胃食管反流病患者，其病理组织学基本改变可有：①复层鳞状上皮细胞层增生；②黏膜固有层乳头向上皮腔面延长；③固有层内炎症细胞主要是中性粒细胞浸润；④糜烂及溃疡；⑤食管下段鳞状上皮被化生的柱状上皮所替代称 Barrett 食管。

【临床表现】　胃食管反流病的临床表现多样，"烧心"和反流是本病最常见的症状，而且具有特征性，因此被称为典型症状。反流是指胃内容物在无恶心和不用力的情况下涌入咽部或口腔的感觉，含酸味或仅为酸水时称反酸。"烧心"是指胸骨后或剑突下烧灼感，常由胸骨下段向上延伸。"烧心"和反流常在餐后 1 小时出现，卧位、弯腰或腹压增高时可加重，部分患者"烧心"和反流症状可在夜间入睡时发生。反流性食管炎患者，因食管黏膜糜烂及溃疡可以导致上消化道出血，临床表现可有呕血和(或)黑便以及不同程度的缺铁性贫血。食管狭窄食管炎反复发作致使纤维组织增生，最终导致瘢痕狭窄。还可导致 Barrett 食管。

食管源性胸痛中 GERD 所占比例较大，占 50％以上。经 24 小时食管 pH 监测发现，患者存在病理性 GERD，接近中度反流。但是有时监测过程中没有胸痛症状发作，无法确定症状发作与 GERD 之间的关系。应该进行 PPI 试验性治疗和胃镜检查，酸灌注试验可以帮助确定 GER 与症状之间的关系。另外 GERD 引发冠心病心绞痛发作，甚至心肌梗死发生的情况也有文献报道。心源性胸痛和食管源性胸痛也可同时发生。对于顽固性胸痛，冠脉造影或无异常均应该注意有无 GERD 的可能，必要时加 PPI 或胃肠道黏膜保护剂和促动力剂。对于无法配合或者无法耐受此项检查者，如果能够排除其他病因，PPI 试验是一个不错的诊断和治疗手段。但是对于慢性患者，确定 GER 与非典型症状之间的关系比治疗更为困难。

【并发症】

**1. 上消化道出血**　反流性食管炎患者，因食管黏膜糜烂及溃疡可以导致上消化道出血，临床表现可有呕血和(或)黑便以及不同程度的缺铁性贫血。

**2. 食管狭窄食管炎**　反复发作致使纤维组织增生，最终导致瘢痕狭窄。

**3. Barrett 食管**　Barrett 食管内镜下的表现为正常呈现均匀粉红带灰白的食管黏膜出现胃黏膜的橘红色，分布可为环形、舌形或岛状。Barrett 食管可发生在反流性食管炎的基础上，亦可不伴有反流性食管炎。Barrett 食管是食管腺癌的癌前病变，其腺癌的发生率较正常人高 30～50 倍。

【实验室及其他检查】　消化内镜检查、24 小时食管 pH/胆汁监测、食管下段测压、食管吞钡检查、胸部增强 CT 检查、食管脱落细胞检查等。

## 诊疗常规：胃食管反流病

胃食管反流病（GERD）指胃食管反流引起的"烧心"、反流等症状和（或）食管炎，包括反流性食管炎（RE）和非糜烂性反流病（NERD）。

### （一）诊断要点

（1）有典型症状"烧心"、反流，内镜发现食管炎，排除其他原因食管炎后可确立诊断。无内镜下食管炎，24 小时食管 pH 检查阳性时诊断也可确立。

（2）不典型症状如咽喉炎、哮喘、咳嗽、胸痛的患者应结合内镜、24 小时食管 pH、PPI 试验性治疗结果进行综合分析。

### （二）鉴别诊断

**1. 贲门失弛缓症**　临床表现为间歇性吞咽困难、食物反流和下胸骨后不适或疼痛，病程长。食管吞钡可见"鸟嘴征"。食管镜可见食管扩张，贲门部闭合，但食管镜可通过。

**2. 食管癌**　多表现为进行性吞咽困难，胸痛，反流，呕吐，一般病程较短，X 线钡餐检查，食管镜＋活检可明确。

**3. 食管瘢痕狭窄**　有吞食腐蚀剂病史，多以吞咽困难为主要表现，钡餐显示食管不规则线状狭窄，管壁僵硬，黏膜消失。内镜检查可明确。

**4. 其他疾病**　如食管裂孔疝、食管静脉曲张、冠心病、纵隔肿瘤等，结合病史、临床表现、辅助检查不难鉴别。

### （三）辅助检查

消化内镜检查、24 小时食管 pH/胆汁监测、食管下段测压、食管吞钡检查、胸部增强 CT 检查、食管脱落细胞检查等。

### （四）治疗原则执业医师考试

**1. 一般治疗**　①抬高床头、避免进餐后立即卧床；②戒烟、禁酒，避免高脂饮食、刺激性食物。

**2. 药物治疗**　①抑酸治疗；②促动力药；③胃黏膜保护药；④维持药物治疗。

**3. 其他**　内镜治疗；外科手术治疗；并发症的治疗

## 复 习 题

**一、名词解释**
1. 胃食管反流病（GERD）　2. 食管抗反流屏障　3. 食管清除作用　4. 食管黏膜屏障
**二、简答题**
1. 胃食管反流病的病理改变有哪些？
2. 胃食管反流病的临床类型有哪些？
3. 反流性食管炎病变程度的内镜分级有哪些？
4. 胃食管反流病的内镜下表现有哪些？
**三、问答题**
1. 女患，50 岁，近一个月开始出现胸骨后疼痛，伴烧灼感，常由胸骨下段向上延伸。症状常在餐后 1

小时出现,应用 PPI 7 天后,症状明显缓解,胃镜显示食管下端炎症改变,齿状线岛状上移,黏膜呈橘红色,病理提示肠化生。应考虑什么病?

2. 女性,38 岁,咽部异物感 2 个月,呈小球样"团块"在咽部上下活动,既不能咽下,也不能吐出,于吞咽唾液时更为明显,但进食无妨碍。精神紧张时加重,胃镜检查未见异常。应考虑什么病?

## 参考答案

### 一、名词解释

1. 胃食管反流病(gastroesophageal reflux disease,GERD)是指胃十二指肠内容物反流入食管引起"烧心"等症状,可引起反流性食管炎(reflux esophagitis,RE),以及咽喉、气道等食管邻近的组织损害。

2. 食管抗反流屏障是食管和胃交接的解剖结构,包括食管下括约肌(lower esophageal sphincter,LES)、膈肌脚、膈食管韧带、食管与胃底间的锐角(His 角)等。

3. 正常情况下,一旦发生胃食管反流,大部分反流物通过 1~2 次食管自发和继发性蠕动性收缩将食管内容物排入胃内,即容量清除,是食管廓清的主要方式。

4. 食管黏膜屏障指食管上皮表面黏液、不移动水层和表面 $HCO_3^-$、复层鳞状上皮等构成的上皮屏障,以及黏膜下丰富的血液供应构成的后上皮屏障,发挥其抗反流物对食管黏膜损伤的作用。

### 二、简答题

1. 胃食管反流病的病理改变包括:①复层鳞状上皮细胞层增生;②黏膜固有层乳头向上皮腔面延长;③固有层内炎症细胞主要是中性粒细胞浸润;④糜烂及溃疡;⑤食管下段鳞状上皮被化生的柱状上皮所替代称之为 Barrett 食管。

2. 胃食管反流病的临床类型包括
(1) 非糜烂胃食管反流病(NERD):有反流症状,但内镜检查食管黏膜无明显病变。
(2) 反流性食管炎(RE):有反流症状,内镜检查食管黏膜有明显糜烂?溃疡等炎症病变。

3. 内镜分级如下:
正常:食管黏膜没有破损。
A 级:一个或一个以上食管黏膜破损,长径小于 5mm。
B 级:一个或一个以上黏膜破损,长径大于 5mm,但没有融合性病变。
C 级:黏膜破损有融合,但小于 75% 的食管周径。
D 级:黏膜破损融合,至少达到 75% 的食管周径。

4. 胃食管反流病的内镜下表现:检查无糜烂或溃疡者可初诊为 NERD,有糜烂溃疡者可诊断为 RE。反流性食管炎早期或病变较轻者有黏膜潮红、充血、质脆和齿状线模糊等表现,但这些并不足以作为 RE 的诊的依据。内镜下最典型的表现为黏膜条状糜烂,由齿状线呈纵长形向近端延伸,黏膜糜烂可互相融合或形成溃疡。

### 三、问答题

1. 胃食管反流病 Barrett 食管。
2. 咽部神经官能症(癔球症)。

(王明涛)

# 第三章 食 管 癌

**病例 3-3-1** 患者,女性,69 岁,进行性进食梗阻 2 个月,无胸痛、呕吐,当地就诊考虑咽炎,治疗后无好转。渐进性出现吞咽困难,体重下降,未行治疗。既往体健,否认肝炎、结核等传染病史,无外伤及药物、食物过敏史。无吸烟、饮酒史。查体:体温 36.3℃,脉搏 80 次/分,呼吸 18 次/分,血压 140/70mmHg,神清语利,皮肤无黄染,颈部淋巴结肿大,心肺(一),腹平坦,腹软,无压痛、反跳痛,肝脾未触及,无移动性浊音。双下肢无水肿。县医院行食管造影提示食管癌。血常规白细胞 $9.7 \times 10^9$/L,血色素 115g/L,血小板 $153 \times 10^9$/L,尿、便常规正常。肝、肾功能均正常。胃镜示食管中段癌(24~33cm),病理:食管鳞状细胞癌。

**问题:**

1. 该患者临床诊断是什么?

2. 诊断依据是什么?

3. 怎么治疗这个患者?

4. 能否采取手术治疗? 为什么?

5. 本病的预后如何?

6. 主要预防措施有哪些?

**参考答案和提示:**

1. **临床诊断** 食管癌。

2. **诊断依据** ①进行性进食梗阻 2 个月余,病程短,进展快;②体重下降;③食管造影提示食道癌;④胃镜示食管中段癌(24~33cm)病理:食管鳞状细胞癌。

3. **处理及治疗** ①胸部 CT;②放射治疗,患者食道中段鳞状细胞癌,发现时病变范围已侵及食道 9 厘米,浅表淋巴结转移;③化疗;④内镜直视下支架置入。

4. 本患者不能采取手术治疗,该患已有淋巴结远处转移,为食管癌手术禁忌证,其他禁忌证还包括:临床及 X 线造影显示食管癌病变广泛或累及邻近器官如气管、肺、纵隔等;有严重的心、肺或肝功能不全者;严重恶病质者。

5. 食管癌位于食管上段、病变长度超过 5cm、已侵犯食管肌层、癌细胞分化程度差及已有转移者,预后不良。

6. 在食管癌高发区建立了防治基地,进行了肿瘤一级预防(病因学预防),包括改良饮水、防霉去毒,改变不良的生活习惯等。

(1)防霉:粮食快收快晒,加强保管,吃新鲜蔬菜,改变进食蔬菜习惯。不吃或少吃酸菜、泡菜、咸菜、咸鱼、咸肉、香肠等食物。

(2)戒烟,尽量少饮酒。有资料证明,如果不吸烟不饮酒。食管癌发病率可降低 80%。

(3)不偏食,不暴饮暴食,不吃坚硬的食物及太烫的食物,不吃霉烂变质的食物。

(4)增加营养,防止机体缺乏维生素和微量元素。

(5)及时治疗食管炎症,对中度、重度食管上皮细胞增生者,可给予核黄素治疗。

(6)经常食用具有防癌抗癌作用的食物。

发病学预防(二级预防或称化学预防)是对食管癌高发地区进行普查,对高危人群进行化学药物干预治疗。

**病例 3-3-2** 患者,男性,64 岁,因"进食哽噎感 1 个月余"入院。患者 1 个月前出现进食哽噎感,以干食为主,进流食症状较轻,体重减轻,症状间断发作,于外院就诊,查体:生命体征正常,消瘦,浅表淋巴结未及,行 X 线钡透示食管中段隆起性病灶,约 3.0cm。

**问题:**

1. 该患者临床诊断是什么?

2. 诊断依据是什么?

3. 进一步查什么明确诊断?

4. 怎么治疗这个患者?

5. 预后如何?

**参考答案和提示:**

1. 临床诊断 食道癌。

2. 诊断依据 ①进食哽噎感 1 个月;②体重减轻;③X 线钡透示食管中段隆起性病灶,约 3.0cm。

3. 进一步检查 ①胃镜检查+活检;②肿瘤标记物;③胸部 CT;④血常规、血型、肝功、肾功、传染病筛查。

4. 处理及治疗 ①手术治疗;②化疗。

5. 食管癌患者的预后总的来说是鳞状细胞癌好于腺癌;缩窄型、蕈伞型好于溃疡型、髓质型。早期食管癌无转移外侵者 5 年生存率 60%,手术切除 5 年生存率>90%。已外侵转移或中段食管癌 5 年生存率小于 25%,平均 5 年生存率 18.1%~40.8%,国外报道食管癌预后差,5 年存活率不到 5%。

# 临床思维:食管癌

食管癌(carcinoma of the esophagus)是原发于食管的恶性肿瘤,以鳞状上皮癌多见。临床上以进行性吞咽困难为其最典型的症状。食管癌的病变部位以中段居多,下段次之,上段最少。部分胃贲门癌延伸至食管下段,常与食管下段癌在临床上不易区别,故又称食管-贲门癌。

**【病因】** ①亚硝胺类化合物和真菌毒素;②饮食刺激与食管慢性刺激;③营养因素;④遗传因素;⑤癌基因;⑥人乳头状病毒。

**【发病机制】** 食管癌像其他的恶性肿瘤一样虽然有基因的变化背景,涉及多因素、多阶段、多基因变异积累及相互作用的复杂过程,在分子水平上涉及众多原癌基因、抑癌基因以及蛋白质的改变。但长期不良的生活或饮食习惯可能是导致食管癌发生的元凶。

**【病理分期分型】**

**1. 早期食管癌的病理形态分型** 早期食管癌一般根据内镜或手术切除标本所见,可分为隐伏型(充血型)、糜烂型、斑块型和乳头型。

**2. 中晚期食管癌的病理形态分型** 可分为 5 型,即:髓质型、蕈伞型、溃疡型、缩窄型和未定型。

**3. 组织学分类** 我国约占 90% 为鳞状细胞癌。少数为腺癌,来自 Barrett 食管或食管异位胃黏膜的柱状上皮。另有少数为恶性程度高的未分化癌。

**【食管癌的扩散和转移方式】**

**1. 直接扩散** 早中期食管癌主要为壁内扩散。

**2. 淋巴转移** 是食管癌转移的主要方式。

**3. 晚期**　晚期血行转移至肝、肺、骨、肾、肾上腺、脑等处。

【临床表现】　食管癌起病隐匿,早期可无症状。部分患者有食管内异物感,或自食物通过时缓慢或有哽噎感,也可表现为吞咽时胸骨后烧灼、针刺样或牵拉样痛。进展期食管癌则常因咽下困难就诊,吞咽困难呈进行性发展,甚至完全不能进食。常伴有呕吐、上腹痛、体重减轻等症状。病变晚期因长期摄食不足可伴有明显的营养不良、消瘦、恶病质,并可出现癌转移、压迫等并发症。如癌肿压迫喉返神经引起的声嘶、骨转移引起的疼痛;肝转移引起的黄疸等症状。肿瘤侵犯邻近器官并发穿孔时,还可引起纵隔脓肿、肺炎等。部分患者在上腹部偶可摸到质硬的腹部包块,或触到锁骨上肿大淋巴结。

【并发症】　肿瘤阻塞食管引起完全梗阻,侵犯喉返神经造成声带麻痹和声音嘶哑,浸透食管壁出现食管-气管瘘、食管-纵隔瘘,浸透食管壁主动脉壁引起上消化道大出血,侵犯膈神经,引起膈肌麻痹,侵犯臂丛神经,引起臂酸、疼痛、感觉异常,压迫上腔静脉,引起上腔静脉压迫综合征等并发症。

【实验室及其他检查】　①食管黏膜脱落细胞检查,主要用于食管癌高发区现场普查;②内镜检查与活组织检查是发现与诊断食管癌首选方法;③食管X线检查;④食管CT扫描检查;⑤超声内镜。

## 诊疗常规:食管癌

### (一)诊断要点

食管癌的早期发现和早期诊断十分重要。凡年龄在50岁以上(高发区在40岁以上),出现进食后胸骨后停滞感或咽下困难者,应及时做有关检查,以明确诊断。通过详细的病史询问、症状分析和实验室检查等,确诊一般无困难。

### (二)鉴别诊断

本病应与以下鉴别:①食管贲门失弛缓症;②胃食管反流病;③食管良性狭窄;④此外,尚需与食管平滑肌瘤、食管裂孔疝、食管静脉曲张、纵隔肿瘤、食管周围淋巴结肿大、左心房明显增大、主动脉瘤外压食管造成狭窄而产生的吞咽困难相鉴别。癔球症患者多为女性,时有咽部球样异物感,进食时消失,常由精神因素诱发,无器质性食管病变。

### (三)治疗原则

本病的根治关键在于对食管癌的早期诊断。治疗包括:①手术治疗;②放射治疗,主要适用于手术难度大的上段食管癌和不能切除的中、下段食管癌;③化疗,一般用于食管癌切除术后;④综合治疗,通常是放疗加化疗,可同时进行也可序贯应用,但不良反应发生率较高;⑤内镜介入治疗。

### (四)并发症的治疗

失去手术机会的食管梗阻可选择食管支架治疗,食管狭窄可选择气囊或探条扩张,食管-气管瘘、食管-纵隔瘘可选择覆膜支架置入,其他并发症以对症治疗为主。

### (五)预后

早期食管癌及时根治预后良好,手术切除5年生存率>90%。症状出现后未经治疗的食管癌患者一般在一年内死亡。食管癌位于食管上段、病变长度超过5cm、已侵犯食管肌层、癌细胞分化程度差及已有转移者,预后不良。国外报道食管癌预后差。

# 复 习 题

**一、名词解释**

食管癌(carcinoma of the esophagus)

**二、简答题**

1. 食管癌最典型的临床表现有哪些?

2. 食管癌手术适应证有哪些?

3. 食管癌病理分型有哪些?

4. 食管癌最可靠的诊断方法有哪些?

5. 食管癌的临床治疗有哪些?

6. 食管癌的扩散和转移方式有哪些?

7. 早期食管 X 线检查有哪些?

**三、问答题**

1. 男患,58 岁,进行性吞咽困难 3 个月,X 线钡餐检查显示食管中段 5cm 长不规则充盈缺损,轻度狭窄。胸部 CT 显示肿瘤位于食管肌层内。双侧锁骨上窝淋巴结无肿大,肝内无转移病灶,最佳的治疗方案?

2. 女患,69 岁,进食哽噎 2 个月,呕吐一周,饮水亦呕吐,有冠心病心功不全,双侧锁骨上窝均有肿大淋巴结,胃镜显示食管中段肿物环周生长,狭窄明显,钡透显示狭窄长 2cm。最佳的治疗方案是?能否手术?

3. 男性,71 岁,因食管癌入院手术治疗,体质消瘦,生命体征平稳,既往吸烟 50 年,有食管癌家族史,平时喜食腌制食品及进食刺激性食物,此病人出院后 1 个月又出现吞咽不畅可能的原因是?治疗方案?

4. 男患,59 岁,胸骨后疼痛进食哽咽感 5 月,冠心病史 15 年,夜间不能平卧,左锁骨上窝可触及肿大淋巴结,胃镜显示食管入口以下 4cm 见肿物,菜花样。最佳的治疗方案是?能否手术或支架治疗?

5. 男患,52 岁 进食哽噎 2 个月,饮水呛咳,声音嘶哑,活动后气喘明显,钡透示食管下段狭窄,左支气管显影,CT 示局部食管壁不规则增厚,气管软化受压,最佳的治疗方案是?

# 参 考 答 案

**一、名词解释**

　　食管癌(carcinoma of the esophagus)是原发于食管的恶性肿瘤,以鳞状上皮癌多见。临床上以进行性吞咽困难为其最典型的症状。

**二、简答题**

1. 食管癌最典型的临床表现是进行性吞咽困难。

2. 食管癌手术适应证包括:早癌;中、下段食管癌;无高龄或因其他不能耐受手术的疾病。

3. 早期食管癌一般根据内镜或手术切除标本所见,可分为隐伏型(充血型)、糜烂型、斑块型和乳头型;中晚期食管癌的病理形态分型可分为髓质型、蕈伞型、溃疡型、缩窄型和未定型;组织学分类 90% 为鳞状细胞癌。少数为腺癌,另有少数为恶性程度高的未分化癌。

4. 食管癌最可靠的诊断方法是胃镜及镜下病理检查。

5. 对于食管癌患者行手术治疗早期切除常可达到根治效果;放射治疗主要适用于手术难度大的上段食管癌和不能切除的中、下段食管癌;化疗一般用于食管癌切除术后,单独用化疗效果很差;综合治疗通常是放疗加化疗,两者可同时进行也可序贯应用;内镜介入治疗早期食管癌:①内镜下黏膜切除术;②内镜下消融术。进展期食管癌:①单纯扩张;②食管内支架置放术;③内镜下实施癌肿消融术等。

6. 早中期食管癌主要为壁内扩散;淋巴转移是食管癌转移的主要方式;晚期血行转移至肝、肺、骨、肾、肾上腺、脑等处。

7. 早期食管癌 X 线钡餐造影的征象有:①黏膜皱襞增粗,迂曲及中断;②食管边缘毛刺状;③小充盈缺损与小龛影;④局限性管壁僵硬或有钡剂滞留。中晚期病例可见病变处管腔不规则狭窄、充盈缺损、管壁蠕动消失、黏膜紊乱、软组织影以及腔内型的巨大充盈缺损。

### 三、问答题

1. 手术＋化疗。

2. 食管支架治疗,不能否采取手术治疗,该患已有淋巴结远处转移和心功不全等食管癌手术禁忌证。

3. 食管癌复发,食道支架,对症支持治疗。

4. 放疗,非手术和支架置放适应证。

5. 食管覆膜支架＋气管支架置入术。

（王明涛）

# 第四章  急慢性胃炎

**病例 3-4-1**  男性,41 岁,上腹痛 5 小时,呕吐咖啡样胃内容物约 200ml,发病前 3 小时曾饮白酒 1 斤,查体:体温 36.3℃,脉搏 96 次/分,呼吸 20 次/分,血压 120/70mmHg,神清语利,皮肤无黄染,心肺(一)腹软,剑突下压痛阳性,无肌紧张,无反跳痛,肝脾未触及,移动性浊音阴性。双下肢无水肿。

**问题:**

1. 该患者临床诊断是什么?

2. 诊断依据是什么?

3. 进一步查什么明确诊断?

4. 本病的主要鉴别诊断是什么?

5. 怎么治疗这个患者?

6. 本病的预后如何?

7. 本病主要预防措施有哪些?

**参考答案和提示:**

1. **临床诊断**  急性出血糜烂性胃炎。

2. **诊断依据**  ①病程短,症状重;②发病前大量饮酒;③呕吐咖啡样胃内容物;④剑突下压痛阳性,无肌紧张,无反跳痛。

3. **进一步查什么明确诊断**  急诊胃镜(48 小时以内),明确诊断,有无活动性出血,查呕吐物潜血。

4. **主要鉴别诊断**  ①胃溃疡;②贲门黏膜撕裂。

5. **处理及治疗**  ①胃黏膜保护剂;②常规应用 $H_2RA$ 或 PPI,有活动渗血可口服凝血酶;③化验血常规、血型,必要时输血;④健康宣教,避免大量饮酒。

6. 本病预后一般良好,除诱发大出血外,大部分可为自限性,胃黏膜在 2~4 天内恢复正常。

7. 本病避免大量饮酒,有发生急性出血糜烂性胃炎时,质子泵抑制剂或 $H_2$ 受体拮抗剂静脉给药可促进病变愈合和有助止血,为常规应用药物,其中 PPI 有预防作用。

**病例 3-4-2**  男性,患者,58 岁,因"上腹胀痛一年余,加重 2 天"入院。患者于一年前开始出现上腹胀痛不适,偶有恶心、嗳气、厌食、乏力、消瘦、体重减轻。近 2 天症状加重,伴双下肢麻木,颜面苍白,牛肉样舌。上腹部触诊不适感,无明显压痛。X 线钡透示慢性胃炎。

**问题:**

1. 该患者临床诊断是什么?

2. 诊断依据是什么?

3. 进一步查什么明确诊断?

4. 本病的主要鉴别诊断是什么?

5. 怎么治疗这个患者?

6. 本病的预后如何?

7. 本病主要预防措施有哪些？

**参考答案和提示：**

1. **临床诊断** 慢性萎缩性胃炎。

2. **诊断依据** ①上腹胀痛一年余,加重 2 天,有恶心、嗳气、厌食乏力;②维生素 $B_{12}$ 缺乏表现;③X 线钡透示慢性胃炎。

3. **进一步检查** ①胃镜检查＋活检;②血常规,HP 检测;③$VB_{12}$ 血清测定、血清胃泌素增高、胃液分析;④PCA、IFA。

4. **主要鉴别诊断** ①胃癌;②消化性溃疡;③慢性胆道疾病;④其他,肝炎、肝癌等。

5. **处理及治疗** ①目前尚无特异治疗,有恶性贫血时注射维生素 $B_{12}$ 后贫血可获纠正;②对症,保护胃黏膜治疗,增强胃动力。

6. 慢性多灶萎缩性胃炎极少数经过长期的发展可发展为胃癌,据流行病学显示,慢性萎缩性胃炎患者胃癌的发生率明显高于普通人群。由幽门螺杆菌引起的慢性萎缩性胃炎可以发展为胃溃疡和十二指肠溃疡。

7. 对于慢性萎缩性胃炎的预防,主要从饮食做起,同时积极治疗浅表性胃炎,从而控制慢性浅表性胃炎发展为慢性萎缩性胃炎。定期复查胃镜,对慢性萎缩性胃炎伴不完全肠上皮化生和异型增生的患者,要定期做胃镜复查。一般慢性萎缩性胃炎每 3 年复查 1 次;不完全肠上皮化生伴轻度异型增生者每年复查 1 次;伴中度异型增生者每 3 个月复查 1 次,伴重度异型增生者可给予预防性手术切除。

# 临床思维：急慢性胃炎

## 【病因和发病机制】

**1. 急性胃炎病因和发病机制** 急性胃炎包括以下三种：①急性幽门螺杆菌感染引起的急性胃炎;②除幽门螺杆菌之外的病原体感染及毒素对胃黏膜损害引起的急性胃炎;③急性糜烂出血性胃炎。病因分别为：①幽门螺杆菌感染;②除幽门螺杆菌之外的病原体感染及损害;③药物、应激、乙醇。

**2. 慢性胃炎病因和发病机制** 慢性胃炎包括以下三种：①慢性非萎缩性胃炎;②慢性萎缩性胃炎;③特殊类型胃炎。病因为：①Helicobactor pylori 感染;②饮食和环境因素;③自身免疫;④其他因素。

## 【病理过程及分布】

**1. 病理过程**

（1）急性胃炎：胃黏膜固有层见到以嗜中性粒细胞为主的炎性细胞浸润。

（2）慢性胃炎：胃黏膜损伤与修复的一种慢性过程,病理学特征是炎症、萎缩和肠化生。

**2. 病理改变的分布**

（1）急性胃炎：应激病灶多发于胃体、胃底,酒精及 NSAID 所致病灶多发于胃窦。

（2）慢性胃炎：①幽门螺杆菌引起的慢性胃炎炎症弥漫性分布,但以胃窦为重;②多灶萎缩性胃炎,萎缩和肠化生呈多灶性分布,多起始于胃角小弯侧,逐渐波及胃窦,继而胃体,灶性病变逐渐融合;③自身免疫性胃炎,萎缩和肠化生主要局限在胃体。

## 【临床表现】

**1. 急性胃炎临床表现** 患者多数症状轻微仅为上腹不适或隐痛或无症状,或症状被原发病掩盖,多数患者亦不发生有临床意义的急性上消化道出血。临床上,急性糜烂出血性胃炎患者多以突然发生呕血和(或)黑粪的上消化道出血症状而就诊。

**2. 慢性胃炎临床表现**　由幽门螺杆菌引起的慢性胃炎多数患者无症状;有症状者表现为上腹痛或不适、上腹胀、早饱、嗳气、恶心等消化不良症状,自身免疫性胃炎患者可伴有贫血,在典型恶性贫血时除贫血外还可伴有维生素 $B_{12}$ 缺乏的其他临床表现。

**【并发症】**

**1. 急性胃炎**　急性胃炎并发症较少、较轻。

**2. 慢性胃炎**　胃出血、贫血、胃溃疡、胃癌前期。

**【实验室检查】**　①胃镜及活检;②幽门螺杆菌检测;③自身免疫性胃炎的相关检查,PCA、IFA、血清维生素 $B_{12}$ 浓度测定及维生素 $B_{12}$ 吸收试验。

## 诊疗常规:急慢性胃炎

胃炎指的是任何病因引起的胃黏膜炎症,常伴有上皮损伤和细胞再生。按发病急缓和病程长短分为急性胃炎和慢性胃炎。

### (一)诊断要点

**1. 急性胃炎**　指任何原因引起的胃黏膜急性炎症,分单纯性、腐蚀性、感染性和化脓性,以单纯性较常见。诊断标准:①常有不洁饮食史,服药史或大量酗酒史;②出现急性上腹不适,上腹痛,恶心呕吐等;③严重者畏寒、发热、脱水、酸中毒;④胃镜检查:镜下主要表现为片状浅表性炎症,胃黏膜充血,灶性细胞坏死,有时表现为上皮脱落产生糜烂及出血。

**2. 慢性胃炎**　是由多种病因所致的胃黏膜慢性炎症,临床极为常见。根据内镜及组织学检查分为慢性非萎缩性胃炎和慢性萎缩性胃炎。诊断标准:①上腹痛、饱胀、消化不良、食欲不振等症状持续一周以上;②胃镜检查:浅表性胃炎有胃黏膜出血、糜烂、水肿。萎缩性胃炎有胃黏膜灰白、灰黄或灰绿,萎缩。

### (二)治疗原则

**1. 急性胃炎**　服用 NSAIDs 者停服 NSAIDs,或服用 $H_2RA$ 或 PPI 或米索前列醇预防。应激状态患者服用 $H_2RA$ 或 PPI,或有黏膜保护作用的硫糖铝,戒酒。发生消化道大出血者予止血、输血等综合治疗,常规应用 $H_2RA$ 或 PPI 有助于止血。

**2. 慢性胃炎**

(1) 关于根除幽门螺杆菌:适用于明显异常慢性胃炎(胃黏膜糜烂,中重度萎缩、肠化生、异型增生者),胃癌家族史,消化不良症状常规治疗疗效差。

(2) 关于消化不良症状的治疗:抑酸;保护胃黏膜;必要时增强胃动力。

(3) 自身免疫性胃炎的治疗:目前尚无特异治疗,有恶性贫血时注射维生素 $B_{12}$ 后贫血可获纠正。

(4) 异型增生的治疗:异型增生是胃癌的癌前病变,应予高度重视。对轻度异型增生除给予上述积极治疗外,关键在于定期随访。对肯定的重度异型增生则宜予预防性手术,目前多采用内镜下胃黏膜切除术。

### (三)预后

急性胃炎预后一般良好,除诱发大出血外,大部分可为自限性,胃黏膜在 2～4 天内恢复正常。慢性胃炎感染幽门螺杆菌后少有自发清除,因此慢性胃炎常长期持续存在,少部分慢性非萎缩性胃炎可发展为慢性多灶萎缩性胃炎。极少数慢性多灶萎缩性胃炎经长期演变可发展为胃癌。流行病学研究显示,慢性多灶萎缩性胃炎患者发生胃癌的危险明显高于普通人群。由幽门螺杆菌感染引起的胃炎约 15%～20% 会发生消化性溃疡。幽门螺杆菌感染引起的慢性胃炎还偶见发生胃黏膜相关淋巴组织淋巴瘤者。

## 复 习 题

**一、名词解释**

1. 胃炎  2. 急性胃炎  3. 慢性胃炎  4. 感染性胃炎  5. 化学性胃炎

**二、简答题**

1. 为什么说 Hp 感染是慢性非萎缩性胃炎主要病因?
2. 慢性胃炎的临床表现有哪些?
3. 非萎缩性胃炎和萎缩性胃炎的内镜下表现有哪些?
4. 何种情况下慢性胃炎患者需根除幽门螺杆菌?
5. 慢性胃炎的治疗有哪些?

**三、问答题**

1. 男患,32 岁,误服氢氧化钾,出现咽喉及胸骨后烧灼感,上腹剧痛,恶心呕吐,呕吐咖啡色液体,量少,应如何处理处理?
2. 男患,50 岁,反复上腹痛 5 余年,近 1 个月疼痛加重,胃镜检查提示慢性萎缩性胃窦炎,伴肠化和轻度不典型增生,应采取的措施是?
3. 男患,42 岁。主诉:阵发性上腹痛一天。现病史:患者昨日中午与同学聚会,进餐时饮白酒半斤,餐后自觉上腹不适,阵发性上腹痛,傍晚时仍有饱胀感,出现恶心、呕吐。呕吐物为胃内食物,未进餐,进食块块巧克力。今日上午出现疼痛加重,呕吐咖啡样胃内容物,约 200ml 急诊入院。既往史:既往建康。查体:腹部查体 剑突下压痛(+)。应进行哪些辅助检查? 注意哪些体征? 最可能的诊断是?
4. 男患,49 岁,腹胀 3 个月,询知患者 3 个月前开始自觉腹胀,伴有上腹隐痛不适,开始未予重视,症状一直不缓解,现出现反酸,食物反流,为进一步诊断治疗。来我院。其父亲 20 年前死于胃癌。查体:上腹部触诊不适感,无明显压痛,无反跳痛极紧张。辅检:胃镜:浅表性胃炎,Hp(+)。该病诊断是? 诊断依据? 如何治疗?

## 参 考 答 案

**一、名词解释**

1. 胃炎指的是任何病因引起的胃黏膜炎症,常伴有上皮损伤和细胞再生。
2. 急性胃炎是由多种病因引起的急性胃黏膜炎症。临床上急性发病,常表现为上腹部症状。
3. 慢性胃炎是由各种病因引起的胃黏膜慢性炎症。
4. 一般人很少患除幽门螺杆菌之外的感染性胃炎,但当机体免疫力下降时,如艾滋病患者、长期大量使用免疫抑制剂者、严重疾病晚期等,可发生各种细菌、真菌和病毒所引起的感染性胃炎。
5. 胆汁反流、长期服用 NSAID 或其他对胃黏膜损害的物质,可引起以胃小凹增生为主且炎症细胞浸润很少为特征的反应性胃黏膜病变。

**二、简答题**

1. Hp 感染是慢性非萎缩性胃炎主要病因的原因在于  ①绝大多数慢性活动性胃炎患者胃黏膜中可检出幽门螺杆菌;②幽门螺杆菌在胃内的分布与胃内炎症分布一致;③根除幽门螺杆菌可使胃黏膜炎症消退;④从志愿者和动物模型中可复制幽门螺杆菌感染引起的慢性胃炎。
2. 由幽门螺杆菌引起的慢性胃炎多数患者无症状;有症状者表现为上腹痛或不适、上腹胀、早饱、嗳气、恶心等消化不良症状,自身免疫性胃炎患者可伴有贫血,在典型恶性贫血时除贫血外还可伴有

维生素 $B_{12}$ 缺乏的其他临床表现。

3. 内镜下非萎缩性胃炎可见红斑(点、片状或条状)、黏膜粗糙不平、出血点/斑、黏膜水肿、渗出等基本表现。内镜下萎缩性胃炎有两种类型,即单纯萎缩性胃炎和萎缩性胃炎伴增生。前者主要表现为黏膜红白相间/白相为主、血管显露、色泽灰暗、皱襞变平甚至消失;后者主要表现为黏膜呈颗粒状或结节状。

4. 慢性胃炎患者需根除幽门螺杆菌的情况包括　①伴有胃黏膜糜烂、萎缩及肠化生、异型增生者;②有消化不良症状者;③有胃癌家族史者。

5. 慢性胃炎的治疗包括　①成功根除幽门螺杆菌可改善胃黏膜组织学、可预防消化性溃疡及可能降低胃癌发生的危险性、少部分患者消化不良症状也可取得改善。②有消化不良症状而伴有慢性胃炎的患者,症状与慢性胃炎之间并不存在明确的关系,因此症状治疗事实上属于功能性消化不良的经验性治疗,抑酸或抗酸药、促胃肠动力药、胃黏膜保护药、中药均可试用,这些药物除对症治疗作用外,对胃黏膜上皮修复及炎症也可能有一定作用。③自身免疫性胃炎的治疗目前尚无特异治疗,有恶性贫血时注射维生素 $B_{12}$ 后贫血可获纠正。④异型增生是胃癌的癌前病变,应予高度重视。对轻度异型增生除给予上述积极治疗外,关键在于定期随访。对肯定的重度异型增生则宜予预防性手术,目前多采用内镜下胃黏膜切除术。

## 三、选择题

1. 牛乳或蛋清口服,避免检查胃镜。

2. 解痉药＋黏膜保护药＋定期内镜随访检查

3. 胃镜、血常规、呕吐物潜血。血压、贫血外观。急性糜烂出血性胃炎

4. 慢性浅表性胃炎。根据胃镜、症状、体征。治疗:根除 Hp(胃癌家族史)、抑酸、保护胃黏膜、胃动力药。

(王明涛)

# 第五章 消化性溃疡

**病例 3-5-1** 患者，男性，40 岁，阵发性上腹痛一年，多于进餐后一小时左右出现疼痛，疼痛为钝痛，两到三个小时后可缓解，近 2 天呕吐，呕吐物为胃内食物，伴酸臭味，无呕血。喝水也发生呕吐，上腹饱胀感。近日消瘦，经常反酸、嗳气。查体：上腹稍膨隆，剑下压痛阳性，无肌紧张反跳痛，振水音阳性。

**问题：**

1. 该患者临床诊断是什么？

2. 诊断依据是什么？

3. 进一步查什么明确诊断？

4. 主要的鉴别诊断是什么？

5. 怎么治疗这个患者？

6. 本病预后如何？

7. 本病主要的预防措施有哪些？

**参考答案和提示：**

1. **临床诊断** 胃溃疡伴幽门梗阻。

2. **诊断依据** ①规律性上腹痛，以饱食后为主；②呕吐 2 天，饮水亦呕吐；③呕吐胃内容物，伴有酸臭味，无呕血；④剑突下压痛阳性，上腹稍膨隆，无肌紧张，无反跳痛，振水音阳性。

3. **进一步查什么明确诊断** 电子胃镜（胃角溃疡）；病理（溃疡）。

4. **本病主要鉴别** ①内镜或 X 线检查见到胃的溃疡，必须进行良性溃疡（胃溃疡）与恶性溃疡（胃癌）的鉴别。Ⅲ型早期胃癌单凭内镜所见与良性溃疡鉴别有困难，放大内镜和染色内镜对鉴别有帮助，但最终必须依靠直视下取活组织检查鉴别。②胃泌素瘤是胰腺非 B 细胞瘤分泌大量胃泌素所致。肿瘤往往很小（<1cm），生长缓慢，半数为恶性。

5. **处理及治疗** ①生活要有规律，避免过度劳累和精神紧张。注意饮食规律，戒烟、酒；②本患早期胃肠减压，常规应用 $H_2RA$ 或 PPI；③化验血常规、血型、便潜血、血离子、HP，如有离子紊乱，应及时纠正；④幽门梗阻缓解后，继续抑酸治疗，HP 阳性需抗 HP 治疗；⑤内科治疗幽门梗阻不能缓解，寻求外科手术治疗；⑥注意除外恶性溃疡。

6. 由于内科有效治疗的发展，预后远较过去为佳，死亡率显著下降。死亡主要见于高龄患者，死亡的主要原因是并发症，特别是大出血和急性穿孔。

7. 预防措施

(1) NSAID 溃疡的复发预防及初始预防：溃疡愈合后，如不能停用 NSAID，无论幽门螺杆菌阳性还是阴性都必须继续 PPI 或米索前列醇长程维持治疗以预防溃疡复发。对于发生 NSAID 溃疡并发症的高危患者，如既往有溃疡病史、高龄，同时应用抗凝血药（包括低剂量的阿司匹林）或糖皮质激素者，应常规予抗溃疡药物预防，目前认为 PPI 或米索前列醇预防效果较好。

(2) 溃疡复发的预防：有效根除幽门螺杆菌及彻底停服 NSAID，能大大减少溃疡复发。对溃疡复发同时伴有幽门螺杆菌感染复发者，可予根除幽门螺杆菌再治疗。下列情况则需用长程维持治疗来预防溃疡复发：①不能停用 NSAID 的溃疡患者；②幽门螺杆菌相关溃疡，幽门螺杆菌感染未能被根除；③幽门螺杆菌阴性的溃疡；④幽门螺杆菌相关溃疡，幽门螺杆菌虽已被根除，但曾有严重并发症的高龄或有严重伴随病患者。

**病例 3-5-2**　患者,男性,40 岁,反复上腹痛 12 年,加重 3 天就诊,经常值夜班,饮食不规律,上腹部疼痛以空腹为主,进食可缓解,经常夜间腹痛,秋季易反复,时有反酸,嗳气,腹胀不适。

**问题:**

1. 该患者临床诊断是什么?

2. 诊断依据是什么?

3. 进一步查什么明确诊断?

4. 主要的鉴别诊断是什么?

5. 怎么治疗这个患者?

6. 预后及主要预防措施有哪些?

**参考答案和提示:**

1. **临床诊断**　十二指肠球部溃疡。

2. **诊断依据**　①病史 12 年;②饮食不规律,腹痛症状规律性、季节性,典型空腹痛;③有消化不良症状。

3. **进一步检查**　胃镜检查:十二指肠球前壁见直径 1.0cm 溃疡,表面有白苔,周围黏膜充血。

4. **主要鉴别诊断**　①胆囊炎;②胰腺炎;③胃炎。

5. **处理及治疗**　①生活要有规律,避免过度劳累和精神紧张,注意饮食规律,戒烟、酒;②化验血常规、血型、便潜血、血离子;③HP 检测;④抑酸治疗,常规应用 $H_2RA$ 或 PPI,HP 阳性需抗 HP 治疗;⑤黏膜保护药,反酸嗳气明显,可应用胃肠动力药物。

6. 由于内科有效治疗的发展,预后远较过去为佳,死亡率显著下降。死亡主要见于高龄患者,死亡的主要原因是并发症,特别是大出血和急性穿孔。

(1) NSAID 溃疡的复发预防及初始预防:溃疡愈合后,如不能停用 NSAID,无论幽门螺杆菌阳性还是阴性都必须继续 PPI 或米索前列醇长程维持治疗以预防溃疡复发。对于发生 NSAID 溃疡并发症的高危患者,如既往有溃疡病史、高龄、同时应用抗凝血药(包括低剂量的阿司匹林)或糖皮质激素者,应常规予抗溃疡药物预防,目前认为 PPI 或米索前列醇预防效果较好。

(2) 溃疡复发的预防:有效根除幽门螺杆菌及彻底停服 NSAID,能大大减少溃疡复发。对溃疡复发同时伴有幽门螺杆菌感染复发者,可予根除幽门螺杆菌再治疗。

下列情况则需用长程维持治疗来预防溃疡复发:①不能停用 NSAID 的溃疡患者;②幽门螺杆菌相关溃疡,幽门螺杆菌感染未能被根除;③幽门螺杆菌阴性的溃疡;④幽门螺杆菌相关溃疡,幽门螺杆菌虽已被根除,但曾有严重并发症的高龄或有严重伴随病患者。

## 临床思维:消化性溃疡

**【病因和发病机制】**

**1. 幽门螺杆菌(*H. pylori*)**　①消化性溃疡患者幽门螺杆菌检出率显著高于对照组普通人群;②临床研究肯定,成功根除幽门螺杆菌后溃疡复发率明显下降。

**2. 非甾体抗炎药(NSAID)**　NSAID 通过削弱黏膜的防御和修复功能而导致消化性溃疡发病,损害作用包括局部作用和系统作用两方面,系统作用是主要致溃疡机制,主要是通过抑制环氧合酶(CoX)导致胃肠黏膜生理性前列腺素 E 合成不足。后者通过增加黏液和碳酸氢盐分泌、促进黏膜血流增加、细胞保护等作用在维持黏膜防御和修复功能中起重要作用。

**3. 胃酸和胃蛋白酶** 消化性溃疡最终形成是由于胃酸/胃蛋白酶对黏膜自身消化所致。

**4. 其他因素** ①吸烟;②遗传;③急性应激;④胃十二指肠运动异常。

**【临床表现】** 上腹痛是消化性溃疡的主要症状,但部分患者可无症状或症状较轻而以出血、穿孔等并发症为首发症状。典型的消化性溃疡临床特点:①慢性过程;②周期性发作,发作与自发缓解相交替;发作常在秋冬或冬春之交发病,可因精神情绪不良或过劳而诱发;③发作时上腹痛呈节律性,表现为空腹痛即餐后 2~4 小时或(及)午夜痛,腹痛多为进食或服用抗酸药所缓解,典型节律性表现在 DU 多见。

**1. 症状** 上腹痛为主要症状,性质多为灼痛,亦可为钝痛、胀痛、剧痛或饥饿样不适感。多位于中上腹,可偏右或偏左。一般为轻至中度持续性痛。疼痛常有典型的节律性如上述。部分患者无上述典型表现,而仅表现消化不良症状。

**2. 体征** 溃疡活动时上腹部可有局限性轻压痛,缓解期无明显体征。

**【并发症】**

**1. 出血** 溃疡侵蚀周围血管可引起出血。出血是消化性溃疡最常见的并发症,也是上消化道大出血最常见的病因。

**2. 穿孔** 溃疡病灶向深部发展穿透浆膜层则并发穿孔。溃疡穿孔临床上可分为急性、亚急性和慢性三种类型,以第一种常见。

**3. 幽门梗阻** 主要是由 DU 或幽门管溃疡引起。

**4. 癌变** 少数 GU 可发生癌变,DU 则否。

**【实验室检查】** ①胃镜检查;②X 线钡餐检查;③幽门螺杆菌检测;④胃液分析和血清胃泌素测定。

**【病理】**

**1. 大体** ①GU 多在胃角和胃窦小弯;②DU 多发生在球部,前壁比较常见。

**2. 镜下** ①GU 大多发生在幽门腺区(胃窦)与泌酸腺区(胃体)交界处的幽门腺区一侧。幽门腺区黏膜可随年龄增长而扩大,假幽门腺化生和(或)肠化生,使其与泌酸腺区之交界线上移。溃疡一般为单个,也可多个,呈圆形或椭圆形。②DU 直径多小于 1cm,Gu 要比 DU 稍大。亦可见到直径大于 2cm 的巨大溃疡。③溃疡边缘光整、底部洁净,由肉芽组织构成,上面覆盖有灰白色或灰黄色纤维渗出物。活动性溃疡周围黏膜常有炎症水肿。溃疡浅者累及黏膜肌层,深者达肌层甚至浆膜层,溃破血管时引起出血,穿破浆膜层时引起穿孔。溃疡愈合时周围黏膜炎症、水肿消退,边缘上皮细胞增生覆盖溃疡面,其下的肉芽组织纤维转化,变为瘢痕,瘢痕收缩使周围黏膜皱襞向其集中。

# 诊疗常规:消化性溃疡

消化性溃疡(peptic ulcer)主要指发生在胃和十二指肠的慢性溃疡,即胃溃疡(GU)和十二指肠溃疡(DU)。

## (一)诊断要点

慢性病程、周期性发作的节律性上腹疼痛,且上腹痛可为进食或抗酸药所缓解,临床表现是诊断消化性溃疡的重要临床线索。确诊有赖胃镜检查。X 线钡餐检查发现龛影亦有确诊价值。注意:①有典型溃疡样上腹痛症状者不一定是消化性溃疡;②部分消化性溃疡患者症状可不典型甚至无症状,因此单纯依靠病史难以作出可靠诊断。

## (二)鉴别诊断

**1. 胃癌** 恶性溃疡的内镜特点为:①溃疡形状不规则,一般较大;②底凹凸不平、苔污秽;

③边缘呈结节状隆起;④周围皱襞中断;⑤胃壁僵硬、蠕动减弱(X 线钡餐检查亦可见上述相应的 X 线征)。

**2. 胃泌素瘤**　亦称 Zollinger。Ellison 综合征是胰腺非 B 细胞瘤分泌大量胃泌素所致。肿瘤往往很小(<1cm),生长缓慢,半数为恶性。大量胃泌素可刺激分泌大量胃酸,使上消化道经常处于高酸环境,导致胃、十二指肠球部和不典型部位(十二指肠降段、横段,甚或空肠近端)发生多发性溃疡。胃泌素瘤与普通消化性溃疡的鉴别要点是该病溃疡发生于不典型部位,具难治性特点。

### (三)治疗原则

**1. 一般治疗**　生活要有规律,避免过度劳累和精神紧张。注意饮食规律,戒烟、酒。服用 NSAID 者尽可能停用。

**2. 治疗消化性溃疡的药物及其应用**

(1)抑制胃酸药物:溃疡的愈合与抑酸治疗的强度和时间成正比。

(2)保护胃黏膜药物:硫糖铝和胶体铋目前已少用于治疗消化性溃疡的一线药物。

**3. 外科手术指征**　①大量出血经内科治疗无效;②急性穿孔;③瘢痕性幽门梗阻;④胃溃疡癌变;⑤严格内科治疗无效的顽固性溃疡。

**4. 根除幽门螺杆菌治疗**

### (四)并发症的治疗

**1. 出血**　溃疡侵蚀周围血管可引起出血。出血是消化性溃疡最常见的并发症,也是上消化道大出血最常见的病因。

**2. 穿孔**　溃疡穿孔临床上可分为急性、亚急性和慢性三种类型,以第一种常见。急性穿孔的溃疡常位于十二指肠前壁或胃前壁,发生穿孔后胃肠的内容物漏入腹腔而引起急性腹膜炎。

**3. 幽门梗阻**　主要是由 DU 或幽门管溃疡引起。溃疡急性发作时可因炎症水肿和幽门部痉挛而引起暂时性梗阻,可随炎症的好转而缓解;慢性梗阻主要由于瘢痕收缩而呈持久性。

**4. 癌变**　少数 GU 可发生癌变,DU 则否。

### (五)预后

本病的预后见病例 3-5-1。

## 复 习 题

**一、名词解释**

1. 复合溃疡　2. 巨大溃疡　3. 球后溃疡　4. 穿透性溃疡　5. 无症状性溃疡

**二、简答题**

1. 典型消化性溃疡临床特点有哪些?

2. 溃疡的胃镜下表现及分期有哪些?

3. 恶性溃疡的内镜下表现有哪些?

4. 溃疡病 X 线钡餐检查所见有哪些?

5. 列举溃疡病的并发症有哪些?

**三、问答题**

1. 男,30 岁,上腹痛 3 年,多出现于餐后 3 小时,进食后可缓解伴反酸,近一周反复呕吐,呕吐物为隔夜宿食。其最可能的诊断是? 抑酸治疗效果不佳。进一步应作哪项检查?

2. 男,38 岁,3 年来常出现右上腹痛,午夜为主,疼痛放射至背部,先后曾发生 3 次上消化道大出血,胃肠钡餐检查未发现异常,体检仅右上腹压痛。最有可能的诊断是?

3. 男,60 岁,近来食欲不振,恶心,呕吐,体重稍减轻,贫血,但无明显腹痛。胃钡餐透视于胃角可见一凸出于胃轮廓之外的龛影。最可能的诊断是?应进一步查?

4. 男,35 岁,反复上腹痛 4 年,伴反酸,查体:血压稳定,腹部无明显压痛。内镜诊断为十二指肠球部溃疡(活动期),应进一步作哪种检查?

5. 技校学生,男 18 岁,突发上腹痛 3 小时入院,患者 3 小时前上课时无明显诱因出现上腹部疼痛,伴有恶心呕吐,排稀便两次,无呕血便血,腹痛较剧烈,入院时腹痛已波及全腹,平素无明显腹痛,偶有反酸。诊断是什么?还可查到哪些阳性体征?

## 参考答案

### 一、名词解释

1. 复合溃疡指胃和十二指肠同时发生的溃疡。DU 往往先于 GU 出现。幽门梗阻发生率较高。

2. 巨大溃疡指直径大于 2cm 的溃疡。对药物治疗反应较差、愈合时间较慢,易发生慢性穿透或穿孔。

3. 球后溃疡发生在十二指肠球部远段十二指肠的溃疡称球后溃疡。多发生在十二指肠乳头的近端。具 DU 的临床特点,对药物治疗反应较差,较易并发出血。

4. 穿透性溃疡十二指肠或胃后壁的溃疡深至浆膜层时已与邻近的组织或器官发生粘连,穿孔时胃肠内容物不流入腹腔,也称为慢性穿孔。

5. 约 15% 消化性溃疡患者可无症状,而以出血、穿孔等并发症为首发症状。可见于任何年龄,以老年人较多见;NSAID 引起的溃疡近半数无症状。

### 二、简答题

1. 典型消化性溃疡临床特点包括 ①慢性过程,病史可达数年至数十年;②周期性发作,发作与自发缓解相交替,发作期为数周或数月,缓解期亦长短不一,短者数周、长者数年;发作常有季节性,多在秋冬或冬春之交发病,可因精神情绪不良或过劳诱发;③发作时上腹痛呈节律性,表现为空腹痛即餐后 2～4 小时或(及)午夜痛,腹痛多为进食或服用抗酸药所缓解,典型节律性表现在 DU 多见。

2. 内镜下消化性溃疡多呈圆形或椭圆形,也有呈线形,边缘光整,底部覆有灰黄色或灰白色渗出物,周围黏膜可有充血、水肿,可见皱襞向溃疡集中。内镜下溃疡可分为活动期(A)、愈合期(H)和瘢痕期(S)三个病期,其中每个病期又可分为 1 和 2 两个阶段。

3. 恶性溃疡的内镜下所见包括 ①溃疡形状不规则,一般较大;②底凹凸不平、苔污秽;③边缘呈结节状隆起;④周围皱襞中断;⑤胃壁僵硬、蠕动减弱(X 线钡餐检查亦可见上述相应的 X 线征)。

4. 溃疡的 X 线征象有直接和间接两种:龛影是直接征象,对溃疡有确诊价值;局部压痛、十二指肠球部激惹和球部畸形、胃大弯侧痉挛性切迹均为间接征象,仅提示可能有溃疡。

5. 并发症见诊疗常规。

### 三、问答题

1. 球溃疡伴幽门梗阻;胃镜,必要时病理检查。

2. 十二指肠球后溃疡;血清促胃液素检测。

3. 胃溃疡;胃镜下病理检查。

4. 幽门螺杆菌检测。

5. 诊断:十二指肠球部溃疡并穿孔。
   阳性体征:腹式呼吸减弱(或消失);上腹部压痛、反跳痛、肌紧张;肠鸣音消失;血压下降、心率加快。

(王明涛)

# 第六章 胃 癌

病例 3-6-1 患者,男性,63 岁,上腹不适 1 个月加重伴呕吐 1 周入院,患者近 1 个月以来自觉上腹不适感,偶有隐痛,与饮食无关,1 周前开始出现呕吐症状,呕吐物为胃内容物,无呕血,间断排柏油样便,左锁骨上可摸到 1 个鸽卵大小包块,质地偏硬。既往胃病史 10 余年,平时反酸、嗳气,自服胃药可缓解,未到医院诊治过。近 1 个月体重减轻 10 千克。可查到的阳性体征:舟状腹,上腹包块,上腹压痛(轻度),移动性浊音(+),贫血,消瘦。

问题:

1. 该患者临床诊断是什么?

2. 诊断依据是什么?

3. 进一步查什么明确诊断?

4. 本病的主要鉴别诊断有哪些?

5. 怎么治疗这个患者?

6. 本病的预后如何?

7. 本病的主要预防措施有哪些?

参考答案和提示:

1. 临床诊断 胃溃疡癌变;腹腔转移;淋巴转移;上消化道出血。

2. 诊断依据 ①上腹不适感 1 个月,偶有隐痛,与饮食无关;②呕吐 1 周,呕吐物为胃内容物;③呕吐胃内容物,无呕血,排柏油样黑便,体重减轻 10 千克;④胃病史 10 余年,平时反酸、嗳气,自服胃药可缓解;⑤左锁骨上可摸到 1 个鸽卵大小包块,质地偏硬。

3. 进一步需要检查 ①电子胃镜(胃溃疡恶变);②病理(腺癌);③腹水脱落细胞(查到恶性瘤细胞)。

4. 胃癌的鉴别诊断 浅表性胃炎、功能性消化不良、胃溃疡、胃息肉、胃平滑肌瘤及肉瘤、肥厚性胃窦炎、慢性胆囊炎和胆石症、原发性恶性淋巴瘤。此外,胃癌需与胃黏膜脱垂、胃类癌、胃底静脉瘤、假性淋巴瘤、异物肉芽肿等病变相鉴别。当上腹部摸到肿块时尚须与横结肠或胰腺肿块相区别,有肝转移者与原发性肝癌区别。

5. 处理及治疗 ①生活要有规律,避免过度劳累和精神紧张。注意饮食规律,戒烟、酒;②化验血常规、血型、便潜血、血离子、HP,如有离子紊乱,贫血应及时纠正;③内科治疗后,呕吐不能缓解,寻求外科姑息手术治疗。

6. 全球胃癌治疗的最佳临床证据表明,胃癌的预后直接与诊断时的分期有关。迄今为止,手术仍然是胃癌的最主要治疗手段,但由于胃癌早期(0~1)诊断率低(约 10%),大部分胃癌在确诊时已处于中晚期,5 年生存率较低(约 7%~34%)。

7. 预防本病的主要措施在于 首先,预防胃癌发生,减少或消除高危人群所面临的各种致癌因素,降低发病率。其次,早发现、早治疗。应注意身体不适变化,定期胃镜检查,一旦发现早期胃癌,尽早手术,可延长生存期、增加治愈率。第三,在治疗胃癌时,要尽可能采取各种综合治疗方法预防复发和转移。

**病例 3-6-2** 患者,男性,55 岁,上腹部隐痛不适 1 个月,进食后明显,伴饱胀感,食欲逐渐下降,无恶心、呕吐及呕血,近半个月自觉乏力,体重下降 3 千克。近日大便色黑,每日解黑便两次。来我院就诊,查 3 次大便潜血(+),查血 Hb74g/L,为进一步诊治收入院。其兄死于"消化道肿瘤"。查体:浅表淋巴结未及肿大,皮肤无黄染,结膜甲床苍白,心肺未见异常,腹平坦,未见胃肠型及蠕动波,腹软,肝脾未及,腹部未及包块,剑突下区域深压痛,无肌紧张,移动性浊音(-),肠鸣音正常。辅助检查:上消化道造影示:胃窦小弯侧似见约 3cm 大小龛影,位于胃轮廓内,周围黏膜僵硬粗糙,腹部 B 超检查未见肝异常,胃肠部分检查不满意。

**问题:**

1. 该患者临床诊断是什么?

2. 诊断依据是什么?

3. 进一步查什么明确诊断?

4. 本病的主要鉴别诊断有哪些?

5. 怎么治疗这个患者?

6. 本病的预后及治疗措施有哪些?

**参考答案和提示:**

1. 临床诊断 胃癌;上消化道出血。

2. 诊断依据 ①上腹部隐痛不适 1 个月,进食后明显,饱胀,纳差,乏力,消瘦,大便色黑;②结膜甲床苍白,剑突下区域深压痛,无肌紧张;③大便潜血(+),查血 Hb74g/L,上消化道造影示胃窦见约 3cm 大小龛影,位于胃轮廓内,周围黏膜僵硬粗糙。

3. 进一步检查 胃镜检查:胃窦小弯侧似见约 3cm 大小溃疡型肿物。病理:腺癌。

4. 本病的鉴别诊断 ①胃溃疡;②胃淋巴瘤。

5. 处理及治疗 ①手术治疗;②化验血型、血离子、PT、传染病筛查,若离子紊乱应及时纠正,输血纠正贫血;③术后化疗;④抑酸治疗,常规应用 $H_2RA$ 或 PPI。

6. 本病的预后及预防措施见病例 3-6-1。

## 临床思维:胃癌

**【病因和发病机制】**

**1. 环境和饮食因素**

**2. 幽门螺杆菌感染**

**3. 遗传因素**

**4. 癌前状态**

(1) 癌前疾病包括:①慢性萎缩性胃炎;②胃息肉,特别是直径>2cm 的广基息肉;③胃溃疡,癌变多从溃疡边缘发生;④残胃炎,毕Ⅱ式胃切除术后,癌变常在术后 10～15 年发生。

(2) 癌前病变包括:①肠型化生,肠化有小肠型和大肠型两种;②异型增生。

**【病理】**

**1. 大体** 根据国内以往的统计,胃腺癌的好发部位依次为胃窦(58%)、贲门(20%)、胃体(15%)、全胃或大部分胃(7%)。根据胃癌的进程可分为早期胃癌和进展期胃癌。早期胃癌是指病灶局限且深度不超过黏膜下层的胃癌,不论有无局部淋巴结转移。进展期胃癌深度超过黏膜下层,已侵入肌层者称中期,侵及浆膜或浆膜外者称晚期胃癌。

**2. 镜下**

(1) 根据腺体形成及黏液分泌能力,分为:①管状腺癌;②黏液腺癌;③髓样癌;④弥散型癌。

(2) 根据癌细胞分化程度可分为高分化、中度分化和低分化三大类。

(3) 根据肿瘤起源将胃癌分为:①肠型胃癌;②弥漫型胃癌。

(4) 根据肿瘤生长方式将胃癌分为:①膨胀型;②浸润型。

**3. 侵袭与转移**　胃癌有四种扩散方式:

(1) 直接蔓延:侵袭至相邻器官。

(2) 淋巴结转移:一般先转移到局部,再到远处淋巴结,左锁骨上称为 Virchow 淋巴结。

(3) 血行播散:晚期患者最常转移到肝脏,其次是肺、腹膜、肾上腺,也可转移到肾、脑、骨髓等。

(4) 种植转移:癌细胞侵及浆膜层脱落入腹腔,种植于肠壁和盆腔,如种植于卵巢,称为 Krlakenberg 瘤。

**【临床表现】**

**1. 早期胃癌**　70%以上毫无症状,有症状者一般不典型,上腹轻度不适是最常见的初发症状,与消化不良或胃炎相似。

**2. 进展期胃癌**　既往无胃病史,但近期出现原因不明的上腹不适或疼痛;或既往有胃溃疡病史,近期程度加重。上腹部饱胀感常为老年人进展期胃癌最早症状,有时伴有嗳气、反酸、呕吐。食欲减退,消瘦乏力。消化道出血:呕血、黑便及持续大便潜血阳性。

**3. 终末期胃癌死亡前症状**　①常明显消瘦、贫血、乏力、食欲不振、精神萎靡等恶病质症状;②多有明显上腹持续疼痛(癌灶溃疡、侵犯神经或骨膜引起疼痛);③可能大量呕血、黑便等;④腹部包块或左锁骨上可触及较多较大的质硬不活动的融合成团的转移淋巴结;⑤广泛转移累及多脏器正常组织受压丧失功能、大量癌细胞生长抢夺营养资源使正常组织器官面临难以逆转的恶性营养不良最终至多脏器功能衰竭而死亡。

**【并发症】**

**1. 常见并发症**

(1) 出血:约5%可发生大出血,表现为呕血和(或)黑粪,偶为首发症状。

(2) 幽门或贲门梗阻:病变位于贲门或胃窦近幽门部时常发生。

(3) 穿孔:较良性溃疡少见,多见于幽门前区的溃疡型癌。

**2. 术后并发症**　①吻合口瘘;②胃瘫;③胃出血;④肠梗阻;⑤倾倒综合征。

**【实验室检查】**　①血细胞分析;②血清铁;③内镜检查结合黏膜活检;④X线钡餐检查。

## 诊疗常规:胃癌

(一) 诊断要点

早期胃癌多无症状,或者仅有一些非特异性消化道症状。因此,仅凭临床症状,诊断早期胃癌十分困难。早期胃癌无明显体征。

进展期胃癌最早出现的症状是上腹痛,常同时伴有纳差,厌食,体重减轻。腹痛可急可缓,偶呈节律性溃疡样疼痛,但这种疼痛不能被进食或服用制酸剂缓解。

胃癌发生并发症或转移时可出现一些特殊症状,贲门癌累及食管下段时可出现吞咽困难。并发幽门梗阻时可有恶心呕吐,溃疡型胃癌出血时可引起呕血或黑粪,继之出现贫血。胃癌转移至肝脏可引起右上腹痛,黄疸和(或)发热;转移至肺可引起咳嗽、呃逆、咯血,累及胸膜可产生胸腔积液而发生呼吸困难;肿瘤侵及胰腺时,可出现背部放射性疼痛。

如肿瘤转移至肝脏可致肝脏肿大及出现黄疸,甚至出现腹水。腹膜有转移时也可发生腹水,移动性浊音阳性。侵犯门静脉或脾静脉时有脾脏增大。有远处淋巴结转移时可扪及 Virchow 淋巴结,质硬不活动。肛门指检在直肠膀胱凹陷可扪及一板样肿块。

一些胃癌患者可以出现副癌综合征(paraneoplastic syndromes)。

## (二) 鉴别诊断

**1. 胃良性溃疡**　与早期胃癌较难鉴别,一般靠胃镜下活检鉴别。

**2. 胃息肉**　往往有蒂,胃镜若见表面光滑常为良性,若较大且表面有坏死也可能癌变,需活检鉴别。

**3. 胃原发性恶性淋巴瘤**　占胃恶性肿瘤 $0.5\% \sim 8\%$,多见于青壮年,好发于胃窦部,临床表现与胃癌相似,约 $30\% \sim 50\%$ 的该病患者呈持续性或间歇性发热,钡餐检查可见弥漫胃黏膜皱襞不规则增厚,有不规则地图形多发性溃疡,溃疡边缘黏膜形成大皱襞,单个或多发的圆形充盈缺损,呈"鹅卵石样"改变。胃镜见到巨大的胃黏膜皱襞,单个或多发息肉样结节,表面溃疡或糜烂时应首先考虑为胃淋巴瘤,活检多能鉴别。

**4. 胃间质瘤**　占胃恶性肿瘤 $0.25\% \sim 3\%$,多见于老年人,好发胃底、体部,呈半球形或球形,表面黏膜经常正常,但也可因缺血出现大溃疡。无溃疡时往往活检阴性(即未见瘤细胞),超声内镜可协助鉴别。

## (三) 治疗原则

**1. 手术治疗**　外科手术切除加区域淋巴结清扫是目前治疗胃癌的手段。

**2. 内镜下治疗**　早期胃癌可在内镜下行电凝切除或剥离切除术(EMR 或 EPMR)。如癌变累及到根部或表浅型癌肿侵袭到黏膜下层,需追加手术治疗。

**3. 化学治疗**　早期胃癌且不伴有任何转移灶者,手术后一般不需要化疗。①术前化疗即新辅助化疗可使肿瘤缩小,增加手术根治及治愈机会;②术后辅助化疗对于进展期胃癌的中位生存时间仍然小于 9 个月。

## (四) 并发症的治疗

出血、幽门或贲门梗阻、穿孔应以手术治疗为主。术后并发症的治疗包括:

**1. 吻合口瘘**　①吻合口瘘者放置引流管,胃癌术后放置引流管不但可排除腹腔内残液及残留癌细胞,还可观察有无出血及瘘的形成,目前临床上多主张在胃癌术后放置双套管,若发生吻合口瘘可以通过冲洗及低负压吸引保持局部清洁,促使漏口愈合;②手术治疗。

**2. 胃瘫**　①胃瘫对药物治疗的反应不一,较常用的药物有红霉素、新斯的明等;②禁食、进行持续胃肠减压;③心理安慰。

**3. 胃出血**　①饮食要定时、定量、定餐、不能过饱、过饥;②戒除烟酒;③禁食对胃黏膜有损害的药物;④精神要愉快。

**4. 肠梗阻**　①功能性肠梗阻时,经补液及保守治疗后可缓解,如不缓解需手术治疗;②机械性肠梗阻的治疗需视患者具体情况而定,如患者仅表现为腹胀、嗳气、呃逆、呕吐等,给予保守治疗 $3 \sim 4$ 周常可缓解,若患者表现为突发腹痛、呕吐,腹部出现肌痉挛、压痛、反跳痛应手术。

**5. 倾倒综合征**　①饮食调节;②药物治疗;③必要时手术治疗。

## (五) 预后

60 岁以上术后效果较好,30 岁以下预后很差。远端预后较好,近端及广泛者预后差。大于

4cm者预后差。弥漫的比局限的差,低分化的比高分化的差。

# 复 习 题

**一、名词解释**

1. 小胃癌 　2. 微小胃癌

**二、简答题**

1. 为早期诊断胃癌,哪些病人应及早定期查胃镜?

2. 进展期胃癌镜下分类法是怎样的?

3. 胃癌并发症有哪些?

4. 试述胃癌的治疗。

**三、问答题**

1. 男性患者,64 岁,上腹隐痛 3 个月余,伴腹胀不适,食欲差,体重下降。X 线钡餐检查可见胃窦处较大充盈缺损,有腔内壁龛,直径约 3cm。最可能的诊断是? 应进行哪些检查? 如何治疗?

2. 女,57 岁,既往无胃病史,近 3 个月来,出现上腹痛,食欲减退,体重下降,一般状态较好,内镜发现胃角溃疡,约 1.0cm×1.0cm,病理诊断为早期胃癌。首选的治疗方法是?

3. 男,29 岁,5 年前内镜诊断为十二指肠球部溃疡,近半个月上腹痛失去节律性,较剧烈并持续不缓解,且放射至背部,服抗酸药物无效。最可能的诊断是?

4. 男患,53 岁,主因阵发性上腹痛 13 年,加重伴呕吐月余来诊,既往曾诊断胃窦溃疡,一直未行规律治疗,近 1 个月来,疼痛明显加重,伴有呕吐,呕吐物为胃内食物及胃液,无呕血及黑便,自觉消瘦。查体:皮肤及巩膜无黄染,左锁骨上可触及直径约 0.8cm 淋巴结 2 枚,腹平软,剑突下轻压痛,肝脾未及,振水音阳性。腹水征阴性,肠鸣音正常。患者目前初步诊断? 进一步应作那些辅助检查? 治疗方案?

# 参 考 答 案

**一、名词解释**

1. 癌灶直径小于 1cm 者称小胃癌。

2. 小于 0.5cm 者称微小胃癌。

**二、简答题**

1. 需要早期定期检查的情形包括:①40 岁以上,特别是男性,近期出现消化不良、呕血或黑粪者;②慢性萎缩性胃炎伴胃酸缺乏,有肠化或不典型增生者;③良性溃疡但胃酸缺乏者;④胃溃疡经正规治疗 2 个月无效,X 线钡餐提示溃疡增大者;⑤X 线发现大于 2cm 的胃息肉者,应进一步做胃镜检查;⑥胃切除术后 10 年以上者。

2. Borrmann 提出的分类法。

Ⅰ 型:又称息肉型或蕈伞型,肿瘤呈结节状,向胃腔内隆起生长,边界清楚。此型不多见。Ⅱ 型:又称溃疡型,单个或多个溃疡,边缘隆起,形成堤坎状,边界较清楚,此型常见。Ⅲ 型:又称溃疡浸润型,隆起而有结节状的边缘向周围浸润,与正常黏膜无清晰的分界,此型最常见。Ⅳ 型:又称弥漫浸润型,癌组织发生于黏膜表层之下,在胃壁内向四周弥漫浸润扩散,同时伴有纤维组织增生,此型少见。

3. 胃癌的并发症包括

(1) 出血:约 5% 可发生大出血,表现为呕血和(或)黑粪,偶为首发症状。

(2) 幽门或贲门梗阻:病变位于贲门或胃窦近幽门部时常发生。

(3) 穿孔:较良性溃疡少见,多见于幽门前区的溃疡型癌。

4. 胃癌的治疗包括

（1）手术治疗：外科手术切除加区域淋巴结清扫是目前治疗胃癌的手段。胃切除范围可分为近端胃切除、远端胃切除及全胃切除，切除后分别用 Billroth I、Billroth II 及 Roux-en-Y 式重建消化道连续性。即使是进展期胃癌，如果无手术禁忌证或远处转移，应尽可能手术切除。

（2）内镜下治疗：早期胃癌可在内镜下行电凝切除或剥离切除术（EMR 或 EPMR）。由于早期胃癌可能有淋巴结转移，故需对切除的癌变息肉进行病理检查，如癌变累及到根部或表浅型癌肿侵袭到黏膜下层，需追加手术治疗。

（3）化学治疗：早期胃癌且不伴有任何转移灶者，手术后一般不需要化疗。化疗分为术前、术后：①术前化疗即新辅助化疗可使肿瘤缩小，增加手术根治及治愈机会。②术后辅助化疗对于进展期胃癌的中位生存时间仍然小于 9 个月。术后化疗方式主要包括静脉化疗、腹腔内化疗、持续性腹腔温热灌注和淋巴靶向化疗等。

体外实验及动物体内实验表明，生长抑素类似物及 COX-2 抑制剂能抑制胃癌生长。其对人类胃癌的治疗尚需进一步的临床研究。

### 三、问答题

1. 胃癌；胃镜＋病理、肺 CT 及腹部 CT；外科手术治疗。
2. 内镜下切除。
3. 穿透性溃疡。
4. 胃溃疡恶变，幽门梗阻；查胃镜及镜下病理检查；手术及化疗。

（王明涛）

# 第七章　溃疡性结肠炎

**病例 3-7-1**　患者,女性,30 岁,反复黏液脓血便 2 年,平均每日排便 3～5 次,1 周来症状加重,每日排黏液脓血便 15 次以上,伴里急后重,便前左下腹隐痛,便后缓解。查体:体温 38.5℃,脉搏 100/分,贫血貌,心肺无异常,腹平软,未见胃肠型及蠕动波,左下腹压痛,无反跳痛,无肌紧张,肝脾肋下未及,移动性浊音阴性,肠鸣音不亢进;辅助检查:血红蛋白 72g/L,血沉 40mm/L,白蛋白 26g/L。

**问题:**

1. 该患者的临床诊断是什么?

2. 你的诊断依据是什么?

3. 进一步检查什么能明确你的诊断?

4. 你怎么处理及治疗这个患者?

**参考答案和提示:**

1. **诊断**　溃疡性结肠炎。

2. **诊断依据**　①青年女性,病程 2 年;②临床表现为黏液脓血便、里急后重、腹痛、便后缓解;③体格检查时,发现发热、左下腹压痛;④实验室检查发现贫血、低蛋白、血沉快。

3. **进一步检查**　①便常规、便病原学检查;②结肠镜检查;③X 线钡剂灌肠检查;④自身抗体检测。

4. **处理及治疗**　①一般治疗包括休息、注意饮食、营养;②药物治疗:氨基水杨酸制剂、糖皮质激素、免疫抑制剂;③手术治疗。

---

**病例 3-7-2**　患者,男性,29 岁,反复黏液脓血便 5 年,近 1 个月腹痛、腹泻加重,每日排便 8～10 次,稀便,黏液、脓血增多,有里急后重,便前腹痛,便后腹痛减轻,并纳差、体重减轻约 2 千克。查体:体温 36.5℃,脉搏 88 次/分,神情,心肺听诊未及异常,腹平坦,未见胃肠型及蠕动波,腹软,左下腹压痛,无反跳痛,无肌紧张,未及包块,肠鸣音正常。

**问题:**

1. 该患者的临床诊断是什么?

2. 你的诊断依据是什么?

3. 进一步检查什么能明确你的诊断?

4. 你怎么处理及治疗这个患者?

**参考答案和提示:**

1. **诊断**　溃疡性结肠炎。

2. **诊断依据**　①青年男性,病程 5 年;②临床表现为黏液脓血便,里急后重、腹痛、便后腹痛缓解,并纳差、消瘦;③体格检查发现左下腹压痛。

3. **进一步检查**　①血常规、血沉、C 反应蛋白、白蛋白、便常规、便病原学检查;②结肠镜检查;③X 线钡剂灌肠检查;④自身抗体检测。

4. **处理及治疗**　①一般治疗包括休息、注意饮食、营养;②药物治疗包括氨基水杨酸制剂、糖皮质激素、免疫抑制剂;③手术治疗。

# 临床思维:溃疡性结肠炎

**【临床表现】** 临床表现与病型、病变范围、病期相关。

**1. 消化系统表现**

(1) 腹泻:大便次数及便血程度、粪质反映病情轻重,黏液脓血便是病变活动的重要表现。轻者每日排便 2~4 次,可糊状,便血轻或无;重者每日 10 次以上,多稀水样,脓血显见。

(2) 腹痛:多位于左下腹或下腹,常有里急后重;有腹痛-便意-便后缓解的规律。

(3) 其他症状:腹胀、食欲不振等。

**2. 全身表现** 可有发热、消瘦、贫血、低蛋白血症、水电解质失衡。

**3. 肠外表现**

(1) 结肠炎控制后可缓解或恢复:外周关节炎、结节性红斑、坏疽性脓皮病等。

(2) 与结肠炎并存:骶髂关节炎、强直性脊柱炎、原发性硬化性胆管炎等。

**【分型】** 根据病程、程度、范围、病期进行分型。

**1. 临床类型** ①初发型;②慢性复发型;③慢性持续型;④急性暴发型。

**2. 程度** ①轻型;②中型;③重型。

**3. 范围** ①直肠炎;②直肠乙状结肠炎;③左半结肠炎;④全结肠炎或广泛结肠炎。

**4. 病期** ①活动期;②缓解期。

**【并发症】**

**1. 中毒性巨结肠**(toxic megacolon) 多发生在暴发型或重症溃疡性结肠炎患者。一般以横结肠为最严重。常因低钾、钡剂灌肠、使用抗胆碱能药物或阿片类制剂而诱发。临床表现为病情急剧恶化,毒血症明显,有脱水与电解质平衡紊乱,出现鼓肠、腹部压痛,肠鸣音消失。血常规白细胞计数显著升高。X 线腹部平片可见结肠扩大,结肠袋形消失。本并发症预后差,易引起急性肠穿孔。

**2. 直肠结肠癌变** 多见于广泛性结肠炎、幼年起病而病程漫长者。

**3. 其他并发症** 肠大出血、肠穿孔、肠梗阻。

# 诊疗常规:溃疡性结肠炎

## (一) 诊疗要点

具有持续或反复发作的腹泻、黏液脓血便、腹痛、里急后重、伴有不同程度全身症状者,在排除细菌性痢疾、慢性血吸虫病、阿米巴痢疾、肠结核等感染性肠炎及克罗恩病、放射性肠炎、缺血性肠炎的基础上,具有结肠镜检查重要改变中至少 1 项及黏膜活组织检查所见可诊断。

**1. 结肠镜检查** 病变连续性、弥漫性分布,从肛端直肠开始逆行向上。

(1) 黏膜血管纹理模糊,并见黏膜粗糙,呈细颗粒状。

(2) 弥漫性糜烂和多发浅溃疡。

(3) 慢性病变见假息肉及桥状黏膜。

(4) 活组织检查见弥漫性慢性炎症细胞浸润,活动期表现糜烂、溃疡、隐窝炎、隐窝脓肿;慢性期隐窝结构紊乱,杯状细胞减少,潘氏细胞化生。

**2. X 线钡剂灌肠检查**

(1) 黏膜粗乱、颗粒样改变。

(2) 多发性浅溃疡,表现为小龛影;炎症性息肉,表现为充盈缺损。

(3) 肠管缩短、结肠袋消失,肠管呈铅管状。

## （二）鉴别诊断

**1. 急性自限性结肠炎**　各种细菌感染急性发作时发热、腹痛较明显，粪便检查可分离出致病菌，抗生素治疗有良好效果，通常在 4 周内痊愈。

**2. 阿米巴肠炎**　病变主要侵犯右侧结肠，结肠溃疡较深，边缘潜行，溃疡间的黏膜多属正常。粪便或结肠镜取溃疡渗出物检查可找到溶组织阿米巴滋养体或包囊。血清抗阿米巴抗体阳性。抗阿米巴治疗有效。

**3. 血吸虫病**　有疫水接触史，常有肝脾大，粪便检查可发现血吸虫卵，孵化毛蚴阳性。直肠镜检查在急性期可见黏膜黄褐色颗粒，活检黏膜压片或组织病理检查发现血吸虫卵。

**4. 克罗恩病（Crohn 病）**　克罗恩病的腹泻一般无肉眼血便，结肠镜及 X 线检查病变主要在回肠末段和邻近结肠，且呈非连续性、非弥漫性分布。内镜表现纵行溃疡，鹅卵石样改变，病变间黏膜外观正常。活检见裂隙状溃疡、非干酪性肉芽肿、黏膜下层淋巴细胞聚集。

**5. 大肠癌**　多见于中年以后，经直肠指检常可触到肿块，结肠镜或 X 线钡剂灌肠检查对鉴别诊断有价值，活检可确诊。

**6. 肠易激综合征**　粪便可有黏液但无脓血，显微镜检查正常，隐血试验阴性。结肠镜检查无器质性病变证据。

**7. 其他**　感染性肠炎（如抗生素相关性肠炎、肠结核、真菌性肠炎等）、缺血性结肠炎、放射性肠炎、过敏性紫癜、胶原性结肠炎、贝赫切特病、结肠息肉病、结肠憩室炎以及 HIV 感染合并的结肠炎等应和本病鉴别。

## （三）预后

本病轻型、长期缓解者预后较好；急性暴发型、有并发症、年龄超过 60 岁者预后不良；慢性持续活动、反复发作者，预后差。

## （四）治疗原则和要点

治疗目的：控制急性发作、维持缓解、减少复发、防治并发症。

**1. 一般治疗**　注意休息、饮食、营养。

**2. 药物治疗**

（1）氨基水杨酸制剂：柳氮磺胺吡啶、5-氨基水杨酸制剂（美沙拉嗪、奥沙拉嗪、巴柳氮），适用于轻中型患者或重型经糖皮质激素治疗已缓解者。

（2）糖皮质激素：对急性发作效果较好。

（3）免疫抑制剂：适用于对激素治疗效果差或激素依赖的慢性持续型患者。

**3. 手术治疗**　全结肠切除＋回肠造瘘术。

# 复 习 题

**一、名词解释**

1. 中毒性巨结肠　2. 溃疡性结肠炎

**二、简答题**

1. 试述中毒型巨结肠临床表现和辅助检查所见。

2. 试述溃疡性结肠炎的诊断要点。

3. 试述溃疡性结肠炎的内镜表现。

### 三、问答题

患者,女性,40 岁,反复黏液脓血便 3 年,平均每日排便 3～5 次,1 周来症状加重,每日排黏液脓血便 15 次以上,伴里急后重,便前左下腹隐痛,便后缓解。查体:体温 38.6℃,脉搏 110/分,贫血貌,心肺无异常,腹平软,未见胃肠型及蠕动波,左下腹压痛,无反跳痛,无肌紧张,肝脾肋下未及,移动性浊音阴性,肠鸣音不亢进;辅助检查:血红蛋白 70g/L,血沉 45mm/L,白蛋白 25g/L。患者诊断为溃疡性结肠炎。试问其临床分型有哪些?

## 参 考 答 案

### 一、名词解释

1. 中毒性巨结肠多发生在暴发型或重症溃疡性结肠炎患者。结肠病变累及肌层与肠肌神经丛,结肠蠕动消失,引起急性结肠扩张,常因低钾、钡剂灌肠、使用抗胆碱能药物或阿片类制剂而诱发。临床表现为病情急剧恶化,毒血症明显,有脱水与电解质平衡紊乱,出现鼓肠、腹部压痛,肠鸣音消失。血常规白细胞计数显著升高。X 线腹部平片可见结肠扩大,结肠袋形消失,易引起急性肠穿孔。
2. 溃疡性结肠炎(ulcerative colitis, UC)是一种病因尚不十分清楚的直肠和结肠慢性非特异性炎症性疾病。病变主要限于大肠黏膜与黏膜下层。临床表现为腹泻、黏液脓血便、腹痛;呈反复发作的慢性病程。

### 二、简答题

1. 临床表现为病情急剧恶化,毒血症明显,有脱水与电解质平衡紊乱,出现鼓肠、腹部压痛,肠鸣音消失。血常规白细胞计数显著升高。X 线腹部平片可见结肠扩大,结肠袋形消失。
2. 具有持续或反复发作的腹泻、黏液脓血便、腹痛、里急后重、伴有不同程度全身症状者,在排除细菌性痢疾、慢性血吸虫病、阿米巴痢疾、肠结核等感染性肠炎及克罗恩病、放射性肠炎、缺血性肠炎的基础上,具有结肠镜检查重要改变中至少 1 项及黏膜活组织检查所见可诊断。
3. ①黏膜血管纹理模糊、紊乱或消失、充血、水肿、易脆、出血及脓性分泌物附着,并常见黏膜粗糙,呈细颗粒状;②病变明显处见弥漫性糜烂和多发性浅溃疡;③慢性病变见假息肉及桥状黏膜,结肠袋往往变浅、变钝或消失。

### 三、问答题

其临床分型有:

1. 根据病情的轻重分为三度:①轻度溃结;②中度溃结;③重度溃结。
2. 根据发病的缓急分为四型:①初发型,初次发病,病程短、症状轻,类似于轻度溃结;②慢性复发型,也叫反复发作型,其特征是病情进展缓慢,腹痛、腹泻、脓血便等症状较轻,间歇发病,时好时坏,临床上此型比较常见;③慢性持续型,发病或急或缓,或轻或重,腹痛、腹泻、黏液脓血便等症状可长期存在,明显消瘦和营养不良,若是少年儿童发病,则生长发育迟缓;④急性暴发型,发病急,常突然发病,一日之内水样腹泻在 10 余次甚至 20 余次之多,夹杂黏液及脓血,肛门下坠,里急后重,发热,患者会很快出现脱水、贫血、低血钾甚至休克等现象。

(张 博)

# 第八章　克罗恩病

病例 3-8-1　患者，男性，35岁，不规则发热伴腹痛 1 个月，腹泻、平均每日 6 次，有黏液、无脓血；查体：体温 36.5℃，神清，心肺听诊无异常，腹平软，右下腹压痛，无肌紧张、反跳痛，可触及包块，大小约 3.4cm×4.0cm，质地硬，边界不清，表面不光滑，触痛阳性，活动度稍差。结肠镜示横结肠近肝曲处约 8cm 肠段黏膜呈铺路卵石样改变，并见纵性溃疡。

问题：

1. 该患者的临床诊断是什么？

2. 你的诊断依据是什么？

3. 进一步检查什么能明确你的诊断？

4. 你怎么处理及治疗这个患者？

参考答案和提示：

1. 诊断　克罗恩病。

2. 诊断依据　①青年男性，病程 1 个月；②临床表现为腹泻、黏液无脓血便；③体格检查为右下腹压痛，可及包块；④结肠镜示横结肠近肝曲约 8cm 肠段黏膜呈铺路卵石样改变，并见纵性溃疡。

3. 进一步检查　①血常规、血沉、C-反应蛋白、粪便隐血试验、血清白蛋白、血液自身抗体检查；②腹部超声或 CT 或 MRI；③活组织检查。

4. 处理及治疗　①一般治疗包括戒烟、营养支持；②药物治疗包括氨基水杨酸制剂等；③必要时手术治疗。

---

病例 3-8-2　患者，女性，30岁，间断发热、右下腹痛伴腹泻 1 年，黏液便、无脓血，每日 4～5 次。4 年前患盆腔结核，已治愈；查体：轻度贫血貌，腹软，未见胃肠型及蠕动波，右下腹压痛，无肌紧张、反跳痛，可触及质地中等、边界不清的包块，大小约 2.5cm×3.6cm。钡灌肠示回盲部末端钡剂线样征，有铺路石样充盈缺损。

问题：

1. 该患者的临床诊断是什么？

2. 你的诊断依据是什么？

3. 进一步检查什么能明确你的诊断？

4. 你怎么处理及治疗这个患者？

参考答案和提示：

1. 诊断　克罗恩病。

2. 诊断依据　①青年女性，病程 1 年；②临床表现为腹痛、腹泻、黏液无脓血便；③体格检查示贫血、右下腹压痛，可及包块；④钡灌肠示回盲部末端钡剂线样征，有铺路石样充盈缺损。

3. 进一步检查　①血常规、血沉、C-反应蛋白、粪便隐血试验、血清白蛋白、血液自身抗体检查；②腹部超声、CT 或 MRI；③结肠镜检查；④活组织检查。

4. 处理及治疗　①一般治疗包括营养支持；②药物治疗包括氨基水杨酸制剂等；③必要时手术治疗。

## 临床思维:克罗恩病

**【临床表现】** 腹痛、腹泻和体重下降三大症状是本病的主要临床表现。

**1. 消化系统表现**

(1)腹痛为最常见症状。多位于右下腹或脐周,间歇性发作,常为痉挛性阵痛伴腹鸣。常于进餐后加重,排便或肛门排气后缓解。体检常有腹部压痛,部位多在右下腹。

(2)腹泻亦为本病常见症状,腹泻先是间歇发作,病程后期可转为持续性。粪便多为糊状,一般无脓血和黏液。病变涉及下段结肠或肛门直肠者,可有黏液血便及里急后重。

(3)腹部包块多位于右下腹与脐周。

(4)瘘管形成是克罗恩病的特征性临床表现,瘘分内瘘和外瘘,前者可通向其他肠段、肠系膜、膀胱、输尿管、阴道、腹膜后等处,后者通向腹壁或肛周皮肤。

(5)肛门周围病变包括肛门周围瘘管、脓肿形成及肛裂等病变。

**2. 全身表现** 本病全身表现较多且较明显,主要有:

(1)发热为常见的全身表现之一,间歇性低热或中度热常见,少数呈弛张高热伴毒血症。少数患者以发热为主要症状。

(2)营养障碍:主要表现为体重下降,可有贫血、低蛋白血症和维生素缺乏等表现。青春期前患者常有生长发育迟滞。

**3. 肠外表现** 本病肠外表现与溃疡性结肠炎的肠外表现相似,但发生率较高,以口腔黏膜溃疡、皮肤结节性红斑、关节炎及眼病为常见。

**【临床分型】**

**1. 依疾病行为** 可分为狭窄型(以肠腔狭窄所致的临床表现为主)、穿通型(有瘘管形成)和非狭窄非穿通型(炎症型)。

**2. 依病变部位** 可分为小肠型、结肠型、回结肠型。

**3. 依严重程度** 可分为轻、中、重度。

**【并发症】** 本病的并发症包括:①肠梗阻;②腹腔内脓肿;③急性穿孔、便血;④癌变。

## 诊疗常规:克罗恩病

(一)诊疗要点

对慢性起病,反复发作性右下腹或脐周痛、腹泻、体重下降,特别是伴有肠梗阻、腹部压痛、腹块、肠瘘、肛周病变、发热等表现者,临床上应考虑本病。本病诊断,主要根据临床表现、X线检查、结肠镜检查和活组织检查所见进行综合分析,表现典型者,在充分排除各种肠道感染性或非感染性炎症疾病及肠道肿瘤后,可作出临床诊断。

**1. 结肠镜检查** 病变呈节段性、非对称性分布,可见阿弗他溃疡或纵行溃疡,鹅卵石样改变,肠腔狭窄或肠壁僵硬,炎性息肉,病变之间黏膜外观正常。

**2. X线钡剂灌肠检查** 黏膜皱襞粗乱,纵行溃疡或裂沟、鹅卵石征、假息肉、多发性狭窄、肠壁僵硬、瘘管形成等。

**3. 活组织检查** 非干酪性肉芽肿。

(二)鉴别诊断

**1. 肠结核** 既往或现有肠外结核病史;少有瘘管、腹腔脓肿和肛门周围病变;内镜检查见病变主要涉及回盲部,但节段性分布不明显,溃疡多为横行,浅表而不规则;活检组织抗酸杆菌染色阳性有助诊断,干酪样肉芽肿是肠结核的特征性病理组织学改变,结核菌素试验强阳性、血清结核杆菌相关性抗原和抗体检测阳性等倾向肠结核诊断。有手术指征者可行手术探查,组织学检查发现干酪性肉芽肿可获确诊。

**2. 小肠恶性淋巴瘤**　原发性小肠恶性淋巴瘤肿瘤可呈多灶性分布,此时与克罗恩病鉴别有一定困难。如 X 线检查见一肠段内广泛侵蚀、呈较大的指压痕或充盈缺损,B 型超声或 CT 检查肠壁明显增厚、腹腔淋巴结肿大有利于小肠恶性淋巴瘤诊断。一般进展较快,活检或手术探查可获病理确诊。

**3. 溃疡性结肠炎**　脓血便多见,病变连续,直肠绝大多数受累,肠腔狭窄少见,瘘管、肛周病变、腹部包块罕见,内镜下溃疡浅,黏膜弥漫性充血水肿,病理特征固有膜全层弥漫性炎症、隐窝脓肿、隐窝结构明显异常,杯状细胞减少。

**4. 急性阑尾炎**　腹泻少见,常有转移性右下腹痛,压痛限于麦氏点,血常规检查白细胞计数增高显著,必要时需剖腹探查。

**5. 其他**　如血吸虫病、阿米巴肠炎,其他感染性肠炎等。

### (三)预后

本病可经治疗好转,也可自行缓解。但多数患者反复发作,迁延不愈,其中部分患者在其病程中因出现并发症而手术治疗,预后较差。

### (四)治疗原则和要点

**1. 一般治疗**　①必须戒烟,强调营养支持,重症患者酌情用要素饮食或全胃肠外营养;②腹痛、腹泻必要时可酌情使用抗胆碱能药物或止泻药;③合并感染者静脉途径给予广谱抗生素。

**2. 药物治疗**

(1)活动期治疗

1)氨基水杨酸制剂:柳氮磺吡啶仅适用于病变局限在结肠的轻、中度患者。美沙拉嗪能在回肠末段、结肠定位释放,适用于轻度回结肠型及轻、中度结肠型患者。

2)糖皮质激素:对控制病情活动有较好疗效,适用于各型中~重度患者,以及上述对氨基水杨酸制剂无效的轻至中度患者。

3)免疫抑制剂:硫唑嘌呤或巯嘌呤适用于对激素治疗无效或对激素依赖的患者,加用这类药物后可逐渐减少激素用量乃至停用。

4)抗菌药物:如硝基咪唑类、喹诺酮类药物应用有一定疗效。甲硝唑对肛周病变、环丙沙星对瘘有效。

5)生物制剂:英夫利昔(infliximab)。

(2)缓解期治疗可用氨基水杨酸制剂、硫唑嘌呤或巯嘌呤、infliximab 维持缓解。

**3. 手术治疗**　手术适应证主要是针对并发症,包括完全性肠梗阻、瘘管与腹腔脓肿、急性穿孔或不能控制的大量出血。手术方式主要是病变肠段切除。

## 复 习 题

**一、名词解释**

克罗恩病

**二、简答题**

1. 大体形态上,克罗恩病特点有哪些?

2. 组织学上,克罗恩病的特点有哪些?

3. 克罗恩病与溃疡性结肠炎鉴别要点有哪些?

### 三、问答题

克罗恩病的病因有哪些?

# 参 考 答 案

### 一、名词解释

克罗恩病是一种病因尚不十分清楚的胃肠道慢性炎性肉芽肿性疾病。病变多见于末段回肠和邻近结肠,呈节段性或跳跃式分布。临床上以腹痛、腹泻、体重下降、腹块、瘘管形成和肠梗阻为特点,可伴有发热等全身表现以及关节、皮肤、眼、口腔黏膜等肠外损害。

### 二、简答题

1. 大体形态上,克罗恩病特点为:①病变呈节段性或跳跃性,而不呈连续性;②黏膜溃疡的特点:早期呈鹅口疮样溃疡;随后溃疡增大、融合,形成纵行溃疡和裂隙溃疡,将黏膜分割呈鹅卵石样外观;③病变累及肠壁全层,肠壁增厚变硬,肠腔狭窄。

2. 组织学上,克罗恩病的特点为:①非干酪性肉芽肿,由类上皮细胞和多核巨细胞构成,可发生在肠壁各层和局部淋巴结;②裂隙溃疡,呈缝隙状,可深达黏膜下层甚至肌层;③肠壁各层炎症,伴固有膜底部和黏膜下层淋巴细胞聚集、黏膜下层增宽、淋巴管扩张及神经节炎等。

3. 克罗恩病与溃疡性结肠炎的鉴别要点如表 3-8-1 所示。

表 3-8-1　克罗恩病与溃疡性结肠炎的鉴别要点

| 项目 | 溃疡性结肠炎 | 克罗恩病 |
| --- | --- | --- |
| 症状 | 脓血便多见 | 有腹泻但脓血便少见 |
| 病变分布 | 病变连续 | 呈节段性 |
| 直肠受累 | 绝大多数受累 | 少见 |
| 末段回肠受累 | 罕见 | 多见 |
| 肠腔狭窄 | 少见,中心性 | 多见、偏心性 |
| 瘘管、肛周病变、腹部包块 | 罕见 | 多见 |
| 内镜表现 | 溃疡浅,黏膜弥漫性充血水肿,颗粒状,脆性增加 | 纵行溃疡、鹅卵石样改变,病变见黏膜外观正常(非弥漫性) |
| 活检特征 | 固有膜全层弥漫性炎症,隐窝脓肿、隐窝结构明显异常,杯状细胞减少 | 裂隙状溃疡、非干酪性肉芽肿、黏膜下层淋巴细胞聚集 |

### 三、问答题

克罗恩病的病因包括:①感染;②免疫反应;③遗传。

（张　博）

# 第九章　结核性腹膜炎

**病例 3-9-1**　患者,女性,30 岁,近 1 个月来出现低热、乏力、盗汗、消瘦、食欲不振,腹部隐痛,并逐渐出现腹胀、腹部膨隆。既往有肺门淋巴结结核史,规律抗结核治疗后已钙化。查体:体温 37.1℃,腹膨隆,腹韧,无压痛、反跳痛及肌紧张,移动性浊音阳性,肠鸣音 4 次/分。

**问题:**

1. 该患者的临床诊断是什么?
2. 你的诊断依据是什么?
3. 进一步检查什么能明确你的诊断?
4. 你怎么处理及治疗这个患者?

**参考答案和提示:**

1. 诊断　结核性腹膜炎。
2. 诊断依据　①青年女性,病程 1 个月,既往有肺门淋巴结结核史;②临床表现为腹胀、腹部隐痛及结核毒血症状(低热、乏力、盗汗);③体格检查出现腹膨隆、腹韧,移动性浊音阳性。
3. 进一步检查　①血常规、血沉、PPD 试验;②腹水检查包括常规、生化(ADA)、细胞学检查;③腹部 B 超检查;④腹部 X 线平片;⑤必要时腹腔镜检查。
4. 处理及治疗　①一般治疗;②抗结核化学药物治疗;③必要时放腹水治疗;④手术治疗。

---

**病例 3-9-2**　患者,女性,33 岁,低热、腹胀 4 个月,腹部逐渐膨隆,伴乏力、盗汗、体重减轻、停经。查体:体温 37.4℃,腹膨隆,未见胃肠型及蠕动波,腹韧,无压痛、反跳痛及肌紧张,未触及包块,移动性浊音阳性,肠鸣音 4 次/分。腹水化验:比重:1.020;蛋白质:39g/L;细胞数 0.88×10⁹/L,淋巴细胞占 79%,细菌培养及脱落细胞阴性。

**问题:**

1. 该患者的临床诊断是什么?
2. 你的诊断依据是什么?
3. 进一步检查什么能明确你的诊断?
4. 你怎么处理及治疗这个患者?

**参考答案和提示:**

1. 诊断　结核性腹膜炎。
2. 诊断依据　①青年女性,病程 4 个月;②临床表现为腹胀及结核毒血症状(低热、乏力、盗汗、消瘦及停经);③体格检查发现腹膨隆、腹韧,移动性浊音阳性;④腹水检查发现渗出液,细胞以淋巴细胞为主,普通细菌培养及脱落细胞阴性。
3. 进一步检查　①血常规、血沉、PPD 试验;②X 线检查;③腹部超声;④腹腔镜检查。
4. 处理及治疗　①一般治疗;②抗结核化学药物治疗;③必要时放腹水治疗;④手术治疗。

## 临床思维:结核性腹膜炎

**【临床表现】**

**1. 全身症状** 结核毒血症状,以发热和盗汗为主。后期有营养不良,表现为消瘦、水肿、贫血、舌炎、口角炎等。

**2. 腹痛** 多位于脐周、下腹,可表现为急腹症。

**3. 腹水** 少量至中量多见,可有腹胀。

**4. 腹壁柔韧感** 一般腹部压痛轻微,少数压痛严重,有反跳痛。

**5. 腹块** 大小不一,边缘不整,表面不平,活动度小,常位于脐周。

**6. 其他** 腹泻,多呈糊状;有时腹泻与便秘交替。

**7. 并发症** 肠梗阻多见,可有肠瘘、腹腔脓肿。

**【分型】** 根据病理解剖特点:

**1. 渗出型** 腹膜充血、水肿,表面覆有纤维蛋白渗出物,有许多黄白色或灰白色细小结节,可融合成较大结节或斑块。腹腔内有浆液纤维蛋白渗出物积聚,腹水少量至中等量,草黄色。

**2. 粘连型** 有大量纤维组织增生,腹膜、肠系膜明显增厚。肠袢相互粘连,可发生肠梗阻。大网膜也增厚变硬,卷缩成团块。本型常由渗出型在腹水吸收后逐渐形成,病变发展缓慢,病理变化始终以粘连为主。

**3. 干酪型** 以干酪样坏死病变为主,肠管、大网膜、肠系膜或腹腔内其他脏器之间相互粘连,分隔成许多小房,小房腔内有混浊积液,干酪样坏死的肠系膜淋巴结参与其中,形成结核性脓肿。小房可向肠管、腹腔或阴道穿破而形成窦道或瘘管。本型多由渗出型或粘连型演变而来,并发症常见。

**【实验室和其他检查】**

**1. 血象、红细胞沉降率与结核菌素(PPD)试验** 轻度至中度贫血。白细胞计数多正常,病变活动时血沉增快,PPD试验呈强阳性有助本病诊断。

**2. 腹水检查** 为草黄色渗出液,静置后有自然凝固块,比重一般超过 1.018,蛋白质含量在 30g/L 以上,白细胞计数超过 $500×10^9$/L,以淋巴细胞为主。血清-腹水白蛋白梯度有助诊断。腹水腺苷脱氨酶活性常增高,普通细菌培养阴性,腹水细胞学检查阴性。

**3. 腹部 B 超检查** 可发现少量腹水,并可提示穿刺抽腹水的准确位置。

**4. X 线检查** X 线平片可见到钙化的肠系膜淋巴结结核。胃肠 X 线钡餐检查可发现肠粘连、肠结核、肠瘘、肠腔外肿块等征象,对诊断有辅助价值。

**5. 腹腔镜检查** 对诊断有困难者具确诊价值。一般适用于有游离腹水的患者,可窥见腹膜、网膜、内脏表面有散在或集聚的灰白色结节,浆膜失去正常光泽,呈混浊粗糙。活组织检查有确诊价值。腹腔镜检查在腹膜有广泛粘连者属禁忌。

## 诊疗常规:结核性腹膜炎

### (一)诊疗要点

以下情况考虑诊断:①中青年患者,有结核病史,伴其他器官结核证据;②长期发热、原因不明,伴腹痛、腹胀、腹部包块、腹壁柔韧感,腹水;③腹水为渗出液,淋巴细胞为主,普通细菌培养无致病菌生长;④X 线检查见肠粘连、肠瘘、肠结核、肠腔外肿块等表现;⑤PPD 试验强阳性;⑥典型病例抗结核治疗 2 周以上有效可确诊;⑦不典型病例中有游离腹水者腹腔镜检查并作活检,符合结核改变可确诊。有广泛腹膜粘连者,结合 B 超、CT 等检查排除腹腔肿瘤,有手术指征者剖腹探查。

### （二）鉴别诊断

**1. 以腹水为主要表现者**

（1）腹腔恶性肿瘤：包括腹膜转移癌、恶性淋巴瘤、腹膜间皮瘤等。如腹水找到癌细胞，腹膜转移癌可确诊，可同时通过 B 超、CT、内镜等检查寻找原发癌灶。对腹水细胞学检查未找到癌细胞而鉴别有困难者，腹腔镜检查多可明确诊断。

（2）肝硬化腹水：肝硬化腹水鉴别无困难。肝硬化腹水合并感染时腹水可为渗出液性质，但腹水细胞以多形核为主，腹水普通细菌培养阳性。肝硬化腹水合并结核性腹膜炎时不易鉴别，如患者腹水白细胞计数升高但以淋巴细胞为主，普通细菌培养阴性，特别是有结核病史、接触史或伴其他器官结核病灶，应注意肝硬化合并结核性腹膜炎的可能，必要时行腹腔镜检查。

（3）其他疾病引起的腹水，如结缔组织病、Meigs 综合征、Bladd-Chiari 综合征、缩窄性心包炎等。

**2. 以腹部包块为主要表现者**　应与腹部肿瘤及克罗恩病等鉴别。

**3. 以发热为主要表现者**　需与引起长期发热的其他疾病鉴别。

**4. 以急性腹痛为主要表现者**　与常见外科急腹症鉴别。

### （三）治疗原则和要点

治疗目的：早日康复、避免复发、防治并发症。

**1. 一般治疗**　营养、休息。

**2. 抗结核药物治疗**

**3. 必要时放腹水治疗**

**4. 手术治疗**　①并发完全性肠梗阻或不完全性肠梗阻内科治疗无好转者；②急性肠穿孔，或腹腔脓肿抗生素治疗后未见好转者；③肠瘘经加强营养和抗结核治疗未闭合者；④诊断困难者，剖腹探查。

# 复 习 题

**一、名词解释**

1. 腹壁柔韧感　2. 结核性腹膜炎

**二、简答题**

1. 结核性腹膜炎的临床表现是什么？

2. 结核性腹膜炎的诊断依据是什么？

3. 结核性腹膜炎的腹水特点是什么？

**三、问答题**

结核性腹膜炎的病理分型有哪些？

# 参 考 答 案

**一、名词解释**

1. 腹壁柔韧感是腹膜遭受轻度刺激或有慢性炎症的一种表现，是结核性腹膜炎的常见体征。

2. 结核性腹膜炎是由结核分枝杆菌引起的慢性弥漫性腹膜感染。

**二、简答题**

1. 结核性腹膜炎的临床表现

（1）全身症状：结核毒血症状，以发热和盗汗为主。后期有营养不良，表现为消瘦、水肿、贫血、舌炎、口角炎等。

(2) 腹痛:多位于脐周、下腹,可表现为急腹症。

(3) 腹水:少量至中量多见,可有腹胀。

(4) 腹壁柔韧感:一般腹部压痛轻微,少数压痛严重,有反跳痛。

(5) 腹块:大小不一,边缘不整,表面不平,活动度小,常位于脐周。

(6) 其他:腹泻,多呈糊状;有时腹泻与便秘交替。

(7) 并发症:肠梗阻多见,可有肠瘘、腹腔脓肿。

2. 结核性腹膜炎的诊断依据

(1) 中青年患者,有结核病史,伴其他器官结核证据。

(2) 长期发热、原因不明,伴腹痛、腹胀、腹部包块、腹壁柔韧感,腹水。

(3) 腹水为渗出液,淋巴细胞为主,普通细菌培养无致病菌生长。

(4) X 线检查见肠粘连、肠瘘、肠结核、肠腔外肿块等表现。

(5) PPD 试验强阳性。

(6) 典型病例抗结核治疗 2 周以上有效可确诊。

(7) 不典型病例中有游离腹水者腹腔镜检查并作活检,符合结核改变可确诊。有广泛腹膜粘连者,结合 B 超、CT 等检查排除腹腔肿瘤,有手术指征者剖腹探查。

3. 结核性腹膜炎的腹水特点  腹水为草黄色渗出液,静置后有自然凝固块,比重一般超过 1.018,蛋白质含量在 30g/L 以上,白细胞计数超过 $500 \times 10s/L$,以淋巴细胞为主。检测血清—腹水白蛋白 $<11g/L$,腹水腺苷脱氨酶活性常增高,普通细菌培养应为阴性,结核分枝杆菌培养的阳性率很低。腹水细胞学检查阴性。

### 三、问答题

结核性腹膜炎的病理分型包括渗出、粘连、干酪三型,粘连多见,渗出次之,干酪少见,混合型为两种或三种类型并存。

(1) 渗出型:腹膜充血水肿,表面覆有纤维蛋白渗出物,有黄色或灰白色细小结节,可融合成较大结节或斑块。腹腔浆液纤维蛋白渗出物积聚,腹水少量至中量,草黄色,有时淡血性,偶见乳糜腹水。

(2) 粘连型:大量纤维组织增生,腹膜、肠系膜增厚。肠袢黏连,与其他器官缠结在一起,肠曲受压或被束缚而发生肠梗阻。大网膜增厚变硬,卷缩成团块。多由渗出型渐变形成(腹水吸收后形成),也可起病隐袭,缓慢发展,病理变化始终以粘连为主。

(3) 干酪型:以干酪性病变为主,肠管、大网膜、肠系膜或腹腔内脏器间相互粘连,分隔成许多小房,其内有混浊积液,干酪坏死的肠系膜淋巴结参与其中,形成结核性脓肿。小房可向肝曲、腹腔,或阴道穿破形成窦道或瘘管。由前两型演变而来,为本病重型,并发症常见。

(张　博)

# 第十章 肠 结 核

病例 3-10-1 患者，女性，32 岁，腹痛、便秘伴低热 3 个月。既往有盆腔结核病史，已经治愈。查体：体温 37.7℃，脉搏 96 次/分，双肺呼吸音清，未闻及干湿性啰音，腹平软，右下腹压痛，无反跳痛、肌紧张，全腹未触及包块，肠鸣音 6～8 次/分。胃肠钡剂检查：回肠末端、盲肠和升结肠肠腔狭窄、收缩、变形，黏膜皱襞紊乱。

**问题：**

1. 该患者的临床诊断是什么？

2. 你的诊断依据是什么？

3. 进一步检查什么能明确你的诊断？

4. 你怎么处理及治疗这个患者？

**参考答案和提示：**

1. **诊断** 肠结核（增生型）。

2. **诊断依据** ①青年女性，有盆腔结核史；②临床表现有腹痛、便秘，伴低热，右下腹压痛；③X 线钡餐见回肠末端、盲肠和升结肠肠腔狭窄、收缩、变形，黏膜皱襞紊乱。

3. **进一步检查** ①血沉、血常规；②PPD 试验；③电子肠镜及活组织检查。

4. **处理及治疗** ①休息和营养；②抗结核化学药物治疗；③对症治疗；④必要时手术治疗。

病例 3-10-2 患者，男性，44 岁，腹痛、腹泻伴低热 6 个月。既往有肺结核病史。查体：体温 37.5℃，腹软，右下腹压痛，无肌紧张，未触及包块，肠鸣音 3～4 次/分。胃肠钡剂：回盲部激惹，有钡剂跳跃现象。

**问题：**

1. 该患者的临床诊断是什么？

2. 你的诊断依据是什么？

3. 进一步检查什么能明确你的诊断？

4. 你怎么处理及治疗这个患者？

**参考答案和提示：**

1. **诊断** 肠结核。

2. **诊断依据** ①中年男性，有肺结核史；②临床表现有腹痛、腹泻，伴低热，右下腹压痛；③X 线钡餐见回盲部激惹，有钡剂跳跃现象。

3. **进一步检查** ①血常规、血沉；②PPD 试验；③电子肠镜及活组织检查。

4. **处理及治疗** ①休息和营养；②抗结核化学药物治疗；③对症治疗；④必要时手术治疗。

## 临床思维：肠结核

【临床表现】 肠结核多见于中青年，女性多见。

**1. 腹痛** 多于右下腹，体检右下腹压痛。可并发肠梗阻。

**2. 腹泻与便秘**　一般每日 2～4 次,重者达 10 余次。不伴里急后重。粪便呈糊样,多不含黏液脓血。增生型多以便秘为主。

**3. 腹部肿块**　常位于右下腹,比较固定,中等质地,伴有轻度或中度压痛。

**4. 全身症状和肠外结核表现**　结核毒血症状如发热、盗汗,倦怠、消瘦、贫血,营养不良。

【分型】

**1. 溃疡型肠结核**　溃疡边缘不规则,深浅不一,可深达肌层或浆膜层,并累及周围腹膜或邻近肠系膜淋巴结。较少发生肠出血。一般不发生急性穿孔,腹腔脓肿或肠瘘少见。大量纤维组织增生和瘢痕形成可导致肠管变形和狭窄。

**2. 增生型肠结核**　病变多局限在回盲部,可有大量结核肉芽肿和纤维组织增生,亦可见瘤样肿块突入肠腔,使肠腔变窄,引起梗阻。

**3. 混合型肠结核**　亦称溃疡增生型肠结核。

【实验室和其他检查】

**1. 实验室检查**　可有轻至中度贫血,白细胞计数一般正常。血沉多明显增快,粪便多为糊样,无肉眼黏液和脓血,但显微镜下可见少量脓细胞与红细胞,隐血试验阳性。结核菌素试验呈强阳性有助本病诊断。

**2. X 线检查**　在溃疡型肠结核,钡剂于病变肠段呈现激惹征象,排空很快,充盈不佳,而在病变的上、下肠段则钡剂充盈良好,称为 X 线钡影跳跃征象。黏膜皱襞粗乱、肠壁边缘不规则、有时呈锯齿状,也可见肠腔变窄、肠段缩短变形、回肠盲肠正常角度消失。

**3. 结肠镜检查**　结肠镜对全结肠和回肠末段进行直接观察,内镜下见病变肠黏膜充血、水肿,溃疡形成(常呈横形、边缘呈鼠咬状),炎症息肉,肠腔变窄等。镜下取活体组织送病理检查具有确诊价值。

# 诊疗常规:肠结核

## (一) 诊疗要点

本病诊疗要点包括:①中青年患者有肠外结核,主要是肺结核;②临床表现有腹泻、腹痛、右下腹压痛,也可有腹块、原因不明的肠梗阻,伴发热、盗汗等结核毒血症状;③X 线钡餐检查发现回盲部有跳跃征、溃疡、肠管变形和肠腔狭窄等征象;④结肠镜检查发现主要位于回盲部的肠黏膜炎症、溃疡、炎性息肉或肠腔狭窄(活检如见干酪样坏死性肉芽肿或结核分枝杆菌具确诊意义);⑤PPD(结核菌素)试验强阳性;⑥对高度怀疑肠结核病例,如抗结核治疗(2～6 周)有效,2 至 3 个月后肠镜检查病变明显改善或好转,可作出肠结核的临床诊断。

## (二) 鉴别诊断

**1. 克罗恩(Crohn)病与肠结核的鉴别诊断**　见表 3-10-1。

表 3-10-1　克罗恩病与肠结核的鉴别诊断

| 项目 | 肠结核 | 克罗恩病 |
|---|---|---|
| 肠外结核 | 多见 | 一般无 |
| 病程 | 缓解与复发倾向不明显 | 缓解与复发倾向较明显 |
| 瘘管、腹腔脓肿、肛周病变 | 少见 | 可见 |
| 病变节段性分布 | 常无 | 有 |
| 溃疡形状 | 常呈横行、浅表而不规则状 | 多呈纵行、裂隙状 |

续表

| 项目 | 肠结核 | 克罗恩病 |
|------|--------|---------|
| 活检 | 抗酸杆菌染色阳性有助诊断见干酪性肉芽肿可确诊 | 抗酸杆菌染色阴性,无干酪性肉芽肿 |
| 结核菌素试验 | 强阳性倾向肠结核诊断 | 一般不呈强阳性 |
| 抗结核治疗 | 症状明显改善,内镜所见改善 | 症状无明显改善,内镜所见无改善 |
| 手术切除病变肠段及肠系膜淋巴结病理组织学 | 见干酪性肉芽肿可确诊 | 均不见干酪性肉芽肿可排除肠结核 |

**2. 右侧结肠癌** 发病年龄大,常在 40 岁以上,一般无结核毒血症表现。结肠镜检查及活检可确诊。

**3. 阿米巴病或血吸虫病性肉芽肿** 既往有相应感染史,脓血便常见。粪便常规或孵化检查可发现有关病原体,结肠镜检查多有助鉴别诊断。相应特效治疗有效。

**4. 其他** 应与肠恶性淋巴瘤、耶尔森杆菌肠炎及上些少见的感染性肠病如非典型分枝杆菌(多见于艾滋病患者)、性病性淋巴肉芽肿、梅毒侵犯肠道、肠放线菌病等鉴别。以发热为主要表现者需与伤寒等长期发热性疾病鉴别。

## (三)预后

肠结核预后取决于早期诊断与及时治疗。合理选用抗结核药物,保证充分剂量与足够疗程,也是决定预后的关键。

## (四)治疗原则和要点

**1. 治疗目的** 消除症状、改善全身情况、促使病灶愈合及防治并发症。

**2. 治疗要点**

(1)休息与营养:治疗基础。

(2)抗结核化学药物治疗:治疗关键。

(3)对症治疗。

(4)手术治疗:适应证包括:①完全性肠梗阻;②急性肠穿孔,或慢性肠穿孔瘘管形成经内科治疗未能闭合者;③肠道大量出血经积极抢救不能有效止血者;④诊断困难需剖腹探查者。

# 复 习 题

**一、名词解释**

1. 肠结核　2. X 线钡影跳跃现象

**二、简答题**

1. 肠结核的临床表现是什么?

2. 肠结核的诊断要点是什么?

3. 手术治疗适应证包括哪些?

**三、问答题**

肠结核的病理分型有哪些?

# 参 考 答 案

**一、名词解释**

1. 肠结核是结核分枝杆菌引起的肠道慢性特异性感染。

2. X 线钡影跳跃现象指在溃疡性肠结核,钡剂于病变肠段呈现激惹征象,排空很快,充盈不佳,而在病变的上下长短则钡剂充盈良好。

## 二、简答题

1. 肠结核的临床表现　腹痛多位于右下腹或脐周,间歇性发作、腹泻与便秘、腹部肿块,腹部肿块常位于右下腹,一般比较固定,中等质地,伴有轻度或中度压痛。全身症状和肠外结核表现。

2. 肠结核的诊断要点

(1) 中青年患者有肠外结核,主要是肺结核。

(2) 临床表现有腹泻、腹痛、右下腹压痛,也可有腹块、原因不明的肠梗阻,伴发热、盗汗等结核毒血症状。

(3) X 线钡餐检查发现回盲部有跳跃征、溃疡、肠管变形和肠腔狭窄等征象。

(4) 结肠镜检查发现主要位于回盲部的肠黏膜炎症、溃疡、炎性息肉或肠腔狭窄(活检如见干酪样坏死性肉芽肿或结核分枝杆菌具确诊意义)。

(5) PPD(结核菌素)试验强阳性。

(6) 对高度怀疑肠结核病例,如抗结核治疗(2～6周)有效,2～3个月后肠镜检查病变明显改善或好转,可作出肠结核的临床诊断。

3. 手术治疗适应证包括　①完全性肠梗阻;②急性肠穿孔,或慢性肠穿孔瘘管形成经内科治疗而未能闭合者;③肠道大量出血经积极抢救不能有效止血者;④诊断困难需剖腹探查者。

## 三、问答题

　　结核菌数量和毒力与人体对结核菌的免疫反应程度影响本病的病理性质。按大体病理,肠结核可分为以下 3 型:

(1) 溃疡型肠结核:肠壁的淋巴组织呈充血、水肿及炎症渗出性病变,进一步发展为干酪样坏死,随后形成溃疡。溃疡边缘不规则,深浅不一,可深达肌层或浆膜层,并累及周围腹膜或邻近肠系膜淋巴结。因溃疡基底多有闭塞性动脉内膜炎,故较少发生肠出血。因在慢性发展过程中,病变肠段常与周围组织紧密粘连,所以溃疡一般不发生急性穿孔,因慢性穿孔而形成腹腔脓肿或肠瘘亦远较克罗恩病少见。在病变修复过程中,大量纤维组织增生和瘢痕形成可导致肠管变形和狭窄。

(2) 增生型肠结核:病变多局限在回盲部,可有大量结核肉芽肿和纤维组织增生,使局部肠壁增厚、僵硬,亦可见瘤样肿块突入肠腔,上述病变均可使肠腔变窄,引起梗阻。

(3) 混合型肠结核:兼有这两种病变者并不少见,称为混合型或溃疡增生型肠结核。

(张　博)

# 第十一章 肠易激综合征

**病例 3-11-1** 患者,女性,40 岁,近 2 年反复出现左下腹痛,进食后多发,排便后腹痛可缓解,并腹泻,每日 3~4 次,有黏液,无脓血,无里急后重,无恶心、呕吐,常有焦虑、失眠。查体:神清,情绪焦躁,查体合作,腹软,左下腹压痛,无反跳痛、肌紧张,未及包块,肝脾肋下未及,移动性浊音阴性,肠鸣音正常。辅助检查:立位腹平片、腹部超声及肠镜未见异常。

**问题:**

1. 该患者的临床诊断是什么?

2. 你的诊断依据是什么?

3. 进一步检查什么能明确你的诊断?

4. 你怎么处理及治疗这个患者?

**参考答案和提示:**

1. **诊断** 肠易激综合征。

2. **诊断依据** ①中青年女性,病程 2 年,平素易焦虑、失眠;②临床表现有腹痛,排便后减轻;粪便性状改变;③辅助检查(腹平片、腹部超声、肠镜)未见异常。

3. **进一步检查** ①便常规;②便培养;③直肠指检。

4. **处理及治疗** ①一般治疗;②对症治疗;③心理和行为治疗。

---

**病例 3-11-2** 患者,男性,60 岁,反复出现下腹部疼痛伴有腹泻 4 年,腹痛于进食后加重,排气、排便后减轻,每日大便 3~5 次,便不成形,有黏液,无脓血,无消瘦。平素易失眠,长期口服艾司唑仑。查体:腹平软,无压痛,肝脾肋下未及,肠鸣音活跃。辅助检查:便常规正常,肛诊未及异常,粪便细菌培养阴性,粪便检查未发现血吸虫和阿米巴。

**问题:**

1. 该患者的临床诊断是什么?

2. 你的诊断依据是什么?

3. 进一步检查什么能明确你的诊断?

4. 你怎么处理及治疗这个患者?

**参考答案和提示:**

1. **诊断** 肠易激综合征。

2. **诊断依据** ①中年男性,病程 4 年,易失眠;②临床表现有腹痛、腹泻,粪便性状改变;无体重减轻;③辅助检查包括便常规、便培养、便检查血吸虫及阿米巴阴性;④肛诊无异常。

3. **进一步检查** ①腹平片;②电子肠镜;③腹部超声或 CT。

4. **处理及治疗** ①一般治疗;②对症治疗;③心理和行为治疗。

## 临床思维:肠易激综合征

【临床表现】

**1. 腹痛** 以下腹及左下腹多见,多于排便或排气后缓解。睡眠中痛醒者极少。

**2. 腹泻** 一般每日 3~5 次左右,严重可达十数次。大便多呈稀糊状,也可为成形软便或稀水样。多带有黏液,绝无脓血。排便不干扰睡眠。部分患者腹泻与便秘交替发生。

**3. 便秘** 排便困难,粪便干结、量少,呈羊粪状或细杆状,表面可附黏液。

**4. 其他消化道症状** 多有腹胀,可有排便不净感、排便窘迫感,消化不良症状。

**5. 全身症状** 失眠、焦虑、抑郁、头昏、头痛等精神症状。

**6. 体征** 无明显体征,可在相应部位有轻压痛,部分患者可触及腊肠样肠管,直肠指检可感到肛门痉挛、张力较高,可有触痛。

**【分型】** 肠易激综合征的分型包括:①腹泻型;②便秘型;③腹泻便秘交替型。

## 诊疗常规:肠易激综合征

### (一)诊疗要点

**诊断标准**

(1) 病程半年以上且近 3 个月来持续存在腹部不适或腹痛,并伴有下列特点中至少 2 项:①症状在排便后改善;②症状发生伴随排便次数改变;③症状发生伴随排便性状改变。

(2) 以下症状越多越支持诊断:①排便频率异常(每天排便>3 次或每周<3 次);②粪便性状异常(块状/硬便或稀水便);③粪便排出过程异常(费力、急迫感、排便不尽感);④黏液便;⑤胃肠胀气或腹部膨胀感。

(3) 缺乏可解释症状的形态学改变和生化异常。

### (二)鉴别诊断

注意与引起腹痛、腹泻、便秘的疾病鉴别。

### (三)治疗原则和要点

**1. 治疗原则** 去除促发因素和对症治疗,强调综合治疗和个体化。

**2. 治疗要点**

(1) 一般治疗:去除诱因,解除患者顾虑和提高对治疗的信心,建立良好的生活习惯。避免诱发症状的食物,高纤维食物有助改善便秘。对失眠、焦虑者可适当给予镇静药。

(2) 对症治疗

1) 胃肠解痉药:匹维溴胺。

2) 止泻药:洛哌丁胺或地芬诺酯止泻效果好,适用于腹泻症状较重者。轻症者宜使用吸附止泻药如蒙脱石、药用炭等。

3) 泻药:常用的有渗透性轻泻剂如聚乙二醇、乳果糖或山梨醇,容积性药如欧车前制剂和甲基纤维素。

4) 抗抑郁药:常用的有阿米替林、帕罗西汀等,宜从小剂量开始,注意药物的不良反应。

5) 其他如肠道菌群调节药:如双歧杆菌、乳酸杆菌、酪酸菌等制剂。

(3) 心理和行为疗法:包括心理治疗、认知疗法、催眠疗法和生物反馈疗法。

## 复 习 题

**一、名词解释**

肠易激综合征

**二、简答题**

1. 肠易激综合征临床表现?

2. 肠易激综合征诊断?

**三、问答题**

肠易激综合征的治疗有哪些?

## 参考答案

**一、名词解释**

　　肠易激综合征是一种以腹痛或腹部不适伴排便习惯改变为特征的功能性肠病,须经检查排除可引起这些症状的器质性疾病。

**二、简答题**

1. 肠易缴综合征最主要的临床表现是腹痛与排便习惯和粪便性状的改变。

　　(1) 腹痛:以下腹及左下腹多见,多于排便或排气后缓解。睡眠中痛醒者极少。

　　(2) 腹泻:一般每日 3~5 次左右,严重可达十数次。大便多呈稀糊状,也可为成形软便或稀水样。多带有黏液,绝无脓血。排便不干扰睡眠。部分患者腹泻与便秘交替发生。

　　(3) 便秘:排便困难,粪便干结、量少,呈羊粪状或细杆状,表面可附黏液。

　　(4) 其他消化道症状:多有腹胀,可有排便不净感、排便窘迫感。消化不良症状。

　　(5) 全身症状:失眠、焦虑、抑郁、头昏、头痛等精神症状。

　　(6) 体征:无明显体征,可在相应部位有轻压痛,部分患者可触及腊肠样肠管,直肠指检可感到肛门痉挛、张力较高,可有触痛。

2. 最新的罗马Ⅲ诊断标准

　　(1) 病程半年以上且近 3 个月来持续存在腹部不适或腹痛,并伴有下列特点中至少 2 项:①症状在排便后改善;②症状发生伴随排便次数改变;③症状发生伴随粪便性状改变。

　　(2) 以下症状不是诊断所必备,但属常见症状,这些症状越多越支持 IBS 的诊断:①排便频率异常(每天排便>3 次或每周<3 次);②粪便性状异常(块状/硬便或稀水样便);③粪便排出过程异常(费力、急迫感、排便不尽感);④黏液便;⑤胃肠胀气或腹部膨胀感。

　　(3) 缺乏可解释症状的形态学改变和生化异常。

**三、问答题**

　　治疗原则包括去除促发因素和对症治疗,强调综合治疗和个体化。

(1) 一般治疗:去除诱因,解除患者顾虑和提高对治疗的信心,建立良好的生活习惯。避免诱发症状的食物,高纤维食物有助改善便秘。对失眠、焦虑者可适当给予镇静药。

(2) 对症治疗:①胃肠解痉药(匹维溴胺);②止泻药(洛哌丁胺或地芬诺酯止泻效果好,适用于腹泻症状较重者,轻症者宜使用吸附止泻药如蒙脱石、药用炭等);③泻药(常用的有渗透性轻泻剂如聚乙二醇、乳果糖或山梨醇,容积性药如欧车前制剂和甲基纤维素);④抗抑郁药(常用的有阿米替林、帕罗西汀等,宜从小剂量开始,注意药物的不良反应);⑤其他,如肠道菌群调节药(如双歧杆菌、乳酸杆菌、酪酸菌等制剂)。

(3) 心理和行为疗法包括心理治疗、认知疗法、催眠疗法和生物反馈疗法。

(张　博)

# 第十二章  酒精性肝病

病例 3-12-1　患者,男性,45 岁,腹胀 1 年,右上腹痛 1 周。有乏力、厌食,并排便次数增多。既往有长期大量饮酒史,平均每日饮白酒 5~6 两。1 周来平均每日饮酒 1 斤。查体:神清,全身皮肤黏膜无明显黄染,未见肝掌、蜘蛛痣,巩膜轻度黄染,睑结膜苍白,腹软,右上腹压痛,肝肋下可触及 10cm,剑突下 8cm,表面光滑,质地中等,边缘钝,触痛阳性,未及血管杂音,脾肋下未及,移动性浊音阴性。双下肢无水肿。肝功化验:AST248U/L,ALT79U/L,GGT1256U/L。

问题:

1. 该患者的临床诊断是什么?

2. 你的诊断依据是什么?

3. 进一步检查什么能明确你的诊断?

4. 你怎么处理及治疗这个患者?

参考答案和提示:

1. 诊断　酒精性肝炎。

2. 诊断依据　①中年男性,病程 1 年,既往有长期大量饮酒史,近一周饮酒量剧增;②临床表现为乏力、腹胀、腹泻、厌食 1 年,右上腹痛 1 周;③体格检查示贫血貌、巩膜黄染、肝大、触痛;④辅助检查示转氨酶升高以 AST 为主,AST/ALT>2,GGT 升高。

3. 进一步检查　①血常规、尿常规、病毒性肝炎系列;②彩超或 CT 检查;③必要时肝穿刺活检。

4. 处理及治疗　①戒酒;②营养支持;③药物治疗;③肝移植治疗。

---

病例 3-12-2　患者,男性,43 岁,乏力、纳差 2 年,腹胀 1 周。既往有长期饮酒史,平均每日饮酒量约 5~9 两,否认病毒性肝炎病史。查体:神情,肝病面容,巩膜黄染,睑结膜苍白,可见肝掌,未见蜘蛛痣;腹膨隆,腹软,无压痛,肝肋下未触及,脾肋下可及 3.0cm,移动性浊音阳性,双下肢浮肿。上腹部 CT 示肝硬化、脾大、腹水。

问题:

1. 该患者的临床诊断是什么?

2. 你的诊断依据是什么?

3. 进一步检查什么能明确你的诊断?

4. 你怎么处理及治疗这个患者?

参考答案和提示:

1. 诊断　酒精性肝硬化失代偿期。

2. 诊断依据　①中年男性,病程 2 年,既往有长期大量饮酒史;②临床表现为肝功能减退(纳差、肝病面容、贫血、肝掌)和门脉高压(脾大、腹水)表现;③上腹部 CT 示肝硬化、脾大、腹水。

3. 进一步检查　①血常规、尿常规、肝功能、病毒性肝炎系列;②AFP 检查;③腹水常规、生化、脱落细胞、细菌培养;④必要时肝穿刺活检。

　　4. 处理及治疗　①戒酒及一般治疗；②营养支持；③药物治疗；④腹水治疗；⑤门脉高压症手术治疗；⑥肝移植治疗。

## 临床思维:酒精性肝病

【临床表现】　症状一般与饮酒的量和酗酒的时间长短有关。

（1）酒精性脂肪肝常无症状或症状轻微,可有乏力、食欲不振、右上腹隐痛或不适。肝脏有不同程度的肿大。

（2）酒精性肝炎症状常发生在近期（数周至数月）大量饮酒后,出现全身不适、食欲不振、恶心呕吐、乏力、肝区疼痛等症状。可有发热（一般为低热）,常有黄疸,肝大并有触痛。严重者可并发急性肝功能衰竭。

（3）酒精性肝硬化可以门脉高压为主要表现。可伴有慢性酒精中毒的其他表现如精神神经症状、慢性胰腺炎等。

【病理】

**1. 酒精性肝病病理学改变**　主要为大泡性或大泡性为主伴小泡性的混合性肝细胞脂肪变性。

**2. 分类**　依据病变肝组织是否伴有炎症反应和纤维化,可分为酒精性脂肪肝、酒精性肝炎、酒精性肝纤维化和酒精性肝硬化。

（1）酒精性脂肪肝:乙醇所致肝损害首先表现为肝细胞脂肪变性,轻者散在单个肝细胞或小片状肝细胞受累,进一步发展呈弥漫分布。根据脂肪变性范围可分为轻、中和重度。肝细胞无炎症、坏死,小叶结构完整。

（2）酒精性肝炎、肝纤维化:肝细胞坏死、中性粒细胞浸润、小叶中央区肝细胞内出现酒精性透明小体（Mallory 小体）为酒精性肝炎的特征,严重的出现融合性坏死和（或）桥接坏死。窦周/细胞周纤维化和中央静脉周围纤维化,可扩展到门管区,中央静脉周围硬化性玻璃样坏死,局灶性或广泛的门管区星芒状纤维化,严重的出现局灶性或广泛的桥接纤维化。

（3）酒精性肝硬化:肝小叶结构完全毁损,假小叶形成和广泛纤维化,大体为小结节性肝硬化。根据纤维间隔有否界面性肝炎,分为活动性和静止性。

【实验室及其他检查】

**1. 血象及生化检查**　酒精性脂肪肝可有血清天门冬氨酸氨基转移酶（AST）、丙氨酸氨基转移酶（ALT）轻度升高。酒精性肝炎具有特征性的酶学改变,AST 升高比 ALT 明显,AST/ALT＞2。γ-谷氨酰转肽酶（GGT）、总胆红素（TB）、凝血酶原时间（PT）和平均红细胞容积（MCV）等指标可有不同程度的改变。

**2. 影像学检查**　B 型超声检查可见肝实质脂肪浸润的改变,多伴有肝脏体积增大。CT 平扫检查重度脂肪肝密度明显降低,肝脏与脾脏的 CT 值之比小于 1。发展至酒精性肝硬化时各项检查发现与其他原因引起的肝硬化相似。

**3. 病理学检查**　肝活组织检查是确定酒精性肝病及分期分级的可靠方法,是判断其严重程度和预后的重要依据。

## 诊疗常规:酒精性肝病

（一）诊疗要点

**1. 问诊饮酒史**　饮酒史是诊断必备依据,询问患者饮酒的种类、每日摄入量、持续饮酒时间和饮酒方式等。

**2. 我国诊断标准**  有长期饮酒史,一般超过 5 年,折合酒精量男性≥40g/d,女性≥20g/d;或 2 周内有大量饮酒史,折合酒精量>80g/d。酒精量换算公式为:酒精量(g)=饮酒量(ml)×酒精含量(%)×0.8。

**3. 酒精性肝病的诊断思路为**  ①是否存在肝病;②肝病是否与饮酒有关;③是否合并其他肝病;④如确定为酒精性肝病,则其临床病理属哪一阶段,可根据饮酒史、临床表现及有关实验室及其他检查进行分析,必要时肝穿刺活组织检查可确定诊断。

### (二) 鉴别诊断

本病应与非酒精性脂肪性肝病、病毒性肝炎、药物性肝损害、自身免疫性肝病等其他肝病及其他原因引起的肝硬化进行鉴别。

### (三) 预后

酒精性脂肪肝一般预后良好,戒酒后可完全恢复。酒精性肝炎如能及时戒酒和治疗,大多可恢复,主要死亡原因为肝功能衰竭。若不戒酒,酒精性脂肪肝可直接或经酒精性肝炎阶段发展为酒精性肝硬化。

### (四) 治疗原则和要点

**1. 戒酒**  戒酒是治疗酒精性肝病的关键。
(1) 酒精性脂肪肝可恢复正常。
(2) 轻、中度的酒精性肝炎患者临床症状、血清转氨酶升高乃至病理学改变逐渐减轻。
(3) 酒精性肝炎、纤维化及肝硬化患者的存活率明显提高。
(4) 出现肝功衰竭表现或病理学有明显炎症浸润或纤维化者,戒酒未必可阻断病程发展。

**2. 营养支持**  在戒酒的基础上应给予高热量、高蛋白、低脂饮食,并补充多种维生素(如维生素 B、C、K 及叶酸)。

**3. 药物治疗**  多烯磷脂酰胆碱可稳定肝窦内皮细胞膜和肝细胞膜,降低脂质过氧化,减轻肝细胞脂肪变性及其伴随的炎症和纤维化。美他多辛有助于改善酒精中毒。糖皮质激素尚有争论,但对重症酒精性肝炎可缓解症状,改善生化指标。

**4. 肝移植**  严重酒精性肝硬化患者可考虑肝移植,但要求患者肝移植前戒酒 3～6 个月,并且无严重的其他脏器的酒精性损害。

## 复  习  题

**一、名词解释**
Mallory 小体
**二、问答题**
1. 酒精性肝病的诊断思路有哪些?
2. 酒精性肝病的治疗有哪些?
3. 酒精性肝病的临床表现有哪些?

## 参 考 答 案

**一、名词解释**
Mallory 小体为酒精性肝炎的特征,肝纤维化肝细胞坏死、中性粒细胞浸润、小叶中央区肝细胞内出现酒精性透明小体。严重的出现融合性坏死和(或)桥接坏死。

## 二、问答题

1. 酒精性肝病的诊断思路为：①是否存在肝病；②肝病是否与饮酒有关；③是否合并其他肝病；④如确定为酒精性肝病，则其临床病理属哪一阶段；可根据饮酒史、临床表现及有关实验室及其他检查进行分析。必要时肝穿刺活组织检查可确定诊断。

2. 酒精性肝病的治疗

   (1) 戒酒：戒酒是治疗酒精性肝病的关键。如仅为酒精性脂肪肝，戒酒 4～6 周后脂肪肝可停止进展，最终可恢复正常。

   (2) 营养支持：应给予高热量、高蛋白、低脂饮食，并补充多种维生素(如维生素 B、C、K 及叶酸)。

   (3) 药物治疗：多烯磷脂酰胆碱可稳定肝窦内皮细胞膜和肝细胞膜，降低脂质过氧化，减轻肝细胞脂肪变性及其伴随的炎症和纤维化。美他多辛(metadoxine)有助于改善酒精中毒。

   (4) 肝移植

3. 酒精性肝病的临床表现　患者的临床表现因饮酒的方式、个体对乙醇的敏感性以及肝组织损伤的严重程度不同而有明显的差异。症状一般与饮酒的量和酗酒的时间长短有关，患者可在长时间内没有任何肝脏的症状和体征。酒精性脂肪肝一般情况良好，常无症状或症状轻微，可有乏力、食欲不振、右上腹隐痛或不适。肝脏有不同程度的肿大。患者有长期饮酒史。

   酒精性肝炎临床表现差异较大，与组织学损害程度相关。常发生在近期(数周至数月)大量饮酒后，出现全身不适、食欲不振、恶心呕吐、乏力、肝区疼痛等症状。可有发热(一般为低热)，常有黄疸，肝大并有触痛。严重者可并发急性肝功能衰竭。

   酒精性肝硬化发生于长期大量饮酒者，其临床表现与其他原因引起的肝硬化相似，可以门脉高压为主要表现。可伴有慢性酒精中毒的其他表现如精神神经症状、慢性胰腺炎等。

(张　博)

# 第十三章　肝　硬　化

病例 3-13-1　患者,男性,60 岁,乏力、纳差、间断腹胀 3 年,一周来腹部逐渐膨隆,既往有乙型病毒性肝炎史。查体:神清,肝病面容,巩膜轻度黄染、睑结膜苍白,可见肝掌,前胸 5 枚蜘蛛痣;双肺呼吸音清,心率 88 次/分,腹膨隆,未见腹壁静脉显露,腹软,无压痛,肝肋下未触及,脾左肋下可及 3.0cm,移动性浊音阳性。双下肢无水肿。

问题:

1. 该患者的临床诊断是什么?

2. 你的诊断依据是什么?

3. 进一步检查什么能明确你的诊断?

4. 你怎么处理及治疗这个患者?

参考答案和提示:

1. 诊断　肝炎后肝硬化失代偿期。

2. 诊断依据　①老年男性,病程 3 年,既往有病毒性肝炎史;②临床表现为肝功能减退(乏力、纳差、肝病面容、贫血、可见肝掌及蜘蛛痣)和门脉高压(脾大、腹水)表现。

3. 进一步检查　①血常规、尿常规、肝功能、病毒性肝炎系列;②腹水检查,常规、生化(计算 SAAG)、脱落细胞学检查;③影像检查(X 线钡餐、B 超、CT 或 MRI 检查);④内镜检查;⑤肝穿刺活检;⑥腹腔镜检查。

4. 处理及治疗　①一般治疗;②药物治疗;③腹水治疗;④门脉高压症手术治疗;⑤肝移植治疗。

---

病例 3-13-2　患者,男性,48 岁,近 2 年来乏力、纳差、面色晦暗,间断鼻衄、齿龈出血。1 周来持续性腹部隐痛、低热、腹胀。既往有丙型病毒性肝炎。查体:体温 37.6℃,肝病面容,睑结膜苍白,可见肝掌,上肢 2 枚蜘蛛痣;腹膨隆,可见腹壁静脉曲张,腹软,全腹轻压痛,肝肋下未触及,脾左肋下可及 5.0cm,移动性浊音阳性,双下肢不肿。腹水检查:黄色,稍混浊;白细胞 $600×10^9/L$,中性粒细胞 0.84,淋巴细胞 0.1,间皮细胞 0.06。

问题:

1. 该患者的临床诊断是什么?

2. 你的诊断依据是什么?

3. 进一步检查什么能明确你的诊断?

4. 你怎么处理及治疗这个患者?

参考答案和提示:

1. 诊断　肝硬化;自发性腹膜炎。

2. 诊断依据　①中年男性,病程 2 年,既往有病毒性肝炎史;②临床表现为肝功能减退(纳差、齿龈出血、肝病面容、贫血、可见肝掌及蜘蛛痣)和门脉高压(脾大、腹水)表现,1 周来持续性腹部隐痛、低热、腹胀;③腹水检查示黄色,稍混浊,白细胞 $600×10^9/L$,中性粒细胞 0.84,淋巴细胞 0.1,间皮细胞 0.06,介于漏、渗出液之间。

3. 进一步检查 ①血常规、尿常规、肝功能、病毒性肝炎系列;②腹水检查(生化、脱落细胞学检查、腹水细菌学培养);③影像检查(X线钡餐、B超、CT或MRI检查);④内镜检查;⑤肝穿刺活检;⑥腹腔镜检查。

4. 处理及治疗 ①一般治疗;②药物治疗;③腹水治疗;④门脉高压症手术治疗;⑤肝移植治疗;⑥并发症的治疗。

# 临床思维:肝硬化

**【病因和发病机制】**

**1. 病因** 在我国以病毒性肝炎为主,欧美国家以慢性酒精中毒多见。

(1)病毒性肝炎:主要为乙型、丙型和丁型肝炎病毒感染,乙型和丙型或丁型肝炎病毒的重叠感染可加速发展至肝硬化。甲型和戊型病毒性肝炎不发展为肝硬化。

(2)慢性酒精中毒:长期大量饮酒(一般为每日摄入酒精80g达10年以上),乙醇及其代谢产物(乙醛)的毒性作用,引起酒精性肝炎,继而可发展为肝硬化。

(3)非酒精性脂肪性肝炎:发病率日益升高。

(4)胆汁淤积:持续肝内淤胆或肝外胆管阻塞时,高浓度胆酸和胆红素可损伤肝细胞,引起原发性胆汁性肝硬化或继发性胆汁性肝硬化。

(5)肝静脉回流受阻:慢性充血性心力衰竭、缩窄性心包炎、肝静脉阻塞综合征(Budd-Chiari综合征)、肝小静脉闭塞病等引起肝脏长期淤血缺氧。

(6)遗传代谢性疾病:先天性酶缺陷疾病,如肝豆状核变性(铜沉积)、血色病(铁沉积)、$\alpha_1$-抗胰蛋白酶缺乏症等。

(7)工业毒物或药物:长期接触 $CCl_4$、磷、砷等或服用双醋酚汀、甲基多巴、异烟肼等可引起中毒性或药物性肝炎而演变为肝硬化;长期服用甲氨蝶呤可引起肝纤维化而发展为肝硬化。

(8)自身免疫性肝炎可演变为肝硬化。

(9)血吸虫病:虫卵沉积于汇管区,导致窦前性门静脉高压. 但由于再生结节不明显,应称为之为血吸虫性肝纤维化。

(10)隐源性肝硬化:病因仍不明者。

**2. 发病机制** 病理演变过程包括以下4个方面:

(1)致病因素的作用:使肝细胞广泛的变性、坏死、肝小叶的纤维支架塌陷。

(2)残存的肝细胞不沿原支架排列再生,形成再生结节。

(3)各种细胞因子促进纤维化的产生,形成纤维间隔。

(4)增生的纤维组织纤维间隔相互连接,包绕再生结节或将残留肝小叶重新分割,改建成为假小叶,形成肝硬化典型形态改变。

上述病理改变造成血管床缩小、闭塞和扭曲,血管受到再生结节挤压,肝内门静脉、肝静脉和肝动脉三者分支之间失去正常关系,并且出现交通吻合支等。肝脏血循环紊乱是形成门静脉高压的病理基础,且加重肝细胞缺血缺氧,促进肝硬化病变的进一步发展。

肝纤维化是肝硬化演变发展过程的一个重要阶段。细胞外基质的过度沉积是肝纤维化的基础,而肝星状细胞是形成肝纤维化的主要细胞。肝受损伤时肝星状细胞被激活,在多种细胞因子参与下,细胞外基质合成增加,其中胶原含量明显增加,各型胶原可沉积在Disse间隙,肝窦内皮细胞下基底膜形成,内皮细胞上窗孔的数量和大小减少,甚至消失,形成弥漫的屏障,类似于连续性毛细血管,称为肝窦毛细血管化。肝窦毛细血管化在肝细胞损害和门脉高压的发生、发展中起着重要作用。早期的肝纤维化是可逆的,到后期假小叶形成时是不可逆的。

**【病理】**

**1. 在大体形态上** 肝脏早期肿大、晚期明显缩小,质地变硬,外观呈棕黄色或灰褐色,表面有弥漫性大小不等的结节和塌陷区。切面见肝正常结构被圆形或近圆形的岛屿状结节代替,结节周围有灰白色的结缔组织间隔包绕。

**2. 组织学上** 正常肝小叶结构被假小叶代替假小叶由再生肝细胞结节(或)及残存肝小叶构成,内含二、三个中央静脉或一个偏边缘部的中央静脉。假小叶内肝细胞不同程度变性、坏死。汇管区因结缔组织增生而增宽,其中可见程度不等的炎症细胞浸润,并有小胆管样结构。

**3. 根据结节形态** 肝硬化分为 3 型

(1) 小结节性肝硬化:结节大小相仿、直径小于 3mm。

(2) 大结节性肝硬化:结节大小不等,一般平均大于 3mm,最大结节直径可达 5cm 以上。

(3) 大小结节混合性肝硬化:肝内同时存在大、小结节两种病理形态。

**4. 肝硬化时其他器官病理改变** 脾肿大,脾髓增生和大量结缔组织形成。胃黏膜因淤血而见充血、水肿、糜烂,若见呈马赛克或蛇皮样改变时称门脉高压性胃病。睾丸、卵巢、肾上腺皮质、甲状腺等常有萎缩和退行性变。

**【病理生理】** 肝功能减退(失代偿)和门静脉高压是肝硬化发展的两大后果。

**1. 门静脉高压**

(1) 形成的机制:肝纤维化及再生结节对肝窦及肝静脉的压迫导致门静脉阻力升高是门静脉高压的起始动因。肝硬化时高动力循环状态,此时内脏充血进而导致门静脉血流量增加是维持和加重门静脉高压的重要因素。

(2) 根据导致门静脉血流阻力上升的部位可将门脉高压分为窦前性、窦性、窦后性 3 大类,而以窦性最常见。

(3) 门静脉高压造成的后果包括

1) 门—体侧支循环开放:主要侧支循环有①食管和胃底静脉曲张,为门静脉系的胃左、胃短静脉与腔静脉系的奇静脉之间胃底和食管黏膜下静脉开放。门脉高压导致食管胃底静脉曲张和(或)门脉高压性胃病,是肝硬化合并上消化道出血的重要原因。②腹壁静脉曲张,门静脉高压时脐静脉重新开放,通过腹壁静脉进入腔静脉,而形成腹壁静脉曲张。③痔静脉扩张,为门静脉系的直肠上静脉与下腔静脉系的直肠中、下静脉交通,可扩张为痔核。侧支循环是参与肝性脑病发病的重要因素。

2) 脾大:脾脏因长期淤血而肿大,可发生脾功能亢进,表现为外周血白细胞、红细胞和血小板减少。

3) 腹水形成。

**2. 腹水形成的机制** 为肝硬化肝功能失代偿时最突出的临床表现,主要包括:

(1) 门静脉压力升高:门静脉高压时肝窦压升高,大量液体进入 Disse 间隙,造成肝脏淋巴液生成增加,当超过胸导管引流能力时,淋巴液从肝包膜直接漏入腹腔而形成腹水。门静脉压增高时内脏血管床静水压增高,促使液体进入组织间隙,也是腹水成因之一。

(2) 血浆胶体渗透压下降:肝脏合成白蛋白能力下降而发生低蛋白血症,血浆胶体渗透压下降,至血管内液体进入组织间隙,在腹腔可形成腹水。

(3) 有效血容量不足:肝硬化时机体呈高心输出量、低外周阻力的高动力循环状态,此时内脏动脉扩张,大量血液滞留于扩张血管内,导致有效循环血容量下降,激活交感神经系统、肾素-血管紧张素-醛固酮系统等,导致肾小球滤过率下降及水钠重吸收增加,发生水钠潴留。

（4）其他因素：心房钠尿肽（ANP）相对不足及机体对其敏感性下降、抗利尿素分泌增加可能与水钠潴留有关。

【临床表现】 肝硬化起病多隐匿，临床上将肝硬化分为肝功能代偿期和失代偿期。

**1. 代偿期** 代偿期肝硬化可有乏力、食欲减退、腹胀不适等。患者营养状况一般，可触及肿大肝脏、质偏硬，脾可肿大。肝功能检查正常或仅有轻度酶学异常，常在体检或手术中被发现。

**2. 失代偿期**

（1）症状

1）全身症状：乏力为早期症状，有体重下降，少数患者有不规则低热。

2）消化道症状：食欲不振为常见症状，可有恶心、偶伴呕吐。进油腻肉食易发生腹泻。部分肝区隐痛。

3）出血倾向：可有牙龈、鼻腔出血、皮肤紫癜、女性月经过多等，主要与肝脏合成凝血因子减少及脾功能亢进所致血小板减少有关。

4）内分泌紊乱：男性可有性功能减退、男性乳房发育，女性可发生闭经、不孕。肝硬化患者糖尿病发病率增加。严重肝功能减退易出现低血糖。

5）门静脉高压症状：如食管胃底静脉曲张破裂而致上消化道出血时，表现为呕血及黑粪；脾功能亢进可致血细胞三少，因贫血而出现皮肤黏膜苍白等；发生腹水时腹胀更为突出。

（2）体征

1）肝病病容，晚期消瘦，皮肤可见蜘蛛痣、肝掌，男性乳房发育。腹壁静脉以脐为中心显露至曲张，严重者可听见静脉杂音。有黄疸，腹水伴或不伴下肢水肿是失代偿期肝硬化最常见表现，部分患者可伴肝性胸水，以右侧多见。

2）肝脏早期肿大可触及，质硬而边缘钝；后期缩小，肋下常触不到。脾大常为中度，少数重度。

【并发症】

**1. 食管胃底静脉曲张破裂出血** 为最常见并发症。多突然发生呕血和（或）黑便，常为大量出血，引起出血性休克，可诱发肝性脑病。在血压稳定、出血暂停时内镜检查可以确诊。

**2. 感染** 肝硬化患者免疫功能低下，常并发感染，出现相应症状。有腹水的患者常并发自发性细菌性腹膜炎（SBP），SBP是指在无任何邻近组织炎症的情况下发生的腹膜和（或）腹水的细菌性感染，是肝硬化常见的一种严重的并发症，病原菌多为来自肠道的革兰阴性菌。临床表现为发热、腹痛、短期内腹水迅速增加，体检发现轻重不等的全腹压痛和腹膜刺激征。血常规检查白细胞升高。腹水检查如白细胞>$500\times10^6/L$或多形核白细胞（PMN）>$250\times10^6/L$，可诊断SBP，腹水细菌培养有助确诊。

**3. 肝性脑病** 肝性脑病是本病最严重的并发症，亦是最常见的死亡原因，主要临床表现为性格行为失常、意识障碍、昏迷。

**4. 电解质和酸碱平衡紊乱** 肝硬化患者常见的电解质和酸碱平衡紊乱有：

（1）低钠血症：长期钠摄入不足、长期利尿或大量放腹水导致钠丢失、抗利尿激素增多致水潴留超过钠潴留（稀释性低钠）。

（2）低钾低氯血症：钾摄入不足、呕吐腹泻、长期应用利尿剂或高渗葡萄糖液、继发性醛固酮增多等，均可促使或加重血钾和血氯降低；低钾低氯血症可致代谢性碱中毒，诱发肝性脑病。

（3）酸碱平衡紊乱：肝硬化时可发生各种酸碱平衡紊乱，其中最常见的是呼吸性碱中毒或代谢性碱中毒，其次是呼吸性碱中毒合并代谢性碱中毒。

**5. 原发性肝细胞癌** 当患者出现肝区疼痛、肝大、血性腹水、无法解释的发热时要考虑此病，血清甲胎蛋白升高及B超提示肝占位性病变时应高度怀疑，CT可确诊。必要时行肝动脉造影检查。对肝癌高危人群(35 岁以上,乙肝或丙肝病史≥5 年、肝癌家族史和来自肝癌高发区)应定期做甲胎蛋白和 B 超筛查,争取早期诊断,早期治疗。持续甲胎蛋白定量高于正常而未达肝癌诊断标准者,应定期跟踪随访。

**6. 肝肾综合征**(HRS)    HRS 指发生在严重肝病基础上的肾衰竭,但肾脏本身并无器质性损害,故又称功能性肾衰竭,主要见于伴有腹水的晚期肝硬化或急性肝功能衰竭患者。HRS 临床表现为自发性少尿或无尿,氮质血症和血肌酐升高,稀释性低钠血症,低尿钠。临床分为 1 型和 2 型。1 型为急进性肾功能不全,2 周内血肌酐升高超过 2 倍,达到或超过 $226\mu mol/L$。其发生常有诱因,特别是 SBP。2 型为稳定或缓慢进展的肾功能损害,血肌酐升高达 $133\sim226\mu mol/L$。常伴有难治性腹水,多为自发性发生。美国肝病学会于 2007 年推荐使用发生在肝硬化基础上 HRS 诊断的新标准:①肝硬化合并腹水;②血肌酐升高大于 $133\mu mol/L$;③在应用白蛋白扩张血容量并停用利尿剂至少 2 天后血肌酐不能降至 $133\mu mol/L$ 以下,白蛋白推荐剂量为 1g/(kg·d),最大可达 100g/d;④无休克;⑤近期未使用肾毒性药物;⑥不存在肾实质疾病,如蛋白尿>500mg/d、镜下血尿(>50 红细胞/高倍视野)和(或)超声检查发现肾脏异常。

**7. 肝肺综合征**(HPS)    肝肺综合征是指发生在严重肝病基础上的低氧血症,主要与肺内血管扩张相关而过去无心肺疾病基础。临床特征为严重肝病、肺内血管扩张、低氧血症/肺泡一动脉氧梯度增加的三联征。发病的关键是肺内血管扩张,特别是肺内前毛细血管和毛细血管扩张;毛细血管、小静脉、小动脉壁增厚等,导致通气/血流比例失调、氧弥散受限及肺内动静脉分流,均最终引起低氧血症。HPS 的诊断依据为:立位呼吸室内空气时动脉氧分压<70mmHg 或肺泡一动脉氧梯度>20mmHg,特殊影像学检查(超声心动图气泡造影、肺扫描及肺血管造影)提示肺内血管扩张。

**8. 门静脉血栓形成**    如果血栓缓慢形成,可无明显的临床症状。如发生门静脉急性完全阻塞,可出现剧烈腹痛、腹胀、血便、休克,脾脏迅速增大和腹水迅速增加。

**【实验室和其他检查】**

**1. 血常规**    初期多正常,以后可有轻重不等的贫血。有感染时白细胞升高,脾功能亢进时白细胞、红细胞和血小板计数减少。

**2. 尿常规**    一般正常,有黄疸时可出现胆红素,并有尿胆原增加。

**3. 粪常规**    消化道出血时出现肉眼可见的黑便,门脉高压性胃病引起的慢性出血,粪隐血试验阳性。

**4. 肝功能试验**    代偿期大多正常或仅有轻度的酶学异常,失代偿期发生普遍的异常,且其异常程度往往与肝脏的储备功能减退程度相关。

(1)血清酶血转氨酶升高与肝脏炎症、坏死相关。一般为轻至中度升高,以 ALT 升高较明显,肝细胞严重坏死时则 AST 升高更明显。GGT 及 ALP 也可有轻至中度升高。

(2)血清白蛋白下降、球蛋白升高,A/G 倒置,血清蛋白电泳显示以 γ-球蛋白增加为主。

(3)凝血酶原时间不同程度延长,且不能为注射维生素 K 纠正。

(4)总胆红素升高,结合胆红素及非结合胆红素均升高,仍以结合胆红素升高为主。

(5)其他

1)反映肝纤维化的血清学指标:包括Ⅲ型前胶原氨基末端肽、Ⅳ型胶原、透明质酸、层粘连蛋白等。

2)失代偿期可见总胆固醇特别是胆固醇酯下降。

3)定量肝功能试验:包括吲哚菁绿(ICG)清除试验、利多卡因代谢产物(MEGX)生成试验,可定量评价肝储备功能,主要用于对手术风险的评估。

**5. 血清免疫学检查**

（1）乙、丙、丁病毒性肝炎血清标记物。

（2）甲胎蛋白（AFP）：明显升高提示合并原发性肝细胞癌。

（3）血清自身抗体测定：自身免疫性肝炎引起的肝硬化可检出相应的自身抗体。

**6. 影像学检查**

（1）X线检查：食管静脉曲张时行食管吞钡X线检查显示虫蚀样或蚯蚓状充盈缺损，纵行黏膜皱襞增宽，胃底静脉曲张时胃肠钡餐可见菊花瓣样充盈缺损。

（2）腹部超声检查：B超常示肝脏表面不光滑、肝叶比例失调（右叶萎缩、左叶及尾叶增大）、肝实质回声不均匀等提示肝硬化改变的超声图像，以及脾大、门静脉扩张等提示门静脉高压的超声图像，还能检出体检难以检出的少量腹水。B超可检出原发性肝癌，是肝硬化是否合并原发性肝癌的重要初筛检查。

（3）CT和MRI：对肝硬化合并原发性肝癌的诊断价值则高于B超，当B超筛查疑合并原发性肝癌时常需CT进一步检查，诊断仍有疑问者，可配合MRI检查，综合分析。

**7. 内镜检查** 可确定有无食管胃底静脉曲张，尚可了解静脉曲张的程度，并对其出血的风险性进行评估。食管胃底静脉曲张是诊断门静脉高压的最可靠指标。在并发上消化道出血时，急诊胃镜检查可判明出血部位和病因，并进行止血治疗。

**8. 肝穿刺活组织检查** 具确诊价值，尤适用于代偿期肝硬化的早期诊断、肝硬化结节与小肝癌鉴别及鉴别诊断有困难的其他情况者。

**9. 腹腔镜检查** 能直接观察肝、脾等腹腔脏器及组织，并可在直视下取活检，对诊断有困难者有价值。

**10. 腹水检查** 新近出现腹水者、原有腹水迅速增加原因未明者及疑似合并SBP者应腹腔穿刺，抽腹水作常规检查、腺苷脱氨酶（ADA）测定、细菌培养及细胞学检查。无合并SBP肝硬化腹水为漏出液性质，血清-腹水白蛋白梯度（SAAG）＞11g/L；合并SBP时则为渗出液或中间型，腹水白细胞及PMN增高、细菌培养阳性，腹水呈血性应高度怀疑癌变，细胞学检查有助诊断。

**11. 门静脉压力测定** 经颈静脉插管测定肝静脉楔入压与游离压，二者之差为肝静脉压力梯度（HVPG），反映门静脉压力。正常多小于5mmHg，大于10mmHg则为门脉高压症。

## 诊疗常规:肝硬化

（一）诊疗要点

依据下列各点可作出临床诊断：①有病毒性肝炎、长期大量饮酒等可导致肝硬化的有关病史；②有肝功能减退和门静脉高压的临床表现；③肝功能试验有血清白蛋白下降、血清胆红素升高及凝血酶原时间延长等指标提示肝功能失代偿；④B超或CT提示肝硬化以及内镜发现食管胃底静脉曲张。肝活组织检查见假小叶形成是诊断本病的金标准。应注意早期肝硬化，必要时肝穿刺活检可获确诊。

完整的诊断应包括病因、病期、病理和并发症。对肝脏储备功能的评估临床常用Child-Pugh分级来评估。

（二）鉴别诊断

本病应与引起肝脾肿大的疾病、引起腹水的疾病相鉴别，及并发症的鉴别。

（三）预后

肝硬化的预后与病因、肝功能代偿程度及并发症有关。Child-Pugh A级最好、C级最差。死亡原因常为肝性脑病、肝肾综合征、食管胃底静脉曲张破裂出血等并发症。肝移植明显改善肝硬化患者的预后。

### (四)治疗原则和要点

**1. 一般治疗**　注意休息、饮食、禁酒,忌用对肝有损害药物。纠正水电解质平衡,适当补充营养,视情况输注白蛋白或血浆。

**2. 抗纤维化治疗**　目前尚无有肯定作用的药物。对病毒复制活跃的病毒性肝炎肝硬化患者可予抗病毒治疗。

(1)慢性乙型肝炎:中华医学会肝病分会推荐治疗方案如下:

1)肝功能较好、无并发症的乙型肝炎肝硬化患者 HBeAg 阳性者的治疗指征为:HBV DNA$\geqslant10^5$拷贝/ml,HBeAg 阴性者为 HBV DNA$\geqslant10^4$拷贝/ml,ALT 正常或升高。治疗目标是延缓和降低肝功能失代偿和 HCC 的发生。①拉米夫定;②阿德福韦酯;③干扰素。

2)肝功能失代偿乙型肝炎肝硬化患者,治疗指征为 HBV DNA 阳性,ALT 正常或升高。治疗目标是通过抑制病毒复制,改善肝功能,以延缓或减少肝移植的需求,抗病毒治疗只能延缓疾病进展。可给予拉米夫定治疗。

(2)慢性丙型肝炎积极抗病毒治疗可以减轻肝损害,延缓肝硬化的发展。

1)肝功能代偿的肝硬化(Child-Pugh A 级)患者,建议在严密观察下给予抗病毒治疗。方案如下:①PEG-IFNα 联合利巴韦林治疗方案;②普通干扰素联合利巴韦林治疗方案;③不能耐受利巴韦林不良反应者的治疗方案。

2)肝功能失代偿肝硬化患者,多难以耐受 IFNα 治疗的不良反应,有条件者应行肝脏移植术。

**3. 腹水的治疗**

(1)限制钠和水的摄入:钠摄入量限制在 60～90mmol/d(相当于食盐 1.5～2g/d)。限钠饮食和卧床休息是腹水的基础治疗。

(2)利尿剂:临床常用的利尿剂为螺内酯和呋塞米。目前主张两药合用,先用螺内酯 40～80mg/d,4～5 天后视利尿效果加用呋塞米 20～40mg/d,以后再视利尿效果分别逐步加大两药剂量(最大剂量螺内酯 400rag/d,呋塞米 160mg/d)。理想的利尿效果为每天体重减轻 0.3～0.5kg(无水肿者)或 0.8～1kg(有下肢水肿者)。过猛的利尿会导致水电解质紊乱,严重者诱发肝性脑病和肝肾综合征。因此,使用利尿剂时应监测体重变化及血生化。

(3)提高血浆胶体渗透压:对低蛋白血症患者,每周定期输注白蛋白或血浆。

(4)难治性腹水的治疗:可选择下列方法:

1)大量排放腹水加输注白蛋白:在 1～2 小时内放腹水 4～6L。同时输注白蛋白 8～10g/L 腹水,继续使用适量利尿剂。

2)自身腹水浓缩回输:将抽出腹水经浓缩处理(超滤或透析)后再经静脉回输,起到清除腹水,保留蛋白,增加有效血容量的作用。

3)经颈静脉肝内门体分流术(TIPS):是一种以血管介入的方法在肝内的门静脉分支与肝静脉分支间建立分流通道。

4)肝移植:顽固性腹水是肝移植优先考虑的适应证。

**4. 并发症的治疗**

(1)食管胃底静脉曲张破裂出血

1)急性出血治疗:急救措施包括防治失血性休克、积极止血措施、预防感染和肝性脑病等。

2)预防再次出血:在控制活动性曲张静脉出血后,可以在内镜下对曲张静脉进行套扎。如果无条件作套扎,可以使用硬化剂注射。对胃底静脉曲张宜采用组织胶注射治疗。药物预防再出血,首选药物为β-阻滞剂普萘洛尔。

3)预防首次出血:对中重度静脉曲张伴有红色征患者,需采取措施预防首次出血。普萘洛尔是目前最佳选择之一,普萘洛尔治疗目的是降低肝静脉压力梯度至<12mmHg。若普萘洛尔无效、不能耐受或有禁忌证者,可慎重考虑采取内镜下食管曲张静脉套扎术或硬化剂注射。

（2）自发性细菌性腹膜炎

1)抗生素治疗:应选择对肠道革兰阴性菌有效、腹水浓度高、肾毒性小的广谱抗生素,以头孢噻肟等第三代头孢菌素为首选,可联合半合成广谱青霉素与β-内酰胺酶抑制药的混合物如舒他西林、替门汀等和(或)喹诺酮类药物,静脉给药,要足量、足疗程。一般于用药48小时复查腹水常规,如PMN减少一半以上可认为抗生素有效,继续至腹水白细胞恢复正常数天后停药。

2)静脉输注白蛋白:降低HRS发生率及提高生存率。

3)SBP的预防:急性曲张静脉出血或腹水蛋白低于1g/L为发生SBP高危因素,宜予喹喏酮类药物口服或静脉用药。

（3）肝性脑病的治疗。

（4）肝肾综合征:积极防治HRS的诱发因素,是预防HRS发生的重要措施。合并SBP的肝硬化患者HRS发生率明显升高,而除积极抗感染外及早输注足量白蛋白可降低HRS发生率及提高生存率。

（5）肝肺综合征:肝移植为唯一治疗选择。

**5. 门静脉高压症的手术治疗**　有各种断流、分流术和脾切除术。

**6. 肝移植**　肝移植是对晚期肝硬化治疗的最佳选择。

## 复　习　题

**一、名词解释**

1. 自发性细菌性腹膜炎　2. 肝肾综合征　3. 难治性腹水　4. 肝肺综合征　5. 门脉高压性胃病

**二、问答题**

1. 肝硬化的主要病因有哪些?

2. 失代偿期肝硬化的症状和体征有哪些?

3. 肝硬化的并发症有哪些?

4. 肝硬化的Child-Pugh分级标准是什么?

5. 试述肝硬化的诊断标准。

## 参　考　答　案

**一、名词解释**

1. 自发性细菌性腹膜炎是指在无任何邻近组织炎症的情况下发生的腹膜和(或)腹水的细菌性感染,是肝硬化常见的一种严重的并发症,病原菌多为来自肠道的革兰阴性菌。临床表现为发热、腹痛、短期内腹水迅速增加,体检发现轻重不等的全腹压痛和腹膜刺激征。血常规检查白细胞升高。腹水检查如白细胞>$500×10^6$/L或多形核白细胞>$250×10^6$/L,可诊断SBP,腹水细菌培养有助确诊。

2. 肝肾综合征是指发生在严重肝病基础上的肾衰竭,但肾脏本身并无器质性损害,故又称功能性肾衰竭。主要见于伴有腹水的晚期肝硬化或急性肝功能衰竭患者。临床表现为自发性少尿或无尿,氮质血症和血肌酐升高,稀释性低钠血症,低尿钠。

3. 难治性腹水为使用最大剂量利尿剂而腹水仍无减退,对于利尿剂使用虽未达最大剂量,腹水无减退,且反复诱发肝性脑病、低钠血症、高钾血症或高氮质血症者亦被视为难治性腹水。

4. 肝肺综合征是指发生在严重肝病基础上的低氧血症,主要与肺内血管扩张相关而过去无心肺疾病基础。临床特征为严重肝病、肺内血管扩张、低氧血症/肺泡-动脉氧梯度增加的三联征。HPS的诊断依据为:立位呼吸室内空气时动脉氧分压＜70mmHg 或肺泡-动脉氧梯度＞20mmHg,特殊影像学检查(超声心动图气泡造影、肺扫描及肺血管造影)提示肺内血管扩张。

5. 肝硬化时胃黏膜因淤血而见充血、水肿、糜烂,若见呈马赛克或蛇皮样改变时称门脉高压性胃病。

## 二、问答题

1. 肝硬化的主要病因　在我国以病毒性肝炎为主,欧美国家以慢性酒精中毒多见。

(1) 病毒性肝炎:主要为乙型、丙型和丁型肝炎病毒感染。

(2) 慢性酒精中毒:长期大量饮酒(一般为每日摄入酒精 80g 达 10 年以上),可发展为肝硬化。

(3) 非酒精性脂肪性肝炎。

(4) 胆汁淤积。

(5) 肝静脉回流受阻:慢性充血性心力衰竭、缩窄性心包炎、肝静脉阻塞综合征等。

(6) 遗传代谢性疾病:肝豆状核变性(铜沉积)、血色病(铁沉积)、$\alpha_1$-抗胰蛋白酶缺乏症等。

(7) 工业毒物或药物。

(8) 自身免疫性肝炎。

(9) 血吸虫病。

(10) 隐源性肝硬化:病因仍不明者。

2. 失代偿期肝硬化的主要症状和体征:

(1) 症状

1) 全身症状:乏力为早期症状,有体重下降,少数患者有不规则低热。

2) 消化道症状:食欲不振为常见症状,可有恶心、偶伴呕吐。部分肝区隐痛。

3) 出血倾向:可有牙龈、鼻腔出血、皮肤紫癜,女性月经过多等。

4) 内分泌紊乱:男性可有性功能减退、男性乳房发育,女性可发生闭经、不孕。

5) 门静脉高压症状:如食管胃底静脉曲张破裂而致上消化道出血时,表现为呕血及黑粪;脾功能亢进可致血细胞三少,因贫血而出现皮肤黏膜苍白等;发生腹水时腹胀更为突出。

(2) 体征

1) 肝病病容,晚期消瘦,皮肤可见蜘蛛痣、肝掌,男性乳房发育。腹壁静脉曲张,有黄疸,腹水伴或不伴下肢水肿是失代偿期肝硬化最常见表现,部分患者可伴肝性胸水,以右侧多见。

2) 肝脏早期肿大可触及,后期缩小,脾大。

3. 肝硬化并发症　①食管胃底静脉曲张破裂出血;②感染;③肝性脑病;④电解质和酸碱平衡紊乱;⑤原发性肝细胞癌;⑥肝肾综合征;⑦门静脉血栓形成。

4. 肝硬化的 Child-Pugh 分级标准见表 3-13-1。

表 3-13-1　肝硬化的 Child-Pugh 分级标准

| 临床或生化指标 | 分级 | | |
|---|---|---|---|
| | 1 | 2 | 3 |
| 肝性脑病(级) | 无 | 1～2 | 3～4 |
| 腹水 | 无 | 轻度 | 中重度 |
| 总胆红素($\mu$moL/L) | ＜34 | 34～51 | ＞51 |
| 白蛋白(g/L) | ≥35 | 28～35 | ≤28 |
| 凝血酶原时间(s) | 1～3 | 4～6 | ＞6 |

总分:A 级≤6 分,B 级 7～9 分,C 级≥10 分

5. 依据下列各点可作出临床诊断 ①有病毒性肝炎、长期大量饮酒等可导致肝硬化的有关病史;②有肝功能减退和门静脉高压的临床表现;③肝功能试验有血清白蛋白下降、血清胆红素升高及凝血酶原时间延长等指标提示肝功能失代偿;④B 超或 CT 提示肝硬化以及内镜发现食管胃底静脉曲张。肝活组织检查见假小叶形成是诊断本病的金标准。应注意早期肝硬化,必要时肝穿刺活检可获确诊。完整的诊断应包括病因、病期、病理和并发症。对肝脏储备功能的评估临床常用 Child-Pugh 分级来评估。

（张　博）

# 第十四章　原发性肝癌

病例 3-14-1　男性,54 岁,右上腹部疼痛 1 个月,伴乏力,消瘦。乙肝病史 25 年。体检:巩膜黄染,肝肋下 3cm,质硬,表面不平,脾肋下未及,超声:肝内占位性病灶,直径约 6cm,门静脉有栓子,PV=1.7cm。

**问题:**

1. 该患者的临床诊断是什么?

2. 诊断依据是什么?

3. 本病常见的病因有哪些?

4. 进一步检查要检查哪些项目?

5. 怎样治疗这个患者?

**参考答案和提示:**

1. **诊断**　原发性肝癌。

2. **诊断依据**　患者有乙肝病史,有肝区疼痛的临床表现,查体肝脏肿大,质硬,表面不平,超声见肝内占位,门静脉栓子形成,故诊断为原发性肝癌。

3. **病因**　①病毒性肝炎;②肝硬化;③黄曲霉毒素;④饮用水污染;⑤遗传因素;⑥化学物质。

4. **检查**　肝功 AFP。

5. **治疗**　①手术治疗;②介入治疗;③放射治疗;④全身化疗;⑤综合治疗。

病例 3-14-2　男性,47 岁,患"乙肝"10 余年,近 3 个月来出现腹胀,乏力,消瘦。查体:面色晦暗,前胸可见蜘蛛痣,有肝掌,腹膨隆,肝肋下未及,脾肋下 3.0cm,移动性浊音阳性,双下肢水肿。化验:HBsAg(+),HbeAb(+),HbeAg(+),AFP500μg/L,ALT150U/L,经治疗半个月后,ALT 38U/L,AFP 800μg/L。

**问题:**

1. 应考虑的诊断是什么?

2. 诊断依据是什么?

3. 进一步应进行哪些检查?

4. 怎样治疗该患者?

**参考答案和提示:**

1. **诊断**　原发性肝癌。

2. **诊断依据**　患者有乙肝病史,有肝功减退的临床表现,脾大,腹水,AFP 短期内迅速增高,结合病史可做出肝癌的诊断。

3. **进一步检查**　上腹部 CT。

4. **治疗**　保肝,局限性肝癌可考虑手术及介入治疗;可采取综合治疗办法。

## 临床思维:原发性肝癌

【病理分型】

**1. 大体形态分型**　①块状型;②结节型;③弥漫型。

**2. 组织学分型**　①肝细胞型；②胆管细胞型；③混合型。

**【转移途径】**

**1. 肝内转移**　肝癌最早在肝内转移。

**2. 肝外转移**

（1）血行转移：最常见的转移部位为肺，尚可引起胸、肾上腺、肾及骨等部位的转移。

（2）淋巴转移：转移至肝门淋巴结最为常见，也可转移至胰、脾、主动脉旁及锁骨上淋巴结。

（3）种植转移：少见。

**【临床表现】**　原发性肝癌起病隐匿，早期缺乏典型症状。临床症状明显者，病情大多已进入中、晚期。

**1. 肝区疼痛**　肝区疼痛是肝癌最常见的症状，半数以上患者有肝区疼痛，多呈持续性胀痛或钝痛。

**2. 肝脏肿大**　肝脏呈进行性增大，质地坚硬，表面凸凹不平，常有大小不等的结节，边缘钝而不整齐，常有不同程度的压痛。

**3. 黄疸**　多晚期出现，多为阻塞性黄疸，少数为肝细胞性黄疸。

**4. 恶性肿瘤的全身性表现**　进行性消瘦、食欲不振、乏力、营养不良和恶病质等。

**5. 伴癌综合征**　主要表现为自发性低血糖症、红细胞增多症；其他罕见的有高钙血症、高脂血症、类癌综合征等。

**6. 其他**　肝硬化征象；转移灶症状。

## 诊疗常规：原发性肝癌

（一）诊断

有乙/丙型病毒性肝炎病史或酒精性肝病的中年、尤其是男性患者，有不明原因的肝区疼痛、消瘦、进行性肝脏肿大者，应考虑肝癌的可能，作血清 AFP 测定和有关影像学检查，必要时行肝穿刺活检，可获诊断。

对原发性肝癌的临床诊断及对普查发现的亚临床肝癌的诊断可参考以下标准：

**1. 非侵入性诊断标准**

（1）影像学标准：两种影像学检查均显示有＞2cm 的肝癌特征性占位性病变。

（2）影像学结合 AFP 标准：一种影像学检查显示有＞2cm 的肝癌特征性占位性病变，同时伴有 AFP≥400ng/ml。（排除妊娠、生殖系胚胎源性肿瘤、活动性肝炎及转移性肝癌）。

**2. 组织学诊断标准**　肝组织学检查证实原发性肝癌。对影像学尚不能确定诊断的≤2cm 的肝内结节应通过肝穿刺活检以证实原发性肝癌的组织学特征。

（二）鉴别诊断

原发性肝癌常需与以下疾病进行鉴别：①继发性肝癌；②肝硬化；③病毒性肝炎；④肝脓肿；⑤肝局部脂肪浸润；⑥邻近肝区的肝外肿瘤；⑦其他肝脏良、恶性肿瘤或病变。

（三）治疗

早期肝癌尽量手术切除，不能切除者应采取综合治疗的模式。

**1. 手术治疗**　手术切除仍是目前根治原发性肝癌的最好手段。

**2. 局部治疗**　①肝动脉化疗栓塞治疗（TACE）；②无水酒精注射疗法（PEI）；③物理疗法。

**3. 全身化疗**　对肝癌较有效的药物以 CDDP 方案为首选。

**4. 其他** 生物和免疫治疗;放射治疗;综合治疗。

# 复 习 题

**一、名词解释**

1. 原发性肝癌　2. 亚临床肝癌　3. 伴癌综合征

**二、简答题**

1. 原发性肝癌的并发症有哪些?

2. 怎样诊断原发性肝癌?

3. 试述甲胎蛋白及血清酶谱对原发性肝癌的诊断价值?

4. 原发性肝癌的临床表现有哪些?

**三、问答题**

　　患者因腹胀伴右上腹部疼痛 1 个月入院,1 个月来体重下降 5 千克,查体:肝掌(+),上胸部可见蜘蛛痣,巩膜黄染,腹部膨隆,肝大,右肋下 5cm,质硬,表面结节感,触痛阳性,双下肢浮肿。既往有乙型肝炎病史。肝硬化病史 10 年。现 AFP 800μg/L。入院后诊断肝癌。住院期间患者如厕时,突然出现腹痛加重,伴血压下降,腹痛膨隆加重。试问患者血压下降原因,及如何诊断?

# 参 考 答 案

**一、名词解释**

1. 原发性肝癌是指肝细胞或肝内胆管上皮细胞发生的恶性肿瘤。

2. 亚临床肝癌指没有肝癌的症状和体征,通过普查检出的肝癌,称为亚临床肝癌。

3. 伴癌综合征是指原发性肝癌患者由于癌肿本身代谢异常或癌组织对机体影响而引起内分泌或代谢异常的一组症候群。

**二、问答题**

1. 原发性肝癌的并发症　①肝性脑病;②上消化道出血;③肝癌结节破裂出血;④继发感染。

2. 有乙/丙型病毒性肝炎病史或酒精性肝病的中年、尤其是男性患者,有不明原因的肝区疼痛、消瘦、进行性肝脏肿大者,应考虑肝癌的可能,作血清 AFP 测定和有关影像学检查,必要时行肝穿刺活检,可获诊断。

　　对原发性肝癌的临床诊断及对普查发现的亚临床肝癌的诊断可参考以下标准:

　　(1) 非侵入性诊断标准

　　1) 影像学标准:两种影像学检查均显示有>2cm 的肝癌特征性占位性病变。

　　2) 影像学结合 AFP 标准:一种影像学检查显示有>2cm 的肝癌特征性占位性病变,同时伴有 AFP≥400ng/ml。(排除妊娠、生殖系胚胎源性肿瘤、活动性肝炎及转移性肝癌)。

　　(2) 组织学诊断标准:肝组织学检查证实原发性肝癌。对影像学尚不能确定诊断的≤2cm 的肝内结节应通过肝穿刺活检以证实原发性肝癌的组织学特征。

3. AFP 现已广泛用于原发性肝癌的普查、诊断、判断治疗效果及预测复发。在生殖腺胚胎瘤、少数转移性肿瘤以及妊娠、活动性肝炎、肝硬化炎症活动期时 AFP 可呈假阳性,但升高不如肝癌明显。血清 AFP 浓度通常与肝癌大小呈正相关。血清 AFP 检查时诊断肝细胞癌的标准为:①大于 500ng/ml 持续 4 周以上,AFP 在 200ng/ml 以上的中等水平持续 8 周以上;③AFP 由低浓度逐渐升高不降。部分慢性病毒性肝炎和肝硬化病例血清 AFP 可呈低浓度升高,但多不超过 200ng/ml,常先有血清 ALT 明显升高,AFP 呈同步关系,一般在 1～2 月内随病情好转,ALT 下降,AFP 随之下降。如 AFP 呈低浓度阳性持续达 2 个月或更久,ALT 正常,应特别警惕亚临床肝癌的存在。AFP 异质体的检测有助于提高原发性肝癌的诊断率,且不受 AFP 浓度、肿瘤大小和病期早晚的影响。

4. 原发性肝癌起病隐匿,早期缺乏典型症状。临床症状明显者,病情大多已进入中、晚期。临床表现:

①肝区疼痛是肝癌最常见的症状,如癌肿生长缓慢,则可完全无痛或仅有轻微钝痛。当肝表面的癌结节破裂,可突然引起剧烈腹痛,从肝区开始迅速延至全腹,产生急腹症的表现,如出血量大时可导致休克。②肝脏肿大,肝脏呈进行性增大,质地坚硬,表面凸凹不平,常有大小不等的结节,边缘钝而不整齐,常有不同程度的压痛。③黄疸,一般出现在肝癌晚期,多为阻塞性黄疸,少数为肝细胞性黄疸。④肝硬化征象,在失代偿期肝硬化基础上发病者有基础病的临床表现。⑤全身性表现,有进行性消瘦、发热、食欲不振、乏力、营养不良和恶病质等。⑥转移灶症状,如转移至肺、骨、脑、淋巴结、胸腔等处,可产生相应的症状。⑦伴癌综合征,伴癌综合征系指原发性肝癌患者由于癌肿本身代谢异常或癌组织对机体影响而引起内分泌或代谢异常的一组症候群。主要表现为自发性低血糖症、红细胞增多症;其他罕见的有高钙血症、高脂血症、类癌综合征等。

## 三、问答题

肝癌结节破裂出血;诊断性腹腔穿刺抽出不凝血可明确诊断。

（刘红丹）

# 第十五章 肝性脑病

病例 3-15-1　患者,男性,65 岁,肝硬化病史 10 年,6 小时前突然出现大量呕血,并柏油样便,2 小时前出现意识障碍,定向力丧失,计算力下降,查体:脉搏 120 次/分,血压 80/50mmHg,睑结膜苍白,可见肝掌,上胸部可见蜘蛛痣,腹部略膨隆,肝未及,脾左肋下 3cm,移动性浊音阳性,双下肢轻度水肿。

**问题:**

1. 该患者的临床诊断是什么?

2. 诊断依据是什么?

3. 应该进行什么检查?

4. 怎样治疗这个患者?

**参考答案和提示:**

1. 诊断　①肝硬化失代偿期;②上消化道出血;③肝性脑病。

2. 诊断依据　①患者肝硬化病史,有肝掌及蜘蛛痣,有脾大及腹水,有下肢浮肿表现;②有上消化出血的临床表现,有失血性休克的临床表现;③有意识障碍临床表现。

3. 进一步检查　①血氨;②血常规血型;③肝功。

4. 治疗　①禁食水,监护;②输血补液,抢救休克;③止血、抑酸、降低门静脉压力;④支链氨基酸等药物促进体内氨的代谢。

病例 3-15-2　男性,60 岁,乙型肝炎病史 10 年,肝硬化病史 2 年,神智恍惚 5 天来诊。检查发现:巩膜黄染,言语不清,定向力丧失,计算能力下降,有扑翼震颤,肌张力增高,脑电图异常。

**问题:**

1. 该患者的诊断是什么?

2. 诊断依据是什么?

3. 常见的诱发因素有哪些?

4. 进一步应检查什么项目?

5. 怎样治疗该患者?

**参考答案和提示:**

1. 诊断　肝性脑病。

2. 诊断依据　①患者有乙型肝炎病史,有肝炎后肝硬化病史;②有意识障碍的临床表现;③扑翼样震颤阳性;④脑电图阳性。

3. 诱发因素　大量蛋白质的摄入;消化道出血;感染;便秘;腹泻;利尿剂的应用;手术;门静脉血栓;镇静安眠药等。

4. 进一步检查　血氨。

5. 治疗　①去除诱因;②减少氨的吸收;③促进氨的代谢。

## 临床思维:肝性脑病

**【临床表现及分期】**　肝性脑病发生在严重肝病和(或)广泛门体分流的基础上,临床上主要表现为高级神经中枢的功能紊乱以及运动和反射异常。

根据意识障碍程度、神经系统体征和脑电图改变,可将肝性脑病的临床过程分为四期。

一期(前驱期):焦虑、欣快激动、淡漠、睡眠倒错、健忘等轻度精神异常,可有扑翼样震颤。此期临床表现不明显,易被忽略。

二期(昏迷前期):嗜睡、行为异常、言语不清、书写障碍及定向力障碍。有腱反射亢进、肌张力增高、踝阵挛及 Babinski 征阳性等神经体征,有扑翼样震颤。

三期(昏睡期):昏睡,但可唤醒,各种神经体征持续或加重,有扑翼样震颤,肌张力高,腱反射亢进,锥体束征常阳性。

四期(昏迷期):昏迷,不能唤醒。扑翼样震颤无法引出。浅昏迷时,腱反射和肌张力仍亢进;深昏迷时,各种反射消失,肌张力降低。

## 诊疗常规:肝性脑病

### (一) 诊断

1~4 期 HE 的诊断可依据下列异常而建立:①有严重肝病和(或)广泛门体侧支循环形成的基础;②出现精神紊乱、昏睡或昏迷,可引出扑翼样震颤;③有肝性脑病的诱因;④反映肝功能的血生化指标明显异常及(或)血氨增高;⑤脑电图异常。

轻微 HE 的诊断依据可有:①有严重肝病和(或)广泛门体侧支循环形成的基础;②心理智能测验、诱发电位、头部 CT 或 MRI 检查及临界视觉闪烁频率异常。

### (二) 鉴别诊断

本病可与精神疾病、糖尿病、低血糖、尿毒症、脑血管意外、脑部感染和镇静药过量等相鉴别。

### (三) 治疗

去除 HE 发作的诱因、保护肝脏功能免受进一步损伤、治疗氨中毒及调节神经递质是治疗 HE 的主要措施。

**1. 及早识别及去除 HE 发作的诱因**　①慎用镇静药及损伤肝功能的药物;②纠正电解质和酸碱平衡紊乱;③止血和清除肠道积血;④预防和控制感染;⑤其他,如注意防治便秘;门体分流对蛋白不耐受者应避免大量蛋白质饮食;警惕低血糖并及时纠正。

**2. 减少肠内氮源性毒物的生成与吸收**　①限制蛋白质饮食;②清洁肠道特别适用于上消化道出血或便秘患者;③乳果糖或乳梨醇;④口服抗生素;⑤益生菌制剂。

**3. 促进体内氨的代谢**　①$L$-鸟氨酸-$L$-门冬氨酸;②鸟氨酸-$\alpha$-酮戊二酸;③其他谷氨酸钠或钾、精氨酸等药物。

**4. 调节神经递质**　①GABA/BZ复合受体拮抗剂;②减少或拮抗假神经递质。

**5. 其他**　①人工肝;②肝移植;③重症监护。

## 复 习 题

**一、名词解释**

1. 肝性脑病　2. 门体分流性肝性脑病　3. 轻微肝性脑病　4. 扑翼样震颤

## 二、简答题

1. 肝性脑病的诱发因素有哪些？
2. 肝性脑病的诊断依据是什么？
3. 轻微肝性脑病的诊断依据是什么？
4. 肝性脑病的临床分期及其主要表现有哪些？
5. 肝性脑病治疗的主要措施有哪些？

## 三、问答题

　　男性,家属代述患者昏迷两小时入院。既往有长期大量饮酒史。追问病史:患者曾有肝硬化病史,两日前患者曾有发热病史。试问患者昏迷可能的原因是什么？需要进一步进行哪些检查？

# 参考答案

### 一、名词解释

1. 肝性脑病是由严重肝病引起的,以代谢紊乱为基础的,中枢神经系统功能失调的综合征,其主要临床表现是意识障碍,行为失常和昏迷。
2. 门体分流性肝性脑病是指强调门静脉高压,肝门静脉和腔静脉间有侧支循环存在,从而使大量门静脉血绕过肝脏流入体循环,是脑病发生的主要机制。
3. 轻微肝性脑病是指虽有严重肝病,但尚无明显的肝性脑病的临床表现,而用精细的智力测验或电生理检测可发现异常情况者,称之为轻微肝性脑病。
4. 扑翼样震颤亦称肝震颤,指患者双臂平伸,手掌向背侧伸展,手指分开,可见到手向外侧偏斜,掌指关节、腕关节甚至肘,肩关节急促而不规则地扑翼样抖动,是肝性脑病患者较为特异性的表现之一。

### 二、简答题

1. 肝性脑病的诱发因素包括大量蛋白质摄入;消化道出血;感染;便秘;腹泻;应用利尿剂;手术;门静脉血栓;镇静安眠药等。
2. 肝性脑病的诊断依据　详见诊疗常规。
3. 轻微肝性脑病的诊断依据　详见诊疗常规。
4. 肝性脑病的临床分期及主要表现包括　详见临床思维。
5. 主要治疗措施包括　去除 HE 发作的诱因、保护肝脏功能免受进一步损伤、治疗氨中毒及调节神经递质是治疗 HE 的主要措施。①及早识别及去除 HE 发作的诱因。慎用镇静药及损伤肝功能的药物如镇静、催眠、镇痛药及麻醉剂;纠正电解质和酸碱平衡紊乱;止血和清除肠道积血,因上消化道出血是肝性脑病的重要诱因之一;预防和控制感染,选用对肝损害小的广谱抗生素静脉给药;注意防治便秘。②减少肠内氮源性毒物的生成与吸收;限制蛋白质饮食;清洁肠道特别适用于上消化道出血或便秘患者;乳果糖或乳梨醇口服;口服抗生素;应用益生菌制剂。③促进体内氨的代谢。④调节神经递质。GABA/BZ 复合受体拮抗剂氟马西尼对部分Ⅲ～Ⅳ期患者具有促醒作用;减少或拮抗假神经递质;支链氨基酸(BcAA)制剂,有助于改善氮平衡。⑤人工肝,可清除肝性脑病患者血液中部分有毒物质、降低血胆红素浓度及改善凝血酶原时间,对肝性脑病有暂时的、一定程度的疗效。⑥肝移植是治疗各种终末期肝病的一种有效手段。⑦重症监护,重度肝性脑病特别是暴发性肝功能衰竭患者,常并发脑水肿和多器官功能衰竭,此时应置患者于重症监护病房,予严密监护并积极防治各种并发症。

### 三、问答题

(1) 诊断:①肝硬化;②肝性脑病。
(2) 进一步检查:①血糖(除外低血糖);②头 CT(除外脑血管意外);③血氨检测(明确是否为肝性脑病)。

（刘红丹）

# 第十六章 急性胰腺炎

病例 3-16-1　男性,38 岁,大量饮酒后恶心、呕吐,上腹部疼痛,呕吐后不缓解,无发热。既往有消化性溃疡病史。查体:巩膜黄染(-),心脏正常。肺脏浊音界存在,左上腹有压痛,无反跳痛及肌紧张,肠鸣音正常。血淀粉酶 800U/L(正常 76～150U/L),WBC:6.0×$10^9$/L。

**问题:**

1. 初步诊断是什么?

2. 诊断依据是什么?

3. 需除外何种疾病?

4. 需做哪种检查可明确?

5. 怎样治疗这个患者?

**参考答案和提示:**

1. 诊断　急性胰腺炎。

2. 诊断依据　患者有大量饮酒史,腹痛伴恶心呕吐,查体:左上腹部压痛阳性,血淀粉酶升高,大于正常值三倍,故诊断为急性胰腺炎。

3. 需除外的疾病　需除外消化性溃疡穿孔,可行立位腹平片检查。

4. 进一步检查　上腹部 CT,明确胰腺周围有无渗出性病变。

5. 治疗　①禁食、补液;②抑制胃酸及胰酶分泌;③抗炎治疗。

---

病例 3-16-2　患者,女性,65 岁,突发左上腹疼痛,为持续性刀割样疼痛,向腰背部放射,伴恶心,呕吐。体温:38℃,脉搏:90 次/分,巩膜黄染(+),心肺未见异常,全腹压痛(+),两侧腹部淤青,WBC 17×$10^9$/L,N:0.88,血尿淀粉酶均明显升高,血钙:1.75mmol/L,FBS:14.2mmol/L,$PaO_2$:60mmHg。立体腹平片:肠管麻痹,有肠管积气扩张。

**问题:**

1. 该患者的诊断是什么?

2. 诊断依据是什么?

3. 进一步检查完善哪些检查?

4. 怎样治疗这位患者?

**参考答案和提示:**

1. 诊断　急性胰腺炎(出血坏死型)。

2. 诊断依据

(1)上腹部疼痛伴恶心呕吐,血尿淀粉酶升高,符合急性胰腺炎的诊断。

(2)具备出血坏死型胰腺炎的特点:①有腹膜炎;②血钙明显下降,血糖升高;③Grey-Turner 征;④肠麻痹;⑤低氧血症。

3. 进一步完善哪些检查　腹部 CT 检查,明确胰腺周围渗出情况。

4. 治疗　禁食水;胃肠减压;静脉输液;镇痛;抗生素治疗;抑酸治疗;监护;维持水电解质平衡;抑制胰酶活性 减少胰液分泌,必要时腹腔灌洗及手术。

# 临床思维:急性胰腺炎

**【病理】** 急性胰腺炎的病理变化一般分为两型:①急性水肿型;②急性坏死型。

**【临床表现】** 急性胰腺炎常在饱食、脂餐或饮酒后发生,部分患者无诱因可查。

**1. 症状**

(1)腹痛:为本病的主要表现和首发症状,突然起病,程度轻重不一,呈持续性,可有阵发性加剧,不能为一般胃肠解痉药缓解,进食可加剧。多位于中上腹,可向腰背部呈带状放射,取弯腰抱膝位可减轻疼痛。水肿型腹痛 3~5 天即缓解。坏死型病情发展较快,腹部剧痛延续较长,可引起全腹痛。极少数年老体弱患者可无腹痛或轻微腹痛。

(2)恶心、呕吐及腹胀:多在起病后出现,吐出食物和胆汁,呕吐后腹痛并不减轻。

(3)发热:多数患者有中度以上发热,持续 3~5 天。发热时间长者应怀疑有继发感染。

(4)低血压或休克:重症胰腺炎常发生。

(5)水、电解质、酸碱平衡及代谢紊乱。

**2. 体征**

(1)轻症急性胰腺炎患者腹部体征较轻,往往与主诉腹痛程度不十分相符。

(2)重症急性胰腺炎患者上腹或全腹压痛明显,并有腹肌紧张,反跳痛。肠鸣音减弱或消失,可出现移动性浊音,并发脓肿时可扪及有明显压痛的腹块。伴麻痹性肠梗阻且有明显腹胀,腹水多呈血性,其中淀粉酶明显升高。少数患者可见 Grey-Turner 征及 Cullen 征。在胆总管或壶腹部结石、胰头炎性水肿压迫胆总管时,可出现黄疸。因低血钙可引起手足搐搦。

# 诊疗常规:急性胰腺炎

## (一)诊断和鉴别诊断

根据典型的临床表现和实验室检查,常可作出诊断。

轻症的患者有剧烈而持续的上腹部疼痛,恶心、呕吐、轻度发热、上腹部压痛,但无腹肌紧张,同时有血清淀粉酶和(或)尿淀粉酶显著升高,排除其他急腹症者,即可以诊断。

重症除具备轻症急性胰腺炎的诊断标准,且具有局部并发症(胰腺坏死、假性囊肿、脓肿)和(或)器官衰竭。重症胰腺炎的诊断标准:

**1. 临床症状** 烦躁不安、四肢厥冷、皮肤呈斑点状等休克症状。

**2. 体征** 腹肌强直、腹膜刺激征,Grey-Turner 征或 Cullen 征。

**3. 实验室检查** 血钙显著下降 2mmol/L 以下,血糖>11.2mmol/L(无糖尿病史),血尿淀粉酶突然下降。

**4. 腹腔诊断性穿刺** 有高淀粉酶活性的腹水。

急性胰腺炎应与下列疾病鉴别:①消化性溃疡急性穿孔;②胆石症和急性胆囊炎;③急性肠梗阻;④心肌梗死。

## (二)治疗

大多数急性胰腺炎属于轻症急性胰腺炎,经 3~5 天积极治疗多可治愈。治疗措施如下:

**1. 禁食**

**2. 胃肠减压** 必要时置鼻胃管持续吸引胃肠减压。

**3. 静脉输液** 积极补足血容量,维持水电解质和酸碱平衡,注意维持热能供应。

**4. 止痛**　疼痛剧烈者可予哌替啶。

**5. 抗生素**　抗生素并非必要,但在我国急性胰腺炎发生常与胆道疾病有关,故临床上习惯应用;如疑合并感染,则必须使用。

**6. 抑酸治疗**　可抑制胰液分泌,兼有预防应激性溃疡的作用。

重症胰腺炎必须采取综合性措施,积极抢救治疗,除上述治疗措施还应包括如下方面:

**1. 内科治疗**

(1) 监护:转入重症监护病房,针对器官功能衰竭及代谢紊乱采取相应的措施。

(2) 维持水、电解质平衡,保持血容量,重症患者常有休克,应给予白蛋白、鲜血或血浆代用品。

(3) 营养支持。

(4) 抗菌药物的应用。

(5) 减少胰液分泌、抑制胰酶活性。

**2. 内镜下 Oddi 括约肌切开术(EST)**

**3. 中医中药治疗**

**4. 外科治疗包括**　①腹腔灌洗;②手术。

# 复 习 题

**一、名词解释**

1. 急性胰腺炎　2. 急性重症胰腺炎

**二、简答题**

1. 急性胰腺炎的并发症有哪些?

2. 急性胰腺炎的病因有哪些?

3. 简述急性胰腺炎的治疗。

4. 简述急性胰腺炎的诊断,以及急性重症胰腺炎的诊断。

**三、问答题**

患者,男性,大量饮酒后,突然出现上腹部剧烈疼痛,呈束带感,伴有恶心及呕吐,无呕血,伴腹胀。查体:腹部稍膨隆,Cullen 征阳性,上腹部压痛,有肌紧张,无反跳痛,肠鸣音减弱。辅助检查:血 AMY 1026U/L。诊断急性重症胰腺炎。还有哪些检查能提示为重症胰腺炎的诊断?

# 参 考 答 案

**一、名词解释**

1. 急性胰腺炎是多种病因导致的胰酶在胰腺内被激活后引起胰腺组织自身消化、水肿、出血甚至坏死的炎症反应。临床表现以急性上腹部疼痛、恶心、呕吐、发热和血胰酶增高等为特点。

2. 少数重症患者,胰腺出血坏死,常继发感染,腹膜炎和休克等多种并发症,病死率高,称为急性重症胰腺炎。

**二、简答题**

1. 急性胰腺炎的并发症包括

(1) 局部并发症:①胰腺脓肿;②假性囊肿。

(2) 全身并发症:①急性呼吸衰竭;②急性肾衰竭;③心力衰竭与心律失常;④消化道出血;⑤胰性脑病;⑥败血症及真菌感染;⑦高血糖;⑧慢性胰腺炎。

2. 急性胰腺炎的病因包括　①胆石症与胆道疾病;②大量饮酒和暴饮暴食;③胰管阻塞;④手术与创伤;⑤内分泌与代谢障碍;⑥感染;⑦药物;⑧其他。

3. 急性胰腺炎的治疗　详见诊疗常规。

4. 急性胰腺炎及急性重症胰腺炎的诊断　详见诊疗常规。

### 三、问答题

烦躁不安、四肢厥冷、皮肤呈斑点状等休克症状；腹肌强直、腹膜刺激征，Grey-Turner 征，血钙显著下降 2mmol/L 以下，血糖＞11.2mmol/L（无糖尿病史），血尿淀粉酶突然下降；腹腔诊断性穿刺有高淀粉酶活性的腹水。

（刘红丹）

# 第十七章　慢性胰腺炎

**病例 3-17-1**　患者,男性,58 岁,上腹部疼痛 5 年余,进高脂餐易出现疼痛,无恶心及呕吐,消瘦,腹泻,食欲减退,查体:消瘦,上腹轻压痛,ERCP 显示胰管扭曲变形,结石影,便常规检查有脂肪滴。既往有反复急性胰腺炎发作病史。

**问题:**

1. 该患者的诊断是什么?

2. 诊断依据是什么?

3. 应该进行哪些检查?

4. 怎样治疗这个患者?

**参考答案和提示:**

1. **诊断**　慢性胰腺炎。

2. **诊断依据**　患者有反复急性胰腺炎的病史,上腹部反复疼痛,腹泻,消瘦,查体:上腹部压痛,ERCP 可见胰管变形,有结石影,便常规检查可见脂肪滴,故诊断为慢性胰腺炎。

3. **进一步检查**　①上腹部 CT;②胰腺外分泌功能检查;③血糖。

4. **治疗**　①病因治疗(戒酒);②对症治疗(镇痛、补充胰酶、降糖);③内镜治疗;④必要时手术治疗。

---

**病例 3-17-2**　患者,男性,54 岁,上腹痛 10 余年,向腰背部放射,弯腰可减轻,腹泻,CT 检查可见胰腺缩小,尿 PABA 排除减小,血糖正常,葡萄糖耐量试验异常,有长期大量饮酒史。

**问题:**

1. 该患者的诊断是什么?

2. 诊断依据是什么?

3. 进一步检查哪些项目?

4. 怎样治疗这个患者?

**参考答案和提示:**

1. **诊断**　慢性胰腺炎。

2. **诊断依据**　根据腹痛特点(慢性腹痛,向腰背部放射,弯腰可减轻),CT 见胰腺缩小,尿 PABA 排除减小,葡萄糖耐量试验异常,考虑该诊断。

3. **进一步检查**　①便常规明确有无胰腺吸收功能不全;②ERCP 或 MRCP 检查。

4. **治疗**　①病因治疗(戒酒);②对症治疗(镇痛、补充胰酶、降糖);③内镜治疗;④必要时手术治疗。

## 临床思维:慢性胰腺炎

【病理】　慢性胰腺炎病变程度轻重不一。炎症可局限于局部胰腺小叶,也可累及整个胰腺。基本病变是胰腺腺泡萎缩,有弥漫性纤维化或钙化;腺管有多发性狭窄和囊状扩张,管内有结石、钙化和蛋白栓。胰管阻塞区可见局灶性水肿、炎症和坏死,也可合并假性囊肿。上述病理过程具有不可逆、进行性特点。后期胰腺变硬,表面苍白呈不规则结节状,体积缩小,胰岛亦可萎缩。病理分型:可分为慢性钙化性胰腺炎、慢性梗阻性胰腺炎和慢性炎症性胰腺炎。

【临床表现】 慢性胰腺炎的病程常超过数年,临床表现为无症状期与发作期的交替出现,也可无明显症状而发展为胰腺功能不全的表现。典型病例可出现五联征:腹痛、胰腺钙化、胰腺假性囊肿、脂肪泻及糖尿病。

**1. 腹痛** 90%以上的患者有程度不等的腹痛。初为间歇性,后转为持续性腹痛,性质可为隐痛、钝痛、钻痛甚至剧痛,多位于中上腹可偏左或偏右,可放射至后背、两肋部。患者取坐位,膝屈曲位时疼痛可有所缓解;躺下或进食时疼痛加剧。

**2. 胰腺功能不全的表现** 慢性胰腺炎的后期,可出现吸收不良综合征和糖尿病的表现。

**3. 体征** 腹部压痛与腹痛不相称,多数仅有轻度压痛。当并发假性囊肿时,腹部可扪及表面光整的包块。当胰头肿大和纤维化肿块及胰腺囊肿压迫胆总管,可出现黄疸。少数患者可出现腹水和胸水、消化性溃疡和上消化道出血、多发性脂肪坏死、血栓性静脉炎或静脉血栓形成及精神症状。

## 诊疗常规:慢性胰腺炎

### (一)实验和其他检查

**1. 胰腺外分泌功能试验**

(1)直接刺激试验:胰泌素可刺激胰腺腺泡分泌胰液和碳酸氢钠。

(2)间接刺激试验:①Lundh 试验;②胰功肽(苯替酪胺)试验(粪弹力蛋白酶)。

**2. 吸收功能试验** ①粪便(72 小时)脂肪检查;②维生素 $B_{12}$ 吸收试验。

**3. 淀粉酶测定**

**4. 胰腺内分泌测定** ①血清缩胆囊素(CCK);②血浆胰多肽;③空腹血浆胰岛素水平。

**5. 影像学检查** ①X 线腹部平片;②B 超和 CT 检查;③经十二指肠镜逆行胰胆管造影(ERCP);④磁共振胰胆管成像(MRCP);⑤超声内镜。

**6. 其他** 经超声/超声内镜引导或手术探查作细针穿刺活检,或经 ERCP 收集胰管分泌液作细胞学染色检查,对慢性胰腺炎和胰腺癌的鉴别有重要价值。

### (二)诊断和鉴别诊断

慢性胰腺炎诊断标准:①有明确的胰腺炎组织学诊断;②有明确的胰腺钙化;③有典型慢性胰腺炎症状体征,有明显的胰腺外分泌障碍和 ERCP 等典型慢性胰腺炎影像学特征,除外胰腺癌;④EUS 有典型的慢性胰腺炎影像学特征。尚无慢性胰腺炎的早期诊断检查手段。

慢性胰腺炎与胰腺癌鉴别尤为重要,且有一定的难度,需进行细针穿刺活体组织检查,甚至剖腹手术探查。慢性胰腺炎的腹痛与脂肪泻需注意与其他疾病鉴别。

### (三)治疗

**1. 内科治疗**

(1)病因治疗:防止急性发作,饮食调整。

(2)对症治疗:针对腹痛,胰腺外分泌功能不全症状,合并糖尿病者进行对症治疗。

(3)内镜治疗:通过内镜排除胰管蛋白栓子或结石,对狭窄的胰管可放置内支架引流。

**2. 手术治疗**

# 复 习 题

## 一、名词解释

1. 慢性胰腺炎　2. 热带性胰腺炎

## 二、简答题

1. 慢性胰腺炎的病因有哪些?
2. 慢性胰腺炎的实验室检查有哪些?
3. 慢性胰腺炎的临床表现有哪些?
4. 慢性胰腺炎的治疗方法有哪些?

## 三、问答题

　　患者,男性,有长期大量饮酒史,腹痛十余年,以上腹部为主,伴有腰背部疼痛,体重下降明显,腹泻。查体:上腹部压痛阳性。自带血糖化验升高,便常规检查见脂肪滴。上腹部 CT 检查见胰腺体积缩小,胰腺有钙化影。试问:患者目前诊断是什么? 通过哪项检查能够明确诊断?

# 参 考 答 案

## 一、名词解释

1. 慢性胰腺炎是指由于各种不同原因所致的胰腺局部、节段性或弥漫性的慢性进展性炎症,导致胰腺组织和(或)胰腺功能不可逆的损害。临床表现为反复发作性或持续性腹痛、腹泻或脂肪泻、消瘦、黄疸、腹部包块和糖尿病等。
2. 热带性胰腺炎见于南美、中非等热带国家,好发于儿童和青少年,常伴有糖尿病和胰钙化,病因不明。

## 二、简答题

1. 慢性胰腺炎的病因包括
   (1) 胆道系统疾病。
   (2) 慢性酒精中毒。
   (3) 其他:①热带性胰腺炎;②遗传性胰腺炎;③特发性胰腺炎;④代谢因素;⑤免疫疾病相关的慢性胰腺炎。
2. 慢性胰腺炎实验室检查内容详见诊疗常规。
3. 慢性胰腺炎临床表现详见临床思维。
4. 慢性胰腺炎治疗方法包括
   (1) 内科治疗:①病因治疗包括去除病因,如戒酒,积极治疗胆道疾病。防止急性发作,宜进低脂肪、高蛋白食物,避免饱食。②对症治疗:腹痛治疗,胰酶制剂替代治疗有一定止痛作用;止痛药尽量先用小剂量,非成瘾性镇痛药,对顽固性疼痛进行腹腔神经丛阻滞或内脏神经切除术;胰腺外分泌功能不全症状:可用足量胰酶制剂替代;为减少胃酸影响胰酶活性,可用抗酸药或 $H_2$ 受体拮抗剂抑制胃酸分泌,应注意其不良反应;合并糖尿病者可给予胰岛素治疗。严重吸收不良应考虑素饮食或全胃肠外营养。③内镜治疗:通过内镜排除胰管蛋白栓子或结石,对狭窄的胰管可放置内支架引流。
   (2) 手术治疗
   1) 手术适应证为:①内科治疗不能缓解腹痛,发生营养不良者;②合并胰腺脓肿或胰腺假性囊肿者;③不能排除胰腺癌者;④瘘管形成者;⑤胰腺肿大压迫胆总管引起阻塞性黄疸者;⑥有脾静脉血栓形成和门静脉高压症引起出血者。

2) 手术方式可采用:①胰切除术;②胰管减压及引流术;③迷走神经、腹腔神经节切除术;④针对胆道疾病和门静脉高压的手术。

### 三、问答题

(1) 目前诊断:慢性胰腺炎。

(2) 通过 ERCP 检查可明确诊断。

(刘红丹)

# 第十八章 胰 腺 癌

**病例 3-18-1** 患者,男性,70 岁,上腹部疼痛 4 个月,为持续性疼痛,并向腰背部放射,周身黄染半个月,消瘦明显,体重 4 个月来下降 8 千克,尿色明显加深,大便颜色变浅。查体:周身黄染,右上腹部可触及肿大的胆囊,上腹偏右压痛(+)。

**问题:**

1. 该患者的诊断是什么?

2. 诊断依据是什么?

3. 进一步完善什么检查?

4. 怎样治疗该患者?

**参考答案和提示:**

1. 诊断 ①胰头癌;②梗阻性黄疸。

2. 诊断依据 患者为老年男性,上腹部疼痛病史,消瘦,根据疼痛特点,周身黄染表现,查体可及 Courvoisier 征,故考虑该诊断。

3. 进一步完善检查 ①上腹部 CT 明确胰头区有无异常肿物影;②肿瘤标志物;③肝功ERCP 等。

4. 治疗 手术或者联合放化疗。若病变不能切除可行 ERCP 胆管支架减黄治疗。

**病例 3-18-2** 患者,男性,45 岁,上腹部疼痛 3 个月,向腰背部放射,腹痛进行性加重,弯腰抱膝位可略缓解,平卧位加重,自行服用解痉药物缓解不明显,体重明显下降,3 个月来,体重下降达 10 千克,食欲减退,腹胀。查体:巩膜无黄染,左上腹部压痛(+),未触及包块,上腹部 CT 示胰腺体尾部肿大,密度不均。

**问题:**

1. 该患者的诊断是什么?

2. 诊断依据是什么?

3. 进一步完善哪些检查?

4. 怎样治疗该患者?

**参考答案和提示:**

1. 诊断 胰腺癌(体尾部)。

2. 诊断依据 患者中年男性,慢性腹痛病史,腹痛顽固,根据腹痛特点,消瘦病史,结合影像学检查,诊断胰腺癌。

3. 进一步检查 肿瘤标志物及上腹部增强 CT 检查,明确病变周围组织情况。

4. 治疗 ①手术;②联合放化疗;③营养支持治疗。

## 临床思维:胰腺癌

【病理】 胰腺癌可发生于胰腺任何部位,胰头癌约占 60%,胰体尾癌约占 20%,弥漫性的约占 10%,还有少数部位不明。其中多数为导管细胞癌,占胰腺癌的 90% 以上。少数是腺泡细胞腺癌,又称髓样癌。其他如黏液性囊腺癌、胰岛细胞癌等甚少见。

胰腺癌发展较快,且胰腺血管、淋巴管丰富,腺泡又无包膜,易发生早期转移;转移的方式有直接蔓延、淋巴转移、血行转移和沿神经鞘转移四种。因此确诊时大多已有转移。胰体尾癌较胰头癌转移更广泛。

**【临床表现】** 取决于癌的部位、胆管或胰管梗阻情况、胰腺破坏程度及转移等情况。早期无特殊表现,可诉上腹不适,食欲减退,乏力等,数月后出现明显症状时,病程多已进入晚期。整个病程短、病情发展快、迅速恶化。

**1. 症状**

(1)腹痛:多数患者有腹痛并常为首发症状,早期腹痛较轻或部位不清,以后逐渐加重且腹痛部位相对固定。

(2)体重减轻:90％的患者有迅速而明显的体重减轻,其中部分患者可不伴腹痛和黄疸。晚期常呈恶病质状态。

(3)黄疸:是胰头部癌的突出症状,病程中约90％出现黄疸,但以黄疸为首发症状者不多。

(4)其他症状:胰腺癌有不同程度的各种消化道症状,最常见的是食欲不振和消化不良。腹泻,脂肪泻多是晚期表现。少数胰腺癌患者可发生上消化道出血。多数患者有持续或间歇性低热。有精神忧郁、焦虑、个性改变等精神症状,可出现胰源性糖尿病或原有糖尿病加重。有时出现血栓性静脉炎。

**2. 体征** 早期一般无明显体征,典型胰腺癌可见消瘦,上腹压痛和黄疸。出现黄疸时,可及Courvoisier征,是诊断胰腺癌的重要体征。胰腺肿块多见于上腹部,胰腺癌的肿块一般较深,不活动,而肠系膜或大网膜的转移癌则有一定活动性。部分胰体尾癌压迫血管时,可在左上腹或脐周听到血管杂音。晚期患者可有腹水,多因腹膜转移所致。少数患者可有锁骨上淋巴结肿大,或直肠指检触及盆腔转移癌。

## 诊疗常规:胰腺癌

(一)诊断和鉴别诊断

本病的早期诊断困难,出现明显食欲减退、上腹痛、进行性消瘦和黄疸,上腹扪及肿块;影像学胰腺有占位时,诊断胰腺癌并不困难,但已属晚期,绝大多数已丧失手术的时机。因此,对40岁以上近期出现下列临床表现时应重视:①持续性上腹不适,进餐后加重伴食欲下降;②不能解释的进行性消瘦;③不能解释的糖尿病或糖尿病突然加重;④多发性深静脉血栓或游走性静脉炎;⑤有胰腺癌家族史、大量吸烟、慢性胰腺炎者应密切随访检查。

本病应与慢性胰腺炎、壶腹癌、胆总管癌等相鉴别。

(二)治疗

胰腺癌的治疗仍以争取手术根治为主。对不能手术者常作姑息性短路手术、化学疗法、放射治疗。

**1. 外科治疗**

**2. 内科治疗**

## 复 习 题

**一、名词解释**

Courvoisier 征

**二、简答题**

典型胰腺癌腹痛的特点是什么?

**三、问答题**

　　患者,男性,76 岁,因周身黄染一周入院,尿色加深,如浓茶色,大便颜色变浅,无发热,体重下降约3 千克,周身瘙痒。查体:周身黄染,右上腹部可及胆囊,无压痛,周身可见搔抓痕。上腹部增强 CT 检查见:胰头区密度不均。肿瘤标志物 CA19-9 70U/ml。该患者诊断是什么? 怎样治疗?

# 参 考 答 案

**一、名词解释**

　　Courvoisier 征是指胰头癌时患者出现黄疸,在进行腹部查体时,可在上腹部触及囊状、无压痛、表面光滑并可推移的肿大胆囊,称 Courvoisier 征,是诊断胰腺癌的重要体征。

**二、简答题**

　　典型的胰腺癌腹痛特点为:①位于中上腹深处,胰头癌略偏右,体尾癌则偏左;②常为持续性进行性加剧的钝痛或钻痛,可有阵发性绞痛,餐后加剧,用解痉止痛药难以奏效,常需用麻醉药,甚至成瘾;③夜间和(或)仰卧与脊柱伸展时加剧,俯卧、蹲位、弯腰坐位或蜷膝侧卧位可使腹痛减轻;④腹痛剧烈者常有持续腰背部剧痛。

**三、问答题**

(1) 诊断:胰腺癌。

(2) 治疗:如果没有转移性病变可行胰十二指肠切除治疗。不能手术者行 ERCP 检查支架置入减黄治疗、放化疗治疗、对症治疗。

（刘红丹）

# 第十九章　上消化道出血

病例 3-19-1　患者,男性,28 岁,上腹部疼痛 1 周,空腹痛,黑粪 2 天,每天排便 3 次,量较多,现有头晕,乏力,心慌。既往有间断上腹痛 3 年。每次发病持续 2～4 周缓解。饮酒史 3 年,每天 3 两白酒,无乙肝病史。

问题:

1. 该患者的诊断是什么?

2. 诊断依据是什么?

3. 拟进行哪些检查?

4. 怎样治疗这位患者?

参考答案和提示:

1. 诊断　消化性溃疡并上消化道出血。

2. 诊断依据　患者年轻男性,有饮酒史,有节律性上腹部疼痛的病史,有黑便及头晕,乏力等上消化道出血的临床表现,故诊断成立。

3. 进一步检查　①血常规;②胃镜。

4. 治疗　①抑制胃酸分泌;②补液;③必要时输血。

病例 3-19-2　男性,56 岁,30 年前曾诊断为慢性乙型肝炎,2 小时前突然呕鲜血量约 1200ml 来院,查体:贫血貌,血压:80/50mmHg,脉搏 124 次/分,可见腹壁静脉曲张,肝肋下未触及,脾肋下 3cm。血红蛋白 58g/L,红细胞 $2.4×10^{12}$/L,血小板 $37×10^9$/L。

问题:

1. 该患者诊断是什么?

2. 诊断依据是什么?

3. 进一步检查哪些项目?

4. 怎样治疗这个患者?

参考答案和提示:

1. 诊断　肝硬化失代偿期;上消化道出血。

2. 诊断依据　患者有病毒性肝炎病史,脾大,脾功亢进的临床表现(腹壁静脉曲张,红细胞及血小板减少),呕血的上消化道出血症状,故诊断成立。

3. 进一步检查　①胃镜;②出血稳定后完善上腹部 CT 检查;③AFP 检查。

4. 治疗　禁食水;补液;抑酸;止血;降低门静脉压力;急诊胃镜止血或三腔两囊管压迫止血。

## 临床思维:上消化道出血

【临床表现】　上消化道出血的临床表现主要取决于出血量及出血速度。

**1. 呕血与黑粪**　上消化道出血的特征性表现。上消化道大量出血之后,均有黑粪。幽门以上出血者常伴有呕血。若出血量较少、速度慢亦可无呕血。反之,幽门以下出血如出血量大、速度快,亦表现为呕血。呕血多棕褐色咖啡渣样,如出血量大,未经胃酸充分混合即呕出,则为鲜红或有血块。黑粪呈柏油样,黏稠而发亮,当出血量大,血液在肠内推进快,粪便可呈暗红甚至鲜红色。

**2. 失血性周围循环衰竭**　急性大量失血导致周围循环衰竭。一般表现为头昏、心慌、乏力，突然起立发生晕厥、肢体冷感、心率加快、血压偏低等。严重者呈休克状态。

**3. 贫血和血象变化**　急性大量出血后均有失血性贫血，但在出血的早期，血红蛋白浓度、红细胞计数与血细胞比容可无明显变化。在出血后 3~4 小时以上才出现贫血，出血后 24~72 小时血液稀释到最大限度。

急性出血患者为正细胞正色素性贫血，慢性失血则呈小细胞低色素性贫血。出血 24 小时内网织红细胞即见增高，出血停止后逐渐降至正常。

上消化道大量出血 2~5 小时，白细胞计数轻至中度升高，血止后 2~3 天才恢复正常。但在肝硬化患者，如同时有脾功能亢进，则白细胞计数可不增高。

**4. 发热**　上消化道大量出血后，多数患者在 24 小时内出现低热，持续 3~5 天后降至正常。

**5. 氮质血症**　在上消化道大量出血后，可出现肠源性氮质血症。一般于一次出血后数小时血尿素氮开始上升，约 24~48 小时可达高峰，大多不超出 14.3mmol/L(40mg/d)，3~4 日后降至正常。

## 诊疗常规：上消化道出血

（一）诊断

**1. 上消化道出血诊断的确立**　根据呕血、黑粪和失血性周围循环衰竭的临床表现，呕吐物或黑粪隐血试验呈强阳性，血红蛋白浓度、红细胞计数及血细胞比容下降的实验室证据，可作出上消化道出血的诊断，但必须注意以下情况：

（1）排除消化道以外的出血因素。

（2）判断上消化道还是下消化道出血。

**2. 出血严重程度的估计和周围循环状态的判断**　成人每日消化道出血大于 5~10ml 粪便隐血试验出现阳性，每日出血量 50~100ml 可出现黑粪。胃内储积血量在 250~300ml 可引起呕血。一次出血量不超过 400ml 时，因轻度血容量减少可由组织液及脾脏贮血所补充，一般不引起全身症状。出血量超过 400~500ml，可出现全身症状，如头昏、心慌、乏力等。短时间内出血量超过 1000ml，可出现周围循环衰竭表现。

急性大出血时如果患者由平卧位改为坐位时出现血压下降（下降幅度大于 15~20mmHg）、心率加快（上升幅度大于 10 次/分），已提示血容量明显不足，是紧急输血的指征。如收缩压低于 90mmHg、心率大于 120 次/分，伴有面色苍白、四肢湿冷、烦躁不安或神志不清则已进入休克状态，属严重大量出血，需积极抢救。

**3. 出血是否停止的判断**　临床上出现下列情况应考虑继续出血或再出血：①反复呕血，或黑粪次数增多、粪质稀薄，伴有肠鸣音亢进；②周围循环衰竭的表现经充分补液输血而未见明显改善，或虽暂时好转而又恶化；③血红蛋白浓度、红细胞计数与血细胞比容继续下降，网织红细胞计数持续增高；④补液与尿量足够的情况下，血尿素氮持续或再次增高。

**4. 出血的病因**　出血的病因包括：①病史采集；②胃镜检查是目前诊断上消化道出血病因的首选检查方法；③X 线钡餐检查；④其他检查选择性腹腔动脉造影、放射性核素扫描、胶囊内镜及小肠镜检查等主要适用于不明原因消化道出血。

**5. 预后估计**　提示预后不良危险性增高的主要因素有：①高龄患者（>60 岁）；②有严重伴随病（心、肺、肝、肾功能不全、脑血管意外等）；③本次出血量大或短期内反复出血；④特殊病因和部位的出血（如食管胃底静脉曲张破裂出血）；⑤消化性溃疡伴有内镜下活动性出血，或近期出血征如暴露血管或溃疡面上有血痂。

## （二）治疗

上消化道大量出血病情急,严重者可危及生命,应采取积极措施进行抢救。抗休克、迅速补充血容量治疗应放在一切医疗措施的首位。

**1. 一般急救措施** 患者应卧位休息,保持呼吸道通畅,避免呕血时血液吸入引起窒息,必要时吸氧。活动性出血期间禁食。严密监测患者生命体征,观察呕血与黑粪情况;定期复查血常规与血尿素氮;必要时行中心静脉压测定;对老年患者根据情况进行心电监护。

**2. 积极补充血容量** 立即查血型和配血,尽快建立有效的静脉输液通道,尽快补充血容量。紧急输血指征包括:①改变体位出现晕厥、血压下降和心率加快;②失血性休克;③血红蛋白低于 70g/L 或血细胞比容低于 25%。

**3. 止血措施**

(1) 食管、胃底静脉曲张破裂大出血止血措施包括

1) 药物止血:①血管加压素;②三甘氨酰赖氨酸加压素;③生长抑素及其拟似物。

2) 气囊压迫止血。

3) 内镜治疗。

4) 外科手术或经颈静脉肝内门体静脉分流术

(2) 非曲张静脉上消化道大出血止血措施主要有:

1) 抑制胃酸分泌的药物。

2) 内镜治疗:热探头、高频电灼、激光、微波、注射疗法或上止血夹等。

3) 手术治疗;介入治疗。

# 复 习 题

**一、名词解释**

1. 上消化道出血　2. 应激相关胃黏膜损伤

**二、简答题**

1. 上消化道出血的病因有哪些?

2. 怎样判定上消化道仍有活动性出血?

3. 上消化道出血的临床表现怎样?

4. 如何诊断上消化道出血?

5. 上消化道出血如何治疗?

**三、问答题**

患者,男性,24 岁,上腹部疼痛一周,以空腹痛及夜间痛为主,进食后稍有缓解,伴有反酸及"烧心",两日前开始出现解黑便,每日排黑便两次,量中等,现稍有头晕,活动后心慌,呕血一次,伴晕厥,后自行恢复意识。查体:剑突下压痛阳性。诊断最可能是什么? 通过什么检查能明确诊断? 估计患者呕血时失血量约多少?

# 参 考 答 案

**一、名词解释**

1. 消化道以屈氏韧带为界,其以上的消化道出血为上消化道出血,常表现为急性大量出血,是临床常见的急症,以呕血及黑便为主要表现。

2. 各种严重疾病引起的应激状态下产生的急性糜烂出血性胃炎乃至溃疡形成统称为应激相关胃黏膜损伤,可发生出血,发生大出血时以溃疡形成时多见。

**二、简答题**

1. 上消化道出血的病因 ①上消化道疾病;②门静脉高压引起的食管胃底静脉曲张破裂或门脉高压性胃病;③上消化道邻近器官或组织的疾病;④全身性疾病。

2. 临床上出现下列情况应考虑继续出血或再出血 ①反复呕血,或黑粪次数增多、粪质稀薄,伴有肠鸣音亢进;②周围循环衰竭的表现经充分补液输血而未见明显改善,或虽暂时好转而又恶化;③血红蛋白浓度、红细胞计数与血细胞比容继续下降,网织红细胞计数持续增高;④补液与尿量足够的情况下,血尿素氮持续或再次增高。

3. 上消化道出血的临床表现主要取决于出血量及出血速度 ①呕血与黑粪;②失血性周围循环衰竭;③贫血和血象变化;④发热;⑤氮质血症。

4. 上消化道出血的诊断需根据:

(1) 上消化道出血诊断的确立:根据呕血、黑粪和失血性周围循环衰竭的临床表现,呕吐物或黑粪隐血试验呈强阳性,血红蛋白浓度、红细胞计数及血细胞比容下降的实验室证据,可作出上消化道出血的诊断,但必须注意以下情况:①排除消化道以外的出血因素;②判断上消化道还是下消化道出血。

(2) 出血严重程度的估计和周围循环状态的判断。

(3) 出血是否停止的判断。

(4) 出血的病因。

(5) 预后估计。

5. 上消化道出血的治疗 详见诊疗常规。

**三、问答题**

(1) 诊断:上消化道出血;十二指肠球部溃疡。

(2) 明确检查:胃镜检查。

(3) 估计失血量:大于1000ml。

(刘红丹)

# 第二十章 下消化道出血

病例 3-20-1 患者,男性,72 岁,大便表面带血 1 个月,伴便条变细,消瘦,体重下降 6 千克,排便时无肛门口疼痛。

**问题:**

1. 该患者可能的诊断是什么?

2. 诊断依据是什么?

3. 进一步完善哪些检查?

4. 怎样治疗这个患者?

**参考答案和提示:**

1. 诊断 直肠癌。

2. 诊断依据 老年男性,消瘦病史,排便变细,大便带血,应考虑该诊断。

3. 进一步完善的检查 ①直肠指检;②结肠镜检查并行活检。

4. 治疗 手术以及联合化疗。

病例 3-20-2 患者,女性,35 岁,反复黏液脓血便 1 年,有膝关节疼痛,多次便细菌培养阴性,X 线钡剂检查显示乙状结肠袋消失,肠管缩短,肠腔狭窄,管壁变硬。

**问题:**

1. 该患者的可能诊断是什么?

2. 诊断依据是什么?

3. 进一步完善哪些检查?

4. 怎样治疗这个患者?

**参考答案和提示:**

1. 诊断 溃疡性结肠炎。

2. 诊断依据 反复黏液脓血便,伴膝关节疼痛,X 线表现为肠壁变硬,肠腔狭窄,结肠袋消失,故考虑该诊断。

3. 进一步完善检查 ①结肠镜;②血沉;③血、便常规。

4. 治疗 控制炎症急性发作,减少复发,防治并发症,注意饮食、休息、营养,完善药物治疗,必要时手术治疗。

## 临床思维:下消化道出血

【病因】 引起下消化道出血的病因甚多。

**1. 肠道原发疾病**

(1)肿瘤和息肉:肿瘤以癌最常见,多发生于大肠;其他肿瘤少见,多发生于小肠。息肉多见于大肠,主要是腺瘤性息肉。

(2)炎症性病变:肠结核、肠伤寒、菌痢、阿米巴、血吸虫所致的肠炎、溃疡性结肠炎、克罗恩病等。其他还有抗生素相关性肠炎、坏死性小肠炎、缺血性肠炎、放射性肠炎等。

(3)血管病变:如血管瘤、毛细血管扩张症、血管畸形、静脉曲张。

（4）肠壁结构性病变：如憩室（如小肠 Meckel 憩室）、肠重复畸形、肠气囊肿病（多见于高原居民）、肠套叠等。

（5）肛门病变：痔和肛裂。

**2. 全身疾病累及肠道** 白血病和出血性疾病；风湿性疾病如系统性红斑狼疮、结节性多动脉炎、白塞病等；淋巴瘤；尿毒症性肠炎。腹腔邻近脏器恶性肿瘤浸润或脓肿破裂侵入肠腔可引起出血。据统计，引起下消化道出血的最常见原因为大肠癌和大肠息肉，肠道炎症性病变次之，其中肠伤寒、肠结核、溃疡性结肠炎、克罗恩病和坏死性小肠炎有时可发生大量出血。不明原因出血虽然少见，但诊断困难，应予注意。

# 诊疗常规：下消化道出血

## （一）诊断

**1. 除外上消化道出血** 大多数根据排便性状可鉴别上下消化道出血，但如果为右半结肠出血，且粪便停留时间长，不容易鉴别，遇此类情况，应常规作胃镜检查除外上消化道出血。

**2. 下消化道出血的定位及病因诊断**

（1）病史：①年龄；②出血前病史；③粪便颜色和性状；④伴随症状（发热，不完全性肠梗阻等）。

（2）体格检查应特别注意：检查皮肤黏膜及浅表淋巴结，注意腹部有无压痛及腹部包块。直肠指检有无肿物。

（3）实验室检查：常规血、尿、粪便及生化检查，疑似伤寒者做血培养及肥达试验，疑似结核者作结核菌素试验，疑似全身性疾病者作相应检查。

（4）内镜及影像学检查：除某些急性感染性肠炎之外，绝大多数下消化道出血的定位及病因需依靠内镜和影像学检查确诊。

1）结肠镜检查：该法是诊断大肠及回肠末端病变的首选检查方法。

2）X 线钡剂造影：X 线钡剂灌肠用于诊断大肠、回盲部及阑尾病变，要求在大出血停止至少3 天之后进行。

3）放射性核素扫描或选择性腹腔动脉造影：必须在活动性出血时进行，主要用于不明原因出血。

4）胶囊内镜或双气囊小肠镜检查：可进行小肠病变的检查。

（5）手术探查：各种检查不能明确出血灶，持续大出血危及患者生命时，必须手术探查。

**3. 不明原因消化道出血的诊断步骤** 不明原因消化道出血是指常规消化道内镜检查不能确定出血来源的持续或反复消化道出血。多为小肠出血，虽然不多见（约占消化道出血的 3%～5%），但却是消化道出血诊断的难点。在出血停止期，先行小肠钡剂检查；在出血活动期，应及时作放射性核素扫描或（及）选择性腹腔动脉造影；若上述检查结果阴性，则选择胶囊内镜或/及双气囊小肠镜检查；出血不止危及生命者行手术探查，探查时可辅以术中内镜检查。

## （二）治疗

下消化道出血主要是病因治疗，大出血时应积极抢救。

**1. 一般急救措施及补充血容量**

**2. 止血治疗** ①凝血酶保留灌肠有时对左半结肠出血有效；②内镜下止血急诊结肠镜检查如能发现出血病灶，可试行内镜下止血；③血管活性药物应用；④动脉栓塞治疗；⑤紧急手术治疗。

**3. 病因治疗** 针对不同病因选择药物治疗、内镜治疗、择期外科手术治疗。

# 复 习 题

**一、名词解释**

1. 下消化道出血　2. 不明原因的消化道出血

**二、简答题**

1. 下消化道出血的临床表现有哪些?

2. 下消化道出血的常见原因有哪些?

3. 简述下消化道出血的定位及病因诊断。

4. 简述下消化道出血的治疗。

**三、问答题**

　　患者便血三日,为暗红色血便,自觉有里急后重感。查体:贫血貌,腹软,未及压痛及反跳痛,肝脾未及。直肠指检:距肛门口 5cm 可触及肿块,质硬,活动度欠佳,指套染有鲜血。现患者考虑什么诊断? 怎样确诊?

# 参 考 答 案

**一、名词解释**

1. 消化道以屈氏韧带为界,其以下的消化道出血为下消化道出血,无呕血,以血便或暗红色大便为主要表现。

2. 不明原因的消化道出血是指常规消化道内镜检查(包括食管至十二指肠降部的胃镜及肛直肠至回肠末段的结肠镜检查)不能确定出血来源的持续或反复的消化道出血。

**二、简答题**

1. 临床表现包括　①血便;②失血性周围循环衰竭;③贫血和血象变化;④发热。

2. 下消化道出血的常见原因包括

　　(1) 肠道原发疾病:①恶性肿瘤;②炎症性病变;③血管病变;④肠壁结构性病变;⑤肛门病变。

　　(2) 全身疾病累及肠道。

3. 下消化道出血的定位及病因诊断　详见诊疗常规。

4. 下消化道出血的治疗　详见诊疗常规。

**三、问答题**

(1) 诊断:直肠癌。

(2) 需肠镜或肛镜检查确诊。

（刘红丹）

# 第四篇 泌尿系统疾病

# 第一章 总 论

## 一、泌尿系统的组成、功能

泌尿系统由肾、输尿管、膀胱、尿道及有关的血管、神经等组成。主管机体尿液的生成和排泄功能。肾不仅是人体主要的排泄器官,也是一个重要的内分泌器官,对维持机体内环境的稳定起相当重要的作用。

## 二、肾的生理功能

肾的生理功能主要是排泄代谢产物及调节水、电解质和酸碱平衡,维持机体内环境稳定。包括①肾小球滤过功能是代谢产物排泄的主要形式;②肾小管重吸收和分泌功能;③肾脏和激素。

## 三、肾小球毛细血管壁组成、肾小球滤过膜屏障

肾小球滤液必须经肾小球毛细血管壁滤过。毛细血管壁由有孔的内皮细胞、肾小球基底膜(glomerular basement membrane,GBM)和足细胞(脏层上皮细胞)构成。肾小球滤过膜具有分子屏障和电荷屏障。除具有大小选择性,能限制大分子物质通过外,还具有电荷选择性,能限制带阴电荷的物质滤过。

## 四、肾脏分泌的激素

肾脏分泌的激素可分为血管活性激素和非血管活性激素。血管活性激素作用于肾本身,参与肾的生理功能,主要调节肾的血流动力学和水盐代谢,包括肾素、血管紧张素、前列腺素、激肽释放酶-激肽系统、内皮素、利钠肽(包括旁分泌的肾脏利钠肽,urodilatin)以及类花生酸类物质;非血管活性激素包括$1\alpha$-羟化酶和红细胞生成素等。

## 五、肾脏疾病的评估

**1. 估计疾病病程** 急性还是慢性。

**2. 尿液检查** 蛋白尿、血尿、管型尿、白细胞尿、脓尿和细菌尿。

**3. 肾小球滤过率测定** 肾小球滤过率测定指肾在单位时间内清除血浆中某一物质的能力。临床上多采取留血、尿标本测定肌酐清除率的方法计算肾小球滤过率。正常值平均在$(100\pm10)$ml/min左右,女性较男性略低。

**4. 影像学检查** 影像学检查包括超声显像、静脉尿路造影、CT、MRI、肾血管造影、放射性核素检查等。

**5. 肾活检**

# 六、肾脏疾病产生蛋白尿的原因

蛋白尿是糖尿病、进展性肾脏病和心血管病的一种独立的危险因素。常为诊断有无肾损伤的主要依据。产生蛋白尿的原因,一般可分为以下 4 类:

**1. 生理性蛋白尿**　①功能性蛋白尿,是一轻度、暂时性蛋白尿,常伴发热、运动或充血性心衰。②体位性蛋白尿常见于青春发育期青少年,于直立和脊柱前凸姿势时出现蛋白尿,卧位时尿蛋白消失,一般量<1g/d。

**2. 肾小球性蛋白尿**　其起因主要由于肾小球毛细血管壁屏障的损伤,足细胞的细胞骨架结构和它们的裂隙膜或 GBM 的损伤,使血浆中大量蛋白尿滤过并超出肾小管重吸收能力,而出现于尿中。如病变较轻,则仅有白蛋白滤过,称为选择性蛋白尿;当病变加重,更高分子量蛋白质(主要是 IgG)无选择性地滤出,称为非选择性蛋白尿。

**3. 肾小管性蛋白尿**　当肾小管受损或功能紊乱时,抑制了近端肾小管对正常滤过的蛋白质重吸收,导致小分子蛋白质从尿中排出,包括 $\beta_2$ 微球蛋白、溶菌酶等。

**4. 溢出性蛋白尿**　血中低分子量蛋白(如多发性骨髓瘤轻链蛋白、血红蛋白、肌红蛋白等)异常增多,经肾小球滤过而不能被肾小管全部重吸收所致。

# 七、肾脏疾病常见综合征

肾及泌尿系统疾病经常会引起一组组临床症状、体征和实验室表现相似的综合征,识别患者属于哪一种综合征对疾病诊断很有帮助。①肾病综合征;②肾炎综合征;③无症状性尿异常;④急性肾衰竭和急进性肾衰竭综合征;⑤慢性肾衰竭综合征。

# 八、肾脏疾病防治原则

治疗原则包括去除诱因,一般治疗,抑制免疫及炎症反应,防治并发症,延缓肾脏疾病进展和肾脏替代治疗。

# 复 习 题

**一、名词解释**

1. 蛋白尿、微量白蛋白尿　2. 选择性蛋白尿、非选择性蛋白尿　3. 溢出性蛋白尿　4. 肾小球性蛋白尿　5. 急性肾炎综合征

**二、简答题**

1. 肾脏的生理功能有哪些?

2. 构成肾小球基膜的成分有哪些?

3. 肾小球滤液必须经肾小球毛细血管壁滤过,肾小球毛细血管壁的组成有哪些?

4. 在几种肾脏病时 GBM 受什么影响?

5. 肾脏分泌的激素有哪些? 其作用有哪些?

6. 延缓肾功能恶化,具有肾保护作用的降压药有哪些?

7. 肾脏的替代治疗包括哪些?

**三、问答题**

1. 一个 17 岁男性,学生,参加学校运动会 5000 米长跑后出现泡沫尿,尿常规检查,尿蛋白 1.0g/L,透明管型 2~4 个/HP,休息 1 天后复查尿常规正常,产生蛋白尿的原因有哪些?

2. 26 岁男性,间歇性双下肢浮肿 2 年,夜尿增多,蛋白尿 3.0g/24h、血尿,蛋白尿是什么性质的? 产生原因?

3.34 岁男性,浮肿、蛋白尿、尿少 1 个月,血肌酐进行性升高、贫血,如何评价肾脏功能?

## 参 考 答 案

**一、名词解释**

1. 每日尿蛋白持续超过 150mg 或尿蛋白/肌酐比率(PCR)＞200mg/g 称为蛋白尿。微量白蛋白尿的定义是:24 小时尿白蛋白排泄在 30～300mg。

2. 肾小球毛细血管壁屏障的损伤,足细胞的细胞骨架结构和它们的裂隙膜或 GBM 的损伤,使血浆中大量蛋白尿滤过并超出肾小管重吸收能力,而出现于尿中。如病变较轻,则仅有白蛋白滤过,称为选择性蛋白尿;当病变加重,更高分子量蛋白质(主要是 IgG)无选择性地滤出,称为非选择性蛋白尿。

3. 溢出性蛋白尿是指血中低分子量蛋白(如多发性骨髓瘤轻链蛋白、血红蛋白、肌红蛋白等)异常增多,经肾小球滤过而不能被肾小管全部重吸收所致。

4. 由于肾小球毛细血管壁屏障的损伤,足细胞的细胞骨架结构和它们的裂隙膜或 GBM 的损伤,使血浆中大量蛋白尿滤过并超出肾小管重吸收能力,而出现于尿中。

5. 急性肾炎综合征是指急性起病,病程不足一年者,以血尿、蛋白尿及高血压为特点的综合征。

**二、简答题**

1. 肾的生理功能主要是排泄代谢产物及调节水、电解质和酸碱平衡,维持机体内环境稳定。包括:肾小球滤过功能、肾小管重吸收和分泌功能 、肾脏和激素。

2. 构成肾小球基膜的成分包括Ⅵ型胶原形成 GBM 的基本骨架,其间充填硫酸类肝素聚糖 、层连蛋白、纤连蛋白、巢蛋白。

3. 肾小球毛细血管壁的组成包括由有孔的内皮细胞、肾小球基膜(GBM)和足细胞(脏层上皮细胞)构成。

4. GBM 受影响的几种肾脏病包括如 Alport 综合征,Good-Pasture 综合征和糖尿病肾病。

5. 肾脏分泌的激素分为血管活性激素和非血管活性激素。前者作用于肾本身,参与肾的生理功能,主要调节肾的血流动力学和水盐代谢,包括肾素、血管紧张素、前列腺素、激肽释放酶—激肽系统、内皮素、利钠肽(包括旁分泌的肾脏利钠肽)以及类花生酸类物质;非血管活性激素包括 $1\alpha$-羟化酶和红细胞生成素等。

6. 延缓肾功能恶化、具有肾保护作用的降压药如血管紧张素转换酶抑制剂(ACEI)和(或)血管紧张素Ⅱ受体拮抗剂(ARB)类降血压药物。

7. 肾脏的替代治疗包括:①透析治疗(血液透析、腹膜透析);②肾移植。

**三、问答题**

1. 功能性蛋白尿是一轻度、暂时性蛋白尿,由于剧烈的运动引起的。患者的肾脏无器质性肾病,又称生理性蛋白尿。其他原因包括发热、充血性心力衰竭等。

2. 肾小球性蛋白尿:原因主要由于肾小球毛细血管壁屏障的损伤,足细胞的细胞骨架结构和它们的裂隙膜或 GBM 的损伤,使血浆中大量蛋白尿滤过并超出肾小管重吸收能力,而出现于尿中。

3. 空腹采血测定血肌酐、取留 24 小时尿标本测定尿肌酐,计算肌酐清除率的方法进行肾小球滤过率的测定。

(马增伟)

# 第二章　肾小球病概述

## 一、肾小球病的定义

肾小球病系指一组有相似的临床表现(如血尿、蛋白尿、高血压等),但病因、发病机制、病理改变、病程和预后不尽相同,病变主要累及双肾肾小球的疾病。

## 二、肾小球病病因

可分原发性、继发性和遗传性;原发性肾小球病常病因不明,是我国引起慢性肾衰竭最主要的原因。继发性肾小球病系指全身性疾病(如系统性红斑狼疮、糖尿病等)中的肾小球损害,遗传性肾小球病为遗传变异基因所致的肾小球病(如 Alport 综合征等)。

## 三、原发性肾小球病的临床分型

其临床分型包括:①急性肾小球肾炎;②急进性肾小球肾炎;③慢性肾小球肾炎;④无症状性血尿或(和)蛋白尿(隐匿性肾小球肾炎);⑤肾病综合征。

## 四、原发性肾小球病的病理分型

依据世界卫生组织(WHO)1995 年制定的肾小球病病理学分类标准:
1. **轻微性肾小球病变**
2. **局灶性节段性病变**　包括局灶性肾小球肾炎。
3. **弥漫性肾小球肾炎**
(1) 膜性肾病。
(2) 增生性肾炎:①系膜增生性肾小球肾炎;②毛细血管内增生性肾小球肾炎;③系膜毛细血管性肾小球肾炎;④新月体性和坏死性肾小球肾炎。
(3) 硬化性肾小球肾炎。
4. **未分类的肾小球肾炎**

## 五、发 病 机 制

多数肾小球肾炎是免疫介导性炎症疾病,包括免疫反应和炎症反应。始发的免疫反应需引起炎症反应,才能导致肾小球损伤及其临床症状。一般认为,免疫机制是肾小球病的始发机制,在此基础上炎症介质(如补体、细胞因子、活性氧等)的参与,最后导致肾小球损伤和产生临床症状。肾小球系膜区和(或)内皮下免疫复合物的沉积常为循环免疫复合物(CIC)的发病机制;肾小球基膜上皮细胞侧免疫复合物的沉积主要是原位免疫复合物发病机制。在慢性进展过程中也有非免疫非炎症机制参与。

## 六、肾小球滤过膜屏障作用

肾小球滤过膜由肾小球毛细血管内皮细胞、基膜和脏层上皮细胞所构成,滤过膜屏障作用包括:①分子屏障:肾小球滤过膜仅允许一定大小的蛋白分子通过;②电荷屏障:内皮及上皮细胞膜含涎蛋白,而基膜含硫酸类肝素,共同组成了肾小球滤过膜带负性电荷,通过同性电荷相斥原理,阻止含负电荷的血浆蛋白(如白蛋白)滤过。上述任一屏障的损伤均可引起蛋白尿,肾小球性蛋白尿常以白蛋白为主。光镜下肾小球结构正常的微小病变型肾病患者大量蛋白尿主要为电荷屏障损伤所致;当分子屏障被破坏时,尿中还可出现除白蛋白以外更大分子的血浆蛋白,如免疫球蛋白、$C_3$ 等,则提示肾小球滤过膜有较严重的结构损伤。

## 七、肾小球病主要临床表现

肾小球病的主要临床表现包括蛋白尿、血尿、高血压、水肿、肾功能损害等。

## 八、肾小球病血尿的特点、产生原因

**1. 肾小球病特别**　肾小球肾炎,其血尿常为无痛性、全程性血尿,可呈镜下或肉眼血尿,持续性或间发性。血尿可分为单纯性血尿,也可伴蛋白尿、管型尿,如血尿患者伴较大量蛋白尿和(或)管型尿(特别是红细胞管型),多提示肾小球源性血尿。

**2. 肾小球源性血尿产生的主要原因**　肾小球基膜(GBM)断裂,红细胞通过该裂缝时受血管内压力挤压受损,受损的红细胞其后通过肾小管各段又受不同渗透压和 pH 作用,呈现变形红细胞血尿,红细胞容积变小,甚至破裂。

## 九、区分肾小球源性和非肾小球源性血尿来源

**1. 新鲜尿沉渣相差显微镜检查**　变形红细胞血尿为肾小球源性,均一形态正常红细胞尿为非肾小球源性。

**2. 尿红细胞容积分布曲线**　肾小球源性血尿常呈非对称曲线,其峰值红细胞容积小于静脉峰值红细胞容积;非肾小球源性血尿常呈对称性曲线,其峰值红细胞容积大于静脉峰值红细胞容积。

## 十、肾小球病时水肿的基本病理生理改变和分类

肾性水肿的基本病理生理改变为水钠潴留,分为两大类:

**1. 肾病性水肿**　主要由于长期、大量蛋白尿造成血浆蛋白过低,血浆胶体渗透压降低,液体从血管内渗入组织间隙,产生水肿;此外,部分患者因有效血容量减少,刺激肾素-血管紧张素-醛固酮活性增加和抗利尿激素分泌增加等,可进一步加重水钠潴留、加重水肿。近年的研究提示,某些原发于肾内的钠、水潴留因素在肾病性水肿上起一定作用,这种作用与血浆肾素-血管紧张素-醛固酮水平无关。

**2. 肾炎性水肿**　主要是由于肾小球滤过率下降,而肾小管重吸收功能基本正常造成"球-管失衡"和肾小球滤过分数(肾小球滤过率/肾血浆流量)下降、导致水钠潴留。肾炎性水肿时,血容量常扩张,伴肾素-血管紧张素-醛固酮活性抑制、抗利尿激素分泌减少,因高血压、毛细血管通透性增加等因素使水肿持续和加重。肾病性水肿组织间隙蛋白含量低,水肿多从下肢部位开始;而肾炎性水肿(如急性肾小球肾炎)组织间隙蛋白含量高,水肿多从眼睑、颜面部开始。

## 十一、肾小球病高血压发生机制

**1. 钠、水潴留**　由于各种因素导致钠、水潴留,使血容量增加,引起容量依赖性高血压。

**2. 肾素分泌增多** 肾实质缺血刺激肾素-血管紧张素分泌增加,小动脉收缩,外周阻力增加,引起肾素依赖性高血压。

**3. 肾实质损害后肾内降压物质分泌减少** 肾内激肽释放酶-激肽生成减少,前列腺素等生成减少,也是肾性高血压的原因之一。肾小球病所致的高血压多数为容量依赖型,少数为肾素依赖型。但两型高血压常混合存在,有时很难截然分开。

# 复 习 题

**一、名词解释**

1. 肾小球病　2. 血尿　3. 蛋白尿

**二、简答题**

1. 肾病性水肿产生原因有哪些?

2. 肾炎性水肿产生原因有哪些?

**三、问答题**

1. 男性,25 岁,近半月全身水肿,检查尿蛋白(＋＋＋＋),24 小时尿蛋白定量 3.5g ,透明管型 2～3 个/HP,血红蛋白 120g/L,血压 120/80mmHg,血 BUN5mmol/L,血肌酐 178μmol/L 出,产生肾小球蛋白尿的原因有哪些?

2. 男性,11 岁,上呼吸道感染后 2 周出现颜面浮肿、肉眼血尿,血压 17/12kPa(130/90mmHg),血清补体下降,血肌酐 130μmol/L。引起该患者水肿的机制主要有哪些?

3. 29 岁男性患者,体检发现镜下血尿,40 个/HP,无尿蛋白,无任何症状,如何初步鉴别血尿? 如为肾小球源性血尿产生的原因有哪些?

4. 男性,18 岁,3 周前咽痛,近一周面部浮肿尿量减少,尿蛋白(＋＋),尿红细胞 10～20 个/HP,红细胞管型 1～2 个/HP,颗粒管型 0～1 个/HP,血压 160/100mmHg,试问发生高血压的原因有哪些?

# 参 考 答 案

**一、名词解释**

1. 肾小球病系指一组有相似的临床表现(如血尿、蛋白尿、高血压等),但病因、发病机制、病理改变、病程和预后不尽相同,病变主要累及双肾肾小球的疾病。

2. 离心后尿沉渣镜检每高倍视野红细胞超过 3 个为血尿,1L 尿含 1ml 血,即呈现肉眼血尿。

3. 尿蛋白超过 150mg/d,尿蛋白定性阳性,称为蛋白尿。

**二、简答题**

1. 肾病性水肿是由于长期、大量蛋白尿造成血浆蛋白过低,血浆胶体渗透压降低,液体从血管内渗入组织间隙,产生水肿。

2. 肾炎性水肿是由于肾小球滤过率下降,而肾小管重吸收功能基本正常造成"球-管失衡"和肾小球滤过分数(肾小球滤过率/肾血浆流量)下降、导致水钠潴留。

**三、问答题**

1. 肾小球滤过膜的分子屏障和(或)电荷屏障损伤。上述任一屏障的损伤均可引起蛋白尿。肾小球性蛋白尿电荷屏障损伤常以尿白蛋白为主。分子屏障被破坏时,尿中还可出现除白蛋白以外更大分子的血浆蛋白,如免疫球蛋白、$C_3$ 等,则提示肾小球滤过膜较严重结构损伤。

2. 主要是由于肾小球滤过率下降,而肾小管重吸收功能基本正常造成"球-管失衡"和肾小球滤过分数(肾小球滤过率/肾血浆流量)下降、导致水钠潴留。肾炎性水肿时,血容量常为扩张,伴肾素-血管紧张素-醛固酮活性抑制、抗利尿激素分泌减少,因高血压、毛细血管通透性增加等因素而使水肿持续和加重。

3. ①新鲜尿沉渣相差显微镜检查。变形红细胞血尿为肾小球源性血尿,均一形态正常红细胞尿为非肾小球源性血尿。②肾小球源性血尿产生的主要原因为肾小球基膜(GBM)断裂,红细胞通过该裂缝时受血管内压力挤压受损,受损的红细胞其后通过肾小管各段又受不同渗透压和 pH 作用,呈现变形红细胞血尿,红细胞容积变小,甚至破裂。

4. ①容量依赖性高血压:由于各种因素导致钠、水潴留,使血容量增加。②肾素依赖性高血压:肾实质缺血刺激肾素-血管紧张素分泌增加,小动脉收缩,外周阻力增加。③肾实质损害后肾内降压物质分泌减少:肾内激肽释放酶—激肽生成减少,前列腺素等生成减少,也是肾性高血压的原因之一。

(马增伟)

# 第三章 肾小球肾炎

> **病例4-3-1** 患者,男性,14岁。发热,咽痛3周,浮肿1周,肉眼血尿1天。患者3周前着凉后,自觉咽痛伴发热39℃,给予青霉素治疗1周,发热,咽痛好转。1周前自觉晨起眼睑轻度浮肿,逐渐加重出现下肢浮肿,1天前发现排尿为肉眼血尿,无尿量减少、头痛、气短等症状,门诊检查尿常规蛋白(+++),RBC100~200个/HP,尿比重1.015。体格检查:血压140/100mmHg,神志清楚,营养状态良好,上眼睑浮肿,双下肢浮肿阳性。血红蛋白120g/L,血补体$C_3$低,ASO>800U,血肌酐98μmol/L,血尿素氮6.3mmol/L。既往无高血压史。
>
> **问题:**
> 1. 该患者的临床诊断是什么?
> 2. 诊断依据是什么?
> 3. 治疗策略是什么?
> 4. 是否需要做肾活检?
>
> **参考答案和提示:**
> 1. **诊断** 急性肾小球肾炎。
> 2. **诊断依据** ①男性,儿童,急性起病,3周前有上呼吸道前驱感染病史;②发生急性肾炎综合征表现。血尿(RBC100~200个/HP)、蛋白尿(+++)、眼睑、双下肢浮肿、水肿和高血压(血压140/100mmHg);③血补体$C_3$低,ASO>800U(提示链球菌感染)。
> 3. **治疗策略**
> (1)休息治疗:低盐(每日3g以下)饮食,肉眼血尿消失、水肿消退及血压恢复正常后逐步增加活动量。
> (2)对症治疗:利尿消肿、降血压,预防心脑并发症的发生。
> (3)自限性疾病:不宜应用糖皮质激素及细胞毒药物。
> 4. 如果患者在治疗过程中病情进展出现如下情况,需做肾活检:①少尿一周以上或进行性尿量减少伴肾功能恶化者;②病程超过两个月而无好转趋势者;③急性肾炎综合征伴肾病综合征者,需要做肾活检明确诊断、指导治疗。

## 临床思维:急性肾小球肾炎

急性肾小球肾炎急性起病,以急性肾炎综合征为主要临床表现的一组疾病。常因β-溶血性链球菌"致肾炎菌株"(常见为A组12型等)感染所致,常见于上呼吸道感染(多为扁桃体炎)、猩红热、皮肤感染(多为脓疱疮)等链球菌感染后。主要是由感染所诱发的免疫反应,免疫介导的为通过循环免疫复合物沉积于肾小球或种植于肾小球的原位免疫复合物激活补体,导致肾小球内皮及系膜细胞增生,并可吸引中性粒细胞及单核细胞浸润,致肾脏病变。自身免疫反应也可能参与了发病机制。

**【临床表现】** 急性肾炎多见于儿童,男性多于女性。通常于前驱感染后1~3周(平均10天左右)起病,起病较急,病情轻重不一,轻者呈亚临床型(仅有尿常规及血清$C_3$异常);典型者呈急性肾炎综合征,表现为肾小球源性血尿,伴有蛋白尿,早期尚可见白细胞和上皮细胞稍增多,并可有颗粒管型和红细胞管型,80%以上患者水肿、一过性轻、中度高血压,利尿后血压可逐渐恢复正常。少数患者可出现严重高血压、高血压脑病。肾小球滤过率下降、钠水潴留而尿量减少、少尿、肾功能可一过性受损,表现为轻度氮质血症,肾功能于利尿后数日可逐渐恢复正常。重症者可发生急性肾衰竭、充血性心力衰竭。

【免疫学检查】　起病初期血清 $C_3$ 及总补体下降,8 周内渐恢复正常,对诊断本病意义很大。患者血清抗链球菌溶血素"O"滴度可升高,提示近期内曾有过链球菌感染。另外,部分患者起病早期循环免疫复合物及血清冷球蛋白可呈阳性。

【病理表现】　肾脏体积可较正常增大、病变主要累及肾小球。病变类型为毛细血管内增生性肾小球肾炎。光镜下通常为弥漫性肾小球病变,以内皮细胞及系膜细胞增生为主要表现,急性期可伴有中性粒细胞和单核细胞浸润。病变严重时,增生和浸润的细胞可压迫毛细血管袢使管腔狭窄或闭塞。肾小管病变多不明显,但肾间质可有水肿及灶状炎性细胞浸润。免疫病理检查可见 IgG 及 $C_3$ 呈粗颗粒状沿毛细血管壁和(或)系膜区沉积。电镜检查可见肾小球上皮细胞下有驼峰状大块电子致密物沉积。

## 诊疗常规:急性肾小球肾炎

急性肾小球肾炎是多见于儿童的原发性肾小球疾病,本病大多预后良好,常可在数月内临床自愈。

### (一) 诊断要点

一般来说,于链球菌感染后 1～3 周发生血尿、蛋白尿、水肿和高血压,甚至少尿及氮质血症等急性肾炎综合征表现,伴血清 $C_3$ 下降,病情于发病 8 周内逐渐减轻到完全恢复正常者,即可临床诊断为急性肾炎。

### (二) 鉴别诊断

**1. 以急性肾炎综合征起病的肾小球疾病**

(1) 其他病原体感染后急性肾炎:许多细菌、病毒及寄生虫感染均可引起急性肾炎。目前较常见于多种病毒(如水痘-带状疱疹病毒、EB 病毒、流感病毒等)感染极期或感染后 3～5 天发病,病毒感染后急性肾炎多数临床表现较轻,常不伴血清补体降低,少有水肿和高血压,肾功能一般正常,临床过程自限。

(2) 系膜毛细血管性肾小球肾炎:临床上除表现急性肾炎综合征外,经常伴肾病综合征,病变持续无自愈倾向。50%～70%患者有持续性低补体血症,8 周内不恢复。

(3) 系膜增生性肾小球肾炎(IgA 肾病及非 IgA 系膜增生性肾小球肾炎):部分患者有前驱感染可呈现急性肾炎综合征,患者血清 $C_3$ 一般正常,病情无自愈倾向。IgA 肾病患者疾病潜伏期短,可在感染后数小时至数日内出现肉眼血尿,血尿可反复发作,部分患者血清 IgA 升高。

**2. 急进性肾小球肾炎**　起病过程与急性肾炎相似,但除急性肾炎综合征外,多早期出现少尿、无尿,肾功能急剧恶化为特征。重症急性肾炎呈现急性肾衰竭者与该病相鉴别困难时,应及时作肾活检以明确诊断。

**3. 系统性疾病肾脏受累**　系统性红斑狼疮肾炎及过敏性紫癜肾炎等可呈现急性肾炎综合征;此外,细菌性心内膜炎肾损害、原发性冷球蛋白血症肾损害、血管炎肾损害等也可表现为低补体血症和(或)急性肾炎综合征,可根据其他系统受累的典型临床表现和实验室检查,可资鉴别。

82s0ipfrdk

### （三）肾活检指征

急性肾炎综合征临床诊断困难时患者需考虑进行肾活检以明确诊断、指导治疗。指征为：①少尿一周以上或进行性尿量减少伴肾功能恶化者；②病程超过两个月而无好转趋势者；③急性肾炎综合征伴肾病综合征者。

### （四）治疗原则和要点

**1. 治疗原则** 本病的治疗原则以休息及对症治疗为主。本病为自限性疾病，不宜应用糖皮质激素及细胞毒药物。急性肾衰竭透析治疗，待其自然恢复。

**2. 治疗要点**

（1）一般治疗：急性期应卧床休息，待肉眼血尿消失、水肿消退及血压恢复正常后逐步增加活动量。血压高、浮肿患者低盐<3g 饮食。肾功能正常者不需限制蛋白质入量，但氮质血症时应限制蛋白质摄入，并以优质动物蛋白为主。明显少尿者应限制液体入量。

（2）治疗感染灶

（3）对症治疗：包括利尿消肿、降血压，预防心脑并发症的发生。

（4）透析治疗：发生急性肾衰竭有透析指征时，应及时给予透析治疗以帮助患者渡过急性期。

（5）中医药治疗

### （五）预后及预后差的因素

预后良好，多数病例可完全治愈。绝大多数患者于 1～4 周内出现利尿、消肿、降压，尿化验也常随之好转。血清 $C_3$ 在 8 周内恢复正常，病理检查亦大部分恢复正常或仅遗留系膜细胞增生。一般认为老年患者、有持续性高血压、大量蛋白尿或肾功能损害者、散发者、肾组织增生病变重伴有较多新月体形成者预后差。

---

**病例 4-3-2** 患者，男性，16 岁，2 周前咽痛，化脓性扁桃体炎，体温 38.5℃。入院检查：眼睑浮肿，血压增高，少尿，呼吸困难，不能平卧，既往无高血压史，血压 170/110mmHg，血红蛋白 120g/L，尿常规蛋白（＋＋），RBC20～30 个/HP，颗粒管型 2～3 个/HP，尿比重 1.025，BUN13.3mmol/L，ASO>500U，最可能的诊断是？

**问题：**

1. 该患者的临床诊断是什么？

2. 诊断依据是什么？

3. 进一步做哪些检查？

4. 本病主要的鉴别诊断是什么？

5. 本病如何治疗？

**参考答案和提示：**

1. **诊断** 急性肾小球肾炎合并左心衰竭。

2. **诊断依据** ①男性，急性起病，前驱感染病史，2 周前有化脓性扁桃体炎；②发生急性肾炎综合征表现，血尿（RBC20～30 个/HP）、蛋白尿（＋＋）、眼睑、双下肢浮肿水肿、高血压（140/100mmHg）、少尿、氮质血症 13.3mmol/L；③呼吸困难，不能平卧；④ASO>500U（提示链球菌感染）。

3. **进一步检查包括** ①体格检查（皮肤、出血点、心脏、肺脏、胸、腹水、下肢浮肿等）；②肾功能、血离子、血清补体 $C_3$ 检测；③肾脏超声。

4. 主要的鉴别诊断

(1) 急进性肾小球肾炎:有前驱感染病史,表现急性肾炎综合征,早期出现少尿、无尿,肾功能急剧恶化(血肌酐、血尿素氮的急剧升高)为特征。作肾活检明确诊断。

(2) 系统性红斑狼疮肾炎:表现急性肾炎综合征,有多系统受损的临床表现和多种自身抗体,不难鉴别。

(3) 过敏性紫癜肾炎:表现急性肾炎综合征。有典型的皮肤紫癜,可伴关节痛、腹痛及黑粪,多在皮疹出现后 1～4 周左右出现血尿和(或)蛋白尿,典型皮疹有助于鉴别诊断。

5. 治疗措施　①卧床休息治疗,低盐(每日 3g 以下)饮食,尿少,限制水的入量;②对症治疗,利尿治疗为主,休息、低盐、利尿后血压仍高,口服降压药,首选钙离子拮抗剂;③上述治疗效果不佳,进行性少尿,表现急性肾衰竭时,透析治疗渡过急性期。

**病例 4-3-3**　患者,男性,28 岁,因职业原因有烃类化合物接触史。因"血尿、浮肿 3 个月,尿少 1 周"入院。3 个月前出现颜面水肿,血压 140/95mmHg,自觉恶心、厌食、肌肉酸痛、尿呈浓茶色,量不少,渐感乏力,尿检蛋白(＋＋),红细胞 20～25 个/HP,可见红细胞管型,无显著贫血,血肌酐 230μmol/L,双肾 B 超轮廓增大。1 周前颜面及双下肢浮肿加重,尿量逐渐减少,血肌酐达 600μmol/L。体格检查:血压:160/95mmHg。眼睑浮肿,双肺呼吸音粗,心率:106 次/分,腹软、无压痛,肝脾未触及,肾区无叩痛。双下肢浮肿。辅助检查:抗 GBM 抗体(＋)。B 超:左肾 13.7cm×6.5cm×5cm,肾实质厚 2.2cm;右肾 13.3cm×6.5cm×5cm,肾实质厚 2.1cm;肾脏活检示超过 50% 的肾小球的肾小囊有新月体形成,以细胞性新月体为主。免疫荧光 IgG(＋＋),C₃(＋＋),线条样沿肾小球毛细血管襻沉积。

**问题:**

1. 该患者的临床诊断是什么?

2. 诊断依据是什么?

3. 如何治疗?

**参考答案和提示:**

1. 诊断　急进性肾小球肾炎(RPGN Ⅰ 型)。

2. 诊断依据

(1) 男性,起病急。前驱感染病史。

(2) 发生急性肾炎综合征表现:血尿(RBC20～30 个/HP)、蛋白尿(＋＋)、眼睑、双下肢浮肿水肿、高血压(160/95mmHg)、进行性少尿、肾功能急剧恶化,血肌酐 230～600μmol/L。抗 GBM 抗体(＋)。

(3) 双肾体积增大:肾脏活检示超过 50% 的肾小球的肾小囊有大新月体形成,以细胞性新月体为主。免疫荧光 IgG(＋＋),C₃(＋＋),线条样沿肾小球毛细血管襻沉积。

3. 治疗包括

(1) 强化疗法

1) 强化血浆置换疗法:每日或隔日 1 次,每次置换血浆 2～4L,直到血清抗体(如抗 GBM 抗体)转阴、病情好转,一般需置换约 6～10 次左右。

2) 强化治疗:甲泼尼龙冲击伴环磷酰胺治疗。

(2) 替代治疗:凡急性肾衰竭已达透析指征者,应及时透析。

病例4-3-4　患者,男性,30岁。因"头痛、发现蛋白尿1个月,浮肿、少尿"1周入院。1个月前患者头痛,来医院检查发现血压增高为180/100mmHg,尿蛋白定性(＋＋＋),尿RBC 20～30/HP,未查肾功,口服洛丁新(20mg/天)降压治疗,1周前出现浮肿、尿少,恶心、厌食、乏力,血肌酐247μmol/L,血CIC(＋)。体格检查:血压160/90mmHg,神志清楚,上眼睑浮肿,睑结膜轻度苍白,心、肺无异常,腹软,双下肢浮肿阳性。辅助检查:尿蛋白定量3g/24h,尿红细胞形态为变形红细胞,血红蛋白100g/L,血补体 $C_3$ 低。B超左肾11.8cm×4.5cm×5.3cm,右肾12.4cm×4.9cm×5.3cm。肾脏病理:光镜下可见12个肾小球,部分毛细血管狭窄,7个细胞新月体形成,3个纤维新月体,IgG、 $C_3$ 呈颗粒样沉积于毛细血管壁和系膜区。

**问题:**

1. 该患者的临床诊断是什么?

2. 诊断依据是什么?

3. 本病应如何治疗?

4. 本病的预后怎样?

**参考答案和提示:**

1. 诊断　急进性肾小球肾炎(RPGNⅡ型)。

2. 诊断依据

(1) 男性,病程短。发生急性肾炎综合征表现。血尿(RBC20～30个/HP)、尿红细胞形态为变形红细胞,尿蛋白定量3g/24h为非选择性蛋白尿,眼睑、双下肢浮肿、高血压(160/90mmHg)、尿少、肾功能衰竭,血肌酐247μmol/L。

(2) 双肾体积增大。抗CIC(＋),血补体 $C_3$ 低。

(3) 肾脏病理:光镜下可见12个肾小球,部分毛细血管狭窄,7个细胞新月体形成,3个纤维新月体,IgG、 $C_3$ 呈颗粒样沉积于毛细血管壁和系膜区。

3. 如何治疗

(1) 强化治疗:甲泼尼龙冲击伴环磷酰胺冲击治疗。

(2) 替代治疗:强化治疗无效或肾功能无法逆转者及时透析治疗。

4. 预后　及时明确诊断和早期强化治疗,预后可得到显著改善。免疫病理类型:Ⅲ型较好,Ⅰ型差,Ⅱ型居中;强化治疗是否及时:临床无少尿、血肌酐<530μmol/L,病理尚未显示广泛不可逆病变(纤维性新月体、肾小球硬化或间质纤维化)时,即开始治疗者预后较好,否则预后差;老年患者预后相对较差。

# 临床思维:急进性肾小球肾炎

**【病因】**　病因包括:①原发性急进性肾小球肾炎(以下简称急进性肾炎);②继发于全身性疾病(如系统性红斑狼疮肾炎)的急进性肾小球肾炎;③在原发性肾小球病(如系膜毛细血管性肾小球肾炎)的基础上形成广泛新月体,即病理类型转化而来的新月体性肾小球肾炎。

**【原发性急进性肾炎病理分型】**

**1. Ⅰ型又称抗肾小球基膜型肾小球肾炎**　由于抗肾小球基膜抗体与肾小球基膜(GBM)抗原相结合激活补体而致病。

**2. Ⅱ型又称免疫复合物型**　因肾小球内循环免疫复合物的沉积或原位免疫复合物形成,激活补体而致病。

**3. Ⅲ型为少免疫复合物型**　肾小球内无或仅微量免疫球蛋白沉积。现已证实50％～80％该型患者为原发性小血管炎肾损害,肾脏可为首发,甚至唯一受累器官或与其他系统损害并存。原发性小血管炎患者血清抗中性粒细胞胞浆抗体(ANCA)常呈阳性。

**【发病机制】**　RPGN的诱发因素包括吸烟、吸毒、接触等。RPGNⅠ型发病与接触某些有机化学溶剂、碳氢化合物(汽油)有较密切的关系。RPGNⅢ型某些药物如丙硫氧嘧啶(PTU)、肼苯达嗪等可引起。此外,遗传的易感性在RPGN发病中作用也已引起重视。

**【临床、病理表现】**　肾脏体积常较正常增大。病理类型为新月体性肾小球肾炎。光镜下通常以广泛(50％以上)的肾小球囊腔内有大新月体形成(占肾小球囊腔50％以上)为主要特征,病变早期为细胞新月体,后期为纤维新月体。我国以Ⅱ型多见,Ⅰ型好发于青、中年,Ⅱ型及Ⅲ型常见于中、老年患者,男性居多。Ⅱ型光镜常伴有肾小球内皮细胞和系膜细胞增生,Ⅲ型常可见肾小球节段性纤维素样坏死,免疫学检查异常主要有抗GBM抗体阳性(Ⅰ型)。免疫病理学检查是分型的主要依据,Ⅰ型IgG及$C_3$呈光滑线条状沿肾小球毛细血管壁分布;Ⅱ型IgG及$C_3$呈颗粒状沉积于系膜区及毛细血管壁;免疫学检查血循环免疫复合物及冷球蛋白可呈阳性,并可伴血清$C_3$降低;Ⅲ型肾小球内无或仅有微量免疫沉积物,ANCA阳性(Ⅲ型)。电镜下可见Ⅱ型电子致密物在系膜区和内皮下沉积,Ⅰ型和Ⅲ型无电子致密物。

患者约半数以上有前驱上呼吸道感染病史,其中少数为典型的链球菌感染,其他多为病毒感染。急性肾炎综合征(起病急、血尿、蛋白尿、尿少、水肿、高血压),病情急骤进展,多在早期出现少尿或无尿,进行性肾功能恶化并发展成尿毒症。患者常伴有中度贫血。Ⅱ型患者约半数可伴肾病综合征,Ⅲ型患者常有不明原因发热、乏力、关节痛或咯血等系统性血管炎表现。

## 诊疗常规:急进性肾小球肾炎

### (一)诊断

凡急性肾炎综合征伴肾功能急剧恶化,无论是否已达到少尿性急性肾衰竭,应疑及本病并及时进行肾活检。若病理证实为新月体性肾小球肾炎,根据临床和实验室检查能除外系统性疾病,诊断可成立。

### (二)鉴别诊断

**1. 引起少尿性急性肾衰竭的非肾小球病**

(1)急性肾小管坏死:常有明确的肾缺血(如休克、脱水)或肾毒性药物(如肾毒性抗生素)或肾小管堵塞(如血管内溶血)等诱因,临床上肾小管损害为主(尿钠增加、低比重尿及低渗透压尿),一般无急性肾炎综合征表现。

(2)急性过敏性间质性肾炎:常有明确的用药史及部分患者有药物过敏反应(低热、皮疹等),血和尿嗜酸性粒细胞增加等,可资鉴别,必要时依靠肾活检确诊。

(3)梗阻性肾病患者常突发或急骤出现无尿,但无急性肾炎综合征表现,B超、膀胱镜检查或逆行尿路造影可证实尿路梗阻的存在。

**2. 引起急进性肾炎综合征的其他肾小球病**

(1)继发性急进性肾炎:肺出血-肾炎综合征(Goodpasture综合征)、系统性红斑狼疮肾炎、过敏性紫癜肾炎均可引起新月体性肾小球肾炎,依据系统受累的临床表现和实验室特异检查,鉴别诊断一般不难。

(2)原发性肾小球病:有的病理改变并无新月体形成,但病变较重和(或)持续,临床上可呈现急进性肾炎综合征,如重症毛细血管内增生性肾小球肾炎或重症系膜毛细血管性肾小球肾炎等。临床上鉴别常较为困难,常需做肾活检协助诊断。

### (三) 治疗

急性免疫介导性炎症病变早期作出病因诊断尽快进行强化治疗和对症治疗(如钠水潴留、高血压、尿毒症及感染等)两方面。

**1. 强化疗法**

(1) 强化血浆置换疗法:适用于各型急进性肾炎,主要适用于Ⅰ型;急进性肾炎(Ⅲ型)伴有威胁生命的肺出血作用较为肯定、迅速,应首选。通常每日或隔日1次,每次置换血浆2~4L,直到血清抗体(如抗 GBM 抗体、ANCA)或免疫复合物转阴、病情好转,一般需置换约6~10次左右。该疗法需配合糖皮质激素[口服泼尼松 1mg/(kg·d),2~3个月后渐减]及细胞毒药物[环磷酰胺 2~3mg/(kg·d)口服,累积量一般不超过 8g]。

(2) 强化治疗:甲泼尼龙冲击伴环磷酰胺治疗。甲泼尼龙 0.5~1.0g 溶于 5% 葡萄糖中静脉点滴,每日或隔日1次,3次为一疗程。必要时间隔3~5天可进行下一疗程,一般不超过3个疗程。环磷酰胺冲击疗法(0.8~1g 溶于 5% 葡萄糖静脉点滴,每个月1次),替代常规口服,可减少环磷酰胺的毒副作用。该疗法主要适用Ⅱ、Ⅲ型,Ⅰ型疗效较差。用甲泼尼龙冲击治疗时,应注意继发感染和钠、水潴留等不良反应。

**2. 替代治疗** 凡急性肾衰竭已达透析指征者,应及时透析。肾移植应在病情静止半年(Ⅰ型、Ⅲ型患者血中抗 GBM 抗体、ANCA 需转阴)后进行。

### (四) 预后

患者若能得到及时明确诊断和早期强化治疗,预后可得到显著改善。早期未接受强化治疗,患者多于数周至半年内进展至不可逆肾衰竭。影响患者预后的主要因素有:

**1. 免疫病理类型** Ⅲ型较好,Ⅰ型差,Ⅱ型居中。

**2. 强化治疗是否及时** 临床无少尿、血肌酐<530μmol/L,病理尚未显示广泛不可逆病变(纤维性新月体、肾小球硬化或间质纤维化)时,即开始治疗者预后较好,否则预后差。

**3. 老年患者预后相对较差**

---

**病例 4-3-5** 患者,男性,34 岁。发现晨起眼睑水肿、蛋白尿 2 年。患者 2 年前发现晨起眼睑水肿、腰酸、夜尿增多,无肉眼血尿。检查血压 165/95mmHg,双踝部凹陷性水肿,血蛋白121g/L,尿常规:蛋白＋＋,红细胞10~15个/HP,白细胞0~3个/HP,红细胞18个/HP,颗粒管型＋＋,24 小时尿蛋白定量 1.9g,尿蛋白分析:尿白蛋白、转铁蛋白、免疫球蛋白、β₂微球蛋白增高,尿红细胞形态为变形红细胞尿。血浆白蛋白 36g/L,血 Cr110.8μmol/L,BUN6 5mmol/L。肾脏病理:系膜增生性肾小球肾炎。

**问题:**

1. 该患者的临床诊断是什么?
2. 诊断依据是什么?
3. 治疗目标是什么?
4. 如何治疗?
5. 高血压的治疗目标是什么?
6. 哪些降压药有肾脏保护作用?
7. 应用 ACEI 或 ARB 类药物需要注意什么?

**参考答案和提示：**

1. 临床诊断 慢性肾小球肾炎。

2. 诊断依据

(1) 青中年男性，起病缓慢。

(2) 慢性肾炎综合征：以肾小球血尿、蛋白尿及高血压为特点的病程一年以上。

(3) 实验室检查：为非选择性肾小球蛋白尿、肾小管蛋白尿，24 小时尿蛋白定量 1.9g，颗粒管型＋＋。

(4) 肾脏病理：系膜增生性肾小球肾炎。

3. 治疗目标 防止或延缓肾功能进行性恶化、改善或缓解临床症状及防治严重并发症为主要目的，而不以消除尿红细胞或轻微尿蛋白为目标。

4. 如何治疗 ①积极控制高血压和减少尿蛋白（选择 ACEI 或 ARB 类降压药）；②限制食物中蛋白及磷入量；③应用抗血小板解聚药——大剂量双嘧达莫（300～400mg/d）；④糖皮质激素和细胞毒药物；⑤避免加重肾脏损害的因素。

5. 高血压的治疗目标 力争把血压控制在理想水平：尿蛋白 $\geqslant$ 1g/d，血压应控制在 125/75mmHg 以下；蛋白 $<$ 1g/d，血压控制可放宽到 130/80mmHg 以下。尿蛋白的治疗目标则为争取减少至 $<$ 1g/d。

6. 多年研究证实，ACEI 或 ARB 除具有降低血压作用外，还有减少尿蛋白和延缓肾功能恶化的肾脏保护作用。通过肾小球血流动力学的特殊调节作用（扩张入球和出球小动脉，但对出球小动脉扩张作用强于入球小动脉），降低肾小球内高压力、高灌注和高滤过外，并能通过非血流动力学作用（抑制细胞因子、减少尿蛋白和细胞外基质的蓄积）起到减缓肾小球硬化的发展和肾脏保护作用，为治疗慢性肾炎高血压和（或）减少尿蛋白的首选药物。通常要达到减少尿蛋白的目的，应用剂量常需高于常规的降压剂量。

7. 应用 ACEI 或 ARB 类药物需要注意的事项 肾功能不全患者应用 ACEI 或 ARB 要防止高血钾，血肌酐大于 $264\mu$mol/L（3mg/dl）时务必在严密观察下谨慎使用，少数患者应用 ACEI 有持续性干咳的副作用。掌握好适应证和应用方法，监测血肌酐、血钾，防止严重副作用尤为重要。

## 临床思维：慢性肾小球肾炎

慢性肾小球肾炎发生于任何年龄，以青中年为主，男性多见。多数起病缓慢、隐袭。起病方式各有不同，病情迁延，病变缓慢进展的一组肾小球病。起始因素多为免疫介导炎症，非免疫非炎症因素在慢性肾炎占有重要作用。临床表现呈多样性，表现为蛋白尿、血尿、高血压、水肿为其基本临床表现，可有不同程度的肾功能减退，肾功能逐渐恶化并出现相应的临床表现（如贫血），渐进性发展为慢性肾衰竭。病理类型为决定肾功能进展快慢的重要因素但也与是否合理治疗和认真保养等相关。

【病理】 慢性肾炎可由多种病理类型引起，常见类型有系膜增生性肾小球肾炎（包括 IgA 和非 IgA 系膜增生性肾小球肾炎）、系膜毛细血管性肾小球肾炎、膜性肾病及局灶节段性肾小球硬化等，其中少数非 IgA 系膜增生性肾小球肾炎可由毛细血管内增生性肾小球肾炎（临床上急性肾炎）转化而来。病变进展至后期，所有上述不同类型病理变化均可转化为程度不等的肾小球硬化，相应肾单位的肾小管萎缩、肾间质纤维化。疾病晚期肾脏体积缩小、肾皮质变薄，病理类型均可转化为硬化性肾小球肾炎。

## 诊疗常规:慢性肾小球肾炎

### (一)诊断要点

凡尿化验异常(蛋白尿、血尿、管型尿)、水肿及高血压病史达一年以上者,无论有无肾功能损害均应考虑此病,在除外继发性肾小球肾炎及遗传性肾小球肾炎后,临床上可诊断为慢性肾炎。

### (二)鉴别诊断

**1. 继发性肾小球疾病**  狼疮性肾炎、过敏性紫癜肾炎、糖尿病肾病等,依据相应的系统表现及特异性实验室检查,一般不难鉴别。

**2. Alport 综合征**  常起病于青少年(多在 10 岁之前),患者有眼(球型晶状体等)、耳(神经性耳聋)、肾(血尿,轻、中度蛋白尿及进行性肾功能损害)异常,并有阳性家族史(多为性连锁显性遗传)。

**3. 其他原发性肾小球病**

(1) 无症状性血尿和(或)蛋白尿:临床上轻型慢性肾炎应与无症状性血尿和(或)蛋白尿相鉴别,后者主要表现为无症状性血尿和(或)蛋白尿,无水肿、高血压和肾功能减退。

(2) 感染后急性肾炎:有前驱感染并以急性发作起病的慢性肾炎需与此病相鉴别。二者的潜伏期不同,血清 $C_3$ 的动态变化有助鉴别;此外,疾病的转归不同,慢性肾炎无自愈倾向,呈慢性进展,可资区别。

**4. 原发性高血压肾损害**  血压明显增高的慢性肾炎需与原发性高血压继发肾损害(即良性小动脉性肾硬化症)鉴别,后者先有较长期高血压,其后再出现肾损害,临床上远曲小管功能损伤(如尿浓缩功能减退、夜尿增多)多较肾小球功能损伤早,尿改变轻微(微量至轻度蛋白尿,可有镜下血尿及管型),常有高血压的其他靶器官(心、脑)并发症。

**5. 慢性肾盂肾炎**  多有反复发作的泌尿系感染史、并有影像学及肾功能异常者,尿沉渣中常有白细胞,尿细菌学检查阳性。

### (三)治疗原则和要点

**1. 慢性肾炎的治疗原则**  以防止或延缓肾功能进行性恶化、改善或缓解临床症状及防治严重并发症为主要目的,而不以消除尿红细胞或轻微尿蛋白为目标。

**2. 治疗要点**

(1) 积极控制高血压和减少尿蛋白:高血压和尿蛋白是加速肾小球硬化、促进肾功能恶化的重要因素,积极控制高血压和减少尿蛋白是两个重要的环节。

1) 高血压的治疗目标:力争把血压控制在理想水平:尿蛋白$\geqslant$1g/d,血压应控制在 125/75mmHg 以下;尿蛋白<1g/d,血压控制可放宽到 130/80mmHg 以下。尿蛋白的治疗目标则为争取减少至<1g/d。

2) ACEI 或 ARB 肾脏保护作用:肾小球血流动力学的特殊调节作用(对扩张出球小动脉作用强于入球小动脉),降低肾小球内高压力、高灌注和高滤过外,并能通过非血流动力学作用(抑制细胞因子、减少尿蛋白和细胞外基质的蓄积)起到减缓肾小球硬化的发展和肾脏保护作用,具有降低血压、减少尿蛋白的首选药物和延缓肾功能恶化的作用。应用剂量常需高于常规的降压剂量。

3) 应用 ACEI 或 ARB 监测:肾功能不全患者应用 ACEI 或 ARB 要防止高血钾,血肌酐大于 $264\mu mol/L(3mg/dl)$ 时务必在严密观察下谨慎使用,少数患者应用 ACEI 有持续性干咳的副作用,监测血肌酐、血钾尤为重要。

(2) 限制食物中蛋白及磷入量。

(3) 应用抗血小板解聚药。

(4) 糖皮质激素和细胞毒药物:一般不主张积极应用,但患者肾功能正常或仅轻度受损,肾脏体积正常,病理类型较轻(如轻度系膜增生性肾炎、早期膜性肾病等),尿蛋白较多,如无禁忌者可试用,无效者逐步撤去。

(5) 避免加重肾脏损害的因素:感染、劳累、妊娠及肾毒性药物(如氨基糖苷类抗生素、含马兜铃酸中药等)均可能损伤肾脏,导致肾功能恶化,应予以避免。

---

**病例 4-3-6** 患者,女性,27 岁。因发现蛋白尿 2 年入院。患者 2 年前体检发现蛋白尿(+),镜下血尿(++),无眼睑、双下肢浮肿,无尿少,血肌酐 $77\mu mol/L$,双肾 B 超未见异常,多次检查血压 125/75mmHg,尿蛋白定量 0.5g/24h。上呼吸道感染后尿红细胞增多,尿红细胞形态为变形红细胞,休息、对症治疗后好转。尿蛋白分析尿微量白蛋白增高。肾脏病理:轻度系膜增生性肾小球肾炎。

**问题:**

1. 该患者的临床诊断是什么?

2. 诊断依据是什么?

3. 如何治疗?

4. 如何保护肾脏? 防止肾功能的进展?

**参考答案和提示:**

1. 临床诊断 无症状性血尿、蛋白尿。

2. 诊断依据

(1) 女性患者,起病缓慢。

(2) 无症状性血尿、蛋白尿,为肾小球源性血尿、蛋白尿,无水肿、高血压及肾功能减退。排除继发性肾小球肾炎。

(3) 肾脏病理:毛细血管壁和轻度系膜增生性肾小球肾炎。

3. 治疗 无需特殊疗法。

4. 为防止肾功能进展,应注意 ①定期(至少每 3~6 个月 1 次)检查,监测尿沉渣、尿蛋白、肾功能和血压的变化;②女性患者在妊娠前及其过程中更需加强监测;③避免肾损伤的因素;④对反复发作的慢性扁桃体炎与血尿、蛋白尿发作密切相关者,可待急性期过后行扁桃体摘除术。

---

## 临床思维:无症状性血尿或(和)蛋白尿

临床表现为单纯性肾小球源性血尿或(和)蛋白尿、无水肿、高血压及肾功能损害的原发性肾小球病。具有多种病理类型,但病理改变多较轻,如可见于轻微病变性肾小球肾炎(肾小球中仅有节段性系膜细胞及基质增生)、轻度系膜增生性肾小球肾炎(IgA 肾病和非 IgA 系膜增生性肾小球肾炎)及局灶性节段性肾小球肾炎(肾小球内节段性内皮及系膜细胞增生)等病理类型。

## 诊疗常规:无症状性血尿或(和)蛋白尿

无症状性血尿或(和)蛋白尿无需特殊疗法。但应采取以下措施:①对患者应定期(至少每3～6个月1次)检查,监测尿沉渣、尿蛋白、肾功能和血压的变化,女性患者在妊娠前及其过程中更需加强监测;②保护肾功能、避免肾损伤的因素;③对反复发作的慢性扁桃体炎与血尿、蛋白尿发作密切相关者,可待急性期过后行扁桃体摘除术;④可用中医药辨证施治。

## 复 习 题

### 一、名词解释
1. 急性肾小球肾炎　2. 急进性肾小球肾炎　3. 慢性肾小球肾炎

### 二、简答题
1. 急性肾小球肾炎的常见病因有哪些?
2. 急性肾小球肾炎的诊断依据有哪些?
3. 急进性肾小球肾炎根据免疫病理主要有哪些分型?
4. 急进性肾小球肾炎各型的免疫学检查异常主要有哪些?
5. 急进性肾小球肾炎应用甲泼尼龙冲击治疗时应注意什么?
6. 慢性肾小球肾炎的诊断依据有哪些?
7. 慢性肾小球肾炎高血压的治疗有哪些?
8. 急性肾炎出现轻度贫血的最主要原因是?

### 三、问答题
1. 女性,13岁,因尿少、水肿、头晕、腰痛一周入院。血压140/100mmHg,血红蛋白110g/L,血清蛋白40g/L,尿蛋白(＋＋),白细胞3～4个/HP,红细胞15～20个/HP,血尿素氮10.5mmol/L,血肌酐79$\mu$mol/L,此患者疾病的临床特点有哪些? 饮食及一般治疗注意哪些?
2. 23岁的男性患者,上呼吸道感染后第4天,出现尿量减少,眼睑、颜面及双下肢浮肿,血压:170/100mmHg,血红蛋白70g/L,血肌酐579$\mu$mol/L,血清蛋白31g/L,尿蛋白(＋＋＋),红细胞10～16个/HP,肾脏B超:双侧体积增大。抗GBM抗体阳性,如果患者肾活检免疫病理结果是IgG及$C_3$呈光滑线条状沿肾小球毛细血管壁分布,该患者的诊断和治疗原则有哪些? 如何强化治疗?
3. 38岁女性患者,间断晨起时双眼睑浮肿伴夜尿增多2年。血压:170/110mmHg,血红蛋白10g/L,尿蛋白(＋＋),红细胞7～8个/HP,白细胞1～2个/HP,肌酐清除率59ml/min,肾脏病理为"膜性肾病"。患者的预后与哪些因素相关?
4. 34岁男性患者,反复双下肢浮肿2年,尿蛋白(＋＋＋),红细胞(＋＋＋)/HP,肌酐清除率60ml/h,血压165/105mmHg,血红蛋白120g/L,临床诊断为慢性肾小球肾炎,需要与哪些疾病鉴别?

## 参 考 答 案

### 一、名词解释
1. 急性肾小球肾炎是以急性肾炎综合征为主要临床表现的一组疾病。其特点为急性起病,患者出现血尿、蛋白尿、水肿和高血压,并可伴有一过性氮质血症。
2. 急进性肾小球肾炎是以急性肾炎综合征、肾功能急剧恶化、多在早期出现少尿性急性肾衰竭为临床特征,病理类型为新月体性肾小球肾炎的一组疾病。

3. 慢性肾小球肾炎简称慢性肾炎,系指蛋白尿、血尿、高血压、水肿为基本Ⅰ临床表现,起病方式各有不同,病情迁延,病变缓慢进展,可有不同程度的肾功能减退,最终将发展为慢性肾衰竭的一组肾小球病。

## 二、简答题

1. 急性肾小球肾炎常见病因为β-溶血性链球菌"致肾炎菌株"(常见为 A 组 12 型等)感染所致,常见于上呼吸道感染(多为扁桃体炎)、猩红热、皮肤感染(多为脓疱疮)等链球菌感染后。

2. 急性肾小球肾炎的诊断依据包括于链球菌感染后 1~3 周发生血尿、蛋白尿、水肿和高血压,其至少尿及氮质血症等急性肾炎综合征表现,伴血清 $C_3$ 下降,病情于发病 8 周内逐渐减轻到完全恢复正常者,临床诊断为急性肾炎。

3. 急进性肾小球肾炎根据免疫病理主要分型:①Ⅰ型又称抗肾小球基膜型肾小球肾炎,由于抗肾小球基膜抗体与肾小球基膜(GBM)抗原相结合激活补体而致病;②Ⅱ型又称免疫复合物型,因肾小球内循环免疫复合物的沉积或原位免疫复合物形成,激活补体而致病;③Ⅲ型为少免疫复合物型,肾小球内无或仅微量免疫球蛋白沉积。

4. 急进性肾小球肾炎各型免疫学检查异常有:①Ⅰ型抗 GBM 抗体阳性;②Ⅱ型血循环免疫复合物及冷球蛋白可呈阳性,并伴血清 $C_3$ 降低;③Ⅲ型抗中性粒细胞胞浆抗体 ANCA 阳性。

5. 急进性肾小球肾炎应用甲泼尼龙冲击治疗时应注意:继发感染和钠、水潴留等不良反应。

6. 慢性肾小球肾炎的诊断依据包括凡尿化验异常(蛋白尿、血尿、管型尿)、水肿及高血压病史达一年以上,无论有无肾功能损害均应考虑此病,在除外继发性肾小球肾炎及遗传性肾小球肾炎后,临床上可诊断为慢性肾炎。

7. 慢性肾小球肾炎高血压的治疗:慢性肾炎常有钠水潴留引起容量依赖性高血压,故高血压患者应限盐每日小于 3~6g,可选用噻嗪类利尿剂,如氢氯噻嗪 12.5~25mg/d。Ccr<30ml/min 时,噻嗪类无效应改用袢利尿剂。降压药首先选用减少尿蛋白和延缓肾功能恶化的肾脏保护作用 ACEI 或 ARB 类药物。应用剂量常需高于常规的降压剂量,肾功能不全患者应用监测血肌酐、血钾,防止严重副作用。

8. 急性肾炎出现轻度贫血的最主要原因是水钠潴留、血液稀释。

## 三、问答题

1. 此患者的临床特点 急性肾小球肾炎是以急性肾炎综合征为主要临床表现的一组疾病。临床特点急性起病,患者出现血尿、蛋白尿、水肿和高血压,并可伴有一过性氮质血症。
   饮食及一般治疗注意:急性期应卧床休息,待肉眼血尿消失、水肿消退及血压恢复正常后逐步增加活动量。低盐(每日 3g 以下)饮食。肾功能正常者不需限制蛋白质入量,但氮质血症时应限制蛋白质摄入,并以优质动物蛋白为主。明显少尿者应限制液体入量。

2. 诊断为急进性肾小球肾炎(RPGN Ⅰ型)。治疗原则:急性免疫介导性炎症病变的强化治疗以及针对肾脏病变后果(如钠水潴留、高血压、尿毒症及感染等)的对症治疗两方面。尤其强调在早期作出病因诊断和免疫病理分型的基础上尽快进行强化治疗。早期病因诊断和免疫病理分型的基础上尽快进行强化治疗。凡急性肾衰竭已达透析指征者,应及时透析。
   强化疗法:强化血浆置换疗法,每次置换血浆 2~4L,每日或隔日 1 次,直到血清抗体(如抗 GBM 抗体、ANCA)或免疫复合物转阴、病情好转,一般需置换约 6~10 次左右。该疗法需配合糖皮质激素[口服泼尼松 1mg/(kg·d),2~3 个月后渐减]及细胞毒药物[环磷酰胺 2~3mg/(kg·d)口服,累积量一般不超过 6~8g],该疗法适用于各型急进性肾炎,但主要适用于Ⅰ型。甲泼尼龙冲击伴环磷酰胺治疗,该疗法主要适用Ⅱ、Ⅲ型,Ⅰ型疗效较差。用甲泼尼龙冲击治疗时,应注意继发感染和钠、水潴留等不良反应。

3. 本病预后 慢性肾炎病情迁延,病变均为缓慢进展,最终将至慢性肾衰竭。病变进展速度个体差异很大,病理类型为重要因素,但也与是否重视保护肾脏、治疗是否恰当及是否避免恶化因素有关。

4. 本病需要与以下疾病鉴别　①继发性肾小球疾病(如狼疮肾炎、过敏性紫癜肾炎、糖尿病肾病等)；②Alport 综合征等遗传性肾炎；③其他原发性肾小球病[无症状性血尿和(或)蛋白尿、感染后急性肾炎]；④原发性高血压肾损害；⑤慢性肾盂肾炎。

(马增伟)

# 第四章 肾病综合征

**病例 4-4-1** 22 岁女性，颜面及双下肢浮肿 3 个月，血压 158/86mmHg，尿蛋白（＋＋＋），红细胞 5 个/HP，血红蛋白 120g/L，血肌酐 78μmol/L，BUN 6.4mmol/L，血白蛋白 25g/L。

**问题：**

1. 该患者的临床初步诊断是什么？

2. 诊断依据是什么？

3. 为进一步明确诊断还需要做哪些检查？

4. 导致浮肿的原因是什么？

5. 该患者如何治疗？

**参考答案和提示：**

1. **诊断** 肾病综合征。

2. **诊断依据** ①尿蛋白（＋＋＋）；②血白蛋白 25g/L；③血压 158/86mmHg；④颜面及双下肢浮肿。

3. **进一步检查**

(1)24 小时尿蛋白定量测定＞3.5g/d。

(2)血脂：高胆固醇和(或)高甘油三酯血症、血清中 LDL、VLDL 浓度增加。

(3)肾组织活检：明确病理类型：①微小病变型肾病；②系膜增生性肾小球肾炎；③系膜毛细血管性肾小球肾炎；④膜性肾病；⑤局灶性节段性肾小球硬化。

4. **浮肿原因** ①长期、大量蛋白尿造成血浆蛋白过低，血浆胶体渗透压降低，液体从血管内渗入组织间隙；②肾素-血管紧张素-醛固酮活性增加和抗利尿激素分泌增加；③某些原发于肾内的钠、水潴留因素。

5. **治疗** ①一般治疗；②对症治疗；③主要治疗-抑制免疫与炎症反应；④中医药治疗；⑤并发症防治。

---

**病例 4-4-2** 28 岁男性患者，全身高度凹陷性浮肿 5 周，尿量 700ml/d，尿蛋白 5g/24h，尿红细胞（＋），血浆白蛋白 19g/L。

**问题：**

1. 该患者的临床诊断是什么？

2. 该病的诊断标准是什么？

3. 引起大量蛋白尿的原因是什么？

4. 该病的病理类型分几种？

5. 你怎样处理及治疗该患者？

**参考答案和提示：**

1. **诊断** 肾病综合征。

2. 诊断标准　①尿蛋白大于 3.5g/d;②血浆白蛋白低于 30g/L;③水肿;④血脂升高。

3. 大量蛋白尿原因　肾小球滤过膜的分子屏障和(或)电荷屏障受损,致使原尿中蛋白含量增多,当其增多明显超过近曲小管回吸收量时,形成大量蛋白尿。

4. 病理类型　①微小病变型肾病;②系膜增生性肾小球肾炎;③系膜毛细血管性肾小球肾炎;④膜性肾病;⑤局灶性节段性肾小球硬化。

5. 处理及治疗　①一般治疗;②对症治疗;③主要治疗-抑制免疫与炎症反应;④中医药治疗;⑤并发症防治。

# 临床思维:肾病综合征

**【病因】**　肾病综合征分为原发性及继发性两大类,可由多种不同病理类型的肾小球病所引起(表 4-4-1)。

表 4-4-1　肾炎综合征的病因

| 分类 | 儿童 | 青少年 | 中老年 |
|---|---|---|---|
| 原发性 | 微小病变型肾病 | 系膜增生性肾小球肾炎<br>系膜毛细血管性肾小球肾炎<br>局灶性节段性肾小球肾炎 | 膜性肾病 |
| 继发性 | 过敏性紫癜肾炎<br>乙型肝炎相关性肾炎<br>先天性肾病综合征 | 系统性红斑狼疮肾炎<br>过敏性紫癜肾炎<br>乙型肝炎相关肾炎 | 糖尿病肾病<br>肾淀粉样变性<br>骨髓瘤性肾病<br>淋巴瘤或实体瘤性肾病 |

**【病理类型及主要特点】**

**1. 微小病变型肾病**　光镜下肾小球基本正常,特征性改变为电镜下广泛肾小球脏层上皮细胞足突融合;好发于儿童,90％病例对糖皮质激素治疗敏感,可达临床完全缓解,复发率高。

**2. 系膜增生性肾小球肾炎**　光镜下可见肾小球系膜细胞和系膜基质弥漫增生,免疫病理检查可将本组疾病分为 IgA 肾病及非 IgA 系膜增生性肾小球肾炎;在我国的发病率很高,大部分患者伴有血尿,对糖皮质激素及细胞毒药物的治疗反应与其病理改变轻重相关,轻者疗效好,重者疗效差。

**3. 系膜毛细血管性肾小球肾炎**　光镜下见系膜细胞和系膜基质弥漫重度增生,使毛细血管袢呈现"双轨征";几乎所有患者均伴有血尿,病情多持续进展,早期出现肾功能损害、高血压及贫血,大部分有血清 $C_3$ 持续降低;对糖皮质激素及细胞毒药物治疗疗效差。

**4. 膜性肾病**　光镜下见肾小球基膜逐渐弥漫性增厚,有钉突形成;好发于中老年,起病隐匿,极易发生血栓、栓塞并发症;病变进展缓慢,大部分早期膜性肾病患者(尚未出现钉突)经糖皮质激素和细胞毒药物治疗后可达临床缓解。

**5. 局灶性节段性肾小球硬化**　光镜下病变呈局灶、节段分布,主要表现为受累节段的硬化(系膜基质增多、毛细血管闭塞、球囊粘连等),相应的肾小管萎缩、肾间质纤维化;多为隐匿起病,多伴有血尿,半数有高血压和约 30％有肾功能减退,可伴有近曲小管功能障碍;对糖皮质激素和细胞毒药物治疗反应较慢,约半数以上患者疗效不佳,逐渐发展至肾衰竭。

# 诊疗常规:肾病综合征

## (一)诊断要点

肾病综合征的诊断包括三个方面:

**1. 确诊肾病综合征**　尿蛋白大于 3.5g/d、血浆白蛋白低于 30g/L、水肿、血脂升高,其中前两条为诊断所必需。

**2. 确认病因**　必须首先除外继发性病因和遗传性疾病,才能诊断为原发性肾病综合征;最好能进行肾活检,作出病理诊断。

**3. 判定有无并发症**

## (二)鉴别诊断

肾病综合征需与下列可引起继发性肾病综合征的主要疾病鉴别:

**1. 过敏性紫癜肾炎**　有典型的皮肤紫癜,可伴关节痛、腹痛及黑便,多在皮疹出现后 1~4 周左右出现血尿和(或)蛋白尿,典型皮疹有助于鉴别诊断。

**2. 系统性红斑狼疮**　多见年轻女性,有多系统受损的临床表现和多种自身抗体阳性,不难鉴别。

**3. 乙型肝炎病毒(HBV)相关性肾炎**　有血清 HBV 抗原阳性、肾小球肾炎并已除外狼疮肾炎等继发性肾小球肾炎、肾活检切片中找到 HBV 抗原。常见的病理类型为膜性肾病,其次为系膜毛细血管性肾小球肾炎等。

**4. 糖尿病肾病**　糖尿病病史及特征性眼底改变有助于鉴别诊断。

**5. 肾淀粉样变性**　中老年患者。原发性者累及心、肾、消化道(包括舌)、皮肤和神经;继发性者常继发于慢性化脓性感染、结核、恶性肿瘤等,累及肾、肝和脾等。肾淀粉样变性常需肾活检确诊。

**6. 骨髓瘤性肾病**　中老年患者,有多发性骨髓瘤的特征性临床表现,如骨痛、血清单株免疫球蛋白增高、蛋白电泳有 M 蛋白及尿本周蛋白阳性,骨髓象显示浆细胞异常增生(占有核细胞的 15% 以上),并伴有质的改变。有骨髓瘤特征性表现者可鉴别。

## (三)治疗要点

**1. 一般治疗**　凡有严重水肿、低蛋白血症者需卧床休息,给予正常量优质蛋白饮食,热量要保证充分,水肿时低盐饮食,多吃富含多聚不饱和脂肪酸及富含可溶性纤维的饮食。

**2. 对症治疗**

(1)利尿消肿:①噻嗪类利尿剂;②潴钾利尿剂;③袢利尿剂;④渗透性利尿剂;⑤提高血浆胶体渗透压。

(2)减少蛋白尿:血管紧张素转化酶抑制剂(ACEI)和血管紧张素 II 受体拮抗剂(ARB)的应用。

**3. 主要治疗-抑制免疫与炎症反应**

(1)糖皮质激素:使用原则和方案包括:①起始足量;②缓慢减药;③长期维持。

(2)细胞毒药物:①环磷酰胺;②盐酸氮芥;③其他。

(3)其他:①环孢素;②麦考酚吗乙酯。

（四）预后

肾病综合征的预后个体差异很大,决定预后的主要因素包括:①病理类型;②临床因素;③存在反复感染、血栓栓塞并发症者常影响预后。

# 复 习 题

**一、名词解释**

肾病综合征

**二、简答题**

1. 儿童原发性肾病综合征最常见的病理类型是哪型?

2. 肾病综合征症血栓、栓塞并发症最为常见的发生部位是哪儿?

3. 肾病综合征患者,根据其对糖皮质激素的治疗反应,可将其分为哪三种类型?

4. 肾病综合征患者病理改变可出现"双轨征"是哪种类型?

5. 哪种疾病常引起中老年患者肾病综合征?

6. 45 岁男性患者,反复浮肿 3 个月,尿蛋白 3.6g/d,血清白蛋白 28g/L,血清中有 M 蛋白,最可能诊断的疾病是什么?

7. 关于泼尼松治疗肾病综合征有效机制是什么?

**三、问答题**

1. 肾病综合征主要有哪些病理类型? 它们的主要特点是什么?

2. 肾病综合征的常见并发症有哪些?

3. 如何诊断肾病综合征?

4. 肾病综合征需与哪些疾病鉴别?

5. 在肾病综合征的治疗中,如何应用糖皮质激素和细胞毒药物? 这两种药物主要有何副作用?

6. 在肾病综合征的利尿治疗中,原则是什么? 有哪几种利尿剂及其副作用是什么?

# 参 考 答 案

**一、名词解释**

尿蛋白大于 3.5g/d;血浆白蛋白低于 30g/L;水肿;血脂升高时,可认为是肾病综合征。

**二、简答题**

1. 儿童原发性肾病综合征最常见的病理类型是微小病变型肾病。

2. 肾病综合征血栓、栓塞并发症最常见的发生部位是肾静脉血栓。

3. 根据对糖皮质激素的治疗反应,肾病综合征分三种类型:激素敏感型、激素依赖型、激素抵抗型。

4. 系膜毛细血管性肾小球肾炎可出现"双轨征"。

5. 膜性肾病常引起中老年肾病综合征。

6. 患者最可能的诊断是骨髓瘤性肾病。

7. 泼尼松治疗肾病综合征的有效机制是抑制炎症反应、抑制细胞免疫和体液免疫、抑制醛固酮的分泌、抑制抗利尿激素分泌。

**三、问答题**

1. 引起原发性肾病综合征的主要病理类型有微小病变型肾病、系膜增生性肾小球肾炎、系膜毛细血管性肾小球肾炎、膜性肾病和局灶性节段性肾小球硬化。它们的病理及临床特征为:①微小病变型肾病:光镜下肾小球基本正常,特征性改变为电镜下有广泛的肾小球脏层上皮细胞足突融合;好发于儿童,90%病例对糖皮质激素治疗敏感,可达临床完全缓解,但复发率高。②系膜增生性肾小球肾炎:光镜下可见肾小球系膜细胞和系膜基质弥漫增生,免疫病理检查可将本组疾病分为 IgA 肾病及非 IgA 系膜增生性肾小球肾炎;在我国的发病率很高,大部分患者伴有血尿,对糖皮质激素及细胞毒药物的治疗反应与其病理改变轻重相关,轻者疗效好,重者疗效差。③系膜毛细血管性肾小球肾炎:光镜下见系膜细胞和系膜基质弥漫重度增生,使毛细血管袢呈现"双轨征";几乎所有患者均伴有血尿,病情多持续进展,早期出现肾功能损害、高血压及贫血,大部分有血清 $C_3$ 持续降低;对糖皮质激素及细胞毒药物治疗疗效差。④膜性肾病:光镜下见肾小球基膜逐渐弥漫性增厚,有钉突形成;好发于中老年,起病隐匿,极易发生血栓、栓塞并发症;病变进展缓慢,大部分早期膜性肾病患者(尚未出现钉突)经糖皮质激素和细胞毒药物治疗后可达临床缓解。⑤局灶性节段性肾小球硬化:光镜下病变呈局灶、节段分布,主要表现为受累节段的硬化(系膜基质增多、毛细血管闭塞、球囊粘连等),相应的肾小管萎缩、肾间质纤维化;多为隐匿起病,多伴血尿,半数有高血压和约 30% 有肾功能减退,可伴有近曲小管功能障碍;对糖皮质激素和细胞毒药物治疗反应较慢,约半数以上患者疗效不佳,逐渐发展至肾衰竭。

2. 肾病综合征的常见并发症有:①感染:是常见并发症是导致肾病综合征复发和疗效不佳的主要原因之一,甚至造成死亡,与蛋白质营养不良、免疫功能紊乱及应用糖皮质激素治疗有关;常见感染部位为呼吸道、泌尿道、皮肤。②血栓、栓塞并发症:以肾静脉血栓最为常见,是直接影响肾病综合征治疗效果和预后的重要原因。③急性肾衰竭:可因有效血容量不足而致肾血流量下降,诱发肾前性氮质血症,经扩容、利尿后可得到恢复。少数可出现少尿型急性肾衰竭,尤以微小病变型肾病者居多,与肾间质高度水肿压迫肾小管和大量管型堵塞肾小管有关,扩容利尿无效。④蛋白质及脂肪代谢紊乱。

3. 肾病综合征的诊断包括三个方面:①确诊肾病综合征:尿蛋白大于 3.5g/d、血浆白蛋白低于 30g/L、水肿、血脂升高,其中前两条为诊断所必需。②确认病因:必须首先除外继发性病因和遗传性疾病,才能诊断为原发性肾病综合征;最好能进行肾活检,作出病理诊断。③判定有无并发症。

4. 肾病综合征需与下列可引起继发性肾病综合征的主要疾病鉴别:①过敏性紫癜肾炎:有典型的皮肤紫癜,可伴关节痛、腹痛及黑粪,多在皮疹出现后 1～4 周左右出现血尿和(或)蛋白尿,典型皮疹有助于鉴别诊断。②系统性红斑狼疮:有多系统受损的临床表现和多种自身抗体,不难鉴别。③乙型肝炎病毒(HBV)相关性肾炎:有血清 HBV 抗原阳性、肾小球肾炎并已除外狼疮肾炎等继发性肾小球肾炎、肾活检切片中找到 HBV 抗原。常见的病理类型为膜性肾病,其次为系膜毛细血管性肾小球肾炎等。④糖尿病肾病:糖尿病病史及特征性眼底改变有助于鉴别诊断。⑤肾淀粉样变性:中老年患者。原发性者累及心、肾、消化道(包括舌)、皮肤和神经;继发性者常继发于慢性化脓性感染、结核、恶性肿瘤等,累及肾、肝和脾等。肾淀粉样变性常需肾活检确诊。⑥骨髓瘤性肾病:中老年患者,有多发性骨髓瘤的特征性临床表现,如骨痛、血清单株免疫球蛋白增高、蛋白电泳有 M 蛋白及尿本周蛋白阳性,骨髓象显示浆细胞异常增生(占有核细胞的 15% 以上),并伴有质的改变。有骨髓瘤特征性表现者可鉴别。

5. 糖皮质激素的使用原则和方案一般是:①起始足量:常用药物为泼尼松 1mg/(kg·d),口服 8 周,必要时可延长至 12 周。②缓慢减药:足量治疗后每 1～2 周减原用量的 10%,当减至 20mg/d 左右时症状易反复,应更加缓慢减量。③长期维持:最后以最小有效剂量(10mg/d)再维持半年左右。激素的主要副作用有感染、药物性糖尿病、骨质疏松、股骨头无菌性缺血性坏死等。细胞毒药物的使用原则是用于"激素依赖型"或"激素抵抗型"的患者,协同激素治疗;若无激素禁忌,一般不作为首选或单独治疗用药。这类药物的主要副作用有骨髓抑制及中毒性肝损害,并可出现性腺抑制(尤其男性)、脱发、胃肠道反应及出血性膀胱炎等。

6. 对肾病综合征患者利尿治疗的原则是不宜过快、过猛,以免造成有效血容量不足、加重血液高黏倾向,诱发血栓、栓塞并发症。主要有下列利尿剂:①噻嗪类利尿药,可出现低钾、低钠血症;②潴钾利尿药,长期服用可引起高钾血症,对肾功能不全患者应慎用;③袢利尿药,可出现低钠血症及低钾、低氯血症性碱中毒;④渗透性利尿药,对尿量<400ml/d患者应慎用,因其易诱发"渗透性肾病",导致急性肾衰竭;⑤静脉输注血浆或血浆白蛋白等提高血浆胶体渗透压,接着用袢利尿药,能获得良好的利尿效果,但可损伤肾小球脏层上皮细胞及肾小管上皮细胞、促进肾间质纤维化,伴有心脏病者可诱发心力衰竭,应严格掌握适应证。

(张　健)

# 第五章 IgA肾病

病例4-5-1 患者,男性20岁,发热、咽痛1天后突发肉眼血尿,持续2天后肉眼血尿消失,无浮肿、尿频、尿急、尿痛、腰痛病史;查尿常规示尿蛋白阴性、红细胞(＋＋)、白细胞0~2个/HP。体格检查:105/70mmHg,神志清楚,营养状态良好,上眼睑浮肿,咽部充血(＋),扁桃体Ⅱ度肿大,心肺未见异常,腹软,无压痛,肝脾未及,双下肢浮肿阴性。辅助检查:血红蛋白134g/L,肌酐68μmol/L,尿红细胞形态检查尿红细胞变异率90％,以棘形、环形、小细胞型为主。

问题:

1. 该患者的临床初步诊断是什么?

2. 如何进一步诊断? IgA肾病病理特征表现是什么?

3. 诊断依据是什么?

4. 治疗策略是什么?

5. 本病的预后怎样?

参考答案和提示:

1. 初步诊断 IgA肾病。

2. 进一步行肾活检组织病理检查,包括光镜、免疫荧光镜、电镜。

IgA肾病病理变化多种多样,可涉及增生性肾小球肾炎几乎所有的病理类型,病变程度可轻重不一,主要病理类型为系膜增生性肾小球肾炎。免疫荧光以IgA为主呈颗粒样或团块样在系膜区或伴毛细血管壁分布,常伴有$C_3$沉积。电镜下可见电子致密物主要沉积于系膜区,有时呈巨大团块样。

3. 诊断依据 ①青年男性;②有前驱感染病史,上呼吸道感染(咽炎、扁桃体炎);③上呼吸道感染后(24~72小时,偶可更短)出现突发性肉眼血尿,持续数小时至数日;④尿红细胞形态检查尿红细胞变异率90％,以棘形、环形、小细胞型为主。

本病诊断依靠肾活检标本的免疫病理学检查,即肾小球系膜区或伴毛细血管壁IgA为主的免疫球蛋白呈颗粒样或团块样沉积。诊断原发性IgA肾病时,必须排除肝硬化、过敏性紫癜等所致继发性IgA沉积的疾病后方可成立。

4. 本病的治疗策略包括 ①治疗应根据不同的临床、病理综合给予合理治疗。②病人表现单纯性血尿,一般无特殊治疗,避免劳累、预防感冒和避免使用肾毒性药物。对于扁桃体反复感染者应做手术摘除,可减少肉眼血尿发生,降低血IgA水平,部分患者可减少尿蛋白。但手术应在感染控制后和病情稳定情况下进行。

5. 本病的治疗反应及预后与病理改变程度有关 表现为单纯性血尿的患者一般预后较好,肾功能可望较长期地维持在正常范围。

病例4-5-2 患者,男性,34岁。间断性蛋白尿15年,加重伴双下肢浮肿半年。患者15年前扁桃体炎后,晨起眼睑浮肿,蛋白尿(＋),诊断为"急性肾小球肾炎",应用青霉素注射液治疗一个月,查尿蛋白(－),反复检查尿常规(－)。5个月前劳累后双下肢浮肿,尿蛋白(＋＋＋),24小时尿蛋白定量>3克,尿相差显微镜检查:80％为变形红细胞尿。体格检查:

血压：150/90mmHg/L，眼睑浮肿，心肺检查（－），腹软，双下肢浮肿（＋＋）。肾脏超声：肾脏体积正常，皮质、髓质界限清晰。肾功能正常。肾脏病理：免疫荧光检查：IgA、$C_3$呈团块样在系膜区沉积。光镜：肾小球系膜细胞和基质中度弥漫性增生伴嗜复红蛋白沉积，肾小管灶状萎缩，肾间质灶状淋巴细胞、单核细胞浸润。

**问题：**

1. 该患者的临床诊断是什么？

2. 诊断依据是什么？

3. 治疗策略是什么？

**参考答案和提示：**

1. 临床诊断　IgA肾病。

2. 诊断依据包括　有蛋白尿、血尿、高血压、浮肿等肾炎综合征表现。尿蛋白（＋＋＋），24小时尿蛋白定量＞3克，尿相差显微镜检查：80％为变形红细胞尿。肾脏病理：IgA肾病。

3. 治疗策略包括　可应用ACEI或ARB积极控制高血压对保护肾功能；糖皮质激素或加细胞毒药物治疗控制蛋白尿，以期延缓肾功能进展。

## 临床思维：IgA肾病

IgA肾病（IgA nephropathy）指肾小球系膜区以IgA或IgA沉积为主的原发性肾小球病。IgA肾病是肾小球源性血尿最常见的病因，是我国最常见的肾小球疾病，并成为终末期肾脏病（EsRD）重要的病因之一。

【发病机制】　不少IgA肾病患者在呼吸道或消化道感染后发病或出现肉眼血尿。IgA肾病患者血循环中多聚IgA或肾小球系膜区沉积IgA免疫复合物（IgAIC）与系膜细胞有较高亲和力，两者结合后诱导系膜细胞分泌炎症因子、活化补体，导致IgA肾病病理改变和临床症状。

【病理】　IgA肾病病理变化多种多样，可涉及增生性肾小球肾炎几乎所有的病理类型，病变程度可轻重不一，主要病理类型为系膜增生性肾小球肾炎。

免疫荧光以IgA为主呈颗粒样或团块样在系膜区或伴毛细血管壁分布，常伴有$C_3$沉积。也可有IgG、IgM相似于IgA的分布，但强度较弱。

电镜下可见电子致密物主要沉积于系膜区，有时呈巨大团块样，具有重要辅助诊断价值。

【临床表现】　IgA肾病几乎所有患者均有血尿。是原发性肾小球病中呈现单纯性血尿的最常见病理类型，约占60％～70％。10％～15％患者呈现血尿、蛋白尿、高血压、尿量减少、轻度水肿等急性肾炎综合征的表现。国内报道IgA肾病呈现肾病综合征者较国外明显高，约为10％～20％。少数IgA肾病患者（＜5％）可合并急性肾衰竭（ARF）。

好发于青少年，男性多见。起病前多有感染，常为上呼吸道感染（咽炎、扁桃体炎），其次为消化道、肺部和泌尿道感染。主要表现为无症状性尿异常，常在体检时偶然发现，呈持续性或间发性镜下血尿，可伴或不伴轻度蛋白尿；部分患者在上呼吸道感染后（24～72小时，偶可更短）出现突发性肉眼血尿，持续数小时至数日。伴或不伴轻度蛋白尿。

【实验室检查】　尿沉渣检查常显示尿红细胞增多，相差显微镜显示变形红细胞为主，提示肾小球源性血尿，但有时可见到混合性血尿。尿蛋白可阴性，少数患者呈大量蛋白尿（＞3.5g/d）。多次查血IgA，升高者可达30％～50％。

# 诊疗常规:IgA肾病

## (一) 诊断

本病诊断依靠肾活检标本的免疫病理学检查,即肾小球系膜区或伴毛细血管壁IgA为主的免疫球蛋白呈颗粒样或团块样沉积。诊断原发性IgA肾病时,必须排除肝硬化、过敏性紫癜等所致继发性IgA沉积的疾病后方可成立。

## (二) 鉴别诊断

**1. 链球菌感染后急性肾小球肾炎** 多见儿童,于链球菌感染后1~3周发生血尿、蛋白尿、水肿和高血压,甚至少尿及氮质血症等急性肾炎综合征表现,伴血清$C_3$下降,病情于发病8周内逐渐减轻到完全恢复正常者,即可临床诊断为急性肾炎。

**2. 薄基膜肾病** 常为持续性镜下血尿,常有阳性血尿家族史,肾小球基膜变薄。一般不难鉴别。

**3. 继发性IgA沉积为主的肾小球病**

(1) 过敏性紫癜肾炎:肾脏病理及免疫病理与IgA肾病相同,但前者常有典型的肾外表现,如皮肤紫癜、关节肿痛、腹痛和黑便等,可鉴别。

(2) 慢性酒精性肝硬化 50%~90%的酒精性肝硬化患者肾组织可显示以IgA为主的免疫球蛋白沉积,但仅很少数患者有肾脏受累的临床表现。与IgA肾病鉴别主要依据肝硬化存在。

## (三) 治疗

治疗则应根据不同的临床、病理综合给予合理治疗。

**1. 单纯性血尿或(和)轻微蛋白尿** 一般无特殊治疗,避免劳累、预防感冒和避免使用肾毒性药物。对于扁桃体反复感染者应做手术摘除,可减少肉眼血尿发生,降低血IgA水平,部分患者可减少尿蛋白。但手术应在感染控制后和病情稳定情况下进行。此类患者一般预后较好,肾功能可望较长期地维持在正常范围。

**2. 大量蛋白尿(>3.5g/d)或肾病综合征** 肾功能正常、病理改变轻微者,单独给予糖皮质激素常可得到缓解、肾功能稳定。肾功能受损、病变活动者则需激素及细胞毒药物联合应用。

**3. 急进性肾小球肾炎** 肾活检病理学检查显示以IgA沉积为主的新月体性肾炎或伴毛细血管襻坏死,临床上常呈肾功能急剧恶化。该类患者应按急进性肾炎治疗,如病理显示主要为细胞性新月体者应予强化治疗(甲泼尼龙冲击治疗、环磷酰胺冲击治疗等),若患者已达到透析指征,应配合透析治疗。该类患者预后差,多数患者肾功能不能恢复。

**4. 慢性肾小球肾炎** 合并高血压者(包括恶性高血压),积极控制高血压对保护肾功能极为重要。尿蛋白>1g/d,肾功能正常者,可应用ACEI或ARB;尿蛋白>2g/d,轻度肾功能不全,病理显示活动性病变为主,可试用糖皮质激素或加细胞毒药物,以期延缓肾功能进展。但血肌酐>265μmol/L(3mg/dl)、病理呈慢性病变时,应按慢性肾衰竭处理,一般不主张再积极应用糖皮质激素或加细胞毒药物、ACEI或ARB治疗。

# 复 习 题

**一、名词解释**

IgA肾病(IgA nephropathy)

**二、简答题**

IgA肾病的诊断包括什么?

### 三、问答题

1. 21 岁男性患者,反复浮肿 3 个月,查尿蛋白 4.3g/d,红细胞(++),肌酐 77μmol/L,经肾活检诊断为 IgA 肾病,其治疗原则为?

2. 18 岁男性患者,体检查尿常规示尿蛋白阴性、红细胞(++),血压 90/60mmHg,血红蛋白 144g/L,肌酐 77μmol/L,诊断为 IgA 肾病,需要与哪些疾病鉴别?

## 参 考 答 案

### 一、名词解释

IgA 肾病指肾小球系膜区以 IgA 或 IgA 沉积为主的原发性肾小球病。

### 二、简答题

IgA 肾病诊断依靠肾活检标本的免疫病理学检查。诊断原发性 IgA 肾病时,必须排除肝硬化、过敏性紫癜等所致继发性 IgA 沉积的疾病后方可成立。

### 三、问答题

1. IgA 肾病是肾脏免疫病理相同,但临床表现、病理改变和预后变异甚大的原发性肾小球病,其治疗则应根据不同的临床、病理综合给予合理治疗。单纯性血尿或(和)轻微蛋白尿一般无特殊治疗,避免劳累、预防感冒和避免使用肾毒性药物。对于扁桃体反复感染者应做手术摘除。大量蛋白尿(>3.5g/d)或肾病综合征,可用激素及细胞毒药物联合应用。急进性肾小球肾炎和慢性肾小球肾炎按其原则治疗。

2. 本病需要鉴别疾病包括

(1) 链球菌感染后急性肾小球肾炎。

(2) 薄基膜肾病:为持续性镜下血尿,有阳性血尿家族史,漫性肾小球基膜变薄。

(3) 继发性 IgA 沉积为主的肾小球病:①过敏性紫癜肾炎:肾脏病理及免疫病理与 IgA 肾病相同,但前者常有典型的肾外表现,如皮肤紫癜、关节肿痛、腹痛和黑便等。②慢性酒精性肝硬化:与 IgA 肾病鉴别主要依据肝硬化存在。

(马增伟)

# 第六章 尿 路 感 染

病例 4-6-1　26 岁女性患者,突发寒战、发热 39.7℃、腰痛、尿频、尿急、尿痛 1 周,体两侧肋腰点压痛,双肾区叩痛,尿常规示:白细胞(＋＋),亚硝酸盐(＋)。

问题:

1. 该患者的临床诊断是什么?

2. 诊断依据是什么?

3. 进一步要做什么检查明确你的诊断?

4. 最常见的感染途径是什么?

5. 你怎样处理及治疗该患者?

参考答案和提示:

1. 诊断　急性肾盂肾炎。

2. 依据　病人发热、寒战、腰痛,肋腰点压痛,双肾区叩痛,伴尿路刺激征,尿常规:白细胞＋＋,亚硝酸盐＋。

3. 进一步检查　尿细菌培养、血常规、泌尿系统超声、静脉肾盂造影。

4. 常见感染途径　上行感染。

5. 治疗

(1) 一般治疗:休息、多饮水、勤排尿。

(2) 抗感染治疗:选择敏感的抗生素,疗程为 14 天。

病例 4-6-2　27 岁女性患者,因尿频、尿急,腰酸 2 天而就诊。无发热。体检耻骨引区有压痛。尿白细胞 10～15 个/HP,红细胞 6 个/HP,血白细胞 $8.8×10^9$/L,清洁中段尿,培养为大肠埃希菌 $10^6$ 个/ml。

问题:

1. 该患者的临床诊断是什么?

2. 你的诊断依据是什么?

3. 进一步要做什么检查明确你的诊断?

4. 最常见的感染途径是什么?

5. 你怎样处理及治疗该患者?

参考答案和提示:

1. 诊断　急性膀胱炎。

2. 依据　病人尿频、尿急,腰酸,无发热,尿白细胞 10～15 个/HP,尿细菌培养为大肠埃希菌。

3. 进一步检查　泌尿系统超声

4. 常见感染途径　上行感染。

5. 治疗

(1) 一般治疗:休息、多饮水、勤排尿。

（2）抗感染治疗：单剂量疗法：氧氟沙星 0.4g，一次顿服，阿莫西林 3.0g 一次顿服。

（3）短疗程疗法：可选用磺胺类、喹诺酮类、半合成青霉素或头孢类等抗生素，任选一种，连用 3 天。

## 临床思维：尿路感染

**【病因和发病机制】**

**1. 致病菌**  革兰阴性杆菌，最常见是大肠埃希菌，占 70％，其他依次是变形杆菌、克雷白杆菌、产气杆菌、沙雷杆菌、产碱杆菌、粪链球菌、铜绿假单胞菌和葡萄球菌。

**2. 发病机制**  （1）感染途径：①上行感染（最常见，约占尿路感染的 95％）；②血行感染（少见，不足 3％）；③直接感染；④淋巴道感染（罕见）。

（2）机体的防御机制包括：①排尿的冲刷作用；②尿道和膀胱黏膜的抗菌能力；③尿液中高浓度尿素、高渗透压和低 pH 等；④前列腺分泌物中的抗菌成分；⑤感染出现后，白细胞很快进入膀胱上皮组织和尿液中，起清除细菌的作用；⑥输尿管膀胱连接处的活瓣，有防止尿液、细菌进入输尿管的功能。

**3. 易感因素**  ①尿路梗阻；②膀胱输尿管反流；③机体免疫力低下；④神经源性膀胱；⑤妊娠；⑥性别和性活动；⑦医源性因素；⑧泌尿系统结构异常；⑨遗传因素。

**4. 细菌的致病力**

**【并发症】**

**1. 肾乳头坏死**  指肾乳头及其邻近肾髓质缺血性坏死，常发生于伴有糖尿病或尿路梗阻的肾盂肾炎，为其严重并发症。主要表现为寒战、高热、剧烈腰痛或腹痛和血尿等，可同时伴发革兰阴性杆菌败血症和（或）急性肾衰竭。当有坏死组织脱落从尿中排出，阻塞肾小管时可发生肾绞痛。静脉肾盂造影可见肾乳头区有特征性"环形征"；

**2. 肾周围脓肿**  为严重肾盂肾炎直接扩展而致，多有糖尿病、尿路结石等易感因素。致病菌常为革兰阴性杆菌，尤其是大肠埃希菌。除原有症状加重外，常出现明显的单侧腰痛，且在向健侧弯腰时疼痛加剧。超声、X 线腹部平片、CT 等检查有助于诊断。

## 诊疗常规：尿路感染

（一）诊断要点

**1. 流行病学资料**  女性尿路感染发病率明显高于男性，比例约 8：1。未婚女性发病约 1％～3％，已婚女性发病率增高，约 5％，60 岁以上女性尿感发生率高达 10％～12％，除非存在易感因素，成年男性极少发生尿路感染。

**2. 临床表现**  急性膀胱炎主要表现为尿急、尿频、尿痛等尿路刺激征。急性肾盂肾炎除泌尿系症状外，有全身症状，如发热、寒战、头痛、全身酸痛、恶心、呕吐等，可伴一侧或两侧肋脊角或输尿管点压痛和（或）肾区叩击痛。慢性肾盂肾炎临床表现复杂，全身及泌尿系统局部表现均可不典型。

**3. 化验**  尿液检查可有白细胞尿、血尿、蛋白尿。白细胞排泄率增高，细菌培养可培养出致病菌。急性肾盂肾炎时血白细胞常升高，中性粒细胞增多，核左移。

**4. 影像学检查**  超声、X 线腹部平片、静脉肾盂造影、排尿期膀胱输尿管反流造影、逆行性肾盂造影等。

## （二）鉴别诊断

**1. 尿道综合征**　常见于妇女,患者有尿频、尿急、尿痛及排尿不适等尿路刺激症状,但多次检查均无真性细菌尿。

**2. 肾结核**　膀胱刺激症状更明显,一般抗生素治疗无效,尿沉渣可找到抗酸杆菌,尿培养结核分枝杆菌阳性,而普通细菌培养为阴性。静脉肾盂造影可发现肾实质虫蚀样缺损等表现。部分患者伴有肾外结合,抗结核治疗有效可资鉴别。

**3. 慢性肾小球肾炎**　慢性肾小球肾炎多为双侧肾脏受累,且肾小球功能受损较肾小管功能受损突出,常有较明显的蛋白尿、血尿和水肿病史。

## （三）治疗

**1. 一般治疗**　注意休息、多饮水、勤排尿,给予易消化食物。

**2. 抗感染治疗**　用药原则:①选择致病菌敏感的抗生素;②抗生素在尿和肾内的浓度要高;③选择肾毒性小、副作用少的抗生素;④单一药物治疗失败、严重感染、混合感染、耐药菌株出现时应联合用药;⑤对不同类型的尿路感染给予不同治疗时间。

（1）急性膀胱炎:①单剂量疗法;②短疗程疗法。

（2）肾盂肾炎:①病情较轻者,可口服药物治疗,疗程10～14天;②严重感染全身中毒症状明显者,静脉给药,疗程不少于2周。

（3）再发性尿路感染治疗。

（4）无症状性菌尿的治疗。

（5）妊娠期尿路感染的治疗。

## （四）预防

本病的预防原则应包括　①坚持多饮水、勤排尿,是最有效的预防方法;②注意会阴部清洁;③尽量避免尿路器械的使用,必需应用时,严格无菌操作;④如必须留置导尿管,前3天给予抗生素可延迟尿感的发生;⑤与性生活有关的尿感,应于性交后立即排尿,并口服一次常用量抗生素;⑥膀胱-输尿管反流者,要"二次排尿",即每次排尿后数分钟,再排尿一次。

# 复 习 题

**一、名词解释**

真性菌尿

**二、简答题**

1. 尿路感染最常见的致病菌是什么?

2. 尿路感染最常见的感染途径是什么?

3. 对尿路感染诊断最有意义的检查是什么?

4. 尿路感染在尚无药物敏感试验结果时,应选用针对哪种细菌有效的抗菌药物?

5. 25岁女性患者,尿频、尿急1天,无畏寒、发热、腰痛。尿常规:白细胞10～15个/HP,红细胞0～3个/HP。应采用哪种治疗方案?

6. 35岁女性患者,发热38.5℃,腰痛、尿频、尿急、尿痛3天。尿常规:白细胞10～15个/HP,尿培养大肠埃希菌生长,菌落计数>105/ml。应采用哪种治疗方案?

7. 78岁女性患者,因脑梗死入院,插导尿管3天后2次中段尿培养示有大肠埃希菌生长,菌落计数>105/ml。患者无发热、尿频、尿急、尿痛、腰痛。应采用哪种治疗方案?

8. 31 岁女性患者,寒战发热 39.5℃,腰痛、尿频、尿急、尿痛 2 天。血压 85/50mmHg,尿常规:白细胞 10～15 个/HP,血白细胞 20.3×10⁹/L,杆状核粒细胞 0.07,尿培养大肠埃希菌生长,菌落计数 >105/ml。应采用哪种治疗方案?

9. 器械检查或留置导尿引起肾盂肾炎的最常见的致病菌是什么?

10. 35 岁男性患者,因突发肉眼血尿 3 天作膀胱镜检查,术后出现明显尿频、尿急、尿痛,伴发热 39.8℃ 和腰痛,如作清洁中段尿细菌培养,最可能是哪种细菌感染?

### 三、问答题

1. 尿路感染的感染途径有哪些?

2. 尿路感染有哪些易感因素?

3. 膀胱炎、急性肾盂肾炎、无症状细菌尿的临床表现有哪些?

4. 尿路感染有哪些并发症?它们的主要特点是什么?

5. 真性菌尿尿路感染的诊断标准是什么?

6. 如何定位诊断肾盂肾炎与膀胱炎?

## 参考答案

### 一、名词解释

真性菌尿是指在排除假阳性的前提下,膀胱穿刺尿定性培养有细菌生长,清洁中段尿定量培养 ≥10⁵/ml,但临床上无尿感症状,则要求二次清洁中段尿培养的细菌菌落均≥10⁵/ml,且为同一菌种。

### 二、简答题

1. 尿路感染最常见的致病菌是大肠埃希菌。

2. 尿路感染最常见的感染途径是上行感染。

3. 对尿路感染诊断最有意义的检查是清洁中段尿细菌定量培养。

4. 应选用针对革兰阳性杆菌有效的抗菌药物。

5. 应采用抗生素 3 天治疗的治疗方案。

6. 应采用抗生素 2 周治疗的治疗方案。

7. 应采用碱化尿液,观察病情变化的治疗方案。

8. 应采用联合抗菌药物 2 周治疗的治疗方案。

9. 最常见的致病菌是铜绿假单胞菌。

10. 最可能是铜绿假单胞菌感染。

### 三、问答题

1. 尿路感染的途径主要有 4 种:①上行感染:病原菌经由尿道上行至膀胱、甚至输尿管、肾盂引起的感染称为上行感染,约占尿路感染的 95%。②血行感染:指病原菌通过血运到达肾脏和尿路其他部位引起的感染。少见,不足 3%。多发生于患有慢性疾病或接受免疫抑制剂治疗的患者。常见的病原菌有金黄色葡萄球菌、沙门菌属、假单胞菌属和白色念珠菌属等。③直接感染:泌尿系统周围器官、组织发生感染时,病原菌偶可直接侵入到泌尿系统导致感染。④淋巴道感染:盆腔和下腹部的器官感染时,病原菌可从淋巴道感染泌尿系统,但罕见。

2. 尿路感染的易感因素:①尿路梗阻(任何妨碍尿液自由流出的因素,如结石、前列腺增生、狭窄、肿瘤等均可导致尿液积聚,细菌不易被冲洗清除,而在局部大量繁殖引起感染);②膀胱输尿管反流;③机体免疫力低下如长期使用免疫抑制剂、糖尿病、长期卧床、严重的慢性病和艾滋病;④神经源性膀胱(支配膀胱的神经功能障碍);⑤妊娠;⑥性别和性活动;⑦医源性因素(导尿、膀胱镜和输尿管镜检查、逆行性尿路造影等可致尿路黏膜损伤,将细菌带入尿路,易引发尿路感染);⑧泌尿系统结构异常(如肾发育不良、肾盂及输尿管畸形、移植肾、多囊肾等);⑨遗传因素。

3. 急性膀胱炎占尿路感染中的 60%,主要表现为尿频、尿急、尿痛、排尿不适、下腹部疼痛等,无全身感染症状。尿常规常有白细胞尿,约 30%患者有血尿,其致病菌多为大肠埃希菌,约占 75%以上。

急性肾盂肾炎急性起病,全身感染性症状如寒战、发热、头痛、恶心、呕吐、血白细胞数升高。部分患者出现革兰阴性杆菌败血症,可有或无尿频、尿急、尿痛,常有腰痛、肋脊角压痛 或(和)叩痛,致病菌多为大肠埃希菌。无症状细菌尿是指患者有真性细菌尿,而无尿路感染的症状,致病菌多为大肠埃希菌,患者可长期无症状,尿常规可无明显异常,尿培养有真性菌尿。

4. 尿路感染主要有 2 大并发症:①肾乳头坏死是急性肾盂肾炎的严重并发症之一,常发生于肾盂肾炎伴有糖尿病或尿路梗阻时,可并发革兰阴性杆菌败血症或导致急性肾衰竭。主要表现为寒战高热、剧烈腰痛或腹痛和血尿等,可有坏死组织脱落从尿中排出,发生肾绞痛。IVP 可见肾乳头区有"环形征"。宜加强抗菌药物治疗和解除尿路梗阻。②肾周围脓肿常由重症急性肾盂肾炎直接扩展而来,致病菌常为革兰阴性杆菌,多有糖尿病、尿路结石等易感因素。除原有肾盂肾炎症状加剧外,常出现明显的单侧腰痛,向健侧弯腰时疼痛加剧。影像学检查有助于诊断。治疗加强抗感染治疗和(或)局部切开引流。

5. 真性菌尿尿路感染的诊断标准是:凡是有真性细菌尿者,均可诊断为尿路感染。真性细菌尿是指:①在排除假阳性的前提下,清洁中段尿细菌定量培养≥105/ml,可确诊尿路感染。②耻骨上膀胱穿刺尿细菌定性培养有细菌生长。

6. 判断上尿路或下尿路感染,需进行定位诊断。①根据临床表现定位:上尿路感染常有发热、寒战、甚至出现毒血症症状、伴腰痛、输尿管点和(或)肋脊点压痛、肾区叩击痛。下尿路感染,以膀胱刺激征为突出表现。②根据实验室检查定位:出现下列情况提示上尿路感染:膀胱冲洗后尿培养阳性;尿沉渣镜检有白细胞管型,并排除间质性肾炎、狼疮性肾炎;尿 NAG 升高、尿 $\beta_2$-MG 升高;尿渗透压降低。

(张　健)

# 第七章 急性肾衰竭

**病例 4-7-1** 患者,男性,50岁。腹痛、腹泻、发热5天,少尿、浮肿1天入院。患者5天前因食用不洁饮食后脐周阵发性疼痛,出现腹泻,每日20余次,为稀水样便伴有发热、恶心,体温达39℃,夜晚到当地医院诊治,诊断为"急性肠炎",口服尼美舒利退热,静脉点滴庆大霉素16万单位消炎治疗三天,腹泻好转,热退,但出现眼睑及双下肢浮肿,尿量逐渐减少,每日约200毫升,恶心、呕吐,进食差伴气短,转到上级医院,门诊检查血肌酐897μmol/L,尿素氮30mmol/L入院。查体:血压150/100mmHg,眼睑、颜面浮肿,睑结合膜无苍白,口唇无发绀,心肺未见异常,腹软,无压痛,肝脾未及,双下肢浮肿阳性。双肾超声检查,双肾体积增大,实质回声增强,皮质、髓质界限清晰。入院第二天无尿,检查血红蛋白100g/L,血肌酐1020μmol/L,尿素氮38mmol/L,尿蛋白(十),尿比重1.005,血清钾:5.8mmol/L,血清钠132mmol/L,二氧化碳结合力15mmol/L。

**问题:**

1. 该患者的临床诊断是什么?

2. 诊断依据是什么?

3. 鉴别诊断是什么?

4. 治疗策略是什么?

**参考答案和提示:**

1. 临床诊断 急性肾衰竭(急性肾小管坏死)。

2. 诊断依据

(1) 腹痛、腹泻、恶心、进食差等血容量减少病史。在此基础上有应用肾毒性药物庆大霉素及引起肾缺血的非甾体抗炎药尼美舒利病史。

(2) 临床表现:进行性少尿、无尿、浮肿,恶心、进食差、气短。

(3) 轻度贫血、血肌酐和尿素氮进行性上升,血肌酐每日平均增加≥44.2mmol/L,血清钾浓度升高,5.8mmol/L,血清低钠132mmol/L,代谢性酸中毒,二氧化碳结合力15mmol/L,尿比重低1.005。

(4) 双肾超声检查:双肾体积增大,实质回声增强,皮质、髓质界限清晰。

3. 鉴别诊断 首先应排除CKD基础上的ARF;CKD表现双侧肾缩小、贫血、尿毒症面容、肾性骨病和神经病变等。其次应除外肾前性和肾后性原因。在确定为肾性ARF后,尚应鉴别是肾小球、肾血管还是肾间质病变引起。ARF病因不同,其治疗方法不同。

4. 治疗策略包括 ①纠正可逆的病因;②维持体液平衡;③保证足够的热量摄入和营养;④纠正高钾血症和代谢性酸中毒;⑤纠正感染;⑥透析疗法包括,腹膜透析(PD)、间歇性血液透析(IHD)或连续性肾脏替代治疗(CRRT)。

**病例 4-7-2**　患者,46 岁,服生鱼胆 1 枚(约 3.0g)10 小时,出现恶心呕吐,腹胀、腰酸、背痛明显就诊。检查体温 37℃,脉搏 94 次/分,血压 140/92mmHg,血常规 Hb95g/L,尿常规:蛋白(＋＋＋),RBC20～22 个/HP,血尿素氮 18mmol/L,血肌酐 409$\mu$mol/L 升高,血钾、钠、氯及肝功能正常。1 周后查血尿素氮 36.5mmol/L,血肌酐 1322$\mu$mol/L,血气分析 pH7.33,二氧化碳分压 25.1cmHg,$HCO_3^-$ 13.2mmol/L。双肾 B 超:右肾 12.2cm×6.7cm,左肾 12.1cm×6.2cm。

**问题:**

1. 该患者的临床诊断是什么?

2. 诊断依据是什么?

3. 治疗策略是什么?

**参考答案和提示:**

1. 临床诊断　急性肾衰竭。

2. 诊断依据包括　根据原发病因服生鱼胆 1 枚(约 3.0g),10 小时,出现恶心呕吐,腹胀、腰酸、背痛明显就诊。肾功能急速进行性减退,血尿素氮 18mmol/L,血肌酐 409$\mu$mol/L 进行性升高,1 周后查血尿素 36.5mmol/L,血肌酐 1322$\mu$mol/L,双肾 B 超:右肾 12.2cm×6.7cm,左肾 12.1cm×6.2cm。

3. 治疗策略包括　血液透析或腹膜透析,等待肾脏恢复。

# 临床思维:急性肾衰竭

急性肾衰竭(acute renal failure,ARF)由各种原因引起的肾功能在短时间内(几小时至几周)突然下降而出现的氮质废物滞留和尿量减少综合征。

**【病因和分类】**　ARF 有广义和狭义之分,广义的 ARF 可分为肾前性、肾性和肾后性三类。狭义的 ARF 是指急性肾小管坏死(acute tubular necrosis,ATN)。

肾前性 ARF 的常见病因包括(如各种原因的液体丢失和出血)、有效动脉血容量减少和肾内血流动力学改变等。肾后性 ARF 的特征是急性尿路梗阻,梗阻可发生在尿路从肾盂到尿道的任一水平。肾性 ARF 有肾实质损伤,常见的是肾缺血或肾毒性物质(包括外源性毒素,如生物毒素、化学毒素、抗菌药物、造影剂等和内源性毒素,如血红蛋白、肌红蛋白等)损伤肾小管上皮细胞(如 ATN)。在这一类中也包括肾小球病、血管病和小管间质病导致的。

**【发病机制】**　肾前性 ARF 是肾灌注减少导致血流动力学介导的肾小球滤过率(GFR)降低,并无明显的肾实质损伤。如果肾灌注量减少能在 6 小时内得到纠正,则血流动力学损害可以逆转,肾功能也可迅速恢复。但若低灌注持续,则可发生肾小管上皮细胞明显损伤,继而发展为 ATN。

中毒性和缺血性损害引起 ATN。肾毒素或肾缺血-再灌注所致肾小管上皮细胞损伤及上皮细胞脱落、管型形成和肾小管腔阻塞等。

**【临床表现】**　临床病程典型可分为三期:

**1. 起始期**　患者常有低血压、缺血、脓毒血症和肾毒素等已知 ATN 的病因,随着肾小管上皮细胞发生明显损伤,GFR 突然下降,临床上 ARF 综合征的表现变得明显,则进入维持期。

**2. 维持期**　又称少尿期。典型的为 7～14 天,但也可短至几天,长至 4～6 周。肾小球滤过率保持在低水平。临床上均可出现尿毒症一系列表现。

（1）ARF 的全身并发症（消化、呼吸、循环、神经、血液系统症状）；感染是 ARF 另一常见而严重的并发症。

（2）水、电解质和酸碱平衡紊乱表现：①代谢性酸中毒；②高钾血症；③水潴留引起的稀释性低钠；④低钙、高磷血症。

**3. 恢复期** 肾小管细胞再生、修复，肾小管完整性恢复。肾小球滤过率逐渐回复正常或接近正常范围。在不使用利尿剂的情况下，每日尿量可达 3000～5000ml，或更多。通常持续 1～3 周，继而逐渐恢复。

**【实验室检查】**

**1. 血液检查** 可有轻度贫血、血肌酐和尿素氮进行性上升，血肌酐每日平均增加 ≥44.2μmol/L，高分解代谢者上升速度更快，每日平均增加≥176.8μmol/L。血清钾浓度升高，常大于 5.5mmol/L。血 pH 常低于 7.35。碳酸氢根离子浓度多低于 20mmol/L。血清钠浓度正常或偏低。血钙降低，血磷升高。

血浆尿素氮（mg/dl）与肌酐（mg/dl）的比值正常为（10～15）：1。肾前性少尿时血浆 BUN/Cr 不成比例增加，可达 20：1 或更高。而急性肾小管坏死患者因肾小管重吸收尿素氮的能力下降，该比值小于（10～15）：1。

**2. 尿液检查** 尿蛋白多为±～＋，以小分子蛋白为主。尿沉渣检查可见肾小管上皮细胞、上皮细胞管型和颗粒管型及少许红、白细胞等；尿比重降低且较固定，多在 1.015 以下，尿渗透浓度低于 350mmol/L，尿钠含量增高，多在 20～60mmol/L，肾衰指数和滤过钠分数常＞1。

**3. 影像学检查**

**4. 肾活检** 肾活检是重要的诊断手段。在排除了肾前性及肾后性原因后，没有明确致病原因（肾缺血或肾毒素）的肾脏 ARF 都有肾活检指征。活检结果可确定包括急性肾小球肾炎、系统性血管炎、急进性肾炎及急性过敏性间质性肾炎等肾脏疾病。

# 诊疗常规:急性肾衰竭

## （一）诊断与鉴别诊断

根据原发病因，肾功能急速进行性减退，结合相应临床表现和实验室检查，对 ATN 一般不难作出诊断。急性肾衰竭一般是基于血肌酐的绝对或相对值的变化诊断，如血肌酐绝对值每日平均增加 44.2/μmol/L 或 88.4μmol/L 或在 24～72 小时内血肌酐值相对增加 25%～100%。

**1. ATN 与肾前性少尿鉴别**

**2. ATN 与肾后性尿路梗阻鉴别**

**3. ATN 与其他肾性 ARF 鉴别** 肾性 ARF 可见于急进性肾小球肾炎、急性间质性肾炎等以及全身性疾病的肾损害如狼疮肾炎、过敏性紫癜性肾炎等。肾病综合征有时亦可引起 ARF。此外，系统性血管炎、血栓性微血管病如溶血尿毒症综合征、恶性高血压及产后 ARF 等也会引起。ARF 通常根据各种疾病所具有的特殊病史、临床表现、化验异常及对药物治疗的反应可作出鉴别诊断。肾活检常可帮助鉴别。

## （二）治疗

ARF 的治疗包括非透析治疗和透析治疗。

# 复　习　题

**一、名词解释**

急性肾衰竭(acute renal failure,ARF)

**二、简答题**

1. 急性肾衰竭的分类有哪些?

2. 急性肾衰竭的病因有哪些?

3. 急性肾衰竭的尿液检查有哪些异常?

4. 急性肾衰竭的诊断有哪些?

5. 急性肾衰竭需与哪些疾病相鉴别?

**三、问答题**

1. 女性,75岁,进食不洁食物后出现腹泻、反复呕吐胃内容物伴上腹痛近3天,24小时尿量50ml。查血尿素氮20.6mmol/L,血肌酐708$\mu$mol/L,二氧化碳结合力14mmol/L,血钾6.1mmol/L,尿比重1.020。试问急性肾衰竭透析治疗的指证有哪些?

2. 男性,25岁,3天前食不洁食物后出现发热,腹泻水样便,每日10余次,伴恶心呕吐,口服抗生素治疗无效。体检:脱水貌,心率110次/分,血压14/10kPa,24小时尿量300ml,查血BUN 11.3mmol/L,Cr 187$\mu$mol/L,尿比重1.022。尿钠131 mmol/L,初步诊断为急性肾衰竭,试问治疗原则有哪些?

# 参　考　答　案

**一、名词解释**

急性肾衰竭是由各种原因引起的肾功能在短时间内(几小时至几周)突然下降而出现的氮质废物滞留和尿量减少综合征。

**二、简答题**

1. 急性肾衰竭分为肾前性、肾性和肾后性急性肾衰竭三类。

2. 急性肾衰竭的病因包括肾前性ARF的病因包括血容量减少、有效动脉血容量减少和肾内血流动力学改变等。肾后性ARF的特征是急性尿路梗阻。肾性ARF有肾实质损伤,常见的是肾缺血或肾毒性物质(包括外源性毒素,如生物毒素、化学毒素、抗菌药物、造影剂等和内源性毒素,如血红蛋白、肌红蛋白等)损伤肾小管上皮细胞(如ATN)。在这一类中也包括肾小球病、血管病和小管间质病导致的。

3. 急性肾衰竭的尿液检查异常表现包括尿蛋白多为±~＋,常以小分子蛋白为主。尿沉渣检查可见肾小管上皮细胞、上皮细胞管型和颗粒管型及少许红、白细胞等;尿比重降低且较固定,多在1.015以下,尿渗透浓度低于350mmol/L,尿与血渗透浓度之比低于1.1;尿钠含量增高,多在20~60mmol/L肾衰指数和滤过钠分数常大于1。

4. 急性肾衰竭的诊断包括急性肾衰竭一般是基于血肌酐的绝对或相对值的变化诊断,如血肌酐绝对值每日平均增加44.2$\mu$mol/L或88.41$\mu$mol/L或在24~72小时内血肌酐值相对增加25％~100％。根据原发病因,肾功能急速进行性减退,结合相应临床表现和实验室检查作出诊断。

5. 急性肾衰竭主要需与以下疾病鉴别　①在慢性肾脏病基础上的急性肾衰竭:CKD可从存在双侧肾缩小、贫血、尿毒症面容、肾性骨病、神经病变等得到提示;②肾前性少尿;③肾性急性肾衰竭:肾性急性肾衰竭可见于急进性肾小球肾炎、急性间质性肾炎、全身性疾病的肾损害(如狼疮肾炎、过敏性紫癜肾炎)、肾病综合征、系统性血管炎、微血管病(如溶血尿毒症综合征、恶性高血压及产后急性肾衰竭)等;④肾后性尿路梗阻。

**三、问答题**

1. 急性肾衰竭的透析治疗的指证包括明显的尿毒症综合征,包括心包炎和严重脑病、高钾血症、严重代谢性酸中毒、容量负荷过重对利尿药治疗无效者都是透析治疗指征。

2. 急性肾衰竭的治疗原则包括纠正可逆的病因，维持体液平衡；保持饮食和营养，有助于损伤细胞的修复和再生；纠正高钾血症和代谢性酸中毒；根据细菌培养和药物敏感试验选用对肾无毒性或毒性低的药物控制治疗感染；明显的尿毒症综合征的给予透析治疗；多尿的治疗维持水、电解质和酸碱平衡，控制氮质血症和防止各种并发症。恢复期的治疗。定期随访肾功能，避免使用对肾有损害的药物。

（马增伟）

# 第八章　慢性肾衰竭

**病例 4-8-1**　患者,女性,32 岁,发热伴咳嗽 2 周,少尿 2 天,过去史不详。初步检查:Hb65g/L,BUN 54.1 mmol/L,Scr 976$\mu$mol/L,血钙 1.34mmol/L,血磷 3.32mmol/L,血清白蛋白 25g/L,尿蛋白 1g/L,尿红细胞 3～5 个/Hp。

**问题:**

1. 该患者的临床诊断是什么?

2. 诊断依据是什么?

3. 进一步要做什么检查明确你的诊断?

4. 常见的病因有哪些?

5. 你怎样处理及治疗该患者?

**参考答案和提示:**

1. 诊断　慢性肾衰竭(尿毒症期)。

2. 依据　病人少尿、血常规:Hb65g/L,肾功:BUN 54.1 mmol/L,Scr 976$\mu$mol/L。

3. 进一步检查　泌尿系统超声、胸部正位片、心电图。

4. 病因　原发性肾小球肾炎、糖尿病肾病、高血压肾小动脉硬化、肾小管间质病变、肾血管病变、遗传性肾病等。

5. 治疗包括　①抗感染治疗;②纠正贫血及离子紊乱;③饮食治疗;④替代治疗(血液透析或腹膜透析)。

---

**病例 4-8-2**　患者,45 岁,男性,反复水肿、蛋白尿 5 年,恶心厌食、少尿 1 周,喘憋不能平卧,血压 180/100mmHg,脉搏 94 次/分,血红蛋白 62g/L,$CO_2$CP13mmol/L,血肌酐 1124mmol/L。

**问题:**

1. 该患者的临床诊断是什么?

2. 你的诊断依据是什么?

3. 进一步要做什么检查明确你的诊断?

4. 常见的病因有哪些?

5. 你怎样处理及治疗该患者?

**参考答案和提示:**

1. 诊断　慢性肾衰竭(尿毒症期)并发急性左心衰竭。

2. 依据　患者反复水肿、蛋白尿 5 年,恶心厌食、少尿 1 周,喘憋不能平卧,血压 180/100mmHg,脉搏 94 次/分,血红蛋白 62g/L,血肌酐 1124mmol/L。

3. 进一步检查　泌尿系统超声、胸部正位片、心电图、心脏超声、血离子。

4. 病因　原发性肾小球肾炎、糖尿病肾病、高血压肾小动脉硬化、肾小管间质病变、肾血管病变、遗传性肾病等。

5. 治疗包括　①血液透析;②降压、扩冠、强心以纠正心衰;③纠正贫血、离子紊乱及代谢性酸中毒;④饮食治疗。

## 临床思维:慢性肾衰竭

**【慢性肾衰竭的分期】**　慢性肾衰竭的分期见表 4-8-1。

表 4-8-1　慢性肾衰竭的分期

| CRF 分期 | 肌酐清除率 ml/min | 血肌酐 $\mu$mol/L |
| --- | --- | --- |
| 肾功能代偿期 | 50～80 | 133～177 |
| 肾功能失代偿期 | 20～50 | 186～442 |
| 肾功能衰竭期 | 10～20 | 451～707 |
| 尿毒症期 | <10 | ≥707 |

**【发病机制】**

**1. 慢性肾衰竭进展发生机制包括**　①肾单位高滤过;②肾单位高代谢;③肾组织上皮细胞表型转化作用;④某些细胞因子-生长因子作用;⑤其他如肾脏固有细胞凋亡、醛固酮过多等。

**2. 尿毒症症状的发生机制主要与尿毒症毒素的毒性作用有关**　①尿毒症毒素作用;②体液因子的缺乏;③营养素的缺乏。

# 诊疗常规:慢性肾衰竭

## (一)诊断要点

**1. 流行病学资料**　据我国部分报告,慢性肾衰竭的患病率约为 8%～10%,近 20 年来慢性肾衰竭在人类主要死亡原因中占第五位至第九位,慢性肾脏病的防治已经成为世界各国所面临的重要公共卫生问题之一。

**2. 临床表现**

(1)水、电解质紊乱:代谢性酸中毒、水钠代谢紊乱、钾代谢紊乱、钙磷代谢紊乱、镁代谢紊乱。

(2)蛋白质、糖类、脂肪和维生素的代谢紊乱。

(3)心血管系统表现:高血压和左心室肥厚、心力衰竭、尿毒症性心肌病、心包病变、血管钙化和动脉粥样硬化。

其他　①呼吸系统症状;②胃肠道症状;③血液系统表现;④神经肌肉系统症状;⑤内分泌功能紊乱;⑥骨骼病变。

**3. 化验**　肾功、血常规、尿常规、离子、泌尿系统超声等。

**4. 必要时做肾组织活检**

## (二)鉴别诊断

(1)慢性肾衰竭与肾前性氮质血症的鉴别并不困难,在有效血容量补足 48～72 小时后肾前性氮质血症患者肾功能即可恢复,而慢性肾衰竭者肾功能难以恢复。

(2)与急性肾衰竭的鉴别,多数情况下并不困难,往往根据病人的病史即可作出鉴别诊断。在患者病史欠详时,超声、CT 等或肾图检查结果进行分析,双肾明显缩小、或肾图提示慢性病变,则支持慢性肾衰竭的诊断。

## (三)尿毒症的替代治疗

尿毒症的替代治疗包括　①血液透析;②腹膜透析;③肾移植。

# 复 习 题

**一、名词解释**

慢性肾脏病

## 二、简答题

1. 尿毒症患者贫血的最主要原因是什么？
2. 尿毒症患者心血管并发症包括哪些？
3. 慢性肾功能衰竭患者易并发感染，主要原因是什么？
4. 慢肾衰最早和最突出的临床表现是哪个系统？
5. 慢肾衰最常见的死因是什么？
6. 慢肾衰患者的正确饮食是什么？
7. 我国导致慢肾衰最主要的疾病是什么？
8. 慢肾衰的患者合并纤维囊性骨炎的直接因素是什么？
9. 尿毒症患者充分透析和脱水达到干体重后，高血压没得到控制，进一步降压措施是什么？
10. 女性，55 岁，60kg，慢肾衰 5 年，食欲差，恶心、呕吐 1 周，呼吸深大，血气 pH7.25，二氧化碳分压 28mmHg，氧分压 80mmHg，血肌酐 980$\mu$mol/L，患者纠酸最有效方法是什么？

## 三、问答题

1. 慢性肾衰竭如何进行分期？慢性肾脏病怎样进行分期？
2. 慢性肾衰渐进性发展的危险因素有哪些？
3. 简述慢性肾衰竭急性恶化的危险因素有哪些？
4. 慢性肾衰竭会出现哪些水、电解质和酸碱平衡失调？
5. 慢性肾衰竭可累及哪些器官、系统以及有哪些主要的临床表现？
6. 如何延缓慢性肾衰竭的发展？具体防治措施有哪些？

# 参 考 答 案

## 一、名词解释

　　各种原因引起的慢性肾脏结构和功能障碍（肾脏损伤病史＞3 个月），包括 GFR 正常和不正常的病理损伤、血液或尿液成分异常，及影像学检查异常，或不明原因的 GFR 下降（GFR＜60ml/min）超过 3 个月，称为慢性肾脏病。

## 二、简答题

1. 尿毒症患者贫血的最主要原因是红细胞生成素减少。
2. 尿毒症患者心血管并发症包括高血压、动脉粥样硬化、心包炎、心肌病、心力衰竭。
3. 慢性肾功能衰竭患者易并发感染，主要是由于免疫功能降低，白细胞功能异常。
4. 慢肾衰最早和最突出的临床表现是胃肠道表现。
5. 慢肾衰最常见的死因是心血管疾病。
6. 慢肾衰患者的正确饮食是优质低蛋白饮食。
7. 我国导致慢肾衰最主要的疾病是慢性肾小球肾炎。
8. 慢肾衰的患者合并纤维囊性骨炎的直接因素是继发性甲状旁腺功能亢进。
9. 进一步降压措施是 ACEI 或 ARB 类药物。
10. 该患者纠酸最有效的方法是立即静滴 5％碳酸氢钠 150ml 后改为碳酸氢钠片口服。

## 三、问答题

1. 慢性肾衰竭可分为以下四个阶段：①肾功能代偿期：肌酐清除率 50～80 ml/min，血肌酐 133～177 $\mu$mol/L。②肾功能失代偿期：肌酐清除率 20～50 ml/min，血肌酐 186～442 $\mu$mol/L。③肾功能衰竭期（尿毒症前期）：肌酐清除率 10～20 ml/min，血肌酐 451～707$\mu$mol/L。④尿毒症期：(肌酐清除率＜10ml/min，血肌酐≥707 $\mu$mol/L)。

　　慢性肾脏病分期：CKD 1 期：已有肾损害，GFR 正常，GFR≥90 ml/min；积极诊治 CKD，缓解症状，保护肾功能。CKD 2 期：GFR 轻度降低，GFR 水平 60～89 ml/min；评估、减慢 CKD 进展，降低 VCD（心血管病）患病危险。CKD 3 期：GFR 中度降低，GFR 水平 30～59 ml/min；减慢 CKD 进展,评估、治疗并发症。CKD 4 期:GFR 重度降低,GFR 水平 15～29 ml/min;综合治疗,做好透析前准备。CKD 5 期:ESRD(肾衰竭)GFR<15ml/min;出现尿毒症,及时替代治疗。

2. 慢性肾衰渐进性发展的危险因素包括　高血糖控制不满意、高血压、蛋白尿(包括微量白蛋白尿)、低白蛋白血症、吸烟等;少量研究提示,贫血、高脂血症、高同型半胱氨酸血症、营养不良、老年、尿毒症毒素蓄积等,可能在 CRF 的病程进展中起一定作用。

3. 急性恶化的危险因素主要有:①累及肾脏的疾病(如原发性肾小球肾炎、高血压病、糖尿病、缺血性肾病等)复发或加重;②血容量不足(低血压、脱水、大出血或休克等);③肾脏局部血供急剧减少(如肾动脉狭窄患者应用 ACEI、ARB 等药物);④严重高血压未能控制;⑤肾毒性药物;⑥泌尿道梗阻;⑦严重感染;⑧其他:高钙血症、严重肝功不全等。

4. 慢性肾衰竭可出现水、电解质和酸碱平衡失调,主要有:①常有轻度钠、水潴留,常有低钠血症,以假性低钠血症多见;②高钾血症;③代谢性酸中毒;④高磷血症;⑤低钙血症;⑥高镁血症。

5. 慢性肾衰竭可累及下列器官、系统,其主要的临床表现有:①心血管和呼吸系统:有高血压和左心室肥大、心力衰竭、尿毒症心肌病、心包炎、血管钙化、动脉粥样硬化、呼吸深长和尿毒症肺水肿;②胃肠道症状:恶心、呕吐、食欲不振、口气有尿味,可有消化道出血;③血液系统表现:有贫血、出血倾向、白细胞异常;④神经肌肉系统症状:疲乏、失眠、注意力不集中,性格改变、抑郁、记忆力减退、判断错误和精神、意识异常,并可有神经肌肉兴奋性增加,如肌肉颤动、痉挛和呃逆等;常有周围神经病变,最常见的是肢端袜套样分布的感觉丧失;患者常有肌无力;⑤内分泌功能紊乱:1,25(OH)$_2$ 维生素 D$_3$、红细胞生成素不足和肾内肾素-血管紧张素 II 过多,继发性甲旁亢,性腺功能减退;⑥骨骼病变:肾性骨营养不良(即肾性骨病)相当常见,包括纤维囊性骨炎、骨生成不良、骨软化症、骨质疏松症和透析相关性淀粉样变骨病。

6. 延缓慢性肾衰竭发展的基本对策:①坚持病因治疗:对高血压病、糖尿病肾病、肾小球肾炎等,坚持长期合理治疗;②避免或消除 CFR 急剧恶化的危险因素;③阻断或抑制肾单位损害渐进性发展的各种途径,保护健存肾单位。对患者血压、血糖、尿蛋白定量、血肌酐上升幅度、GFR 下降幅度等指标,都应控制在"理想范围"。

　　具体防治措施主要有:①及时、有效地控制高血压;②ACEI 和 ARB 的独特作用:均具有良好的降压作用,独特的减低高滤过、减轻蛋白尿的作用,主要通过扩张出球小动脉来实现,同时也有抗氧化、减轻肾小球基膜损害等作用;③严格控制血糖:空腹血糖控制 5.0～8.3mmol/L(睡前 6.1～8.3mmol/L),糖化血红蛋白(HbA1C)<7%,可延缓患者 CRF 进展;④控制尿蛋白:将患者蛋白尿控制<0.5g/24hr,或明显减轻微量白蛋白尿,均可改善其长期预后;⑤饮食治疗:患者必需摄入足够热量,应用低蛋白 0.6～0.8g/kg·d,低磷饮食<600～800mg/d,单用或加用必需氨基酸或其 α-酮酸,有可能具有减轻肾小球硬化和肾间质纤维化的作用;⑥其他:积极纠正贫血、减少尿毒症毒素蓄积、应用他汀类降脂药、戒烟等对肾功能有一定保护作用。

(张　健)

# 第五篇　内分泌系统疾病

## 第一章　总　　论

### 一、概　　念

**1. 内分泌**　内分泌系统除其固有的内分泌腺（垂体、甲状腺、甲状旁腺、肾上腺、性腺和胰岛）外，尚有分布在心、肺、肝、胃肠、肾、脑的内分泌组织和细胞。它们所分泌的激素，可通过血液传递叫内分泌。

**2. 旁分泌**　通过细胞外液局部或邻近传递称为旁分泌。

**3. 自分泌**　所分泌的物质直接作用于自身细胞称为自分泌。

**4. 胞内分泌**　更有细胞内的化学物质直接作用至自身细胞称为胞内分泌。

**5. 新陈代谢**　新陈代谢是人体生命活动基础，包括物质合成代谢和分解代谢两个过程。

**6. 合成代谢**　合成代谢是营养物质进入人体内，参与机体众多的化学反应，在机体内合成较大的分子并转化为自身的物质，其中三大营养物质以糖原、蛋白质和脂肪的形式在体内合成和储存，这一反应过程常需能量。

**7. 分解代谢**　分解代谢是体内的糖原、蛋白质和脂肪等大分子物质分解为小分子物质的降解反应，是一种产生能量的变化过程。

**8. 中间代谢**　中间代谢是指营养物质进入机体后在体内合成和分解代谢过程中的一系列化学反应。

**9. 激素种类**　根据其化学特性可将激素分为四类：肽类激素、氨基酸类激素、胺类激素、类固醇激素。

### 二、内分泌系统的调节

**1. 神经系统与内分泌系统的相互调节**

**2. 内分泌系统的反馈调节**　反馈调节是内分泌系统的主要调节机制，下丘脑—垂体—靶腺之间通过反馈调节维持三者之间的动态平衡，反馈调节有负反馈及正反馈。

**3. 免疫系统和内分泌功能**

### 三、内分泌系统的疾病

根据其病变发生在下丘脑、垂体或周围靶腺而有原发性和继发性之分。

**1. 功能减低的原因**　①内分泌腺破坏；②内分泌激素合成缺陷；③发生在激素、激素受体、转录因子、酶及离子通路的基因突变均导致激素缺乏；④内分泌腺以外的疾病。

**2. 功能亢进的原因**　①内分泌腺肿瘤；②多内分泌腺瘤、1 型、2A 型、2B 型；③激素受体突变而有获取功能；④异位内分泌综合征乃由非内分泌组织肿瘤分泌过多激素类激素所致；⑤激素代谢异常；⑥自身免疫（TSH 受体抗体刺激甲状腺功能增强）；⑦医源性内分泌。

# 四、内分泌疾病诊断原则

完整的内分泌疾病的诊断应包括功能诊断、病理诊断和病因诊断三个方面。

**1. 功能诊断**

（1）典型症状和体征对诊断内分泌疾病有重要参考价值。

（2）实验室检查及其资料分析，需要临床医师掌握各种内分泌疾病的病理生理学。

1）代谢紊乱证据

2）激素分泌情况

3）动态功能测定主要有下列两类：①兴奋试验（多适用于分泌功能减退的情况）；②抑制试验（多适用于分泌功能亢进的情况）。

**2. 病理诊断** 病变性质和病变部位的确定 ①影像学检查；②放射性核素检查；③细胞学检查；④静脉导管检查。

**3. 病因诊断**

（1）自身抗体检测：甲状腺球蛋白抗体（TGAb），甲状腺过氧化物酶抗体（TPOAb）又称甲状腺微粒体抗体（TMAb），促甲状腺激素受体抗体（TRAb）、胰岛素抗体、胰岛细胞抗体（ICA），谷氨酸脱羧酶抗体（CADAb）等。

（2）白细胞染色体检查有无畸变、缺失、增多等。

（3）HLA 鉴定。

# 五、内分泌疾病防治原则

**1. 一般对功能亢进者采用** ①手术切除导致功能亢进的肿瘤或增生组织；②放射治疗毁坏肿瘤或增生组织，减少激素的分泌；③药物治疗，抑制激素的合成和释放。

**2. 对于功能减退者，主要采用** ①有关缺乏激素的替代治疗；②内分泌腺组织移植。也可以说内分泌疾病的治疗主要是病因治疗和纠正功能紊乱。

## 复 习 题

**一、名词解释**

1. 负反馈　2. 分解代谢　3. 旁分泌　4. 内分泌　5. 新陈代谢

**二、简答题**

1. 按化学特性可将激素分为几类？各是什么？
2. 内分泌系统疾病中功能减低的原因是什么？
3. 内分泌系统的动态功能测定有哪几种？
4. 内分泌系统经典的内分泌轴系调节系统是哪几个？
5. 完整的内分泌疾病的诊断应包括什么？

## 参 考 答 案

**一、名词解释**

1. 在内分泌系统反馈调节中通过先兴奋后抑制达到相互制约保持平衡的机制，称负反馈。
2. 分解代谢是体内的糖原、蛋白质和脂肪等大分子物质分解为小分子物质的降解反应，是一种产生能量的变化过程。
3. 通过细胞外液局部或邻近传递称为旁分泌。
4. 内分泌系统除其固有的内分泌腺（垂体、甲状腺、甲状旁腺、肾上腺、性腺和胰岛）外，尚有分布在心、肺、肝、胃肠、肾、脑的内分泌组织和细胞。它们所分泌的激素,可通过血液传递叫内分泌。

5. 新陈代谢是人体生命活动的基础,包括物质的合成代谢和分解代谢两个过程。

## 二、简答题

1. 按化学特性可将激素分为四种:肽类激素、氨基酸类激素、胺类激素、类固醇激素。

2. 内分泌系统疾病中功能减低的原因包括　①内分泌腺破坏;②内分泌激素合成缺陷;③发生在激素、激素受体、转录因子、酶及离子通路的基因突变均导致激素缺乏;④内分泌腺以外的疾病。

3. 动态功能测定主要有两类:①兴奋试验(多适用于分泌功能减退的情况);②抑制试验(多适用于分泌功能亢进的情况)。

4. 内分泌系统经典的内分泌轴系调节系统是下丘脑—垂体—靶腺之间通过反馈调节维持三者之间的动态平衡,有下丘脑—垂体—甲状腺轴、下丘脑—垂体—性腺轴、下丘脑—垂体—肾上腺轴。

5. 完整内分泌疾病的诊断应包括功能诊断、病理诊断和病因诊断三个方面。

# 第二章 垂体瘤

**案例 5-2-1** 患者,女性,29 岁,结婚 5 年未孕,近半年头痛、闭经、溢乳,妇科检查未见子宫、附件及阴道异常。化验检查:PRL280μg/L,垂体 MRI 检查发现 0.8cm×0.9cm 肿瘤,尿妊娠试验(一)。

**问题:**

1. 本病诊断是什么?

2. 诊断依据是什么?

3. 需要鉴别什么疾病?

4. 治疗目标是什么?

**参考答案和提示:**

1. **诊断** 垂体泌乳素瘤。

2. **诊断依据** ①女性,31 岁,结婚 3 年未孕,近半年头痛、闭经、溢乳;②妇科检查未见子宫、附件、阴道异常;③化验检查 PRL 280μg/L,尿妊娠试验(一);④垂体 MRI 检查发现 0.8cm×0.9cm 肿瘤。

3. **需要鉴别的疾病包括**

(1) 颅咽管瘤:以儿童及青少年多见,X 线示蝶鞍扩大,颅平片侧位片常示钙化点阴影。

(2) 脑膜瘤:多见于成年女性,蝶鞍扩大,内分泌症状不明显,主要为头痛及视神经受压症状。

(3) 还有淋巴细胞性垂体炎、颈内动脉瘤、视神经胶质瘤、空泡蝶鞍、异位松果体瘤。

(4) 甲状腺功能减退:可有闭经和溢乳,同时有甲减的特殊体征及甲状腺功能减退的甲功异常实验室指标。

4. **治疗目标** ①减轻或消除肿瘤占位病变的影响;②纠正肿瘤分泌过多激素;③尽可能保留垂体功能。应从肿瘤的解剖、病理生理和患者的全身情况来研究具体治疗措施。

**病例 5-2-2** 患者,女性,29 岁,结婚 2 年未孕,近一年出现头痛、闭经、溢乳,妇科检查未见异常。化验检查 PRL:200μg/L,垂体 MRI 检查发现 0.6cm×0.9cm 肿瘤,尿妊娠试验(一)。

**问题:**

1. 本病诊断考虑是什么?

2. 诊断依据是什么?

3. 需要进一步检查什么?

4. 治疗方法有几种?

**参考答案和提示:**

1. **本病诊断考虑** 垂体泌乳素瘤。

2. **诊断依据** ①女性,29 岁,结婚 2 年未孕,近一年头痛、闭经、溢乳;②妇科检查未见异常；③化验检查 PRL：200μg/L，垂体 MRI 检查发现 0.6cm×0.9cm 肿瘤。

3. 需要进一步检查 ①视野；②溴隐亭抑制试验；③FSH 、LH、LH/FSH 、$E_2$ 水平测定。

4. 治疗方法 药物治疗、手术治疗、垂体放射治疗。

## 临床思维：垂体瘤

**【垂体瘤的分类】** 垂体瘤的分类根据：①激素分泌细胞的起源；②肿瘤大小，可分为微腺瘤（直径<10mm）、大腺瘤（直径>10mm）；③有无侵袭周围组织；④免疫组化和电镜特征。

**【临床表现】** 垂体瘤尤其是具有功能的激素分泌瘤可有两种表现：①为占位病变的扩张作用；②激素的异常分泌，或分泌过多，或肿瘤增大压迫正常垂体组织而使激素分泌减少，表现为继发性性腺、肾上腺皮质、甲状腺功能减退症和生长激素缺乏。

## 诊疗常规：垂体瘤

### （一）诊断及鉴别诊断辅助检查

详细病史询问和仔细的体格检查，包括神经系统、眼底、视力、视野检查，对于垂体瘤的诊断提供重要依据。垂体肿瘤的诊断主要采用影像技术如 CT、MRI，无创伤性，费用低。MRI 不仅可发现直径 3mm 的微腺瘤，而且可显示下丘脑结构，对于临床判断某些病变有肯定价值。各种垂体激素（GH、PRL、TSH、ACTH、FSH/LH）及其动态功能试验对诊断和鉴别诊断可提供一定的参考和疗效的判断。

### （二）治疗

垂体瘤的治疗目标包括：减轻或消除肿瘤占位病变的影响；纠正肿瘤分泌过多激素；尽可能保留垂体功能。垂体瘤的治疗方法包括：①手术治疗；②放射治疗；③药物治疗。

## 复 习 题

**一、名词解释**

1. 垂体泌乳素瘤  2. 微腺瘤

**二、问答题**

患者男性，19 岁，近一年时觉头痛、心悸、乏力、消瘦而来诊。查体：消瘦体质，表情淡漠，无突眼，甲状腺无肿大，双肺无异常，心率 118 次/分，律齐，双下肢无浮肿，手颤。实验室检查：TSH19.09 mU/L（正常 0.6～4mU/L）；$FT_3$ 34 pmol/L（正常 3～9pmol/L）；$FT_4$ 57pmol/L（正常 9～25pmol/L），垂体 CT 示占位性改变。

试问：（1）这一垂体瘤的细胞学分类是什么？复习垂体瘤的分类依据有哪些？

（2）垂体瘤的临床表现可分哪几类？

（3）垂体瘤的治疗目标及方法有哪些？

## 参 考 答 案

**一、名词解释**

1. 垂体泌乳素瘤系指分泌泌乳素水平明显增高的垂体瘤。

2. 直径<10mm 的垂体瘤称为微腺瘤。

**二、问答题**

(1) 垂体瘤的分类依据是：①激素分泌细胞的起源；②肿瘤大小，可分为微腺瘤（直径<10mm）、大腺瘤（直径>10mm）；③有无侵袭周围组织；④免疫组化和电镜特征。

(2) 垂体瘤的临床表现可分两种表现：①为占位病变的扩张作用；②激素的异常分泌，或分泌过多，或肿瘤增大压迫正常垂体组织而使激素分泌减少，表现为继发性性腺、肾上腺皮质、甲状腺功能减退症和生长激素缺乏。

(3) 垂体瘤的治疗目标包括：减轻或消除肿瘤占位病变的影响；纠正肿瘤分泌过多激素；尽可能保留垂体功能。垂体瘤的治疗方法包括 ①手术治疗；②放射治疗；③药物治疗。

（赵文杰）

# 第三章　巨人症和肢端肥大症

**病例 5-3-1**　患者,女性,47 岁,头痛,视力下降 6 个月,眼科检查发现视野缺损,手脚较前明显粗大,手指也变粗,鞋号逐渐变大,颜面变丑。化验检查基础 GH 异常升高。

**问题:**

1. 该患者可考虑是什么疾病?

2. 需要做哪些进一步检查?

3. 治疗的主要措施是什么?

**参考答案和提示:**

1. 该患者诊断　可考虑肢端肥大症。

2. 需要进一步检查　垂体 MRI、视野检查、葡萄糖负荷的 GH 水平测定、相关垂体前叶激素测定、心功及肺功测定。

3. 治疗的主要措施包括

(1) 手术治疗:应作为首选,经蝶显微外科操作下,将肿瘤完全切除。

(2) 放射疗法。

(3) 药物治疗:①溴隐亭;②奥曲肽。

---

**病例 5-3-2**　患者,女性,49 岁,渐进性头部及颜面增大变丑,下颌增大前突,齿间隙增宽,手脚粗大近 3 年,口渴,多饮,多尿、头痛、视物模糊、视野异常 5 个月。来诊检查发现血压 150/90mmHg,FBG:8.5mmol/L,GH:40mg/L,垂体 MRI 发现 1.9cm×1.8cm 大小肿瘤。

**问题:**

1. 该病人的临床诊断是什么?

2. 应与何病鉴别?

3. 首选治疗措施是什么?

**参考答案和提示:**

1. 诊断　①肢端肥大症;②继发性糖尿病。

2. 需鉴别的疾病　厚皮性骨膜病。

3. 首选治疗措施　外科手术治疗。

---

## 临床思维:巨人症和肢端肥大症

生长激素(GH)分泌过多,在骨髓闭合之前引起巨人症(gigantism),而在骨骺闭合之后导致肢端肥大症(acromegaly)。

**【病因】**

本病的病因主要考虑为　①垂体性;②垂体外性。

**【临床表现】**

**1. 巨人症**　常始于幼年,生长较同龄儿童明显高大,持续长高直到性腺发育完全,骨骺闭合,身高可达 2m 或以上。若缺乏促性腺激素,性腺不发育,骨骺不闭合,GH 可持续加速长高,软组织可表现为面部粗糙、手脚增厚增大,心、肺等内脏增大。

**2. 肢端肥大症** 患者可有软弱、乏力及缺乏活力。垂体瘤可引起头痛、视物模糊、视野缺损、眼外肌麻痹、复视。大多数可因 GH 分泌过多而引起骨、软骨和软组织生长过度，如皮肤粗厚、皮脂腺分泌亢进(油质感)，汗腺分泌亢进(多汗)。头面部表现尤为突出，唇肥厚，鼻唇沟隆起，头颅皮肤增厚呈脑回状，额部皱褶肥厚，鼻宽舌大。头围增大，下颌增大前突，齿间隙增宽，咬合困难，可有颞颌关节炎，眉弓和颧骨过长，鼻窦增大，声带变粗厚，发音低沉。手脚粗大、肥厚、手指变粗，不能做精细动作，所备鞋帽手套嫌小，成年后仍需增大尺码。可有皮肤色素沉着、黑棘皮病和多毛。

患者可伴有 PRL 分泌过多，而表现月经紊乱、溢乳、不育，男性则有性欲减退和阳痿。

## 诊疗常规:巨人症和肢端肥大症

### (一) 诊断

诊断主要根据身高、典型面貌、肢端肥大、内脏增大、内分泌代谢紊乱证据和影像学检查异常。24 小时 GH 水平总值较正常值高出 10~15 倍，GH 分泌脉冲数增加 2~3 倍，基础 GH 水平增加达 16~20 倍(正常值$<5\mu g/L$)；IGF-1(正常值$<2.5ng/ml$)升高可反映 24 小时 GH 分泌总体水平，可作为筛选和疾病活动性指标，也可作为本症治疗是否有效的指标。

### (二) 治疗

治疗生长激素分泌瘤，一是解决占位性病变所引起的体征和症状，如头痛、视力改变；二是将 GH 分泌和 IGF-1 水平转为正常，尽可能保存腺垂体功能，具体指标是血清 IGF-1 降为正常，葡萄糖负荷后血 GH 可转为正常($<10\mu g/L$，甚至$<5\mu g/L$)。治疗主要措施有三：

**1. 手术治疗** 应作为首选，经蝶显微外科操作下，将肿瘤完全切除。

**2. 放射疗法** 作为术后残余肿瘤的辅助治疗。

**3. 药物治疗** ①溴隐亭为多巴胺 $D_2$ 受体激动剂；②奥曲肽为生长抑素类似物；③GH 受体拮抗剂培维索孟(Pegvis-mant)。

## 复 习 题

**一、名词解释**

1. 巨人症 2. 肢端肥大症

**二、简答题**

1. GH 瘤手术治愈标准的判断标准是什么?

2. 巨人症的首选治疗方法是什么?

**三、问答题**

患者，男性，45 岁，近三年家人发现病人逐渐出现手大、脚大，且面容变丑，并逐渐出现心悸、头痛、皮肤粗糙、活动后心前区不适。来诊检查发现血压 150/90mmHg，颜面变丑，手脚较前明显粗大，手指也变粗。FBG 8.5mmol/L，GH 40mg/L，垂体 MRI 发现 1.9cm×1.8cm 大小肿瘤。肢端肥大症病人有哪些心血管系统表现? 肢端肥大症的诊断依据有哪些? 肢端肥大症的治疗主要措施是什么?

## 参 考 答 案

**一、名词解释**

1. 生长激素(GH)分泌过多，在骨骺闭合之前引起巨人症。

2. 在骨骺闭合之后导致肢端肥大症，同一患者可兼有巨人-肢端肥大症。

## 二、简答题

1. GH 瘤手术治愈标准的判断标准是术后基础血浆 GH＜2.5ug/L，葡萄糖负荷后血浆 GH＜1ug/L。

2. 巨人症的首选治疗方法是手术治疗应作为首选，经蝶显微外科操作下，将肿瘤完全切除。

## 三、问答题

(1) 肢端肥大症病人心血管疾病主要表现为心肌肥厚、间质纤维化、心脏扩大、左室功能减退、心力衰竭、冠心病和动脉粥样硬化。高血压与高胰岛素血症，肾小管钠再吸收增加、钠储留，细胞外容量增加，肾素-血管紧张素-醛固酮系统活性和交感神经系统兴奋性增加有关。心血管病变与 GH 、IGF-1 升高和漫长病程有关系。

(2) 诊断依据主要根据身高、典型面貌、肢端肥大、内脏增大、内分泌代谢紊乱证据和影像学检查异常。24 小时 GH 水平总值较正常值高出 10～15 倍，GH 分泌脉冲数增加 2～3 倍，基础 GH 水平增加达 16～20 倍(正常值＜5μg/L)；IGF-1(正常值＜2.5ng/ml)升高可反映 24 小时 GH 分泌总体水平，可作为筛选和疾病活动性指标，也可作为本症治疗是否有效的指标。

(3) 治疗主要措施有三

　　1) 手术治疗：应作为首选，经蝶显微外科操作下，将肿瘤完全切除。

　　2) 放射疗法：作为术后残余肿瘤的辅助治疗。

　　3) 药物治疗：以溴隐亭为首选。

# 第四章　腺垂体功能减退症

病例 5-4-1　　患者,男性,46 岁,鼻咽癌放疗后渐出现性欲减退、阳痿、怕冷、少汗、腹胀、便秘、思维迟钝、精神淡漠、面色苍白。化验检查 FSH、LH、TSH、ACTH 均减低,垂体 MRI 未见明显占位性病变。

**问题:**

1. 该病人应考虑何种诊断?

2. 如何评估其腺垂体储备功能?

3. 治疗原则是什么?

**参考答案和提示:**

1. 诊断　腺垂体功能减退症。

2. 可行腺垂体联合兴奋试验(TRH、GnRH、胰岛素低血糖激发试验等)。

3. 治疗原则　应予靶腺激素替代治疗。替代治疗时应先补给糖皮质激素,然后再补充甲状腺激素,以防肾上腺危象发生。甲状腺激素宜从小剂量开始,缓慢递增剂量。

病例 5-4-2　　患者,女性,28 岁,产后无乳、闭经,乳房萎缩,性欲减退,怕冷,乏力,有产后大出血史。

**问题:**

1. 该病人应考虑为什么病?

2. 如何治疗?

**参考答案和提示:**

1. 诊断　该病人应考虑为席汉综合征。

2. 治疗　需要长期,甚至终身替代治疗应先补充糖皮质激素,再补充甲状腺激素,甲状腺激素宜从小剂量开始,逐渐加量一般不必补充盐皮质激素。

## 临床思维:腺垂体功能减退症

【病因】　本病的病因主要包括　①先天遗传性;②垂体瘤;③下丘脑病变;④垂体缺血性坏死;⑤蝶鞍区手术、放疗和创伤;⑥感染和炎症;⑦糖皮质激素长期治疗;⑧垂体卒中。

【临床表现】　促性腺激素、GH 和 PRL 缺乏为最早表现;TSH 缺乏次之;然后可伴有 ACTH 缺乏。希恩综合征患者往往因围生期大出血休克而有全垂体功能减退症,即所有垂体激素均缺乏。腺垂体功能减退主要表现为各靶腺(性腺、甲状腺、肾上腺)功能减退。

值得引起注意的是垂体功能减退性危象(简称垂体危象)。临床表现:①高热型(>40℃);②低温型(<30℃);③低血糖型;④低血压、循环虚脱型;⑤水中毒型;⑥混合型。各种类型可伴有相应的症状,突出表现为消化系统、循环系统和神经精神方面的症状,诸如高热、循环衰竭、休克、恶心、呕吐、头痛、神志不清、谵妄、抽搐、昏迷等严重垂危状态。

【实验室检查】

**1. 性腺功能测定**　女性有血雌二醇水平降低;男性见血睾酮水平降低或正常低值,精液检查精子数量减少,精液量少。

**2. 肾上腺皮质功能** 血浆皮质醇浓度降低,节律正常,葡萄糖耐量试验示血糖低平曲线。

**3. 甲状腺功能测定** 血清总 $T_4$、游离 $T_4$ 均降低,而总 $T_3$、游离 $T_3$ 可正常或降低。

**4. 腺垂体分泌激素** 如 FSH、LH、TSH、ACTH、GH、PRL 均减少,同时测定垂体促激素和靶腺激素水平,可以更好地判断靶腺功能减退为原发性或继发性。

## 诊疗常规:腺垂体功能减退症

### (一)诊断和鉴别诊断

本病诊断须根据病史、症状、体检,结合实验室资料和影像学发现进行全面的分析,排除其他影响因素和疾病后才能明确。应与下列疾病相鉴别:①多内分泌腺功能减退症;②神经性厌食;③失母爱综合征。

### (二)治疗

腺垂体功能减退症采用相应靶腺激素替代治疗能取得满意的效果,需要长期、甚至终身维持治疗。应激情况下需要适当增加糖皮质激素剂量。治疗过程中应先补给糖皮质激素,然后再补充甲状腺激素,以防肾上腺危象的发生。对于老年人、冠心病、骨密度低的患者,甲状腺激素宜从小剂量开始,并缓慢递增剂量为原则。一般不必补充盐皮质激素。

垂体危象处理:首先给予静脉推注 50% 葡萄糖液 40~60ml 以抢救低血糖,继而补充 10% 葡萄糖盐水,每 500~1000ml 中加氢化可的松 50~100mg 静脉滴注,以解除急性肾上腺功能减退危象。循环衰竭者按休克原则治疗,感染败血症者应积极抗感染治疗,水中毒者主要加强利尿,可给予泼尼松或氢化可的松。低温与甲状腺功能减退有关,可给予小剂量甲状腺激素,并用保暖毯逐渐加温。禁用或慎用麻醉剂、镇静药、催眠药或降糖药等。需要生育者,女性可先用雌激素促进子宫生长,然后周期性雌激素和黄体酮 3~4 个月诱导月经,然后可用 HMG75~150IU/d,持续两周,刺激卵泡生长,并肌内注射 HCG 2000 IU 诱导排卵;男性可用 HCG 2000 IU 肌注,一周 3 次,持续 4 个月,然后肌注 HMG 75 IU,一周 3 次,以期精子形成。

## 复 习 题

### 一、名词解释

腺垂体功能减退症

### 二、简答题

1. 垂体功能减退性危象的临床表现有几种类型?
2. 腺垂体功能减退症的最早表现是什么缺乏?
3. 鉴别靶腺功能减退为原发还是继发需行何种检查?
4. 评价腺垂体储备功能用什么试验?

### 三、问答题

患者,女性,50 岁,近五年渐出现怕冷、少汗、纳差、无力,病初未介意,但逐渐加重,且头痛,视力下降。两天前因感冒,病人意识出现障碍,嗜睡。来诊检查:血压低,体温低,老年外观,表情淡漠,反应欠佳,甲状腺无肿大,心率 64 次/分,下肢无浮肿。实验室检查:$FT_3$ 0.8pmol/L(正常 3~9pmol/L);$FT_4$ 1.5 pmol/L(正常 9~25pmol/L);TSH0.21 mU/L(正常 0.6~4mU/L);ACTH 及 F 均低。试问:腺垂体功能减退采用的治疗有哪些? 垂体危象的处理包括什么?

## 参考答案

### 一、名词解释

腺垂体功能减退症指腺垂体激素分泌减少,可以是单种激素减少如生长激素(GH)缺乏或多种促激素同时缺乏。

## 二、简答题

1. 垂体功能减退性危象的临床表现有六种类型 ①高热型（＞40℃）；②低温型（＜30℃）；③低血糖型；④低血压、循环虚脱型；⑤水中毒型；⑥混合型。

2. 腺垂体功能减退症的最早表现是缺乏促性腺激素、GH 和 PRL 为最早表现；TSH 缺乏次之；然后可伴有 ACTH 缺乏。

3. 鉴别靶腺功能减退为原发还是继发需同时检测靶腺激素和腺垂体激素水平检测。

4. 评价腺垂体储备功能用 GnRH 兴奋试验。

## 三、问答题

(1) 腺垂体功能减退症采用相应靶腺激素替代治疗能取得满意的效果，需要长期，甚至终身维持治疗。应激情况下需要适当增加糖皮质激素剂量。治疗过程中应先补给糖皮质激素，然后再补充甲状腺激素，以防肾上腺危象的发生。对于老年人、冠心病、骨密度低的患者，甲状腺激素宜从小剂量开始，并以缓慢递增剂量为原则。一般不必补充盐皮质激素。

(2) 垂体危象处理：首先给予静脉推注 50％葡萄糖液 40～60 毫升以抢救低血糖，继而补充 10％葡萄糖盐水，每 500～1000 毫升中加入氢化可的松 50～100mg 静脉滴注，以解除急性肾上腺功能减退危象。有循环衰竭者按休克原则治疗，有感染败血症者应积极抗感染治疗，有水中毒者主要应加强利尿，可给予泼尼松或氢化可的松。低温与甲状腺功能减退有关，可给予小剂量甲状腺激素，并用保暖毯逐渐加温。禁用或慎用麻醉剂、镇静药、催眠药或降糖药等。

（赵文杰）

# 第五章　生长激素缺乏性侏儒症

病例 5-5-1　患者,男性,15 岁,身材矮小,身高 128cm,第二性征不发育,体态匀称,智力正常。

**问题:**

1. 最可能的诊断是什么?

2. 诊断依据是什么?

3. 为明确诊断需行哪项检查?

4. 需要与哪些疾病相鉴别?

**参考答案和提示:**

1. **诊断**　垂体性侏儒症。

2. **诊断依据包括**　①男性,15 岁,身材矮小,身高 128cm;②第二性征不发育,体态匀称,智力正常。

3. **为明确诊断需检查**　①甲状腺功能测定;②血清 GH 水平;③骨龄测定;④性激素水平测定。

4. **需要相鉴别的为**　①全身疾病所致的侏儒症;②青春期延迟;③呆小症;④先天性卵巢发育不全综合征(Turner 综合征)。

病例 5-5-2　患者,男性,12 岁,3 岁前发育基本正常,自 3 岁后家人发现其身高明显落后于同龄同性别儿童,每年身高增高仅 3～4cm,学习中等,无慢性疾病史。查体体态匀称,智力如同龄儿,面容幼稚,骨龄相当于 9 岁小孩,检查基础 GH 0.01μg/L,GHRH 兴奋峰值可达 8μg/L,MRI 下丘脑,垂体未见异常。

**问题:**

1. 该患诊断是什么?

2. 诊断依据是什么?

3. 需与哪些疾病鉴别?

4. 宜选用何种方法治疗?

**参考答案和提示:**

1. **该患诊断**　特发性生长激素缺乏性侏儒症。

2. **依据包括**　①身材矮小,身高年均增长<4cm;②骨龄落后实验年龄 2 年以上;③基础生长激素明显减低;④GHRH 兴奋后 GH 峰值>5μg/L。

3. **鉴别诊断**　需与全身性疾病所致侏儒症,呆小症,青春期延迟鉴别。

4. **宜选用人生长激素或生长激素释放素治疗**　重组人生长激素治疗剂量一般为每周 0.5～0.7U/kg,分 6～7 次于睡前 30～60 分钟皮下注射效果较好。但此法有引起血清降低、TSH 降低可能,故如伴有甲状腺功能减退或 rhGH 治疗中出现甲状腺功能减退,影响 GH 促生长作用时,需要先给予甲状腺激素替代治疗。GHRH1-44 24μg/kg 体重,每晚睡前皮下注射,连续 6 个月,亦可使生长速度明显增加,疗效与 GH 相似。

## 临床思维:生长激素缺乏性侏儒症

**【概念】**　生长激素缺乏性侏儒症(growthhormonedefieiencydwarfism,GHD)又称垂体性侏儒症(pituitarydwarfism),是指在出生后或儿童期起病,因下丘脑—垂体—胰岛素样生长因子

(IGF-I)生长轴功能障碍而导致生长缓慢,身材矮小,但比例匀称。按病因可为特发性和继发性两类;按病变部位可分为垂体性和下丘脑性两种;可为单一性 GH 缺乏,也可伴有腺垂体其他激素缺乏。

**【病因】**

本病的病因包括　①特发性生长激素缺乏性侏儒症;②继发性生长激素缺乏性侏儒症;③原发性生长激素不敏感综合征。

**【临床表现】**

**1. 躯体生长迟缓**　本病患者出生时身长、体重往往正常,数月后躯体生长迟缓,但常不被发觉,多在 2～3 岁后与同龄儿童的差别愈见显著,但生长并不完全停止,只是生长速度极为缓慢,即 3 岁以下低于每年 7cm、3 岁至青春期每年不超过 4～5cm。体态一般尚匀称,成年后多仍保持童年体形和外貌,皮肤较细腻,有皱纹,皮下脂肪有时可略丰满,营养状态一般良好。成年身高一般不超过 130cm。

**2. 性器官不发育或第二性征缺乏**　患者至青春期,性器官不发育,第二性征缺如。男性生殖器小,与幼儿相似,睾丸细小,多伴隐睾症,无胡须;女性表现为原发性闭经,乳房不发育。单一性 GH 缺乏者可出现性器官发育与第二性征,但往往明显延迟。

**3. 智力与年龄相称**　智力发育一般正常,学习成绩与同年龄者无差别,但年长后常因身材矮小而抑郁寡欢,不合群,有自卑感。

**4. 骨骼发育不全**　X 线片见长骨均短小,骨龄幼稚,骨化中心发育迟缓,骨骺久不融合。

**5. Laron 侏儒症**　患者有严重 GH 缺乏的临床表现,如身材矮小,肥胖,头相对较大,鞍鼻,前额凸出,外生殖器和睾丸细小,性发育延迟。本病患者对外源性 GH 治疗无反应,目前唯一有效的治疗措施是使用重组人 IGF-1 替代治疗。

**6. 继发性生长激素缺乏性侏儒症**　鞍区肿瘤所致者可有局部受压及颅内压增高的表现,如头痛、视力减退与视野缺损等。

## 诊疗常规:生长激素缺乏性侏儒症

### (一) 诊断

**1. 生长激素缺乏性侏儒症的主要诊断根据**

(1) 身材矮小,身高年均增长<4cm,为同年龄同性别正常人均值—2SD(标准差)以下,以及性发育缺失等临床特征。

(2) 骨龄检查较实际年龄落后 2 年以上。

(3) GH 激发试验:测定随机血标本 GH 浓度对诊断无价值,临床上将 GH 激发试验中 GH 峰值变化作为诊断 GHD 的一种主要手段,包括生理性激发(睡眠、禁食和运动)和药物(胰岛素低血糖、精氨酸、左旋多巴、可乐定)激发两类,本病患者经兴奋后 GH 峰值常低于 $5\mu g/L$,而正常人则可超过 $10\mu g/L$。

(4) 自主性血清 GH 分泌测定:每隔 20 分钟采血,连续 12～24 小时,计算平均 GH 分泌量、脉冲数及幅度。

(5) GHRH 兴奋试验:兴奋后血清 GH 峰值超过 $5\mu g/L$ 者为下丘脑性 GHD,低于 $5\mu g/L$ 者为垂体性 GHD。但严重 GH 缺乏时,一次 GHRH 注射常不足以兴奋垂体释放 GH,需多次注射才能启动垂体释放 GH。

### (二) 鉴别诊断

**1. 全身性疾病所致的侏儒症**　儿童期心脏、肝、肾、胃肠等脏器的慢性疾病和各种慢性感染如结核、血吸虫病、钩虫病等,均可导致生长发育障碍。可根据其原发病的临床表现加以鉴别。

**2. 青春期延迟**　生长发育较同龄儿童延迟,十六七岁尚未开始发育,因而身材矮小,但智力正常,无内分泌系统或全身性慢性疾病的证据,血浆中 GH、IGF-1 正常。一旦开始发育,骨骼生长迅速,性成熟良好,最终身高可达正常人标准。

**3. 呆小病** 甲状腺功能减退症发生于胎儿或新生儿,可引起明显生长发育障碍,称为呆小病。患者除身材矮小外,常伴有甲状腺功能减退症的其他表现,智力常迟钝低下,配合甲状腺功能检查鉴别不难。

**4. 先天性卵巢发育不全综合征(Turner 综合征)** 此综合征是由于缺失一个 X 性染色体而引起的先天性性分化异常疾病,患者表型为女性,体格矮小,性器官发育不全,常有原发性闭经,伴有颈蹼、肘外翻等先天性畸形。血清 GH 水平不低。典型病例染色体核型为 45,XO。

## (三)治疗

**1. 人生长激素重组人 GH(rhGH)** 供应量充足,临床治疗生长激素缺乏性侏儒症效果显著。治疗剂量一般为每周 0.5～0.7U/kg,分 6～7 次于睡前 30～60 分钟皮下注射效果较好,初用时,身高增长速度可达每年 10cm,以后疗效渐减。

**2. 生长激素释放素(GHRH 1～44)** 24μg/kg 体重,每晚睡前皮下注射,连续 6 个月,可使生长速度明显增加,疗效与 rhGH 相似,适用于下丘脑性 GH 缺乏症。

**3. 胰岛素样生长因子-1** 近年已用于治疗 GH 不敏感综合征。早期诊断、早期治疗者效果较好,每日皮下注射 2 次,每次 40～80mg,生长速度每年可增加 4cm 以上。

**4. 同化激素** 临床上常用苯丙酸诺龙,一般可在 12 岁后小剂量间歇应用,每周 1 次,每次 1～12.5mg,肌内注射,疗程以 1 年为宜。

**5. 人绒毛膜促性腺激素** 只适用于年龄已达青春发育期、经上述治疗身高不再增长者,每次 500～1000U,肌内注射,每周 2～3 次,每 2～3 个月为一疗程,间歇 2～3 个月,可反复应用 1～2 年。

# 复 习 题

**一、名词解释**
生长激素缺乏性侏儒症
**二、简答题**
1. 生长激素缺乏性侏儒症的病因分类有哪些?
2. 垂体性侏儒症的鉴别诊断有哪些?
**三、问答题**
患者,男性,10 岁,足月臀位产,3 岁前身高及体重与同龄人无差别,但 5～6 年后逐渐身高落后于同龄人,智力正常,学习成绩良好,来诊查体:体态匀称,反应能力强,五官端正,心肺正常,下肢无浮肿。实验室检查:基础 GH 0.09μg/L,GHRH 兴奋峰值可达 9μg/L,MRI 下丘脑,垂体未见异常。试问:GH 侏儒症的主要诊断依据有哪些?

# 参 考 答 案

**一、名词解释**
生长激素缺乏性侏儒症(GHD)又称垂体性侏儒症是指在出生后或儿童期起病,因下丘脑一垂体一胰岛素样生长因子,生长轴功能障碍而导致生长缓慢,身材矮小,但比例匀称。
**二、简答题**
1. 生长激素缺乏性侏儒症的病因分类 ①特发性生长激素缺乏性侏儒症;②继发性生长激素缺乏性侏儒症;③原发性生长激素不敏感综合征。
2. 垂体性侏儒症的鉴别诊断 ①全身性疾病所致的侏儒症;②青春期延迟;③呆小病;④先天性卵巢发育不全综合征(Turner 综合征);⑤特发性生长激素缺乏性侏儒症;⑥继发性生长激素缺乏性侏儒症;⑦原发性生长激素不敏感综合征。

### 三、问答题

生长激素缺乏性侏儒症的主要诊断根据包括

(1) 身材矮小,身高年均增长<4cm,为同年龄同性别正常人均值－2SD(标准差)以下,以及性发育缺失等临床特征。

(2) 骨龄检查较实际年龄落后 2 年以上。

(3) GH 激发试验:测定随机血标本 GH 浓度对诊断无价值,临床上将 GH 激发试验中 GH 峰值变化作为诊断 GHD 的一种主要手段,包括生理性激发(睡眠、禁食和运动)和药物(胰岛素低血糖、精氨酸、左旋多巴、可乐定)激发两类,本病患者经兴奋后 GH 峰值常低于 $5\mu g/L$,而正常人则可超过 $10\mu g/L$。

(4) 自主性血清 GH 分泌测定:每隔 20 分钟采血,连续 $12\sim24$ 小时,计算平均 GH 分泌量、脉冲数及幅度。

(5) GHRH 兴奋试验:兴奋后血清 GH 峰值超过 $5\mu g/L$ 者为下丘脑性 GHD,低于 $5\mu g/L$ 者为垂体性 GHD。但严重 GH 缺乏时,一次 GHRH 注射常不足以兴奋垂体释放 GH,需多次注射才能启动垂体释放 GH。

(赵文杰)

# 第六章  尿  崩  症

病例 5-6-1  患者,女性,42 岁,2 个月前无明显诱因出现口渴难忍,多饮,夜间亦需大量饮水,每日饮水 4~5 暖壶,喜饮凉水。多尿,尿量明显增加,平均 1~2 小时排尿一次,夜间也需排尿 5 次以上,全天尿量 8~10L。发病以来精神差,烦躁,消瘦,夜间睡眠极差,无头痛,恶心,呕吐及视野缺损,无头外伤史。化验尿比重低 1.003。

**问题:**

1. 该患者的临床诊断是什么?

2. 你的诊断依据是什么?

3. 进一步要查什么能明确你的诊断?

4. 你怎么处理及治疗这个患者?

**参考答案和提示:**

1. 诊断  尿崩症(中枢性? 完全性? 特发性?)。

2. 诊断依据  ①口渴,多饮,多尿,尿量达到 8~10L;②尿比重低,<1.005。

3. 进一步查  ①禁水-加压素试验;②空腹和餐后血糖,血离子和肾功能;③垂体 CT 或 MR。

4. 处理及治疗  ①去氨加压素治疗;②必要时辅以抗利尿药物。

## 临床思维:尿崩症

【概念】  尿崩症是以多尿、烦渴、多饮与低比重尿和低渗尿为特征的一组综合征。

【分类】

1. 中枢性尿崩症  是指精氨酸加压素(AVP)又称抗利尿激素严重缺乏或部分缺乏。

2. 肾性尿崩症  肾脏对 AVP 不敏感,致肾小管重吸收水的功能障碍。

【中枢性尿崩症病因】

**1. 继发性尿崩症**

**2. 特发性尿崩症**

**3. 遗传性尿崩症**

中枢性尿崩症根据 AVP 缺乏的程度,可分为完全性尿崩症和部分性尿崩症。

## 诊疗常规:尿崩症

(一)诊断要点

本病的诊断要点包括  ①尿量多,一般为 4~10L/d;②低渗尿,尿渗透压<血浆渗透压,一般低于 200mmol/L 尿比重多在 1.005 以下;③禁水试验不能使尿渗透压和尿比重增加,而注射加压素后尿量减少、尿比重增加、尿渗透压较注射前增加 9% 以上;④加压素(AVP)或去氨加压素(DDAVP)治疗有明显效果。

## （二）鉴别诊断

本病应与精神性烦渴、糖尿病、肾脏疾病引起多尿、口渴鉴别。

## （三）治疗

本病的治疗原则包括①激素替代疗法；②其他抗利尿药物；③病因治疗。

# 复 习 题

**一、名词解释**

肾性尿崩症

**二、简答题**

请简述典型中枢性尿崩症的诊断依据。

**三、问答题**

患者，男性，46岁，1周前无明显诱因出现烦渴，多饮、多尿，昼夜尿量约8升左右，门诊就诊查空腹血糖6.2 mmol/L，餐后血糖7.7mmol/L，尿糖阴性，尿比重1.006。请问该患者确诊的主要试验是什么？并阐述该实验的原理、方法和临床意义。

# 参 考 答 案

**一、名词解释**

肾性尿崩症是一种家族性X连锁遗传性疾病，临床表现与尿崩症极相似，往往出生后即出现症状，多为男孩，女性只表现轻症，并有生长发育迟缓。注射加压素后尿量不减少，尿比重不增加，血浆AVP浓度正常或升高，易与中枢性尿崩症鉴别。

**二、简答题**

中枢性尿崩症的诊断依据包括 ①尿量多，一般4~10L/d；②低渗尿，尿渗透压＜血浆渗透压，一般低于200mmol/L 尿比重多在1.005以下；③禁水试验不能使尿渗透压和尿比重增加，而注射加压素后尿量减少、尿比重增加、尿渗透压较注射前增加9%以上；④加压素（AVP）或去氨加压素（DDAVP）治疗有明显效果。

**三、问答题**

(1) 确诊尿崩症的主要试验为禁水-加压素试验。

(2) 本实验原理是抗利尿激素（ADH）有调节血容量及渗透压的作用，正常人限水后，由于血量减少，血浆渗透压升高，使下丘脑-垂体ADH分泌增加，促进肾远曲小管对水的重吸收，因而尿量减少，尿比重及渗透压升高，尿崩症病人，由于缺乏ADH或肾脏对ADH的不敏感，虽经限水，尿量却无明显减少，尿比重升高亦不明显，且由于在限水情况下继续排尿，而至血液浓缩，体重下降，并可出现脱水症状，本实验可鉴别精神性多饮和尿崩症；禁饮尿渗透压达平顶高峰时注射加压素，中枢性尿崩症患者尿量减少，尿渗透压、尿比重明显升高，肾性尿崩症患者尿量无减少，尿渗透压、尿比重无改变。

禁水试验方法包括：①试验前先排尿，测尿比重、尿量、尿渗透压，并测血压及体重；②试验前1天24时开始禁食水，翌日8时起每小时留尿并测量并重复上述5项测定；③禁水8小时以上，最好达12小时，多尿不明显者可延长至18小时，发现严重脱水者即终止试验，予以饮水；④当连续测定两次尿渗透压差＜30mmol/L，继续禁水，尿渗透压不升高时，皮下注射加压素5单位，注射后1小时和2小时重复测定尿比重、尿量、尿渗透压、血压及体重等。

临床意义在于：

(1) 中枢性尿崩症：禁水时尿渗透压、尿量及尿比重无明显变化，注射加压素后尿渗透压升高，尿比重上升到 1.020 以上,尿量锐减。

（2）肾性尿崩症:禁水时尿渗透压、尿量及尿比重无明显变化,注射加压素后各项指标无变化。

（3）精神性多饮:禁水及注射加压素后,尿量、尿渗透压、尿比重等变化与正常人相同,正常人禁水后尿量明显减少,尿比重超过 1.020,尿渗透压超过 800mmol/L,不出现失水表现。

（单　洁）

# 第七章　单纯性甲状腺肿

病例 5-7-1　患者,女性,17 岁。发现颈部增粗半年,无疼痛,发热,无心慌,手抖,乏力,无畏寒少汗,无声音嘶哑,无吞咽困难和呼吸困难。查体:甲状腺Ⅱ度肿大,质软,无压痛,无血管杂音,心率 92 次/分,律齐,双手细颤阴性。辅助检查:甲状腺彩超示甲状腺肿大,未见结节,回声正常,血流正常。

**问题:**

1. 该患者的临床诊断是什么?

2. 你的诊断依据是什么?

3. 进一步要查什么能明确你的诊断

4. 你怎么处理及治疗这个患者?

**参考答案和提示:**

1. **诊断**　单纯性甲状腺肿。

2. **诊断依据**　①颈部增粗半年;②查体发现甲状腺Ⅱ度肿大,质软,无压痛;③超声提示甲状腺肿大。

3. **进一步查**　①甲功五项;②吸碘率。

4. **处理及治疗**　定期监测甲状腺彩超和甲功。

## 临床思维:单纯性甲状腺肿

单纯性甲状腺肿,也称非毒性甲状腺肿是指非炎症和非肿瘤原因引起良性甲状腺上皮细胞增生形成的甲状腺肿大,不伴有临床甲状腺功能异常的甲状腺肿。

**【分类】**

1. **地方性甲状腺肿**　最常见原因是碘缺乏病。

2. **散发性甲状腺肿**　散发性甲状腺肿原因复杂。

## 诊疗常规:单纯性甲状腺肿

### (一)诊断要点

1. **查体**　甲状腺肿大。

2. **超声检查**　超声提示甲状腺肿大。

3. **实验室检查**　甲功正常,吸碘率正常。

### (二)鉴别诊断

本病需与甲状腺炎、甲亢、甲状腺癌一起鉴别。

### (三)治疗原则与要点

1. **地方性甲状腺肿**　预防,适量碘盐摄入。

2. **甲状腺肿**　多不需要治疗,对肿大明显者可适用 LT4 治疗,肿大有压迫者可考虑手术。

# 复 习 题

**一、名词解释**

地方性甲状腺肿

**二、简答题**

简述甲状腺肿的分度。

**三、问答题**

患者,女性,17岁,因发现颈部增粗半年就诊,偶有心慌、乏力,无多汗,怕热,消瘦,无怕冷,纳差,浮肿。查体:甲状腺Ⅱ度肿大,质软,无压痛,心率84次/分,律齐,双下肢浮肿。请问该患者的临床诊断考虑什么? 下一步需要做什么检查支持诊断?

## 参 考 答 案

**一、名词解释**

如果一个地区儿童中单纯性甲状腺肿的患病率超过10%称之为地方性甲状腺肿。

**二、简答题**

甲状腺肿分三度,Ⅰ度外观没有肿大,但是触诊能及者;Ⅱ度既能看到,又能触及,但是肿大没有超过胸锁乳突肌外缘者;Ⅲ度肿大超过胸锁乳突肌外缘者。

**三、问答题**

(1) 该患者临床诊断考虑单纯性甲状腺肿。

(2) 进一步需要做:①甲状腺超声(除外甲状腺结节和腺瘤);②甲功五项(除外甲亢、甲减等功能异常);③吸碘率(除外亚急性甲状腺炎)。

（单　洁）

# 第八章　甲状腺功能亢进症

病例 5-8-1　患者,女性,23 岁,未婚。因怕热,多汗,纳亢,消瘦,乏力 5 个月就诊,既往无"支气管哮喘"史。查体:体形消瘦,皮肤潮湿多汗,双眼略突出,甲状腺Ⅱ度弥漫性肿大,质软,无压痛,未触及结节,双上极可闻及血管杂音,心率 112 次/分,律齐,心搏有力,双手细震颤(+)。查甲功五项 FT315.27pmol/L(正常 3~9pmol/L) FT457.02 pmol/L(正常 9~25pmol/L) sTSH0.07mU/L(正常 0.6~4mU/L) TGAb25.7%(正常 0~20%) TPO-Ab32.3%(正常 0~30%)心电图示窦性心动过速。

问题:

1. 该患者的临床诊断是什么?

2. 你的诊断依据是什么?

3. 进一步要查什么能明确你的诊断?

4. 你怎么处理及治疗这个患者?

参考答案和提示:

1. 诊断　①甲状腺功能亢进症;②Graves 病。

2. 诊断依据　①年轻女性,23 岁;②临床高代谢症群典型,怕热,多汗,纳亢,消瘦,乏力;③查体消瘦,皮肤潮湿,突眼(+),甲状腺Ⅱ度弥漫性肿大,可闻及血管杂音,心率快,手颤(+);④查甲功异常(FT$_3$ 高、FT$_4$ 高、TSH 低)。

3. 进一步查　①吸碘率;②TRAb(TSH 受体抗体);③甲状腺彩超;④肝功和血常规。

4. 处理及治疗　①休息;②低碘、高蛋白和富含 B 族维生素食物;③抗甲状腺药物+β受体阻滞剂。

病例 5-8-2　患者,女性,42 岁,未绝经。因心悸,手抖,乏力 1 年,加重 1 个月就诊。查体:血压 160/60mmHg,脉搏 112 次/分,体形消瘦,皮肤潮湿,突眼(+),甲状腺Ⅱ度肿大,无压痛,可闻及血管杂音,颈静脉无怒张,心界不大,心率 134 次/分,心律不齐,心音强弱不等,短绌脉,双肺呼吸音粗,双肺底无湿啰音,肝肋下未触及,肝颈回流征阴性,双下肢无水肿,手颤(+)。辅查:心电图示心房纤颤,无 ST-T 心肌缺血改变。

问题:

1. 该患者的临床诊断是什么?

2. 你的诊断依据是什么?

3. 进一步要查什么能明确你的诊断?

4. 你怎么处理及治疗这个患者?

参考答案和提示:

1. 诊断　甲状腺功能亢进症并甲亢性心脏病;心律失常-心房纤颤。

2. 诊断依据　①中年女性,未绝经;②临床心悸,消瘦、乏力、手抖症状;③查体消瘦,突眼(+),甲状腺Ⅱ度弥漫性肿大,可闻及血管杂音,心率 134 次/分,心律不齐,心音强弱不等,短绌脉,手颤(+);④心电图示心房纤颤,无 ST-T 心肌缺血改变。

3. 进一步查　①甲功五项;②吸碘率,TRAb;③甲状腺彩超,心脏彩超;④肝功,血常规。

4. 处理及治疗 ①休息;②饮食(低碘、高蛋白和富含 B 族维生素食物);③抗甲亢治疗(首先药物控制甲状腺毒症,病情有所控制后,尽早行放射性碘治疗);④控制心律失常(β受体阻滞剂＋小剂量洋地黄类,必要时电转复)。

## 临床思维:甲状腺功能亢进症

甲状腺毒症是指血循环中甲状腺激素过多,引起以神经、循环、消化等系统兴奋性增高和代谢亢进为主要表现的一组临床综合征。

【分类】 根据甲状腺功能状态

**1. 甲状腺功能亢进** 是指甲状腺腺体本身产生甲状腺激素过多而引起的甲状腺毒症,其病因主要是弥漫性毒性甲状腺肿、多结节性毒性甲状腺肿和甲状腺自主高功能腺瘤。

**2. 非甲状腺功能亢进** 包括破坏性甲状腺毒症(如甲状腺炎)和服用外源性甲状腺激素。

## 诊疗常规:甲状腺功能亢进症

### (一)诊断要点

本病的诊断要点包括 ①高代谢症状体征,如怕热、多汗、易饥、消瘦、乏力、心悸、腹泻、手抖等;②甲状腺肿大、突眼症等;③甲状腺功能测定(TSH 低,$TT_4$、$FT_4$ 高,$TT_3$、$FT_3$ 高);④吸碘率、甲状腺抗体、甲状腺彩超。

### (二)鉴别诊断

本病注意与单纯性甲状腺肿、神经症、甲状腺炎引起一过性甲状腺毒症、多结节性甲状腺肿和腺瘤引起的甲亢相鉴别。

### (三)治疗原则与要点

**1. 一般性治疗** 休息及低碘、高蛋白和富含 B 族维生素饮食。

**2. 抗甲状腺治疗** 三种方法:①药物治疗;②放射碘治疗;③手术治疗。其他特殊类型治疗如甲亢危象、Graves 眼病、妊娠期、甲亢心等治疗。

## 复 习 题

**一、名词解释**

1. 甲状腺毒症 2. 淡漠型甲亢

**二、简答题**

1. 简述 Graves 眼病(GO)活动的评分方法。

2. 简述 [131]I 摄取率范围及临床意义。

**三、问答题**

患者,女性,27 岁,已婚。怀孕 27 周,因怕热,多汗 2 个月,伴体重不增加。查体:皮肤潮湿多汗,双眼无突出,甲状腺Ⅱ度弥漫性肿大,质软,无压痛,未触及结节,双上极未闻及血管杂音,心率 128 次/分,律齐,腹部膨隆,双手细震颤(＋)。查甲功五项 $FT_3$ 12.97pmol/L(正常 3～9 pmol/L),$FT_4$ 65.12 pmol/L(正常 9～25pmol/L),sTSH 0.03mU/L(正常 0.6～4mU/L)。请问该患者临床诊断考虑什么疾病?并阐述治疗方法及具体操作。

# 参考答案

## 一、名词解释

1. 甲状腺毒症是指血循环中甲状腺激素过多,引起以神经、循环、消化等系统兴奋性增高和代谢亢进为主要表现的一组临床综合征。

2. 淡漠型甲亢为甲亢的一种特殊类型。多见于老年患者,起病隐袭,高代谢综合征、眼征和甲状腺肿均不明显。主要表现为明显消瘦、心悸、乏力、震颤、头晕、昏厥、神经质或神志淡漠、腹泻、厌食。可伴有心房颤动和肌病等,70%患者无甲状腺肿大。

## 二、简答题

1. CAS评分法:以下7项表现各为1分:①自发性球后疼痛;②眼球运动时疼痛;③结膜充血;④结膜水肿;⑤肉阜肿胀;⑥眼睑水肿;⑦眼见红斑。

积分达3分判断为疾病活动,积分越多,活动度越高。

2. $^{131}I$摄取率为诊断甲亢的传统方法,正常值为3小时5%～25%,24小时20%～45%,高峰在24小时出现,甲亢时$^{131}I$摄取率表现为总的摄取率增加,高峰前移。本方法目前主要用于甲状腺毒症的病因鉴别:甲状腺功能亢进类型的甲状腺毒症,$^{131}I$摄取率增高/高峰前移;非甲状腺功能亢进类型的甲状腺毒症,如亚急性甲状腺炎,$^{131}I$摄取率减低;$^{131}I$摄取率还用于计算$^{131}I$治疗甲亢时需要的活度。

## 三、问答题

(1) 该患者诊断:考虑甲状腺功能亢进症,孕27周。该患者适宜选择抗甲亢药物治疗,因为放射碘治疗不适宜孕妇,而手术治疗仅在孕中期可行,并且首选丙基硫氧嘧啶(PTU),因为该药不宜通过胎盘。

(2) 剂量与疗程:①初治期:300mg/d,分3次口服,持续4～8周,每4周复查血清甲状腺激素水平一次;②减量期:每2～4周减量一次,每次减量50～100mg/d,3～4个月减至维持量;③维持期:50～100mg,维持1～1.5年,但患者分娩后妊娠的免疫解除,药物剂量有可能增加,根据甲状腺功能情况调整而且哺乳期也适合选择PTU治疗。

(3) 停药指标:主要依据临床症状和体征,ATD维持治疗18～24个月可以停药。下述指标预示甲亢可能治愈:①甲状腺肿明显缩小;②TSAb(或TRAb)转为阴性。

(单　洁)

# 第九章　甲状腺功能减退症

病例 5-9-1　患者,男性,53 岁。因怕冷,乏力,纳差,浮肿 2 年,加重伴胸闷 2 个月就诊,否认颈部手术及放疗史。查体:血压 135/65mmHg,神志清,反应迟钝,表情淡漠,皮肤粗糙,苍白,无黄染,毛发稀疏,眉毛外 1/3 脱落,舌体肥大有齿痕,甲状腺Ⅰ度肿大,质韧无压痛,双肺呼吸音清,心率 52 次/分,心音低钝,肝脏肋下未触及,双下肢水肿(＋)。辅助检查:心电图示窦性心动过缓,肢导低电压,查甲功五项 $FT_3$ 2.72pmol/L(正常 3~9pmol/L),$FT_4$ 7.53 pmol/L(正常 9~25pmol/L),TSH59.3mU/L(正常 0.5~3mU/L),TGAb25.7%(正常 0~20%),TPOAb 27.3%(正常 0~30%)。

**问题:**

1. 该患者的临床诊断是什么?

2. 你的诊断依据是什么?

3. 进一步要查什么能明确你的诊断?

4. 你怎么处理及治疗这个患者?

**参考答案和提示:**

1. **诊断**　甲状腺功能减退症(原发性)。

2. **诊断依据**　①临床低代谢症状,如怕冷、乏力、纳差、浮肿、胸闷等;②查体:贫血浮肿貌,反应迟钝,表情淡漠,皮肤粗糙,苍白,毛发稀疏,眉毛外 1/3 脱落,舌体肥大有齿痕,甲状腺Ⅰ度肿大,质韧无压痛,心率 52 次/分,心音低钝,双下肢水肿(＋);③查甲功异常,$FT_3$ 低、$FT_4$ 低、TSH 高。

3. **进一步查**　①血常规和血生化;②胸片、心脏彩超等。

4. **处理及治疗**　左甲状腺素替代治疗。

---

病例 5-9-2　患者,女性,65 岁。1 年来怕冷,乏力,声嘶,记忆力减退,浮肿,常便秘,面色苍白,因急性阑尾炎手术治疗,术后嗜睡,体温 35℃,血压 60/50mmHg,呼吸 14 次/分,心率 52 次/分,贫血浮肿貌,眉毛外 1/3 脱落,心音低钝,双下肢水肿(＋),腱反射减弱,双侧病理征阴性。

**问题:**

1. 该患者的临床诊断是什么?

2. 你的诊断依据是什么?

3. 进一步要查什么能明确你的诊断?

4. 你怎么处理及治疗这个患者?

**参考答案和提示:**

1. **诊断**　①甲状腺功能减退症;②黏液性水肿昏迷。

2. **诊断依据**　①既往低代谢症状和体征如怕冷,乏力,声嘶,记忆力减退,浮肿,常便秘,面色苍白等;②手术麻醉诱因后出现嗜睡,低体温,低血压,呼吸心动过缓,腱反射减弱。

3. 进一步查 ①甲功五项;②血常规和血生化;③心电图、胸片、心脏彩超等。

4. 处理及治疗 ①补充甲状腺激素,首选 $T_3$,首选注射制剂;②糖皮质激素应用,氢化可的松静点;③抗感染;④补液,限制液体入量;⑤保温吸氧,保持呼吸道通畅。

## 临床思维:甲状腺功能减退症

甲状腺功能减退症(简称甲减)是由各种原因导致的低甲状腺激素血症或甲状腺激素抵抗而引起的全身性低代谢综合征,其病理特征是黏多糖在组织和皮肤堆积,表现为黏液性水肿。本节主要学习成年原发性甲减。

**【分类】**

**1. 按起病年龄分类** ①呆小病;②幼年型甲减;③成年型甲减。

**2. 按发生部位分类** ①原发性甲减;②中枢性甲减(包括垂体性甲减和三发性甲减)。

**3. 按临床症状轻重分类** ①临床型甲减;②亚临床型甲减。

## 诊疗常规:甲状腺功能减退症

### (一)诊断要点

**1. 临床表现** 低代谢症状和体征。

**2. 实验室检查** 甲功异常,$TT_4$ 低,$FT_4$ 低,TSH 高。

### (二)鉴别诊断

本病需与贫血、心包积液等鉴别。

### (三)治疗原则及要点

**1. 治疗原则** 甲状腺激素替代治疗。

**2. 治疗要点** 首选左旋甲状腺素,小剂量起始逐渐加量,检测甲功调整药量,多需终身替代。

## 复 习 题

**一、名词解释**

1. 三发性甲减 2. 低 $T_3$ 综合征

**二、简答题**

简述成人甲减病因的分类。

**三、问答题**

患者,女性,57 岁。5 年来浮肿,怕冷,乏力,纳差,常便秘,三天前感冒后出现嗜睡,查体:体温 35.6℃,血压 75/55mmHg,呼吸 14 次/分,脉搏 55 次/分,贫血浮肿貌,心率 55 次/分,心音低钝,双下肢水肿(＋),腱反射减弱,双侧病理征阴性。查甲功五项 $FT_3$ 2.02pmol/L(正常 3～9pmol/L),$FT_4$ 6.33pmol/L(正常 9～25pmol/L),TSH 78.3mU/L(正常 0.5～3mU/L),TGAb 25.7%(正常 0～20%),TPOAb 27.3%(正常 0～30%)。请问该患者的临床诊断依据及治疗方案是什么?

## 参 考 答 案

**一、名词解释**

1. 三发性甲减是由于下丘脑病变引起的甲减,属于中枢性甲减。

2. 低 $T_3$ 综合征也称为甲状腺功能正常的病态综合征,指非甲状腺疾病原因引起的伴有低 $T_3$ 的综合征。严重的全身性疾病、创伤和心理疾病等都可导致甲状腺激素水平的改变,它反映了机体内分泌系统对疾病的适应性反应,主要表现在血清 $TT_3$、$FT_3$ 水平减低,血清 $rT_3$ 增高,血清 $T_4$、TSH 水平正常。

## 二、简答题

(1) 成人甲减病因分类包括:自身免疫损伤,最常见原因是自身免疫性甲状腺炎,包括桥本甲状腺炎、萎缩甲状腺炎、产后甲状腺炎。

(2) 甲状腺破坏包括手术、甲状腺次全切、$^{131}I$ 等。

(3) 碘过量可引起具有潜在性甲状腺疾病者发生加减。

(4) 抗甲状腺药物:如锂盐、硫脲类、咪唑类。

## 三、问答题

(1) 该患诊断:考虑黏液性水肿昏迷,原发性甲减。

(2) 诊断依据:患者有甲减的临床表现,感染应激后出现嗜睡、低体温(<35℃)、低血压,心动过缓、四肢肌肉松弛、腱反射减弱。实验室甲功检查支持甲减。

治疗:①补充甲状腺激素。首选 $T_3$ 静脉注射,每 4 小时 $10\mu g$,直至患者症状改善,清醒后改为口服,或 L-4 首次静脉注射 $300\mu g$,以后每小时 $50\mu g$,直至清醒后改为口服;②保温、供氧、保持呼吸道通畅,必要时气管切开、机械通气;③氢化可的松 $200\sim300mg/d$ 持续静滴,患者清醒后逐渐减量;④根据需要补液;⑤控制感染,治疗原发病。

(单　洁)

# 第十章 甲状腺炎

## 第一节 亚急性甲状腺炎

> **病例 5-10-1** 患者,女性,36 岁。因发热,颈前部疼痛,周身痛 1 个月,心慌,手抖半个月就诊,发病前一周有"感冒"病史。查体:血压 130/75mmHg,脉搏 106 次/分,体温 37.8℃,皮肤略潮,突眼阴性,甲状腺Ⅱ度肿大,双侧压痛(+),未闻及血管杂音,心率 106 次/分,律齐,双手细颤(+)。辅助检查:血沉 52mm/h,查甲功五项 $FT_3$ 10.73pmol/L(正常 3~9pmol/L),$FT_4$ 37.72 pmol/L(正常 9~25pmol/L),TSH0.34mU/L(正常 0.5~3mU/L),TGAb15.7%(正常 0~20%),TPOAb 18.3%(正常 0~30%)。
>
> **问题:**
>
> 1. 该患者的临床诊断是什么?
>
> 2. 你的诊断依据是什么?
>
> 3. 进一步要查什么能明确你的诊断?
>
> 4. 你怎么处理及治疗这个患者?
>
> **参考答案和提示:**
>
> 1. **诊断** 亚急性甲状腺炎。
>
> 2. **诊断依据** ①临床表现有发热,颈前部疼痛,周身痛等急性炎症表现;②查体发现甲状腺Ⅱ度肿大,压痛(+);③血沉快,甲功异常,$FT_3$ 高、$FT_4$ 高、TSH 低。
>
> 3. **进一步查** ①吸碘率;②甲状腺彩超等。
>
> 4. **处理及治疗** 非甾体抗炎药加 β 受体阻滞剂,必要时予泼尼松口服。

### 临床思维:亚急性甲状腺炎

亚急性甲状腺炎是一种与病毒感染有关的自限性甲状腺炎,一般不遗留甲状腺功能减退症。根据实验室结果本病分三期。

**1. 甲状腺毒症期** 血清 $T_3$、$T_4$ 升高,TSH 降低,吸碘率减低(24 小时<2%),这就是本病特征性的血清甲状腺激素水平和甲状腺摄碘能力的"分离现象"。

**2. 甲减期**

**3. 恢复期**

### 诊疗常规:亚急性甲状腺炎

#### (一)诊断要点

本病的诊断要点包括 ①急性炎症的全身症状;②甲状腺轻、中度肿大,中等硬度,触痛显著;③典型患者实验室检查呈现上述三期表现。

#### (二)鉴别诊断

本病与桥本甲状腺炎、甲亢一起鉴别。

## （三）原则与要点

本病的治疗原则与要点包括 ①轻型患者仅需应用非甾体抗炎药；②中、重型患者可给予泼尼松每日 20～40mg；③针对甲状腺毒症给予普萘洛尔；④针对甲减期可适当给予左甲状腺素替代。

# 复 习 题

**一、名词解释**

亚急性甲状腺炎

**二、简答题**

简述分离现象。

**三、问答题**

患者，女性，46 岁。因颈部疼痛半年，病初伴有发热，怕冷，乏力，浮肿 1 个月。查体：血压 120/80mmHg，脉搏 66 次/分，体温 36.8℃，甲状腺Ⅱ度肿大，左侧压痛（＋），未闻及血管杂音，心率 66 次/分，律齐。辅助检查：血沉 22mm/h，查甲功五项 $FT_3$ 2.83pmol/L（正常 3～9pmol/L），$FT_4$ 8.72 pmol/L（正常 9～25pmol/L），TSH 10.14mU/L（正常 0.5～3mU/L），TGAb 15.7%（正常 0～20%），TPOAb 19.9%（正常 0～30%）。该患者临床诊断考虑什么疾病？并阐述临床分期。

# 参 考 答 案

**一、名词解释**

亚急性甲状腺炎又称肉芽肿性甲状腺炎，巨细胞性甲状腺炎和 de Quervain 甲状腺炎，是一种与病毒感染有关的自限性甲状腺炎，一般不遗留甲状腺功能减退症。

**二、简答题**

亚急性甲状腺炎处于甲状腺毒症期时，实验室检查示血清 $T_3$、$T_4$ 升高，TSH 降低，吸碘率减低（24 小时＜2%），这就是本病特征性的血清甲状腺激素水平和甲状腺摄碘能力的"分离现象"。

**三、问答题**

(1) 该患者诊断：考虑亚急性甲状腺炎，甲减期。

(2) 典型病例分三期。

1) 甲状腺毒症期：血清 $T_3$、$T_4$ 升高，TSH 降低，$^{131}I$ 摄取率减低（24 小时＜2%），这是由于甲状腺滤泡被破炎症坏，其内储存的甲状腺激素释放入血，形成"破坏性甲状腺毒症"，而炎症损伤引起的甲状腺细胞摄碘功能减低。

2) 甲减期：血清 $T_3$、$T_4$ 逐渐下降至正常水平以下，TSH 回升至高于正常值，$^{131}I$ 摄取率逐渐恢复。这是因为储存的甲状腺激素释放殆尽，甲状腺细胞处于恢复当中。

3) 恢复期：血清 $T_3$、$T_4$、TSH 和 $^{31}I$ 摄取率恢复正常。

（单 洁）

# 第二节 慢性淋巴细胞甲状腺炎

**病例 5-10-2** 患者，男性，54 岁。因发现颈部增粗 3 年，畏寒，乏力，少汗半年就诊，无吞咽困难和呼吸困难。查体：表情淡漠，皮肤粗糙，毛发稀疏，甲状腺Ⅱ度肿大，质硬，无压痛，心率 62 次/分，心音低钝，双下肢水肿（＋）。辅助检查：查甲功五项 $FT_3$ 2.92pmol/L（正常 3～9 pmol/L），$FT_4$ 8.93 pmol/L（正常 9～25pmol/L），TSH 19.3mU/L（正常 0.5～3mU/L），TGAb 55.9%（正常 0～20%），TPOAb 527.3%（正常 0～30%）。

**问题：**

1. 该患者的临床诊断是什么？

2. 你的诊断依据是什么？

3. 进一步要查什么能明确你的诊断？

4. 你怎么处理及治疗这个患者？

**参考答案和提示：**

1. 诊断　慢性淋巴细胞性甲状腺炎。

2. 诊断依据　①临床表现颈部增粗 3 年，畏寒，乏力，少汗半年就诊；②查体发现甲状腺Ⅱ度肿大，质硬，无压痛；③甲功异常（$FT_3$ 低、$FT_4$ 低、TSH 高，TGAb，TPOAb 强阳性）。

3. 进一步查　甲状腺彩超。

4. 处理及治疗　左型甲状腺替代治疗。

## 临床思维：慢性淋巴细胞甲状腺炎

慢性淋巴细胞甲状腺炎又叫桥本甲状腺炎（HT）是自身免疫甲状腺炎的一种，它是公认的器官特异性自身免疫病，具有一定的遗传倾向。

**【分期】**

**1. 隐性期**　甲状腺功能正常，无甲状腺肿或者轻度甲状腺肿，TPOAb 阳性，甲状腺内有淋巴细胞浸润。

**2. 甲状腺功能减低期**　亚临床甲减或显性甲减。

**3. 甲状腺萎缩期**　临床显性甲减，甲状腺萎缩。

## 诊疗常规：慢性淋巴细胞甲状腺炎

### （一）诊断要点

本病的诊断要点包括　①甲状腺肿大；②TGAb，TPOAb 强阳性；③可以有不同时期甲功异常；④甲状腺细针穿刺细胞学检查。

### （二）鉴别诊断

凡甲状腺肿大均需与本病相鉴别。

### （三）治疗原则与要点

仅有甲状腺肿、无甲减者一般不需要治疗。限制碘摄入量。如出现临床甲减或亚临床甲减甲状腺素替代治疗，甲状腺肿大和有压迫症状可考虑手术治疗。

## 复　习　题

**一、名词解释**

自身免疫性甲状腺病

**二、简答题**

阐述慢性淋巴细胞性甲状腺炎的临床分期。

**三、问答题**

患者，女性，42 岁。因怕冷，乏力，少汗 3 年就诊，伴声音嘶哑，便秘。查体：甲状腺Ⅱ度肿大，质硬,无压痛,心率54次/分,心音低钝,双下肢水肿(+)。辅助检查:查甲功五项 $FT_3$ 1.29pmol/L(正常 $3\sim9$ pmol/L), $FT_4$ 7.98pmol/L(正常 $9\sim25$ pmol/L),TSH 57.8mu/L(正常 $0.5\sim3$ mu/L),TGAb69.3%(正常 $0\sim20\%$),TPOAb876.2%(正常 $0\sim30\%$)。请问该患者临床诊断考虑什么疾病?及其诊断依据是什么?

参 考 答 案

**一、名词解释**

    自身免疫性甲状腺病病因都是源于甲状腺自身免疫,包括 AIT、Graves 病和 Graves 眼病。部分病例和甲状腺自身抗体出现相互依存,相互转化。

**二、简答题**

慢性淋巴细胞性甲状腺炎的临床分期包括

(1)隐性期:甲状腺功能正常,无甲状腺肿或者轻度甲状腺肿,TPOAb 阳性,甲状腺内有淋巴细胞浸润。

(2)甲状腺功能减低期:亚临床甲减或显性甲减。

(3)甲状腺萎缩期:临床显性甲减,甲状腺萎缩。

**三、问答题**

(1)该患诊断:考虑慢性淋巴性甲状腺炎,伴甲状腺功能减退。

(2)诊断依据:甲状腺弥漫肿大,特别是伴峡部锥体叶肿大,质地较硬,不论甲状腺功能有否改变,都应怀疑 HT;化验甲状腺功能,可见 TPOAb 和 TgAb 显著增高,该患者已经出现甲功异常 $FT_3$、$FT_4$ 降低,TSH 升高。如做甲状腺细针穿刺细胞学检查可见,正常的滤泡结构广泛地被浸润的淋巴细胞、浆细胞及其淋巴生发中心代替,甲状腺滤泡孤立,成小片状,滤泡变小,其内胶质稀疏,病理诊断可支持。

(单 洁)

# 第十一章　库欣综合征

病例 5-11-1　患者，女性，38 岁，体重增加 1 年余，头晕、乏力、体毛增多、月经减少、不规律半年，病程中患者自觉口干、多饮、多尿、腰背疼痛，但无明显咳嗽、胸痛等症。体查：血压 160/100mmHg，身高 160cm，体重 75kg，多血质貌，向心性肥胖，皮肤可见痤疮，下侧腹部、臀部可见中央宽、两端细的紫纹，有股癣。血浆皮质醇早上 8 时为 860nmol/L（正常范围为 165～441nmol/L），尿17-羟皮质类固醇 89μmol/24 小时，X 线片提示骨质疏松。

**问题：**

1. 该患者最可能的诊断及诊断依据是什么？

2. 为明确诊断还需进一步做哪些检查？

3. 如果诊断 Cushing 病成立，治疗方法有哪些？

**参考答案和提示：**

1. 诊断　库欣（Cushing）综合征。

2. 诊断依据

(1) 中青年女性，缓慢起病。

(2) 症状：体重增加 1 年余，头晕、乏力、月经紊乱、体毛增多半年，病程中有口干，多饮，多尿、腰背疼痛。

(3) 体征：高血压，向心性肥胖，皮肤痤疮，下侧腹部、臀部可见紫纹，有股癣。

(4) 辅助检查：血浆皮质醇，尿 17-羟皮质类固醇，X 线片提示骨质疏松。

3. 为明确诊断可行下列检查

(1) 血电解质及血气分析检查，明显低钾性碱中毒常见于肾上腺癌或异位 ACTH 综合征。

(2) 小剂量地塞米松抑制试验或隔夜地塞米松抑制试验，可鉴别单纯性肥胖与 Cushing 综合征；大剂量地塞米松抑制试验或隔夜 8mg 地塞米松抑制试验，可鉴别 Cushing 病、肾上腺肿瘤或异位 ACTH 综合征；ACTH 兴奋试验，可鉴别 Cushing 病、肾上腺腺瘤或肾上腺癌；血 ACTH 及其相关肽测定，可鉴别是否为 ACTH 依赖性 Cushing 综合征。

(3) 定位检查：肾上腺超声可发现肾上腺增生或肿瘤；垂体和肾上腺 CT 或 MRI 检查，薄层 CT 对垂体微腺瘤的诊断有较大价值，垂体 MRI 发现垂体微腺瘤敏感性较 CT 高，薄层肾上腺 CT 对发现肾上腺小腺瘤或增生有较佳价值；放射性核素碘化胆固醇肾上腺扫描可鉴别肾上腺皮质增生、肾上腺腺瘤或肾上腺癌。

4. 针对 Cushing 病垂体分泌过多的 ACTH

(1) 手术治疗：垂体大腺瘤需做开颅手术；垂体微腺瘤可采用经蝶窦微腺瘤切除术；未发现垂体肿瘤或不能做垂体手术者，可行肾上腺切除术。方法为肾上腺全切术、次全切术、肾上腺切除后自体移植术等。

(2) 放射治疗：可用 ⁶⁰CO 直线加速器做垂体放疗。

(3) 药物治疗：一般仅作辅助治疗。①影响神经递质的药物，血清素拮抗剂赛庚啶，多巴胺受体激动剂和催乳素抑制剂溴隐亭，γ-氨基丁酸促效剂丙戊酸钠；②生长抑素类似物奥曲肽。

# 临床思维:库欣综合征

Cushing 综合征为各种病因造成肾上腺分泌过多糖皮质激素(主要是皮质醇)所致病症的总称,其最多见者为垂体促肾上腺皮质激素(ACTH)分泌亢进所致临床类型,称 Cushing 病。

**【病因分类】**

**1. 依赖 ACTH 的 Cushing 综合征可为**

(1) Cushing 病:约 70%Cushing 综合征为 Cushing 病。指垂体 ACTH 分泌过多,伴肾上腺皮质增生。多为垂体微腺瘤所致。

(2) 异位 ACTH 综合征:系垂体以外肿瘤分泌大量 ACTH,伴肾上腺皮质增生。

(3) 异位 CRH 综合征。

(4) 依赖 ACTH 的双肾上腺大结节增生。

**2. 不依赖 ACTH 的 Cushing 综合征** ①肾上腺皮质腺瘤;②肾上腺皮质癌;③不依赖 ACTH 性双侧性肾上腺小结节性增生,又称 Meador 综合征,可伴或不伴 Carney 综合征;④不依赖 ACTH 性双侧肾上腺大结节性增生。

**【临床表现】** Cushing 综合征有数种类型:

**1. 典型病例** 表现为向心性肥胖、满月脸、水牛背、多血质貌、皮肤紫纹等,多为垂体性 Cushing 病、肾上腺腺瘤、异位 ACTH 综合征中的缓进型。

**2. 重型** 主要特征为体重减轻、高血压、浮肿、低血钾性碱中毒,由于癌肿所致重症,病情严重,进展迅速,摄食减少。

**3. 早期病例** 以高血压为主,向心性肥胖不明显。全身情况较好,尿游离皮质醇明显增高。

**4. 以并发症就诊者** 如心衰、脑卒中、病理性骨折、精神症状或肺部感染等,年龄较大,Cusning 综合征易被忽略。

**5. 周期性或间歇性** 机制不清,一部分病例可能为垂体性或异位 ACTH 性。

典型病例的表现有:

**1. 糖类、蛋白质和脂肪代谢紊乱** 向心性肥胖,多血质面容,皮肤菲薄,微血管脆性增加,轻微损伤即可引起瘀斑,下腹两侧、大腿外侧、臀部、肩部、腋前部等处可见紫纹,异位 ACTH 综合征者及较重 Cusning 病患者皮肤色素沉着加深。

**2. 心血管系统高血压常见** 与肾素-血管紧张素系统激活,对血管活性物质加压反应增强、血管舒张系统受抑制及皮质醇可作用于盐皮质激素受体等因素有关。长期高血压可并发左心室肥大、心力衰竭和脑血管意外。同时,常伴有动脉硬化,由于凝血功能异常、脂代谢紊乱,易发生动静脉血栓,使心血管并发症发生率增加。

**3. 骨质疏松** 主要为继发性,可表现为腰背痛,易发生病理性骨折。

**4. 对感染抵抗力减弱** 肺部感染多见。患者在感染后,炎症反应往往不显著,易于漏诊而造成严重后果。

**5. 性功能障碍** 女性患者由于肾上腺雄激素产生过多以及皮质醇对垂体促性腺激素的抑制作用,大多出现月经减少、不规则或停经。明显男性化者见于肾上腺癌。男性患者因大量皮质醇抑制垂体促性腺激素可出现性欲可减退,阴茎缩小,睾丸变软。大量皮质醇抑制生长激素分泌,使儿童生长延迟,发育受阻。

**6. 其他** 全身及神经系统有肌无力,下蹲后起立困难。常有不同程度的精神、情绪变化。

# 诊疗常规:库欣综合征

## (一)诊断与鉴别诊断

**1. 诊断依据** ①临床表现有典型症状体征者,从外观即可作出诊断,但早期以及不典型病例,特征性症状不明显或未被重视,而以某一系统症状就医者易漏诊;②功能诊断可行血皮质醇周期测定、24 小时尿游离皮质醇测定、24 小时尿 17-羟皮质醇、尿 17-羟类固醇测定及小剂量地塞米松抑制试验;③病因及定性诊断可行血 ACTH 测定、大剂量地塞米松抑制试验、CRH 兴奋试验及影像学检查,包括肾上腺、垂体、及有关脏器的超声、CT、MRI 检查和核素显像。

**2. 鉴别诊断** Cushing 综合征需与下列疾病鉴别:① 单纯性肥胖;② 2 型糖尿病;③PCOS;④酗酒兼有肝损害者可出现假性 Cushing 综合征;⑤抑郁症。

## (二)治疗

本病应根据不同的病因作相应的治疗。

**1. Cushing 病** ①经蝶窦切除垂体微腺瘤为治疗本病的首选疗法。②如经蝶窦手术未能发现并摘除垂体微腺瘤,或某种原因不能作垂体手术,对病情严重者,宜作一侧肾上腺全切,另一侧肾上腺大部分或全切除术,术后作激素替代治疗。③对垂体大腺瘤患者,需作开颅手术治疗。④影响神经递质的药物可作辅助治疗,对于催乳素升高者,可试用溴隐亭治疗。此外,还可用血清素拮抗药赛庚啶,γ-氨基丁酸促效剂丙戊酸钠治疗本病以及 Nelson 综合征,可取得一些效果。⑤经上述治疗仍未满意奏效者可用阻滞肾上腺皮质激素合成的药物,必要时作双侧肾上腺切除术,术后激素替代治疗。

**2. 肾上腺腺瘤** 手术切除可获根治。腺瘤大多为单侧性,术后需较长期使用氢化可的松(每日约 20~30mg)或可的松(每日约 25.0~37.5mg)作替代治疗。

**3. 肾上腺腺癌** 应尽可能早期作手术治疗。

**4. 不依赖 ACTH 小结节性或大结节性双侧肾上腺增生** 作双侧肾上腺切除术,术后作激素替代治疗。

**5. 异位 ACTH 综合征** 应治疗原发性恶性肿瘤。

**6. ACTH 非依赖性 Cushing 综合征不能手术者或手术失败者** 可给予皮质醇合成抑制剂米托坦、美替拉酮、酮康唑、氨鲁米特或糖皮质激素受体拮抗剂米非司酮。

# 复 习 题

**一、名词解释**

1. Cushing 综合征　2. Cushing 病　3. Carney 综合征

**二、简答题**

1. 何为小剂量地塞米松抑制试验?

2. 简述 Cushing 综合征的诊断方法有哪些?

3. 简述 Cushing 综合征的主要治疗原则有哪些?

4. Cushing 综合征的定位检查有哪些?

**三、问答题**

女性,病人,42 岁,满月脸,水牛背,向心性肥胖,血压升高 1 年,入院后检查发现血糖升高,实验室及影像学检查支持 Cushing 病诊断。请问该患者糖代谢异常的原因是什么?

# 参 考 答 案

## 一、名词解释

1. Cushing 综合征为各种病因造成肾上腺分泌过多糖皮质激素(主要是皮质醇)所致病症的总称。

2. Cushing 综合征中最多见者为垂体促肾上腺皮质激素(ACTH)分泌亢进所引起的临床类型,称为 Cushing 病。

3. 不依赖 ACTH 的双侧小结节性增生此病又称 Meador 综合征或原发性色素性结节性肾上腺病。患者多为儿童或青年,一部分患者的临床表现同一般 Cushing 综合征;另一部分为家族性,呈显性遗传,往往伴面、颈、躯干皮肤及口唇、结膜、巩膜着色斑及蓝痣,还可伴皮肤、乳房、心房黏液瘤,睾丸肿瘤,垂体生长激素瘤等,称为 Carney 综合征。

## 二、简答题

1. 小剂量地塞米松抑制试验是指每 6 小时口服地塞米松 0.5mg,或每 8 小时口服 0.75mg,连服 2 天,第二天尿 17-羟不能被抑制到对照值的 50% 以下,或游离皮质醇不能抑制在 55nmol/24h 以下者为阳性;也可作一次口服地塞米松法,即测第一日血浆皮质醇作为对照值,测定日午夜口服地塞米松 1mg,次日晨血浆皮质醇不被明显抑制,或不低于对照值 50% 为阳性。小剂量地塞米松抑制试验主要用于鉴别 Cushing 综合征和单纯性肥胖,前者不能抑制到对照值的 50%,后者可抑制到低于对照值的 50%。

2. Cushing 综合征的诊断分为功能诊断、病理诊断、病因诊断。主要依据临床表现、实验室检查及影像学检查。
   (1) 功能诊断:①临床表现:有典型的症状、体征者,从外观即可作出诊断。②24 小时尿 17-羟皮质类固醇及尿游离皮质类固醇测定。③血浆皮质醇测定:本病患者皮质醇明显升高,且失去正常昼夜节律。④小剂量地塞米松抑制试验:本病患者不能被抑制,单纯性肥胖者可被抑制。
   (2) 病因及病理诊断:①根据病情:Cushing 病及肾上腺皮脂腺瘤病人多病程长,进展慢;色素沉着明显多为异位 ACTH 综合征或重症 Cushing 病,无色素沉着者多为肾上腺皮质肿瘤;女性男性化明显多为肾上腺皮质腺癌;伴有明显低钾低氯性碱中毒多为肾上腺皮质腺癌、异位 ACTH 综合征或重症 Cushing 病。②大剂量地塞米松抑制试验 Cushing 病可被抑制,异位 ACTH 综合征及肾上腺皮质肿瘤不被抑制。③ACTH 测定。④蝶鞍区及肾上腺区影像学检查、选择性静脉采血测定 ACTH 可定位诊断。

3. Cushing 综合征的治疗原则包括
   (1) Cushing 病:经蝶窦切除垂体微腺瘤为治疗本病的首选疗法。如经蝶窦手术未能发现并摘除垂体微腺瘤,或某种原因不能作垂体手术,宜作一侧肾上腺全切,另一侧肾上腺大部分或全切除术,术后作激素替代治疗。对垂体大腺瘤患者,需作开颅手术治疗。为避免复发,可在术后辅以放疗。经上述治疗仍未满意奏效者可用阻滞肾上腺皮质激素合成的药物,必要时作双侧肾上腺切除术,术后激素替代治疗。
   (2) 肾上腺腺瘤:手术切除可获根治。腺瘤大多为单侧性,术后需较长期使用氢化可的松(每日约 20～30mg)或可的松(每日约 25.0～37.5mg)作替代治疗。
   (3) 肾上腺腺癌 应尽可能早期作手术治疗。
   (4) 不依赖 ACTH 小结节性或大结节性双侧肾上腺增生作双侧肾上腺切除术,术后作激素替代治疗。
   (5) 异位 ACTH 综合征应治疗原发性恶性肿瘤。
   (6) ACTH 非依赖性 Cushing 综合征不能手术者或手术失败者,可给予皮质醇合成抑制剂米托坦、美替拉酮、酮康唑、氨鲁米特或糖皮质激素受体拮抗剂米非司酮。

4. Cushing 综合征的定位诊断主要依据临床特点、大剂量地塞米松抑制试验、血 ACTH 测定、垂体及肾上腺影像学检查。

**三、问答题**

　　Cushing 综合征病人血皮质醇明显升高,而大量皮质醇可抑制糖的利用,加强肝糖原异升,促进生糖氨基酸、甘油、脂肪酸及乳酸增高并在肝脏内转化为葡萄糖,此外,皮质醇还可拮抗胰岛素的作用,故本病病人常出现葡萄糖耐量减低,甚至可出现类固醇性糖尿病。

(金　立)

# 第十二章　原发性慢性肾上腺皮质功能减退症

**病例 5-12-1**　患者,男性,18 岁,食欲减退、疲乏无力、消瘦 8 个月。自发病后体重逐渐减轻大约 10kg,且时有恶心、腹痛、腹泻、头晕、失眠、情绪不稳等症,并多次出现心悸、大汗、手抖、视力模糊,晨起发作明显。查体:血压 85/55mmHg,指关节、肘关节、甲床及乳晕处皮肤色沉着,体毛分布正常,心界缩小,心率 62 次/分,心音减弱。化验血钠 130mmol/l,血糖 3.5mmol/l,血钾 3.8mmol/l,BUN8.9mmol/l,Cr120mmol/l,ECG 示 QRS 波低电压。

**问题:**

1. 患者初步诊断及诊断依据是什么?

2. 为进一步明确诊断需进行哪项检查?

3. 本病需与哪些疾病鉴别?

4. 本病应如何治疗?

**参考答案和提示:**

1. **初步诊断**　肾上腺皮质功能减退症。

2. **诊断依据**　①年轻男性,病史 8 个月;②消化道症状:食欲减退、时有恶心、腹痛、腹泻、消瘦、乏力;③神经精神症状:头晕、失眠、情绪不稳;④色素沉着:指关节、肘关节、甲床及乳晕处皮肤色沉着;⑤低血糖表现为病程中反复出现心悸、大汗、手抖、视力模糊,晨起发作明显;⑥心血管表现:低血压、心界小、心音弱、心率慢;⑦化验血钠、血糖偏低、尿素氮、肌酐高,心电图有 QRS 波低电压。

3. 为进一步明确诊断需进行下列检查

(1) 一般检查:血常规可有轻度正细胞正色素性贫血,淋巴细胞及嗜酸粒细胞增高;胸片可见心影缩小,呈垂直位。

(2) 特殊检查

1) 尿 17-羟皮质类固醇和 17-酮皮质类固醇测定。

2) 血浆皮质醇测定及血浆 ACTH 基础值测定。

3) 肾上腺功能评定:快速 ACTH 兴奋试验、胰岛素耐量试验、甲吡酮试验。快速 ACTH 兴奋试验对艾迪生病较为灵敏,后二者对肾上腺皮质功能减退有诊断价值,但无助于鉴别原发性与继发性肾上腺皮质功能减退。

4) 下丘脑-垂体轴功能评定:血浆 ACTH 测定大于 250pg/ml,提示为原发性肾上腺皮质功能减退;延长 ACTH 兴奋试验及 CRH 兴奋试验有助于鉴别原发性、继发性、三发性肾上腺皮质功能减退。

5) 肾上腺超声、CT、MRI 检查有助于病因诊断。

4. 需要鉴别的疾病有　肾上腺皮质功能减退症需要原发性与继发性鉴别;其他色素沉着性疾病如瑞尔黑变、多发性纤维性骨营养不良、慢性肝病、迟发性皮肤卟啉病、黑棘皮病、慢性铅汞砷中毒等;POEMS 综合征。

5. 慢性肾上腺皮质功能减退症需终身糖皮质激素替代补充治疗

(1) 基础治疗:补充日常生理所需剂量的糖皮质激素,有并发症应及时根据具体情况适当加量。

1）糖皮质激素：按人体激素自然分泌的昼夜周期性波动规律给药。皮质醇每日用 20～30mg，早晨用全日量的 2/3，午后用 1/3，故晨 8 时 20mg，午后 2 时 10mg；或者可的松每日剂量 37.5mg，早 8 时 25mg，午后 2 时 12.5mg；或者泼尼松（强的松）晨 8 时 5mg，午后 2 时 2.5mg。泼尼松（强的松）对糖代谢的作用较强，对盐类代谢作用较弱，故有时需加用盐皮质激素。

2）盐皮质激素：慢性肾上腺皮质功能减退症病人应充分摄入食盐，每日至少 8～10g，如有大量出汗及腹泻时加量。

（2）病因治疗。

## 临床思维：原发性慢性肾上腺皮质功能减退症

原发性慢性肾上腺皮质功能减退症，又称 Addison 病，由于双侧肾上腺皮质破坏或功能障碍引起。继发性者由下丘脑-垂体病变引起。

【病因】

**1. 自身免疫性因素**　主要为自身免疫引起肾上腺皮质萎缩、纤维化及淋巴细胞浸润所致。

（1）自身免疫性多内分泌腺病综合征包括 PGAD Ⅰ 及 PGAD Ⅱ。

（2）抗体介导的自身免疫性肾上腺损伤包括与皮质醇合成相关抗体及抗肾上腺皮质抗体。

**2. 感染**　肾上腺结核为目前某些发展中国家或地区的艾迪生病常见病因，常先有或同时有其他部位结核病灶。

**3. 其他较少见病因**　恶性肿瘤转移、淋巴瘤、白血病浸润、淀粉样变性、先天性肾上腺增生、双侧肾上腺切除、放射治疗破坏、肾上腺酶系抑制药的长期应用、血管栓塞等。

肾上腺脑白质营养不良症为先天性长链脂肪酸代谢异常疾病，脂肪酸 β 氧化受阻，累及神经组织与分泌类固醇激素的细胞，致肾上腺皮质及性腺功能低下，同时出现神经损害。

【临床表现】

**1. 发病缓慢**　症状往往隐匿，可能多年后才引起注意，偶因应激刺激诱发肾上腺危象，才被临床发现。

**2. 色素沉着**　最具特征性者为全身皮肤色素加深，暴露处、摩擦处、乳晕等处尤为明显，黏膜色素沉着见于齿龈、舌部、颊黏膜等处。

**3. 乏力**　乏力程度与病情轻重程度相平行，因电解质紊乱、脱水、蛋白质和糖代谢紊乱所致。

**4. 神经、精神系统**　乏力，淡漠，情绪不稳定，疲劳，重者嗜睡，意识模糊，可出现精神失常，有味觉、嗅觉、听觉增强者。

**5. 胃肠道**　食欲减退，嗜咸食，胃酸过少，消化不良；有恶心，呕吐，腹泻者提示病情加重。

**6. 心血管系统**　血压降低，心脏缩小，心音低钝和直立性低血压。

**7. 代谢障碍**　糖异生作用减弱，肝糖原耗损，可发生低血糖症状。

**8. 肾**　排泄水负荷的能力减弱，在大量饮水后可出现稀释性低钠血症；糖皮质激素缺乏及血容量不足时，抗利尿激素的释放增多，也是造成低血钠的原因。

**9. 生殖系统**　女性阴毛、腋毛减少或脱落、稀疏，月经失调或闭经，但病情轻者仍可生育；男性常有性功能减退，但无阴毛及腋毛脱落。

**10. 对感染、外伤等各种应激的抵抗力减弱**　在发生这些情况时，可出现肾上腺危象。

**11. 原发病表现**　如其他自身免疫病及腺体功能衰竭综合征的各种表现。

**12. 肾上腺危象**　危象为本病急骤加重的表现。常发生于应激情况下,表现为恶心、呕吐、腹痛或腹泻,甚至类似急腹症表现,血容量不足引起休克、发绀和神志模糊,常有高热、低血糖症、低钠血症,血钾可低可高,如不及时抢救可死亡。

**【实验室检查】**

**1. 血液生化**　可有低血钠、高血钾及轻度代谢性酸中毒,尿素氮、肌酐可轻度升高,脱水严重时低血钠可不明显,高血钾一般不重,如甚明显需考虑肾功能不全或其他原因。少数患者可有轻度或中度高血钙(糖皮质激素有促进肾、肠排钙作用),如有低血钙和高血磷则提示同时合并有甲状旁腺功能减退症。可有空腹低血糖,糖耐量试验示低平曲线。

**2. 血常规检查**　常有正细胞正色素性贫血,少数患者合并有恶性贫血。白细胞分类示中性粒细胞减少,淋巴细胞相对增多,嗜酸粒细胞明显增多。

**3. 激素检查**

(1) 基础血、尿皮质醇、尿 17-羟皮质类固醇测定常降低,但也可接近正常。

(2) 快速 ACTH 兴奋试验及胰岛素耐量试验、甲吡酮试验可用于肾上腺功能的评价;血浆 ACTH 测定、延长 ACTH 兴奋试验、CRH 兴奋试验可用于下丘脑-垂体功能评价。

(3) TSH 及 PRL 水平在艾迪生病和继发性肾上腺皮质功能不全者可升高。

**4. 自身免疫抗体测定**

**5. 影像学检查**　X 线、CT 或 MRI 检查于结核病患者可示肾上腺增大及钙化阴影。其他感染、出血、转移性病变在 CT 扫描时也示肾上腺增大,而自身免疫病所致者肾上腺不增大。

## 诊疗常规:原发性慢性肾上腺皮质功能减退症

(一) 诊断与鉴别诊断

**1. 诊断**

(1) 临床表现:皮肤色素沉着,乏力、头晕,食欲减退、消瘦,低血压、直立性晕厥,心脏缩小,女性阴毛和腋毛脱落,可有其他自身免疫性疾病表现或结核中毒症状。

(2) 常规及生化检查:血常规可见血嗜酸粒细胞、淋巴细胞增多,中性粒细胞减少,轻度正细胞、正色素性贫血,少数为恶性贫血。生化提示低血钠、高血钾、低血糖,葡萄糖耐量曲线低平,可有尿素氮、肌酐轻度升高。

(3) 血浆皮质醇及 24 小时尿游离皮质醇降低,24 小时尿 17-羟皮质类固醇、17-酮类固醇降低。

(4) 血浆 ACTH 增高:最具诊断价值者为 ACTH 兴奋试验,本病患者示储备功能低下,而非本病患者,经 ACTH 兴奋后,血、尿皮质类固醇明显上升。

(5) 肾上腺 X 线、CT、MRI 检查有助于病因判定。

**2. 鉴别诊断**　本病需与下列疾病鉴别:①继发性慢性肾上腺皮质功能减退症;②其他引起皮肤色素沉着性疾病;③其他慢性消耗性疾病。

(二) 治疗

**1. 基础治疗**　本病应终身使用肾上腺皮质激素。

(1) 糖皮质激素替代治疗:根据身高、体重、性别、年龄、体力劳动强度等,确定一合适的基础量。给药方式宜模仿激素分泌昼夜节律,清晨 8:00 时服全日量的 2/3,下午 2:00 时服余下 1/3。于一般成人,每日剂量开始时氢化可的松约 20～30mg 或可的松 25～37.5mg,以后可逐渐减量,氢化可的松约 15～20mg 或相应量可的松。在有发热等并发症时适当加量。

（2）食盐的摄入量应充分,每日至少 8～10g,如有大量出汗、腹泻时应酌情加食盐摄入量,大部分患者在服用氢化可的松和充分摄盐下即可获满意效果。

**2. 病因治疗**　如有活动性结核者,应积极给予抗结核治疗。

**3. 肾上腺危象治疗**　为内科急症,应积极抢救。

（1）补充液体:典型的危象患者液体损失量约达细胞外液的 1/5,故于初治的第 1、2 日内应迅速补充生理盐水每日 2000～3000ml。对于以糖皮质激素缺乏为主、脱水不甚严重者补盐水量适当减少。补充葡萄糖液以避免低血糖。

（2）糖皮质激素:立即静注氢化可的松或琥珀酸氢化可的松 100mg,使血皮质醇浓度达到正常人在发生严重应激时的水平。以后每 6 小时加入补液中静滴 100mg,第 2、3 天可减至每日 300mg,分次静滴。如病情好转,继续减至每日 200mg,继而 100mg。呕吐停止,可进食者,可改为口服。

（3）积极治疗感染及其他诱因。

**4. 外科手术或其他应激时治疗**　在发生严重应激时,应每天给予氢化可的松总量约 300mg。大多数外科手术应激为时短暂,故可在数日内逐步减量,直到维持量。较轻的短暂应激,每日给予氢化可的松 100mg 即可,以后按情况递减。

## 复 习 题

**一、名词解释**

1. 原发性慢性肾上腺皮质功能减退症　2. 肾上腺脑蛋白质营养不良症

**二、简答题**

1. 原发性肾上腺皮质功能减退的主要诊断线索有哪些?

2. 肾上腺危象有什么临床表现?

3. 原发性慢性肾上腺皮质功能减退症糖皮质激素替代治疗原则有哪些?

4. 何情况应考虑肾上腺危象? 应如何治疗?

**三、问答题**

女性,25 岁,2 年前出现食欲减退,体重下降,伴有头晕、乏力、乳晕及牙龈、口腔黏膜色素沉着,当时确诊 Addison 病。半个月前发现妊娠,病人恶心、厌食明显。Addison 病病人妊娠、分娩时应如何处理?

## 参 考 答 案

**一、概念题**

1. 原发性慢性肾上腺皮质功能减退症,又称 Addison 病,由于双侧肾上腺的绝大部分被毁所致。继发性者由下丘脑一垂体病变引起。

2. 肾上腺脑蛋白质营养不良症为先天性长链脂肪酸代谢异常疾病,脂肪酸 β 氧化受阻,累及神经组织与分泌类固醇激素的细胞,致肾上腺皮质及性腺功能低下,同时出现神经损害。

**二、简答题**

1. 原发性慢性肾上腺皮质功能减退的病因主要有　①肾上腺结核,该原因多伴有肺、骨或其他部位结核;②特发性自身免疫反应引起的肾上腺皮质萎缩是目前最多见的原因;③先天性肾上腺发育不良;④肾上腺转移癌,该病因少见,因肾上腺代偿能力较强;⑤先天性肾上腺发育不全等罕见原因。

2. 肾上腺危象临床表现包括皮肤色素沉着,最具特征性者为全身皮肤色素加深,暴露处、摩擦处、乳晕等处尤为明显,周身乏力,淡漠,情绪不稳定,食欲减退,嗜咸食,消化不良,血压降低,心脏缩小,心音低钝和直立性低血压,发生低血糖症状,女性阴毛、腋毛减少或脱落、稀疏。

3. 替代治疗原则包括

（1）基础治疗：本病应终身使用肾上腺皮质激素。①糖皮质激素替代治疗：给药方式宜模仿激素分泌昼夜节律，清晨 8:00 时服全日量的 2/3，下午 2:00 时服余下 1/3。于一般成人，每日剂量开始时约氢化可的松 20～30mg 或泼尼松 5～7.5mg，在有发热等并发症时适当加量。②食盐的摄入量应充分，每日至少 8～10g，如有大量出汗、腹泻时应酌情加食盐摄入量。如上述治疗后仍有乏力、疲倦、低钠血症可加用小剂量盐皮质激素。

（2）病因治疗：免疫抑制治疗，如有活动性结核者，应积极给予抗结核治疗。

（3）肾上腺危象治疗：为内科急症，应积极抢救。①补充液体：初治的第 1、2 日内应迅速补充生理盐水每日 2000～3000ml。并应注意适当补充葡萄糖液以避免低血糖。②糖皮质激素：立即静注氢化可的松或琥珀酸氢化可的松 100mg，使血皮质醇浓度达到正常人在发生严重应激时的水平。以后每 6 小时加入补液中静滴 100mg，第 2、3 天可减至每日 300mg，分次静滴。病情好转，继续减量，可进食者，可改为口服。③积极治疗感染及其他诱因。

4. 健康人在各种应激时可使肾上腺分泌皮质醇增多，较平时增高 2～7 倍，以适应机体的需要，严重应激状态下，分泌更多，但在有肾上腺功能减退时，就不能产生正常量的皮质醇，应激时更不能相应的增加皮质醇分泌，因此发生一系列肾上腺皮质激素缺乏的急性临床表现，可出现高热、胃肠功能紊乱、循环衰竭、神志淡漠或躁动不安、谵妄甚至昏迷等情况，称为肾上腺危象。

### 三、问答题

Addison 病病人妊娠早期及分娩时均为应激状态，处理不当均可导致肾上腺危象的发生。早孕反应严重、不能正常进食时，应该换给药途径，并适当增加糖皮质激素用量，同时应注意维持水、电解质平衡，并适当补充葡萄糖液，早孕反应过后，可恢复原替代治疗剂量。早孕后至分娩前病人对糖皮质激素的需要量与妊娠前基本相同。分娩为较大应激，自分娩开始时可肌注氢化可的松 100mg，分娩过程中每 8 小时一次肌注，分娩时再肌注 100mg，并注意补充血容量。自分娩第二日起逐渐减至维持量。如有并发症不能减量，待并发症处理好转后再逐渐减量。

（金　立）

# 第十三章　嗜铬细胞瘤

病例 5-13-1　患者,女性,42 岁,发作性头痛、心悸、多汗、焦虑不安 3 年余,发作时血压均在 200/130 mmHg 左右,心率在 130 次/分左右,且伴有面色苍白、颤抖,发作间期血压正常。

**问题:**

1. 病人初步诊断及诊断依据是什么?

2. 进一步明确诊断需行哪些检查?

3. 诊断明确后应如何进行治疗?

4. 出现高血压危象应如何进行处理?

**参考答案和提示:**

1. 初步诊断　嗜铬细胞瘤。

2. 诊断依据　中年女性、病史 3 年;发作性头痛、心悸、多汗、焦虑不安;发作时面色苍白、颤抖;发作时血压 200/130mmHg,心率 130 次/分,发作间期血压正常。

3. 进一步明确诊断需行下列检查

(1) 实验室检查:24 小时尿 VMA 及 CA 测定,血浆 CA 测定。

(2) 药理实验:如果病人住院期间血压一直<170/110mmHg,应行激发试验,如胰升糖素试验、甲氧氯普胺(灭吐灵)试验等;如果血压≥170/110mmHg,可行抑制试验,如酚妥拉明试验、可乐定(可乐宁)试验、哌唑嗪试验等。

(3) 定位诊断:超声检查,肾上腺 CT、MRI 检查,同位素标记的 MIBG 扫描,静脉导管术在不同部位采血测定儿茶酚胺,确定肿瘤部位。

4. 治疗　大多数嗜铬细胞瘤为良性肿瘤,早期手术切除,即可得到根治。

5. 当病人发生高血压危象时,应积极抢救　①给氧;②立即酚妥拉明 1～5mg 静脉注射;③严密观察血压、心率、心律变化;④血压降至 21/13kPa 左右,改为酚妥拉明 10～20mg 溶于 5% 葡萄糖或生理盐水溶液 500ml 中缓慢静点;⑤有心律失常、心力衰竭、脑血管意外等并发症时,及时给予对症治疗。

## 临床思维:嗜铬细胞瘤

嗜铬细胞瘤(pheochromocytoma)起源于肾上腺髓质、交感神经节或其他部位的嗜铬组织,这种瘤持续或间断地释放大量儿茶酚胺,引起持续性或阵发性高血压和多个器官功能及代谢紊乱。本病以 20～50 岁最多见,男女发病率无明显差异。

【临床表现】嗜铬细胞瘤的临床表现主要是由于大量儿茶酚胺作用于肾上腺素能受体所致,以心血管症状为主,兼有其他系统的表现。

**1. 心血管系统表现**

(1) 高血压为本病最主要症状,有阵发性和持续性两型,持续性亦可有阵发性加剧。

1) 阵发性高血压型:为本病所具有的特征性表现。平时血压不高,发作时血压骤升,收缩压往往达 200～300mmHg,舒张压亦明显升高,可达 130～180mmHg(以释放去甲肾上腺素为主者更明显),头痛、心悸、多汗三联症对诊断有重要意义。发作特别严重者可并发急性左心衰竭或脑血管意外。发作终止后,可出现面颊部及皮肤潮红、全身发热、流涎、瞳孔缩小等迷走神经兴奋症状,并可有尿量增多。

2)持续性高血压型:如果持续性高血压伴有阵发性加剧或由阵发型演变而来,则易于想到嗜铬细胞瘤的可能性,否则可多年被误诊为原发性高血压。一部分患者呈急进型高血压过程,表现为舒张压高于130mmHg,眼底损害严重,短期内可出现视神经萎缩,以至失明,可发生氮质血症、心力衰竭、高血压脑病。

(2)低血压、休克:本病可发生低血压,甚至休克,或出现高血压和低血压交替表现。这种患者还可发生急性腹痛、心前区痛、高热等,而被误诊为急腹症、急性心肌梗死或感染性休克。

(3)心脏表现大量儿茶酚胺可引起儿茶酚胺性心肌病,伴心律失常,部分患者发生心肌退行性变、坏死、炎性改变。患者可因心肌损害发生心力衰竭,或因持久性血压过高发生心肌肥厚、心脏扩大、心力衰竭、心源性肺水肿。心电图可出现穿壁性心肌梗死图形,此表现又可消失。

**2. 代谢紊乱**

(1)基础代谢增高,并因代谢亢进可引起发热、消瘦。

(2)糖代谢紊乱:肝糖原分解加速及胰岛素分泌受抑制而肝糖异生加强,可引起血糖过高,糖耐量减低。

(3)脂代谢紊乱:脂肪分解加速、血游离脂肪酸增高。

(4)电解质代谢紊乱:少数患者可出现低钾血症,也可出现高钙血症。

**3. 其他临床表现**

(1)消化系统:儿茶酚胺使肠蠕动及张力减弱,引起便秘,甚至肠扩张,可使胃肠壁内血管发生增殖性及闭塞性动脉内膜炎,造成肠坏死、出血、穿孔,亦可发生胆石症。

(2)腹部肿块。

(3)泌尿系统:病程长、病情重者可发生肾功能减退。膀胱内嗜铬细胞瘤患者排尿时常引起高血压发作,可出现膀胱扩张。无痛性肉眼血尿。

(4)血液系统:周围血中白细胞增多,有时红细胞也可增多。

(5)伴发其他疾病:嗜铬细胞瘤患者可伴发一些其他疾病,如多发性神经纤维瘤、多发性神经血管母细胞瘤等。嗜铬细胞瘤还可伴发其他内分泌腺疾病如甲状腺髓样癌、甲状旁腺功能亢进症。

## 诊疗常规:嗜铬细胞瘤

(一)诊断与鉴别诊断

嗜铬细胞瘤的早期诊断甚为重要,因本病为一可治愈的高血压病,切除肿瘤后大多数患者可恢复正常,而未被诊断者有巨大的潜在危险,可在药物、麻醉、分娩、手术等情况下诱发高血压危象或休克。

**1. 诊断要点** 对于高血压患者,尤其是年轻者、阵发性者以及持续性高血压有代谢紊乱,便秘,甚至肠扩张等临床表现者,应警惕本病,进行以下检查。

(1)血、尿儿茶酚胺及其代谢物测定:持续性高血压型患者尿儿茶酚胺及其代谢物香草基杏仁酸(vanillylmandelicacid,VMA)及甲氧基肾上腺素(metanephrine,MN)和甲氧基去甲肾上腺素(normetanephrine,NMN)的总和(TMN)皆升高,常在正常高限的两倍以上,其中MN的敏感性和特异性最高。正常参考值:尿TMN为1.5～4.6umol/d(0.3～0.9mg/d);血浆NMN为

90～570pmol/L。

（2）药理试验：对于持续性高血压患者，尿儿茶酚胺及代谢物明显增高，不必再作阻滞性药理试验。必要时对持续性高血压者或阵发性高血压患者在发作时可做酚妥拉明试验（成人缓慢静脉注射 5mg 或稍少），如血压明显下降（降低 35/25mmHg 以上）有助于诊断。对于阵发性者，如果一直等不到发作，可考虑作胰升糖素激发试验。

（3）影像学检查应在用 α 受体阻断药控制高血压后进行，可用以下方法：

1）B 型超声作肾上腺及肾上腺外（如心脏等处）肿瘤定位检查。

2）CT 扫描：90％以上的肿瘤可准确定位。

3）MRI：其优点为不需注射造影剂，患者不暴露于放射线，有助于鉴别嗜铬细胞瘤和肾上腺皮质肿瘤，可用于孕妇。

4）放射性核素标记的间碘苄胍（MIBG），特别适用于转移性、复发性或肾上腺外肿瘤，并可显示其他的神经内分泌瘤。

5）嗜铬细胞瘤及另一些神经内分泌瘤细胞可有生长抑素受体表达，利用放射性核素标记的生长抑素类似物奥曲肽作闪烁显像，有助于定位诊断。

6）如上述方法皆未能确定肿瘤位置，可作仿脉导管术，在不同部位采血测儿茶酚胺的浓度，根据其浓度差别，可大致确定肿瘤的部位。定位诊断对治疗有重要意义。

**2. 鉴别诊断**　本病需与一些伴交感神经亢进和（或）高代谢状态的疾病相鉴别，包括：①冠心病所致心绞痛；②其他原因所致焦虑状态；③不稳定性原发性高血压；④伴阵发性高血压的疾病，如脑瘤、脊髓痨、急性血卟啉病、铅中毒等；⑤绝经期综合征；⑥甲状腺功能亢进症。

（二）治疗

在大多数嗜铬细胞瘤为良性，可手术切除而得到根治。

（1）手术前应采用 α 受体阻断药使血压下降，减轻心脏的负担，并使患者原来缩减的血管容量扩大。常用酚苄明（phenoxybenzamine，氧苯苄胺），开始时每日 2 次，每次 10mg，以后逐渐加量直到持续性高血压者血压得到控制，阵发性高血压者发作得到防治。一般每日30～40mg 即足够。

（2）由于 α 受体被阻滞后 β 受体活性增强而出现心动过速和心律失常时，相对选择性的 α1 受体阻断药哌唑嗪（prazosin，脉宁平），也可获满意效果。

（3）α 和 β 受体阻断药拉贝洛尔也被用于控制高血压，获得满意效果。

（4）当患者骤发高血压危象时，应积极抢救：立即静脉缓慢推注酚妥拉明（phentolamine，regitine）1～5mg，同时密切观察血压，当血压下降至 160/100mmHg 左右即停止推注，继之以10～15mg 溶于 5％葡萄糖生理盐水 500mg 中缓慢静脉滴注。也可舌下含服钙拮抗药硝苯地平10mg，以降低血压。

（5）在手术治疗前，α 受体阻断药的应用一般不得少于 2 周。术前 β 受体阻断药不必常规应用，如患者有心动过速或心律失常则需采用。在用 β 受体阻断药之前，必须先用 α 受体阻断药使血压下降。

（6）嗜铬细胞瘤被切除后，血压一般降至 90/60mmHg。如血压低，周围循环不良，表示血容量不足，应补充适量全血或血浆，必要时也可静脉滴注适量去甲肾上腺素。

（7）恶性嗜铬细胞瘤治疗较困难，一般对放疗和化疗不敏感，可用抗肾上腺素药对症治疗。

# 复 习 题

## 一、名词解释

嗜铬细胞瘤

## 二、简答题

1. 嗜铬细胞瘤可引起哪些代谢异常？

2. 简述嗜铬细胞瘤诊断方法有哪些？

3. 嗜铬细胞瘤的高血压类型有哪些？

4. 确诊嗜铬细胞瘤的药理实验有哪些？

5. 嗜铬细胞瘤围手术期的处理原则有哪些？

## 三、问答题

女性,38 岁,因反复发作性头痛、恶心、心悸 3 年,发病时面色苍白,血压升高,最高达 200/120mmHg 入院。入院后诊断为嗜铬细胞瘤。某夜病人突然出现剧烈头痛、视物模糊、胸闷、恶心、呕吐、烦躁,请问病人可能出现了哪种严重并发症？嗜铬细胞瘤的常见并发症还有哪些？

# 参 考 答 案

## 一、名词解释

嗜铬细胞瘤起源于肾上腺髓质、交感神经节或其他部位的嗜铬组织,这种瘤持续或间断地释放大量儿茶酚胺,引起持续性或阵发性高血压和多个器官功能及代谢紊乱。

## 二、简答题

1. 嗜铬细胞瘤可分泌大量儿茶酚胺,使交感神经兴奋,基础代谢增高,代谢亢进;肝糖原分解加速及肝糖原异生加强,使血糖升高,糖耐量减低;使脂肪分解加速,游离脂肪酸增多;因儿茶酚胺可使钾离子细胞内移,可促进肾素-血管紧张素-醛固酮分泌,出现低血钾症;肿瘤分泌甲状旁腺激素相关蛋白时可引起高钙血症。

2. 嗜铬细胞瘤诊断包括病因诊断、定位诊断、良恶性的鉴别。①临床表现:高血压综合征;高基础代谢率和代谢紊乱;腹部肿块。②血、尿儿茶酚胺测定及其代谢产物测定,测定值常高于正常值 2 倍以上。③酚妥拉明抑制试验,可用于持续性高血压,尿儿茶酚胺及代谢产物无明显升高者;胰高糖素激发试验,可用于阵发性高血压,一直未等到发作者。④影像学检查包括超声,肾上腺 CT、MRI,放射性核素标记的间碘苄胍扫描,后者用于鉴别良恶性。

3. 高血压有阵发性和持续性两型,持续性亦可有阵发性加剧。阵发性高血压型为本病所具有的特征性表现。平时血压不高,发作时血压骤升,收缩压往往达 200~300mmHg,舒张压亦明显升高,可达 130~180mmHg。发作特别严重者可并发急性左心衰竭或脑血管意外。持续性高血压型可为持续性高血压伴有阵发性加剧或由阵发型演变而来,一部分患者呈急进型高血压过程,表现为舒张压高于 130mmHg,眼底损害严重,短期内可出现视神经萎缩,以至失明,可发生氮质血症、心力衰竭、高血压脑病。

4. 药理试验包括激发试验和抑制试验。激发试验有胰高糖素试验、组织胺试验、酪胺试验、"灭吐灵"试验;抑制试验有酚妥拉明试验、"可乐宁"试验、哌唑嗪试验等。

5. 手术前应采用 α 受体阻断药使血压下降,减轻心脏的负担,并使患者原来缩减的血管容量扩大。常用酚苄明(氧苯苄胺),开始时每日 2 次,每次 10mg,以后逐渐加量直到持续性高血压者血压得到控制,阵发性高血压者发作得到防治。相对选择性的 α₁ 受体阻断药哌唑嗪(脉宁平),也可获满意效果。术前纠正心律失常,可应用 β 受体阻滞剂,但应用此药前应先用 α 受体阻断药,以防发生高血压危象、心力衰竭、肺水肿。术前充分摄入食盐和补充液体扩容。手术后如血压低,周围循环不良,表示血容量不足,应补充适量全血或血浆,必要时也可静脉滴注适量去甲肾上腺素。

### 三、问答题

病人夜间发作,发生了高血压危象。嗜铬细胞瘤常见的严重并发症有高血压危象,肾上腺危象(即发生了急性肾上腺皮质功能减退症,多发生于手术后 8~72 小时,是术后肾上腺皮质激素骤减所致),嗜铬细胞瘤危象(反复交替出现高血压与低血压),低血容量性休克,心律失常,低钾血症,高血糖症(肝糖原分解增加,细胞利用葡萄糖障碍,胰岛素分泌和作用受抑制所致)。

(金 立)

# 第十四章　原发性甲状旁腺功能亢进症

病例 5-14-1　患者,女性,62 岁,疲乏无力、头痛、记忆力减退、食欲减退、腹胀、便秘、骨痛、口渴、多饮、夜尿多半年余。查体:腰背部、髋部压痛。化验血钙 2.85mmol/L,血磷 0.9mmol/L,PTH27pmol/L,X 线检查提示骨质疏松,手部 X 线检查提示有骨囊性变。

**问题:**

1. 病人诊断及诊断依据是什么?

2. 进一步明确诊断需行何种检查?

3. 进一步评估病情需行何种检查?

4. 本病需与哪些疾病鉴别?

5. 如果确诊为甲状旁腺瘤,最适宜的治疗方法是什么?

**参考答案和提示:**

1. 病人诊断　原发性甲状旁腺功能亢进症。

2. 诊断依据　①神经精神系统表现倦怠、头痛、记忆力减退;②肌肉表现疲乏无力;③消化系统表现食欲减退、腹胀、便秘;④骨骼系统表现骨痛及压痛;⑤泌尿系统表现口渴、多饮、夜尿多;⑥化验高钙、低磷、高 PTH;⑦X 线检查提示骨质疏松及骨囊性变。

2. 进一步明确诊断　定性可测定血碱性磷酸酶、尿钙、尿磷,泌尿系超声检查,定位可行颈部超声、放射性核素检查、颈部和纵隔 CT 检查。

3. 进一步评估病情　可行泌尿系超声、肾小管功能、肾功能、肌电图、心电图检查。

4. 本病需与下列疾病鉴别　异位 PTH 综合征;骨髓瘤;乳-碱综合征、肾上腺皮质功能减退症;甲状腺功能亢进症;维生素 D 中毒;结节病;慢性肾功能不全等。

5. 治疗　如果为甲状旁腺瘤应行手术切除腺瘤,但应保留一个腺体。术后应防治因"骨饥饿"所致低钙血症,如果术后出现口唇麻木和手足搐搦等症状,可静脉应用 10%葡萄糖酸钙,症状于 3～5 天内可得改善。如果血钙正常而仍有手足搐搦,尚需考虑补镁。骨病变术后宜进食高蛋白、高钙、高磷饮食。

## 临床思维:原发性甲状旁腺功能亢进症

甲状旁腺功能亢进症(简称甲旁亢)可分为原发性、继发性、三发性、假性 4 种。原发者是由于甲状旁腺本身病变(肿瘤或增生)引起的甲状旁腺激素(PTH)合成与分泌过多,通过其对骨与肾的作用,导致血钙增高和血磷降低。继发性甲旁亢是由于各种原因所致的低血钙,刺激甲状旁腺,使之增生、肥大,分泌过多的 PTH,见于肾功能不全、骨质软化症和小肠吸收不良等。三发性甲旁亢是在继发性甲旁亢的基础上,由于腺体受到持久和强烈的刺激,部分增生组织转变为腺瘤,自主地分泌过多的 PTH,主要见于肾衰竭。假性甲旁亢是由于某些恶性肿瘤分泌类 PTH 多肽物质导致血钙升高。

**【病因和病理生理】**

**1. 病因**　原发性甲旁亢是由于甲状旁腺腺瘤、增生或腺癌引起 PTH 分泌过多。腺瘤约占总数的 85%,绝大多数为单个腺瘤,且多位于下方的甲状旁腺。约 10%的病例为甲状旁腺增生,常累及上下 4 个腺体。甲状旁腺癌较少见。

**2. 病理生理**

（1）由于甲状旁腺大量分泌 PTH,使骨钙溶解释放入血,引起高钙血症;PTH 还可在肾促进 25-(OH)D$_3$ 转化为活性更高的 1,25-(OH)$_2$D$_3$,后者促进肠道钙的吸收,进一步加重高钙血症。

（2）肾小管对无机磷再吸收减少,尿磷排出增多,血磷降低。

（3）如肾功能完好,尿钙排泄量随之增加出现高尿钙。PTH 促进骨基质分解,黏蛋白、羟脯氨酸等代谢产物自尿排泄增多,形成尿路结石或肾钙盐沉着症(nephrocalcinosis),加重肾脏负荷,影响肾功能,甚至发展为肾功能不全。

（4）持续增多的 PTH,引起广泛骨吸收脱钙等改变,严重时可形成纤维囊性骨炎(棕色瘤)。

（5）血钙过高还可导致迁徙性钙化。

（6）PTH 抑制肾小管重吸收碳酸氢盐,使尿呈碱性,进一步促使肾结石的形成,同时还可引起高氯血症性酸中毒,后者使游离钙增加,加重高钙血症症状。

（7）高浓度钙离子可刺激胃泌素分泌,胃壁细胞分泌胃酸增加,形成高胃酸性多发性胃十二指肠溃疡;激活胰腺管内胰蛋白酶原,引起自身消化和胰腺氧化应激反应,发生急性胰腺炎。

**【临床表现】**　本病女性多见,女：男为(2～3)：1。20 岁以下少见,绝经期妇女发病率最高。本病的主要临床表现可归纳为以下几方面:

**1. 高钙血症**　血钙增高所引起的症状可影响多个系统:①中枢神经系统可出现记忆力减退,情绪不稳定,轻度个性改变,抑郁,嗜睡,症状无明显特异性。②神经肌肉系统可出现倦怠,四肢无力,以近端肌肉为甚,肌张力减退,可出现肌萎缩,常伴有肌电图异常。当血清钙超过 3mmol/L 时,可出现明显精神症状,甚至昏迷。③消化系统可表现为食欲减退、腹胀、消化不良、便秘、恶心、呕吐;可出现急性或慢性胰腺炎发作,也可引起顽固性消化性溃疡。④软组织钙化影响肌腱、软骨等处可引起非特异性关节痛。⑤皮肤钙盐沉积可引起皮肤瘙痒。

**2. 骨骼系统**　患者早期可出现骨痛,后期主要表现为纤维囊性骨炎,可出现骨骼畸形与病理性骨折。部分患者可出现骨囊肿,表现为局部骨质隆起。

**3. 泌尿系统**　长期高血钙可影响肾小管浓缩功能,还可出现肾结石与肾实质钙化,反复发作的肾绞痛与血尿。尿路结石可诱发尿路感染或引起尿路梗阻,如不及时治疗,可演变成慢性肾盂肾炎,进一步影响肾功能。肾钙质沉着症可导致肾功能减损,最后引起肾功能不全。

**4. 其他**　甲旁亢患者可有家族史,常为 MEN 的一部分,可与垂体瘤及胰岛细胞瘤同时存在,即 MEN1 型;也可与嗜铬细胞瘤及甲状腺髓样癌同时存在,即 MEN2A 型。

**5. 高钙危象**　甲旁亢患者血清钙＞3.75mmol/L 时称高钙危象,伴明显脱水,威胁生命,应紧急处理。

# 诊疗常规:原发性甲状旁腺功能亢进症

## （一）诊断与鉴别诊断

**1. 甲状旁腺功能亢进症的诊断**　本病的诊断包括定性诊断及定位诊断。

（1）甲旁亢的定性诊断

1）临床表现有反复发作泌尿系结石;骨骼病变如骨痛,骨骼 X 线摄片有骨膜下皮质吸收、囊肿样变化、多发性骨折或畸形;高血钙临床表现。

2）实验室检查高血钙、低血磷、血清碱性磷酸酶增高、尿钙增高,高尿钙是特征性表现。

3）测定血清 PTH 水平直接了解甲状旁腺功能。

（2）甲旁亢定位诊断:定位诊断需颈部超声检查、放射性核素检查、颈部和纵隔 CT 扫描等。

**2. 鉴别诊断**　甲状旁腺功能亢进症患者,应与其他引起高钙血症的疾病作鉴别,如恶性肿瘤、结节病、维生素 D 中毒乳-碱综合征、继发性甲旁亢、长期应用噻嗪类利尿药、家族性低尿钙性高钙血症等。还应与代谢性骨病如骨质疏松症、骨质软化症、肾性骨营养不良等相鉴别。

## （二）治疗

有症状或有并发症的原发性甲旁亢患者,外科手术是唯一有确切效果的措施,故本病原则上手术治疗。若高钙血症极轻微,或年老、体弱不能进行手术者,可试用药物治疗。

**1. 手术探查和治疗** 手术探查时,如仅一个甲状旁腺肿大,提示为单个腺瘤,应切除肿瘤。如四个腺体均增大,提示为增生,则应切除三个腺体,第四个切除 50%。术后低钙血症者只需给予高钙饮食或口服钙剂。由于“骨饥饿”或剩留的甲状旁腺血液供应发生障碍,手术后出现严重低钙血症者,如血清钙持续在 2mmol/L 以下,可出现 Chvostek 征与 Trousseau 征,或有手足搐溺,可静脉注射 10% 葡萄糖酸钙 10~20ml。必要时一日内可重复 2~3 次,或置于 5% 葡萄糖溶液中静脉滴注,如 2~3 天内仍不能控制症状,可加用维生素 D 制剂。可用骨化三醇 0.25~1.0μg/d,作用快,停药后作用消失也快,如同时伴有低镁血症,应加以纠正。

**2. 无症状性甲旁亢者、不能手术或手术复发者治疗** 应补充磷酸钠或钾,1~2g/日,现多应用二磷酸盐。西咪替丁口服,200mg 口服,每 6 小时一次,可阻滞 PTH 的合成和(或)分泌,血钙可降至正常。

**3. 高钙危象的治疗** 甲旁亢患者血清钙＞3.75mmol/L 时称高钙危象,严重威胁生命,应予以紧急处理。

（1）大量滴注生理盐水:根据失水情况每天给 4~6L。大量生理盐水一方面可纠正失水,同时因多量钠从尿中排出而促使钙从尿中排出。

（2）呋塞米 40~60mg 静脉注射,促使尿钙排出,但同时可导致镁与钾的丧失,应适当补充。二磷酸盐,如帕米磷酸钠 60mg,静脉滴注,用 1 次,或 30mg 每天滴注 1 次,连用 2 天。应用时以 10ml 注射用水稀释,加入 1000ml 液体(生理盐水或 5% 葡萄糖液)中静脉滴注。不可用含钙的液体,如林格注射液。

（3）二磷酸盐,如帕米磷酸钠 60mg,静脉滴注,用 1 次,或 30mg 每天滴注 1 次,连用 2 天。

（4）降钙素可抑制骨质吸收,2~8U/(kg·d)皮下或肌内注射。

（5）血液透析或腹膜透析降低血钙,当血清钙降至 3.25mmol/L 以下时,则较相对安全。

（6）糖皮质激素(氢化可的松或地塞米松)静滴或静注。

**【预后】** 血清钙水平是判断手术是否成功的指标。手术成功者,高钙血症和高 PTH 血症被纠正,不再形成新的泌尿系统结石,术后 1~2 周骨痛开始减轻,6~12 个月症状明显改善,骨结构修复需 1~2 年或更久。

# 复　习　题

## 一、简答题

1. 原发性甲状旁腺功能亢进症高钙血症的发病机制有哪些?
2. 原发性甲状旁腺功能亢进症高钙血症的临床表现有哪些?
3. 原发性甲状旁腺功能亢进症骨骼系统有哪些表现?
4. 引起原发性甲旁亢的病因有哪些?

## 二、问答题

女性,58 岁,背部、脊椎、髋部、四肢多处骨痛,伴压痛,X 线片示有骨质疏松,血钙测定 2.9mmol/L,如考虑甲状旁腺功能亢进症,哪项化验检查最有意义? 需与何种疾病鉴别?

# 参考答案

## 一、简答题

1. 甲状旁腺分泌大量 PTH，使骨钙溶解释放入血，引起高钙血症，PTH 可在肾脏促进 $25(OH)D_3$ 转化为活性更高的 $1,25(OH)_2D_3$，后者可促进肠道钙吸收，进一步加重高钙血症。

2. 血钙增高所引起的症状可影响多个系统：①中枢神经系统可出现记忆力减退，情绪不稳定，轻度个性改变，抑郁，嗜睡。②神经肌肉系统可出现倦怠，四肢无力，以近端肌肉为甚，肌张力减退，可出现肌萎缩，常伴有肌电图异常。当血清钙超过 3mmol/L 时，可出现明显精神症状，甚至昏迷。③消化系统可表现为食欲减退、腹胀、消化不良、便秘、恶心、呕吐；可出现急性或慢性胰腺炎发作，也可引起顽固性消化性溃疡。④软组织钙化影响肌腱、软骨等处可引起非特异性关节痛。⑤皮肤钙盐沉积可引起皮肤瘙痒。⑥长期高血钙可影响肾小管的浓缩功能，还可出现肾结石与肾实质钙化，诱发尿路感染或引起尿路梗阻，进一步影响肾功能。肾钙质沉着症可导致肾功能逐渐减损，最后可引起肾功能不全。

3. 骨骼系统早期可出现骨痛，后期主要表现为纤维囊性骨炎，可出现骨骼畸形与病理性骨折。部分患者可出现骨囊肿，表现为局部骨质隆起。

4. 原发性甲旁亢是由于甲状旁腺腺瘤、增生或腺癌引起 PTH 分泌过多。腺瘤约占总数的 85%，绝大多数为单个腺瘤，且多位于下方的甲状旁腺。约 10% 的病例为甲状旁腺增生，常累及上下 4 个腺体。甲状旁腺癌较少见。

## 二、问答题

如考虑甲状旁腺功能亢进症，血 PTH 测定对诊断最重要。甲旁亢应与下列疾病鉴别：①原发性骨质疏松症，为骨骼普遍性脱钙，血清钙、磷、和碱性磷酸酶正常。②骨质软化症，血清钙、磷正常或降低，尿钙和磷排出减少，血 AKP 和 PTH 可升高，X 线有特异改变。③肾性骨营养不良，有纤维囊性骨炎、骨硬化、骨软化、骨质疏松改变，血钙低、磷高，尿钙排出减少，有明显肾功损害。④骨纤维异常增生症，仅骨骼局部改变。

（金　立）

# 第十五章　甲状旁腺功能减退症

**病例 5-15-1**　患者,男性,45 岁,出现口周麻木、手足搐搦 5 年,病程中多次出现癫痫样发作,查 Chvostek 征与 Trousseau 征阳性,实验室检查血钙低,血磷高,血镁正常,PTH 低,头颅 CT 可见基底节区钙化,眼科检查可见白内障。

**问题:**

1. 病人的诊断及诊断依据是什么?

2. 治疗原则是什么?

**参考答案和提示:**

1. 病人的诊断　特发性甲状旁腺功能减退症。

2. 诊断依据　①病史 5 年,无甲状腺手术病史及鼻咽癌、肾功能不全、慢性腹泻、维生素 D 缺乏等病史;②神经肌肉兴奋症征:手足搐搦,癫痫样发作,Chvostek 征与 Trousseau 征阳性;③化验检查血钙低,血磷高,PTH 低,血镁正常;④头颅 CT 可见基底节区钙化;⑤眼科检查可见白内障。

3. 治疗原则　①低钙急性发作时即刻静注 10%葡萄糖酸钙 10～20ml,必要时 4～6 小时重复一次。发作严重时可短期服用安定或苯妥英钠肌注,以迅速控制发作;②缓解期适当控制高磷食物摄入,长期口服钙剂,服含钙元素 1～1.5g 的药用钙,维持血钙接近正常水平,较重者加服维生素 D,但应避免过量。

**病例 5-15-2**　患者,男性,50 岁,甲状腺切除术后反复出现面部肌肉痉挛、手足搐搦,来院查 Chvostek 征与 Trousseau 征阳性,无体态畸形,化验血钙低,血磷高,血 PTH 低于正常,眼科检查发现白内障,头颅 CT 可见基底节区钙化。

**问题:**

1. 该病人诊断及诊断依据是什么?

2. 如果病人出现急性手足搐搦发作应如何处理?

**参考答案和提示:**

1. 病人诊断　继发性甲状旁腺功能减退症。

2. 诊断依据　①甲状腺切除术病史;②反复出现面部肌肉痉挛、手足搐搦;③Chvostek 征与 Trousseau 征阳性,无体态畸形;④实验室检查(血钙低,血磷高,血 PTH 低于正常);⑤其他辅助检查(眼科检查发现白内障,头颅 CT 可见基底节区钙化)。

3. 当急性手足搐搦发作时,应立即静脉注射 10%葡萄糖酸钙 10～20ml,注射速度应缓慢,必要时,1～2 小时后重复注射。如仍不能控制发作,则用 10%葡萄糖酸钙 30ml 加入 5%葡萄糖 250ml 中静脉滴注(8～10 小时)。发作严重时可短期服用安定或苯妥英钠肌注,以迅速控制发作。血钙应保持在 2.25～2.50mmol/L。

# 临床思维:甲状旁腺功能减退症

甲状旁腺功能减退症简称甲旁减是指甲状旁腺素(PTH)分泌过少和(或)效应不足而引起的一组临床综合征。PTH 从合成、释放、与靶器官受体结合的过程中,任何一个环节的障碍均可引起甲旁减,包括 PTH 生成减少、分泌受抑制、作用受阻三类原因。

**【临床表现】**

**1. 神经肌肉应激性增加** 其神经肌肉兴奋性增高主要表现为面神经叩击征(Chvostek 征)阳性,束臂加压试验(Trousseau 征)阳性。可出现指端或嘴部麻木和刺痛,手足与面部肌肉痉挛,随即出现手足搐搦(血清钙一般在 2mmol/L 以下),典型表现为形成鹰爪状手。有时双足也呈强直性伸展,膝关节与髋关节屈曲。

**2. 神经、精神症状** 典型者呈现手足搐搦,手足搐搦发作时也可伴有喉痉挛与喘鸣,出现呃逆、窒息、呼吸暂停,特别是儿童可出现惊厥或癫痫样全身抽搐。常由于感染、过劳和情绪等因素诱发。女性在月经期前后更易发作。长期慢性低钙血症还可引起锥体外神经症状。

**3. 外胚层组织营养变性** 白内障在本病者中颇为常见,可严重影响视力。可出现牙齿发育障碍,牙齿钙化不全,齿釉发育障碍。长期甲旁减患者皮肤干燥、脱屑,指甲出现纵岭,毛发粗而干,易脱落,易患念珠菌感染。

**4. 其他** 转移性钙化多见于脑基底节(苍白球、壳核和尾状核),常对称性分布。脑 CT 检查发现率较头颅 X 线平片高。心电图检查可发现 Q—T 时间延长,主要为 ST 段延长,伴异常 T 波。脑电图可出现癫痫样波。血清钙纠正后,心、脑电图改变也随之消失。

**5. 假性甲旁减** 可表现为遗传性体态异常,如身材矮小、圆脸、斜视、短指(趾)和掌骨畸形。

**【实验室检查】** 多次测定血清钙,若<2.2mmol/L 者,存在低血钙。有症状者,血清总钙一般≤1.88mmol/L,血清游离钙≤0.95mmol/L。多数患者血清磷增高,部分正常。尿钙、尿磷排出量减少。碱性磷酸酶正常。血 PTH 多数低于正常也可在正常范围。

# 诊疗常规:甲状旁腺功能减退症

甲状旁腺功能减退症简称甲旁减,是由于腺体本身或靶细胞缺陷等所致。其临床特点是手足搐溺、癫痫样发作、低钙血症和高磷血症。长期口服钙剂和维生素 D 制剂可控制病情。

## (一)诊断要点

本病常有手足搐搦反复发作史。Chvostek 征与 Trousseau 征阳性。实验室检查如有血钙降低(常低于 2mmol/L)、血磷增高(常高于 2mmol/L),且能排除肾功能不全者,诊断基本上可以确定。如血清 PTH 测定结果明显降低或不能测得,或滴注外源性 PTH 后尿磷与尿 CAMP 显著增加,可以确定诊断。

## (二)鉴别诊断

特发性甲旁减尚需与下列疾病鉴别:

**1. 假性甲状旁腺功能减退症(PHP)**

**2. 严重低镁血症(血清镁低于 0.4mmol/L)**

**3. 其他** 如代谢性或呼吸性碱中毒,维生素 D 缺乏、肾功能不全、慢性腹泻、钙吸收不良、癫痫发作等,应加以鉴别。

## （三）治疗原则和要点

治疗目的是：①控制症状，包括中止手足搐搦发作，使血清钙正常或接近正常；②减少甲旁减并发症的发生；③避免维生素 D 中毒。

**1. 急性低钙血症的治疗** 当发生手足搐搦、喉痉挛、哮喘、惊厥或癫痫样大发作时，即刻静脉注射 10%葡萄糖酸钙 10～20ml，注射速度宜缓慢，必要时 4～6 小时后重复注射，每日酌情 1～3 次。若发作严重可短期内服用地西泮或苯妥英钠肌内注射，迅速控制搐搦与痉挛。

**2. 间歇期处理**

（1）钙剂每日应长期口服钙剂，服含钙元素 1～1.59 的药物钙（供给 1g 元素钙需乳酸钙 7.7g，葡萄糖酸钙 11g，氯化钙 3.7g，或碳酸钙 2.5g）。维持血钙接近正常水平为宜。孕妇、乳母酌加，小儿也需多些。血钙升高后，磷肾阈相应降低，尿磷排出增加，血磷随之下降，常不需降低血磷的药物。饮食中注意摄入高钙、低磷食物。

（2）维生素 D 及其衍生物，轻症甲旁减患者，经补充钙与限制磷的治疗后，血清钙可基本保持正常，症状控制。症状较重患者则须加用维生素 D 制剂，用药期间应定期复查血、尿钙水平，及时调整剂量。避免维生素 D 过量中毒、高钙血症发生。

（3）补镁对伴有低镁血症者，应立即补充镁，如 25%的硫酸镁 10～20ml 加入 5%葡萄糖盐水 500ml 中静脉滴注，或用 10%葡萄糖溶液肌内注射，剂量视血镁过低程度而定。低镁血症纠正后，低钙血症也可能随之好转。

（4）甲状旁腺移植对药物治疗无效或已发生各种并发症的甲旁减患者可考虑同种异体甲状旁腺移植治疗，但寻找供体困难。

## 复 习 题

**一、名词解释**

甲状旁腺功能减退症

**二、简答题**

1. 引起甲状旁腺功能减退症的病因有哪些？

2. 简述特发性甲状旁腺功能减退症和假性甲状旁腺功能减退症的鉴别要点是什么？

3. 急性低钙危象如何治疗？

**三、问答题**

女性，36 岁，曾有甲状腺功能亢进手术病史，出现手足搐搦，面部肌肉痉挛，异位甲状旁腺功能减退症，尚需注意病人有哪些临床表现？哪些检查结果有助于疾病诊断？

## 参 考 答 案

**一、名词解释**

甲状旁腺功能减退症简称甲旁减是指甲状旁腺素（PTH）分泌过少和（或）效应不足而引起的一组临床综合征。其临床特点是手足搐搦、癫痫样发作、低钙血症和高磷血症。

**二、简答题**

1. PTH 从合成、释放、与靶器官受体结合的过程中，任何一个环节的障碍均可引起甲旁减，包括 PTH 生成减少、分泌受抑制、作用受阻三类原因。如手术后甲旁减，特发性甲旁减，假性甲旁减等。

2. 特发性甲状旁腺功能减退症 PTH 降低，而假性甲状旁腺功能减退症 PTH 常增高，注射 PTH 后尿磷和尿 cAMP 不增加，若假性甲状旁腺功能减退症是由于受体后缺陷所致，注射 PTH 后尿 cAMP

可增加,但尿磷排出不增加,且常伴有其他发育畸形。

3. 当发生手足搐搦、喉痉挛、哮喘、惊厥或癫痫样大发作时,即刻静脉注射10%葡萄糖酸钙10～20ml,注射速度宜缓慢,必要时4～6小时后重复注射,每日酌情1～3次不等。若发作严重可短期内辅以地西泮或苯妥英钠肌内注射,以迅速控制搐搦与痉挛。

### 三、问答题

临床表现方面应注意:①有否肌张力障碍、感觉减退或过敏、锥体外束综合征;②皮肤粗糙、脱屑、色素沉着;③白内障;④软组织钙化;⑤Q—T间期延长;⑥骨密度增高等。实验室检查血清钙降低、血磷增高、PTH降低有助于诊断。

(金 立)

# 第六篇 代谢疾病和营养疾病

## 第一章 糖 尿 病

**病例 6-1-1** 中年男性，肥胖，近来体重略有减轻，口干、多饮、时有饥饿感。空腹血糖 7.8mmol/L，餐后 2 小时血糖 12.8mmol/L。

**问题：**

1.该患者的临床诊断是什么？

2.诊断依据是什么？

3.进一步要做什么检查以明确诊断？

4.你怎么处理及治疗这个患者？

**参考答案和提示：**

1.诊断 糖尿病。

2.诊断依据 ①中年男性，肥胖，近来体重略有减轻，口干、多饮、时有饥饿感；②空腹血糖 7.8mmol/L；③餐后 2 小时血糖 12.8mmol/L。

3.进一步要查 ①口服法葡萄糖耐量试验；②查眼底、肌电图、24 小时尿白蛋白定量、肝功、血脂。

4.处理及治疗 ①糖尿病相关知识教育；②饮食、运动指导；③降糖治疗；④相关并发症的管理。

### 临床思维：糖尿病

【概念】 糖尿病(diabetes mellitus)是一组以慢性血葡萄糖(简称血糖)水平增高为特征的代谢性疾病，是由于胰岛素分泌和(或)作用缺陷所引起。长期碳水化合物以及脂肪、蛋白质代谢紊乱可引起多系统损害，导致眼、肾、神经、心脏、血管等组织器官的慢性进行性病变、功能减退及衰竭；病情严重或应激时可发生急性严重代谢紊乱，如糖尿病酮症酸中毒(DKA)、高血糖高渗状态等。

【分型】 目前，国际上通用 WHO 糖尿病专家委员会提出的病因学分型标准(1999)：

**1.1 型糖尿病**(T1DM)

**2.2 型糖尿病**(T2DM)

**3.其他特殊类型糖尿病**

**4. 妊娠期糖尿病**(GDM)

妊娠期糖尿病：妊娠过程中初次发现的任何程度的糖耐量异常，均可认为是 GDM。GDM 不包括妊娠前已知的糖尿病患者，后者称为"糖尿病合并妊娠"。但二者均需有效处理，以降低围生期疾病的患病率和病死率。GDM 妇女分娩后血糖可恢复正常，但有若干年后发生 T2DM 的高度危险性；此外，GDM 患者中可能存在各种类型糖尿病，因此，应在产后 6 周复查，确认其归属及分型，并长期追踪观察。

## 诊疗常规:糖尿病

### （一）诊断

大多数糖尿病患者,尤其是早期 T2DM 患者,并无明显症状。在临床工作中要善于发现糖尿病,尽可能早期诊断和治疗。糖尿病诊断以血糖异常升高作为依据,应注意单纯空腹血糖正常不能排除糖尿病的可能性,应加验餐后血糖,必要时进行 OGTT。

**1.诊断线索**

（1）三多一少症状。

（2）以糖尿病的并发症或伴发病首诊的患者;原因不明的酸中毒、失水、昏迷、休克;反复发作的皮肤疖或痈、真菌性阴道炎、结核病等;血脂异常、高血压、冠心病、脑卒中、肾病、视网膜病、周围神经炎、下肢坏疽以及代谢综合征等。

（3）高危人群:IGR［IFG 和（或）IGT］、年龄超过 45 岁、肥胖或超重、巨大胎儿史、糖尿病或肥胖家族史。此外,30～40 岁以上健康体检或因各种疾病、手术住院时应常规排除糖尿病。

**2.诊断标准**　目前国际上通用 WHO 糖尿病专家委员会提出的诊断标准(1999),要点包括:糖尿病诊断是基于空腹(FPG)、任意时间或 OGTT 中 2 小时血糖值(2hPG)。空腹指 8～10 小时内无任何热量摄入。任意时间指一日内任何时间,无论上一次进餐时间及食物摄入量。OGTT采用 75g 无水葡萄糖负荷。糖尿病症状指多尿、烦渴多饮和难于解释的体重减轻。FPG 3.9～6.0mmol/L(70～108mg/dl) 为正常;6.1～6.9mmol/L(110～125mg/dl) 为 IFG;≥7.0mmol/L(126mg/dl)应考虑糖尿病。OGTT 2hPG＜7.7mmol/L(139mg/dl) 为正常糖耐量;7.8～11.0mmol/L(140～199mg/dl)为 IGT;≥11.1mmol/L(200mg/dl)应考虑糖尿病。

糖尿病的诊断标准为:

（1）糖尿病症状加任意时间血浆葡萄糖≥11.1mmol/L(200mg/dl),或 FPG≥7.0mmol/L(126mg/dl),或 OGTT2h PG≥11.1mmol/L(200mg/dl)。需重复一次确认,诊断才能成立。

（2）对于无糖尿病症状、仅一次血糖值达到糖尿病诊断标准者,必须在另一天复查核实而确定诊断。如复查结果未达到糖尿病诊断标准,应定期复查。IFG 或 IGT 的诊断应根据 3 个月内的两次 OGTT 结果,用其平均值来判断。在急性感染、创伤或各种应激情况下可出现血糖暂时升高,不能以此诊断为糖尿病,应追踪随访。

### （二）鉴别诊断

注意鉴别其他原因所致尿糖阳性。肾性糖尿因肾糖阈降低所致,尿糖阳性,但血糖及OGTT正常。某些非葡萄糖的糖尿如果糖、乳糖、半乳糖尿,用班氏试剂(硫酸铜)检测呈阳性反应,用葡萄糖氧化酶试剂检测呈阴性反应。

甲状腺功能亢进症、胃空肠吻合术后,因碳水化合物在肠道吸收快,可引起进食后 1/2～1 小时血糖过高,出现糖尿,但 FPG 和 2hPG 正常。弥漫性肝病患者,葡萄糖转化为肝糖原功能减弱,肝糖原贮存减少,进食后 1/2～1 小时血糖过高,出现糖尿,但 FPG 偏低,餐后 2～3 小时血糖正常或低于正常。急性应激状态时,胰岛素拮抗激素(如肾上腺素、促肾上腺皮质激素、肾上腺皮质激素和生长激素)分泌增加,可使糖耐量减低,出现一过性血糖升高、尿糖阳性,应激过后可恢复正常。

### （三）并发症和伴发病的诊断

**1. 糖尿病肾损害的发生、发展可分五期**

（1）Ⅰ期:为糖尿病初期,肾体积增大。肾小球入球小动脉扩张,肾血浆流量增加,肾小球内压增加,肾小球滤过率(GFR)明显升高。

（2）Ⅱ期：肾小球毛细血管基底膜增厚，尿白蛋白排泄率（UAER）多数正常，可间歇性增高（如运动后、应激状态），GFR 轻度增高。

（3）Ⅲ期：早期肾病，出现微量白蛋白尿，即 UAER 持续在 $20\sim200\mu g/min$（正常 $<10\mu g/min$），GFR 仍高于正常或正常。

（4）Ⅳ期：临床肾病，尿蛋白逐渐增多，UAER$>200\mu g/min$，即尿白蛋白排出量$>300mg/24h$，相当于尿蛋白总量$>0.5g/24h$，GFR 下降，可伴有水肿和高血压，肾功能逐渐减退。

（5）Ⅴ期：尿毒症，多数肾单位闭锁，UAER 降低，血肌酐升高，血压升高。美国糖尿病协会（American Diabetes Association，ADA）（2007）推荐筛查和诊断微量白蛋白尿采用测定即时尿标本的白蛋白/肌酐比率，$<30\mu g/mg$、$30\sim299\mu g/mg$ 和 $\geqslant300\mu g/mg$ 分别为正常、微量白蛋白尿和大量白蛋白尿。

**2. 糖尿病性视网膜病变**　糖尿病病程超过 10 年，大部分患者合并程度不等的视网膜病变，是失明的主要原因之一。视网膜改变可分为六期，分属两大类。

Ⅰ期：微血管瘤、小出血点；Ⅱ期：出现硬性渗出；Ⅲ期：出现棉絮状软性渗出。

以上Ⅰ～Ⅲ期为背景性视网膜病变。

Ⅳ期：新生血管形成、玻璃体积血；Ⅴ期：纤维血管增殖、玻璃体机化；Ⅵ期：牵拉性视网膜脱离、失明。

以上Ⅳ～Ⅵ期为增殖性视网膜病变（PDR）。

## （四）治疗

强调治疗须早期和长期、积极而理性以及治疗措施个体化的原则。治疗目标为纠正代谢紊乱，消除症状，防止或延缓并发症的发生，维持良好健康和学习、劳动能力，保障儿童生长发育，延长寿命，降低病死率，而且要提高患者生活质量。国际糖尿病联盟（IDF）提出了糖尿病治疗的 5 个要点分别为：医学营养治疗、运动疗法、血糖监测、药物治疗和糖尿病教育。

**1. 口服药物治疗**

### 促胰岛素分泌剂

（1）磺脲类（sulfonylureas，SUs）：

1）适应证：SUs 作为单药治疗主要选择应用于新诊断的 T2DM 非肥胖患者、用饮食和运动治疗血糖控制不理想时。年龄$>40$ 岁、病程$<5$ 年、空腹血糖$<10mmol/L$ 时效果较好。

2）禁忌证或不适应证：T1DM，有严重并发症或晚期 β 细胞功能很差的 T2DM，儿童糖尿病，孕妇，哺乳期妇女，大手术围手术期，全胰腺切除术后，对 SUs 过敏或有严重不良反应者等。

3）不良反应

A. 低血糖反应：最常见而重要。

B. 体重增加：可能与刺激胰岛素分泌增多有关。

C. 皮肤过敏反应：皮疹、皮肤瘙痒等。

D. 消化系统：上腹不适、食欲减退等，偶见肝功能损害、胆汁淤滞性黄疸。

（2）格列奈类：是一类快速作用的胰岛素促分泌剂，可改善早期胰岛素分泌。降血糖作用快而短，主要用于控制餐后高血糖。低血糖症发生率低、程度较轻而且限于餐后期间。较适合于 T2DM 早期餐后高血糖阶段或以餐后高血糖为主的老年患者。可单独或与二甲双胍、胰岛素增敏剂等联合使用。禁忌证和不适应证与 SUs 相同。

### 双胍类（biguanides）

目前广泛应用的是二甲双胍。

（1）适应证：T2DM，尤其是无明显消瘦的患者以及伴血脂异常、高血压或高胰岛素血症的患者,作为一线用药,可单用或联合应用其他药物。

T1DM:与胰岛素联合应有可能减少胰岛素用量和血糖波动。

(2)禁忌证或不适应证:①肾、肝、心、肺功能减退以及高热患者禁忌,慢性胃肠病、慢性营养不良、消瘦者不宜使用本药;②T1DM不宜单独使用本药;③T2DM合并急性严重代谢紊乱、严重感染、外伤、大手术、孕妇和哺乳期妇女等;对药物过敏或有严重不良反应者;酗酒者。肌酐清除率< 60ml/min时不宜应用本药。

(3)不良反应:消化道反应,皮肤过敏反应;乳酸性酸中毒为最严重的副作用,苯乙双胍用量较大或老年患者、肝肾心肺功能不好及缺氧等时易发生。

### 噻唑烷二酮类(thiazolidinediones,TZDs,格列酮类)

现有两种制剂:①罗格列酮(rosiglitazone);②吡格列酮(pioglitazone)。

### α-葡萄糖苷酶抑制剂(AGI)

现有两种制剂。

(1)阿卡波糖(acarbose):主要抑制 α-淀粉酶,每次 50～100mg,每日 3 次。

(2)伏格列波糖(voglibose):主要抑制麦芽糖酶和蔗糖酶,每次 0.2mg,每日 3 次。

AGI应在进食第一口食物后服用。

**2. 胰岛素治疗**

(1)适应证:①T1DM;②DKA、高血糖高渗状态和乳酸性酸中毒伴高血糖;③各种严重的糖尿病急性或慢性并发症;④手术、妊娠和分娩;⑤T2DM(β细胞功能明显减退者);⑥某些特殊类型糖尿病。

(2)胰岛素制剂:按作用起效快慢和维持时间,胰岛素制剂可分为短(速)效、中效和长(慢)效三类。

(3)治疗原则和方法:胰岛素治疗应在综合治疗基础上进行。一般从小剂量开始,根据血糖水平逐渐调整。

生理性胰岛素分泌有两种模式持续性基础分泌保持空腹状态下葡萄糖的产生和利用相平衡;进餐后胰岛素分泌迅速增加使进餐后血糖水平维持在一定范围内,预防餐后高血糖发生。目前较普遍应用的强化胰岛素治疗方案是餐前多次注射速效胰岛素加睡前注射中效或长效胰岛素。采用强化胰岛素治疗方案后,有时早晨空腹血糖仍然较高,可能的原因为:①夜间胰岛素作用不足;②"黎明现象(dawn phenomenon)":即夜间血糖控制良好,也无低血糖发生,仅于黎明短时间内出现高血糖,可能由于清晨皮质醇、生长激素等胰岛素拮抗素激素分泌增多所致;③Somogyi效应:即在夜间曾有低血糖,在睡眠中未被察觉,但导致体内胰岛素拮抗素激素分泌增加,继而发生低血糖后的反跳性高血糖。

胰岛素的主要不良反应是低血糖反应,与剂量过大和(或)饮食失调有关,多见于接受强化胰岛素治疗者。

**3. 糖尿病慢性并发症的治疗原则**  糖尿病慢性并发症是患者致残、致死的主要原因,强调早期防治。防治策略首先应该是全面控制共同危险因素,包括积极控制高血糖、严格控制血压、纠正脂代谢紊乱、抗血小板治疗(例如阿司匹林)、控制体重、戒烟和改善胰岛素敏感性等并要求达标(表8-2-2)。中国高血压防治指南(2005 年修订版)建议,糖尿病患者血压应控制在 130/80mmHg以下;如尿蛋白排泄量达到 1g/24h,血压应控制低于 125/75mmHg,但要避免出现低血压或血压急速下降。糖尿病作为冠心病等危症,LDL-C 治疗的目标值为< 2.6mmol/L(100mg/dl)。严格代谢控制可显著推迟糖尿病微血管并发症和周围神经病变的发生与发展。对糖尿病肾病应注意早期筛查微量白蛋白尿及评估 GFR。UAER 的变异较大,应多次检测,在 3～6 个月内连续测 3 次,其中 2 次异常方能诊断。早期肾病应用血管紧张素转换酶抑制剂(ACEI)或血管紧张素Ⅱ受体阻滞剂

（ARB）除可降低血压外，还可减轻微量白蛋白尿；减少蛋白质摄入量对早期肾病及肾功能不全的防治均有利，临床肾病（Ⅳ期）即要开始低蛋白饮食，肾功能正常的患者，饮食蛋白量为每天每公斤体重 0.8g，GFR 下降后进一步减至 0.6g。尽早给予促红细胞生成素（EPO）纠正贫血、尽早进行透析治疗，注意残余肾功能的保存等。应由专科医生对糖尿病视网膜病变定期进行检查，必要时尽早应用激光光凝治疗，争取保存视力。对糖尿病周围神经病变通常在综合治疗的基础上，采用多种维生素、醛糖还原酶抑制剂、肌醇以及对症治疗等可改善症状。对于糖尿病足，强调注意预防，防止外伤、感染，积极治疗血管病变和末梢神经病变。

**4. 糖尿病合并妊娠的治疗** 受孕时和整个妊娠期糖尿病病情控制良好对确保母、婴安全至关重要。由于胎儿先天性畸形危险性最大的时期是受孕 7 周内或停经 9 周前，因而糖尿病妇女应于接受胰岛素治疗使血糖控制正常后才能受孕，产前咨询极为重要。医学营养治疗原则与非妊娠患者相同，务使孕妇体重正常增长。应选用短效和中效胰岛素，注意调节剂量。禁用口服降血糖药。在整个妊娠期间应密切监测孕妇血糖水平和胎儿情况。通常孕 36 周前早产婴儿死亡率较高，38 周后胎儿宫内死亡率增高，故主张选择 36～38 周进行引产或剖宫产。但目前认为应根据胎儿和母亲的具体情况综合考虑，特别是妊娠期糖尿病，可争取足月妊娠自然分娩。

---

**病例 6-1-2** 男性、29 岁、1 型糖尿病 3 年，因感冒食量减少而中断胰岛素治疗三日，突发昏迷，Kussmaul 呼吸，皮肤弹性差，脉细速，血压下降，尿量减少。血糖 33.3mmol/L，血尿素氮、肌酐偏高，白细胞 $15 \times 10^2$/L，中性粒细胞 86%，尿糖、尿酮强阳性。

**问题：**

1. 该患者的临床诊断是什么？

2. 诊断依据是什么？

3. 进一步要做什么检查以明确诊断？

4. 你怎么处理及治疗？

**参考答案和提示：**

1. 诊断 糖尿病酮症酸中毒（重度）。

2. 诊断依据 ①男性、29 岁、1 型糖尿病 3 年；②因感冒食量减少而中断胰岛素治疗三日，突发昏迷，Kussmaul 呼吸；③血糖 33.3mmol/L，尿糖、尿酮强阳性。

3. 进一步要查 急查血糖、血离子、二氧化碳结合力、肾功；血常规、尿常规；床头胸片。

4. 处理及治疗 ①吸氧、立即建静脉通路补液，2 小时内补液 1000～2000 毫升，24 小时补充 4000～6000 毫升；②补液的同时再建一组静脉通路行小剂量胰岛素持续静点以消酮降糖纠酸；③补钾，纠正酸中毒，以血钾情况决定补钾原则，$CO_2CP < 15$ mmol/L 时可小量补充碱性药物；④抗感染、对症治疗；⑤记 24 小时液体出入量，监测生命体征，监测血糖、尿酮体、二氧化碳结合力、肾功。

---

糖尿病酮症酸中毒（diabetic ketoacidosis，DKA）为最常见的糖尿病急症。酮体包括 β-羟丁酸、乙酰乙酸和丙酮。DKA 分为几个阶段：

（1）早期血酮升高称酮血症，尿酮排出增多称酮尿症，统称为酮症。

（2）酮体中 β-羟丁酸和乙酰乙酸为酸性代谢产物，消耗体内储备碱，初期血 pH 正常，属代偿性酮症酸中毒，晚期血 pH 下降，为失代偿性酮症酸中毒。

（3）病情进一步发展，出现神志障碍，称糖尿病酮症酸中毒昏迷。

## 临床思维：糖尿病酮症酸中毒

**【诱因】** T1DM 患者有自发 DKA 倾向，T2DM 患者在一定诱因作用下也可发生 DKA。常见诱因有感染、胰岛素治疗中断或不适当减量、饮食不当、各种应激如创伤、手术、妊娠和分娩等，有时无明显诱因。其中约 20％～30％无糖尿病病史。

**【临床表现】** 早期三多一少症状加重，酸中毒失代偿后，病情迅速恶化，疲乏、食欲减退、恶心呕吐，多尿、口干、头痛、嗜睡，呼吸深快，呼气中有烂苹果味(丙酮)；后期严重失水，尿量减少、眼眶下陷、皮肤黏膜干燥，血压下降、心率加快，四肢厥冷；晚期不同程度意识障碍，反射迟钝、消失，昏迷。感染等诱因引起的临床表现可被 DKA 的表现所掩盖。

**【实验室检查】**

**1.尿** 尿糖强阳性、尿酮阳性，当肾功能严重损害而肾阈增高时尿糖和尿酮可减少或消失。

**2.血** 血糖增高，一般为 $16.7～33.3mmol/L$($300～600mg/dl$)，有时可达 $55.5mmol/L$($1000mg/dl$)以上。血实际 $HCO_3^-$ 和标准 $HCO_3^-$ 降低，$CO_2$ 结合力降低，酸中毒失代偿后血 pH 下降；剩余碱负值增大，阴离子间隙增大，与 $HCO_3^-$ 降低大致相等。血钾初期正常或偏低，尿量减少后可偏高，治疗后若补钾不足可严重降低。血钠、血氯降低，血尿素氮和肌酐常偏高。血浆渗透压轻度上升。即使无合并感染，也可出现白细胞数及中性粒细胞比例升高。

## 诊疗常规:糖尿病酮症酸中毒

### (一) 诊断与鉴别诊断

早期诊断是决定治疗成败的关键，临床上对于原因不明的恶心呕吐、酸中毒、失水、休克、昏迷的患者，尤其是呼吸有酮味(烂苹果味)、血压低而尿量多者，不论有无糖尿病病史，均应想到本病的可能性。立即查末梢血糖、血酮、尿糖、尿酮，同时抽血查血糖、血酮、β-羟丁酸、尿素氮、肌酐、电解质、血气分析等以肯定或排除本病。

鉴别诊断包括:①其他类型糖尿病昏迷:低血糖昏迷、高血糖高渗状态、乳酸性酸中毒。②其他疾病所致昏迷:脑膜炎、尿毒症、脑血管意外等。部分患者以 DKA 作为糖尿病的首发表现，某些病例因其他疾病或诱发因素为主诉，有些患者 DKA 与尿毒症或脑卒中共存等使病情更为复杂，应注意辨别。

### (二) 防治

对早期酮症患者，仅需给予足量短效胰岛素及口服补充液体，严密观察病情，定期查血糖、血酮，调整胰岛素剂量；对酮症酸中毒甚至昏迷患者应立即抢救，根据临床情况和末梢血糖、血酮、尿糖、尿酮测定作出初步诊断后即开始治疗，治疗前必须同时抽血送生化检验。

治疗原则:尽快补液以恢复血容量、纠正失水状态，降低血糖，纠正电解质及酸碱平衡失调，同时积极寻找和消除诱因，防治并发症，降低病死率。

**1.补液** 补液是治疗的关键环节。通常使用生理盐水。输液量和速度的掌握非常重要，DKA 失水量可达体重10％以上，在1～2小时内输入 0.9％氯化钠 1000～2000ml，前4小时输入所计算失水量 1/3 的液体，24 小时输液量应包括已失水量和部分继续失水量，一般为 4000～6000ml，严重失水者可达 6000～8000ml。当血糖下降至 $13.9mmol/L$($250mg/dl$)时改用 5％葡萄糖液，并按每2～4g葡萄糖加入1U短效胰岛素。

**2.胰岛素治疗** 目前均采用小剂量(短效)胰岛素治疗方案，即每小时给予每公斤体重 0.1U 胰岛素，使血清胰岛素浓度恒定达到 $100～200\mu U/ml$，这已有抑制脂肪分解和酮体生成的最大效应以及相当强的降低血糖效应，而促进钾离子运转的作用较弱。通常将短效胰岛素加入生理盐水中持续静脉滴注(应另建输液途径)，血糖下降速度一般以每小时约降低 $3.9～6.1mmol/L$($70～110mg/dl$)为宜，每1～2小时复查血糖，当血糖降至 $13.9mmol/L$ 时开始输入 5％葡萄糖溶液,并按比例加入胰岛素,此时仍需每 4～6 小时复查血糖,调节输液中胰岛素的比例及每 4～6 小时皮下注射一次胰岛素约 4～6U,使血糖水平稳定在较安全的范围内。

**3.纠正电解质及酸碱平衡失调** 本症酸中毒主要由酮体中酸性代谢产物引起,经输液和胰岛素治疗后,酮体水平下降,酸中毒可自行纠正,一般不必补碱。补碱指征为血 pH< 7.1,$HCO_3^-$ < 5mmol/L。应采用等渗碳酸氢钠溶液,一般仅给 1～2 次。DKA 患者有不同程度失钾,治疗前的血钾水平不能真实反映体内缺钾程度,补钾应根据血钾和尿量:治疗前血钾低于正常,立即开始补钾,头 2～4 小时通过静脉输液每小时补钾约 13～20mmol/L(相当于氯化钾 1.0～1.5g);血钾正常、尿量>40ml/h,也立即开始补钾;血钾正常、尿量<30ml/h,暂缓补钾,待尿量增加后再开始补钾,血钾高于正常,暂缓补钾。头 24 小时内可补氯化钾达 6～8g 或以上,部分稀释后静脉输入、部分口服。治疗过程中定时监测血钾和尿量,调整补钾量和速度。

**4.处理诱发病和防治并发症**

(1) 休克:如休克严重且经快速输液后仍不能纠正,应详细检查并分析原因,例如确定有无合并感染或急性心肌梗死,给予相应措施。

(2) 严重感染:是本症常见诱因,亦可继发于本症之后。因 DKA 可引起低体温和血白细胞数升高,故不能以有无发热或血象改变来判断,应积极处理。

(3) 心力衰竭、心律失常:年老或合并冠状动脉病变(尤其是急性心肌梗死),补液过多可导致心力衰竭和肺水肿,应注意预防。

(4) 肾衰竭:肾衰竭是本症主要死亡原因之一,强调注意预防,治疗过程中密切观察尿量变化,及时处理。

(5) 脑水肿:病死率甚高,应着重预防、早期发现和治疗。可给予地塞米松(同时观察血糖,必要时加大胰岛素剂量)、呋塞米,慎用甘露醇。

(6) 胃肠道表现。

**5.护理** 良好的护理是抢救 DKA 的重要环节。应按时清洁口腔、皮肤,预防压疮和继发性感染。细致观察病情变化,准确记录神志状态、瞳孔大小和反应、生命体征、出入水量等。每 1～2 小时测血糖,4～6 小时复查血酮体、肌酐、电解质和酸碱平衡指标等。

**病例 6-1-3** 男性,68 岁。无糖尿病病史。因发热、腹泻 2 日,突发抽搐、昏迷来诊。血糖56.6mmol/L,血钠 156.6mmol/L,血浆渗透压 356mmol/L,尿糖＋＋＋、尿酮＋。

**问题:**

1.该患者的临床诊断是什么?

2.诊断依据是什么?

3.进一步要做什么检查以明确诊断?

4. 你怎么处理及治疗?

**参考答案和提示:**

1.临床诊断 高渗性非酮症糖尿病昏迷。

2.诊断依据 ①老年男性、发热、腹泻 2 日突发抽搐、昏迷来诊;②血糖 56.6mmol/L,血钠 156.6mmol/L,血浆渗透压 356mmol/L,尿糖＋＋＋、尿酮＋。

3.进一步要查 血离子、肾功、二氧化碳结合力、血气分析、血常规、便常规。

4.处理及治疗 ①本症失水可达体重 10%～15%,输液要更为积极小心,24 小时补液量可达 6000～10000ml。目前多主张治疗开始时用等渗溶液如 0.9%氯化钠,休克患者应另予血浆或全血。②视病情可考虑同时给予胃肠道补液。当血糖下降至 16.7mmol/L 时开始输入 5％葡萄糖液并按每 2～4g 葡萄糖加入 1U 胰岛素。③胰岛素治疗方法与 DKA 相似,静脉注射胰岛素首次负荷量后,继续以每小时每公斤体重 0.05～0.1U 的速率静脉滴注胰岛素,一般来说本症患者对胰岛素较敏感,因而胰岛素用量较小。④补钾要更及时,一般不补碱。⑤应密切观察从脑细胞脱水转为脑水肿的可能,患者可一直处于昏迷状态,或稍有好转后又陷入昏迷,应密切注意病情变化,及早发现和处理。⑥监测生命体征、监测血糖、血离子、肾功、血浆渗透压,必要时监测中心静脉压、心功能。

## 临床思维:高血糖高渗状态

【概念】 高血糖高渗状态(hyperglycemic hyperosmolar status,HHS),是糖尿病急性代谢紊乱的另一临床类型,以严重高血糖、高血浆渗透压、脱水为特点,无明显酮症酸中毒,患者常有不同程度的意识障碍或昏迷。多见于老年糖尿病患者,原来无糖尿病病史,或仅有轻度症状,用饮食控制或口服降糖药治疗。

【诱因】 引起血糖增高和脱水的因素:急性感染、外伤、手术、脑血管意外等应激状态,使用糖皮质激素、免疫抑制剂、利尿剂、甘露醇等药物,水摄入不足或失水,透析治疗,静脉高营养疗法等。有时在病程早期因误诊而输入大量葡萄糖液或因口渴而摄入大量含糖饮料可诱发本病或使病情恶化。

【临床表现】 本病起病缓慢,最初表现为多尿、多饮,但多食不明显或反而食欲减退,以致常被忽视。渐出现严重脱水和神经精神症状,患者反应迟钝、烦躁或淡漠、嗜睡,逐渐陷入昏迷、抽搐,晚期尿少甚至尿闭。就诊时呈严重脱水、休克,可有神经系统损害的定位体征,但无酸中毒样大呼吸。与 DKA 相比,失水更为严重、神经精神症状更为突出。

实验室检查:血糖达到或超过 33.3mmol/L(一般为 33.3～66.8mmol/L),有效血浆渗透压达到或超过 320mmol/L(一般为 320～430mmol/L)可诊断本病。血钠正常或增高。尿酮体阴性或弱阳性,一般无明显酸中毒($CO_2$ 结合力高于 15mmol/L),借此与 DKA 鉴别,但有时二者可同时存在。

[有效血浆渗透压 mmol/L＝2($Na^+$＋$K^+$)＋血糖(均以 mmol/L 计算)]。

## 诊疗常规:高血糖高渗状态

(一) 诊断

临床上凡遇原因不明的脱水、休克、意识障碍及昏迷均应想到本病可能性,尤其是血压低而尿量多者,不论有无糖尿病史,均应进行有关检查以肯定或排除本病。血糖达到或超过 33.3mmol/L(一般为 33.3～66.8mmol/L),有效血浆渗透压达到或超过 320mmol/L(一般为 320～430mmol/L)可诊断本病。血钠正常或增高。尿酮体阴性或弱阳性,一般无明显酸中毒($CO_2$ 结合力高于 15mmol/L),借此与 DKA 鉴别,但有时二者可同时存在。

(二) 治疗

治疗原则同 DKA。本症失水比 DKA 更为严重,可达体重 10％～15％,输液要更为积极小心,24 小时补液量可达 6000～10000ml。目前多主张治疗开始时用等渗溶液如 0.9％氯化钠,因大量输入等渗液不会引起溶血,有利于恢复血容量,纠正休克,改善肾血流量,恢复肾脏调节功能。休克患者应另予血浆或全血。视病情可考虑同时给予胃肠道补液。当血糖下降至 16.7mmol/L 时开始输入 5％葡萄糖液并按每 2～4g 葡萄糖加入 1U 胰岛素。应注意高血糖是维护患者血容量的重要因素,如血糖迅速降低补液不足,将导致血容量和血压进一步下降。胰岛素治疗方法与 DKA 相似,静脉注射胰岛素首次负荷量后,继续以每小时每千克体重 $0.05\sim$ 0.1U 的速率静脉滴注胰岛素,一般来说本症患者对胰岛素较敏感,因而胰岛素用量较小。补钾要更及时,一般不补碱。应密切观察从脑细胞脱水转为脑水肿的可能,患者可一直处于昏迷状态,或稍有好转后又陷入昏迷,应密切注意病情变化,及早发现和处理。

# 复 习 题

## 一、名词解释

1.糖尿病　2.妊娠糖尿病　3.微血管病变　4.糖尿病足　5.酮体

## 二、简答题

1. 简答糖尿病的分型有哪些?

2. 目前诊断糖尿病的主要依据有哪些?

3. 糖尿病诊断基于哪几个项目?

4. 糖尿病治疗目标有哪些?

5. 糖尿病治疗的 5 个要点有哪些?

6. IFG 的数据是什么?

## 三、问答题

1. 患者,男性,31 岁,3 个月前无诱因出现口干、烦渴、多饮、多尿,乏力,未介意,未就诊。2 天前感冒后上述症状加重,且恶心、呕吐,进食不能速来诊。急查随机血糖:25.6mmol/L,尿糖＋＋＋,酮体＋＋＋,二氧化碳结合力:12 mmol/L。试问:①糖尿病的诊断标准有哪些? ②胰岛素治疗的适应证有哪些? ③DKA 分几个阶段? 各是哪几个? ④糖尿病酮症酸中毒的治疗原则有哪些? ⑤DKA 的补液原则有哪些? ⑥简述小剂量胰岛素治疗酮症的优点及原理有哪些?

2. 患者,老年,男性78 岁,3 天前因饮食因素出现腹泻、呕吐,随即出现口干、多饮、多尿,且家人逐渐发现老人意识不清,急速送往医院。急诊查随机血糖 35mmol/l,尿糖＋＋＋＋,尿酮体－,血钠、钾均高,血浆渗透压 330mosm/L。请问:高血糖高渗状态实验室检查标准有哪些?

3. 患者,女性,56 岁在社区检查发现血糖高来诊,检查 FBG6.8mmol/L,PBG:16.3mmol/L。试问:这一病人进一步做哪些检查以明确诊断? 口服降糖药物有哪几类?

# 参 考 答 案

## 一、名词解释

1.糖尿病是一组以慢性血葡萄糖(简称血糖)水平增高为特征的代谢性疾病,是由于胰岛素分泌和(或)作用缺陷所引起。长期碳水化合物以及脂肪、蛋白质代谢紊乱可引起多系统损害,导致眼、肾、神经、心脏、血管等组织器官的慢性进行性病变、功能减退及衰竭;病情严重或应激时可发生急性严重代谢紊乱,如糖尿病酮症酸中毒(DKA)、高血糖高渗状态等。

2.妊娠过程中初次发现的任何程度的糖耐量异常,均可认为是妊娠糖尿病(GDM)。

3.微血管是指微小动脉和微小静脉之间、管腔直径在 $100\mu m$ 以下的毛细血管及微血管网。微血管病变主要表现在视网膜、肾、神经和心肌组织,其中尤以糖尿病肾病和视网膜病为重要。

4.糖尿病患者因末梢神经病变、下肢动脉供血不足以及细菌感染等多种因素,引起足部疼痛、皮肤深溃疡、肢端坏疽等,统称为糖尿病足。

5.糖尿病代谢紊乱加重时,脂肪动员和分解加速,大量脂肪酸在肝脏 β 氧化产生大量乙酰乙酸、β-羟丁酸和丙酮,三者统称为酮体。

## 二、简答题

1. 简答糖尿病的分型　目前国际上通用 WHO 糖尿病专家委员会提出的病因学分型标准(1999):①1 型糖尿病(T1DM);②2 型糖尿病(T2DM);③其他特殊类型糖尿病;④妊娠期糖尿病(GDM)。

2. 目前诊断糖尿病的主要依据　血葡萄糖测定。

3. 糖尿病诊断基于以下几个项目即：基于空腹(FPG)、任意时间或 OGTT 中 2 小时血糖值(2hPG)。空腹指 8～10 小时内无任何热量摄入。任意时间指一日内任何时间，无论上一次进餐时间及食物摄入量。OGTT 采用 75g 无水葡萄糖负荷。

4. 糖尿病治疗目标　治疗目标为纠正代谢紊乱、消除症状、防止或延缓并发症的发生，维持良好的健康、学习、劳动能力，保障儿童生长发育、延长寿命、降低病死率，而且要提高患者生活质量。

5. 糖尿病治疗的 5 个要点　国际糖尿病联盟(IDF)提出了糖尿病治疗的 5 个要点分别为医学营养治疗、运动疗法、血糖监测、药物治疗和糖尿病教育。

6. IFG 的数据是 FBG 为 6.1～6.9mmol/L(110～125mg/dl)为 IFG。

### 三、问答题

1.

(1) 糖尿病的诊断标准为：①糖尿病症状加任意时间血浆葡萄糖≥11.1mmol/L(200mg/dl)，或 FPG≥7.0mmol/L(126mg/dl)，或 OGTT2h PG≥11.1mmol/L(200mg/dl)。需重复一次确认，诊断才能成立。②对于无糖尿病症状、仅一次血糖值达到糖尿病诊断标准者，必须在另一天复查核实而确定诊断。如复查结果未达到糖尿病诊断标准，应定期复查。IFG 或 IGT 的诊断应根据 3 个月内的两次 OGTT 结果，用其平均值来判断。在急性感染、创伤或各种应激情况下可出现血糖暂时升高，不能以此诊断为糖尿病，应追踪随访。

(2) 胰岛素治疗的适应证：①T1DM；②DKA、高血糖高渗状态和乳酸性酸中毒伴高血糖；③各种严重的糖尿病急性或慢性并发症；④手术、妊娠和分娩；⑤T2DMβ 细胞功能明显减退者；⑥某些特殊类型糖尿病。

(3) DKA 分三个阶段：①早期血酮升高称高血症，尿酮排出增多称酮尿症，统称为酮症；②酮体中 β-羟丁酸和乙酰乙酸为酸性代谢产物，消耗体内储备碱，初期血 pH 正常，属代偿性酮症酸中毒，晚期血 pH 下降，为失代偿性酮症酸中毒；③病情进一步发展，出现神志障碍，称糖尿病酮症酸中毒昏迷。

(4) 糖尿病酮症酸中毒的治疗原则：尽快补液以恢复血容量、纠正失水状态，降低血糖，纠正电解质及酸碱平衡失调，同时积极寻找和消除诱因，防治并发症，降低病死率。

(5) DKA 的补液原则补液是治疗的关键环节：通常使用生理盐水。输液量和速度的掌握非常重要，DKA 失水量可达体重 10% 以上，在 1～2 小时内输入 0.9%氯化钠 1000～2000ml，前 4 小时输入所计算失水量 1/3 的液体，24 小时输液量应包括已失水量和部分继续失水量，一般为 4000～6000ml，严重失水者可达 6000～8000ml。当血糖下降至 13.9mmol/L(250mg/dl)时改用 5%葡萄糖液，并按每 2～4g 葡萄糖加入 1U 短效胰岛素。

(6) 简述小剂量胰岛素治疗酮症的优点及原理：小剂量胰岛素治疗方案即每小时每公斤体重 0.1U，有简便、有效、安全，较少引起脑水肿、低血糖、低血钾等优点。且血清胰岛素浓度可恒定达到 100～200μmol/ml，这一血清胰岛素浓度已有抑制脂肪分解和酮体生成的最大效应，且有相当强的降低血糖效应，而促进钾离子运转的作用较弱。

2. 高血糖高渗状态实验室检查标准　血糖达到或超过 33.3mmol/L(一般为 33.3～66.8mmol/L)，有效血浆渗透压达到或超过 320mmol/L(一般为 320～430mmol/L)可诊断本病。血钠正常或增高。尿酮体阴性或弱阳性，一般无明显酸中毒($CO_2$ 结合力高于 15mmol/L)，借此与 DKA 鉴别，但有时二者可同时存在。

3.

(1) 进一步作口服法葡萄糖耐量试验。

(2) 口服降糖药物主要有 4 类：①促进胰岛素分泌剂包括磺脲类和非磺脲类；②双胍类；③α-葡萄糖苷酶抑制剂；④胰岛素增敏剂。

(赵文杰)

# 第二章 低血糖症

## 临床思维:低血糖症

【概念】 低血糖症(hypoglycemia)是一组多种病因引起的以血浆葡萄糖(简称血糖)浓度过低,临床上以交感神经兴奋和脑细胞缺糖为主要特点的综合征。一般以血浆葡萄糖浓度低于 2.8mmol/L(50mg/dl)作为低血糖症的标准。

【病因和临床分类】 临床上按低血糖症的发生与进食的关系分为空腹(吸收后)低血糖症和餐后(反应性)低血糖症。空腹低血糖症主要病因是不适当的高胰岛素血症,餐后低血糖症是胰岛素反应性释放过多。临床上反复发生空腹低血糖提示有器质性疾病；餐后引起的反应性低血糖症，多见于功能性疾病。某些器质性疾病（如胰岛素瘤）虽以空腹低血糖为主，但也可有餐后低血糖发作。

**【临床表现】** 低血糖呈发作性，时间及频率随病因不同而异，临床表现可归纳为两方面：

**1.自主（交感）神经过度兴奋表现** 低血糖发作时交感神经和肾上腺髓质释放肾上腺素、去甲肾上腺素和一些肽类物质，表现为出汗、颤抖、心悸、紧张、焦虑、饥饿、流涎、软弱无力、面色苍白、心率加快、四肢冰凉、收缩压轻度升高等。

**2.脑功能障碍的表现** 低血糖时中枢神经的表现可轻可重。初期表现为精神不集中，思维和语言迟钝，头晕、嗜睡、视物不清、步态不稳，可有幻觉、躁动、易怒、行为怪异等精神症状。皮层下受抑制时可出现骚动不安，甚而强直性惊厥、锥体束征阳性。波及延脑时进入昏迷状态，各种反射消失，如果低血糖持续得不到纠正，常不易逆转甚至死亡。

低血糖时临床表现的严重程度取决于：①低血糖的程度；②低血糖发生的速度及持续的时间；③机体对低血糖的反应性；④年龄等。低血糖时机体的反应个体差别很大，低血糖症状在不同的个体可不完全相同，但在同一个体可基本相似。长期慢性低血糖者多有一定的适应能力，临床表现不太显著，以中枢神经功能障碍表现为主。低血糖症，陷于昏迷或惊厥称为未察觉的低血糖症（hypoglycemia unawareness）。

# 诊疗常规：低血糖症

## （一）诊断与鉴别诊断

**1. 低血糖症的确立** 根据低血糖典型表现（Whipple 三联征）可确定：①低血糖症状；②发作时血糖低于 2.8mmol/L；③供糖后低血糖症状迅速缓解。少数空腹血糖降低不明显或处于非发作期的患者，应多次检测有无空腹或吸收后低血糖，必要时采用 48～72 小时禁食试验。

**2. 评价低血糖症的实验室检查**

（1）血浆胰岛素测定：低血糖发作时，应同时测定血浆葡萄糖、胰岛素和 C 肽水平，以证实有无胰岛素和 C 肽不适当分泌过多。血糖＜2.8mmol/L 时相应的胰岛素浓度≥36pmol/L（6mU/L）（放射免疫法，灵敏度为 5mU/L）或胰岛素浓度≥18pmol 儿（3mU/L）（1CMA 法，灵敏度≤1mU/L）提示低血糖为胰岛素分泌过多所致。

（2）胰岛素释放指数：为血浆胰岛素（mU/d）与同一血标本的血糖值（mg/dL）之比。正常人该比值＜0.3，多数胰岛素瘤患者＞0.4，甚至 1.0 以上；血糖不低时此值＞0.3 无临床意义。

（3）血浆胰岛素原和 C 肽测定：参考 Marks 和 Teale 诊断标准：血糖＜3.0mmol/L，C 肽＞300pmol/L，胰岛素原：＞20pmol/L，应考虑胰岛素瘤。胰岛素瘤患者血浆胰岛素原比总胰岛素值应大于 20%，可达 30%～90%，说明胰岛素瘤可分泌较多胰岛素原。

（4）48～72 小时饥饿试验：少数未觉察的低血糖或处于非发作期以及高度怀疑胰岛素瘤的患者应在严密观察下进行，试验期应鼓励患者活动。开始前取血标本测血糖、胰岛素、C 肽，之后每 6 小时一次，若血糖≤3.3mmol/L 时，应改为每 1～2 小时一次；血糖＜2.8mmol/L 且患者出现低血糖症状时结束试验；如已证实存在 Whipple 三联征，血糖＜3.0mmol/L 即可结束，但应先取血标本，测定血糖、胰岛素、C 肽和 β-羟丁酸浓度。必要时可以静推胰高糖素 1mg，每 10 分钟测血糖，共 3 次。C 肽＞200pmol/L（1CMA）或胰岛素原＞5pmol/L（1CMA）可认为胰岛素分泌过多。

**3. 鉴别诊断** 鉴别诊断参见图 6-2-1。

```
                                    ┌──────────┐
                                    │ 低血糖可疑 │
                                    └──────────┘
                    ┌───────────────────┴──────────────────┐
            ┌──────────────┐                          ┌────────┐
            │ 糖尿病药物治疗 │                          │ 无糖尿病 │
            └──────────────┘                          └────────┘
                    │                         ┌────────────┴────────────┐
            ┌──────────────┐          ┌──────────────────┐      ┌──────────┐
            │ 调整治疗方案   │          │ 低血糖伴有临床线索 │      │ 外表健康者 │
            └──────────────┘          └──────────────────┘      └──────────┘
                    │                         │                       │
            ┌──────────┐              ┌──────────┐            ┌──────────┐
            │ 明显改善 │              │ 空腹低血糖 │            │ 空腹血糖 │
            └──────────┘              └──────────┘            └──────────┘
                                             │          ┌────────────┼────────────────┐
                                      ┌────────────┐  ┌──────────┐ ┌──────────────┐ ┌──────────┐
                                      │ 低血糖三联征 │  │<2.8mmol/L│ │2.8~3.9mmol/L│ │>3.9mmol/L│
                                      └────────────┘  └──────────┘ └──────────────┘ └──────────┘
                                             │                              │          ┌────────┐
                                      ┌────────────┐                        │          │  病史   │
                                      │ 胰岛素低值  │                       │          └────────┘
                                      └────────────┘                  ┌──────────┐  ┌──────┐┌──────┐
                                             │                        │ 饥饿72h │◄─│ 明显 ││ 不明显│
          ┌──────────────────────────────────────────────────┐      └──────────┘  └──────┘└──────┘
          │          确定并治疗特异性低血糖症                   │          │
          └──────────────────────────────────────────────────┘   ┌────────┴────────┐
                    ▲                                        ┌──────────┐ ┌──────────┐
          ┌──────────┐                                       │<2.8mmol/L│ │>2.8mmol/L│
          │ ↓胰岛素   │                                       └──────────┘ └──────────┘
          │ ↓C肽     │                                            │          │
          └──────────┘                                                 ┌──────────────┐
                ▲                                                      │ 胰外空腹低血糖 │
          ┌─────────────────────────────┐                            └──────────────┘
          │ 症状、血糖、胰岛素、C肽,        │                    ┌────────┴────────┐
          │ 磺脲类(胰岛素抗体)             │              ┌────────┐      ┌────────┐
          └─────────────────────────────┘              │ 胃肠    │      │ 胃肠    │
                │                                       │ 病史(+) │      │ 病史(-) │
          ┌──────────────┐      ┌──────────────┐       └────────┘      └────────┘
          │ ↑胰岛素↑C肽  │      │ ↑胰岛素↓C肽  │       ┌──────────┐
          └──────────────┘      └──────────────┘       │ 混合膳食 │
                │                      │               └──────────┘
       ┌──────────┬──────────┬──────────────┐   ┌────────────┐ ┌──────────────┐
   ┌────────────┐┌──────────┐┌──────────────┐  │ 低血糖三联征 │ │ 无低血糖三联征 │
   │ 磺脲类(-)  ││ 磺脲类(+) ││ 胰岛素抗体(+) │  └────────────┘ └──────────────┘
   │ 胰岛素抗体(-)│└──────────┘└──────────────┘
   └────────────┘                   │
                            ┌──────────────┐
                            │ 胰外胰岛素     │
                            │ 受体抗体       │
                            └──────────────┘
   ┌──────────┐┌──────────┐┌──────────┐┌──────────┐┌──────────┐        ┌──────────┐
   │ 胰岛素瘤 ││ 磺脲类药 ││ 自身免疫性││ 外源性   ││ 反应性   │        │ 排除低血糖 │
   │          ││ 低血糖   ││ 低血糖   ││ 胰岛素   ││ 低血糖   │        └──────────┘
   └──────────┘└──────────┘└──────────┘└──────────┘└──────────┘
```

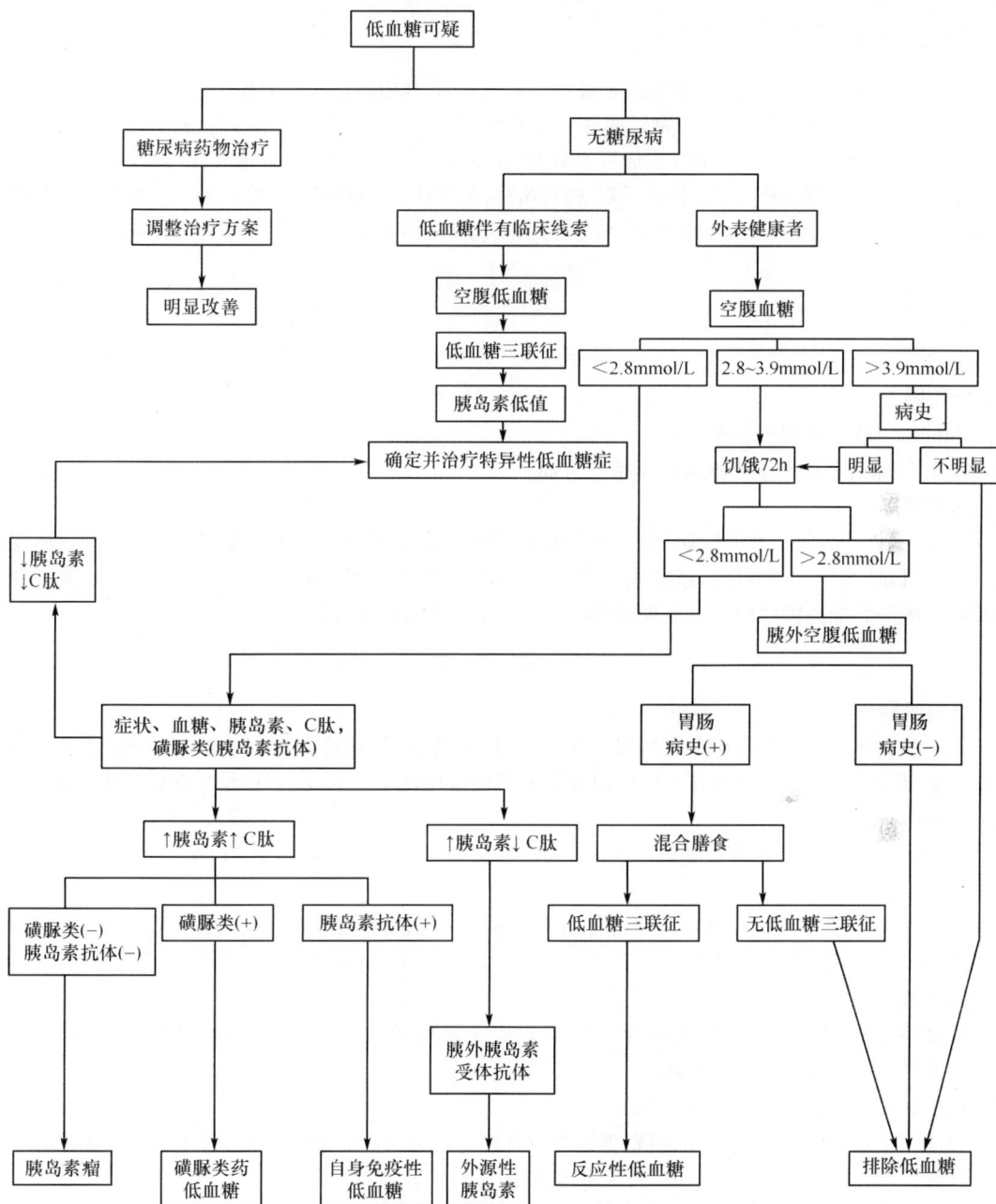

图 6-2-1 怀疑低血糖症的诊断步骤

**4. 预防和治疗** 治疗包括两方面:一是解除神经缺糖症状;二是纠正导致低血糖症的各种潜在原因。

(1)低血糖发作的处理:轻者口服糖水、含糖饮料,或进食糖果、饼干、面包、馒头等即可缓解。重者和疑似低血糖昏迷的患者,应及时测定毛细血管血糖,甚至无需血糖结果,及时给予50%葡萄糖液60~100ml静脉注射,继以5%~10%葡萄糖液静脉滴注。必要时可加用氢化可的松100mg和(或)胰高糖素0.5~1mg肌内或静脉注射。神志不清者,切忌喂食以避免呼吸道窒息。

(2)病因治疗。

### [附] 胰岛素瘤

胰岛素瘤(insulinoma)是器质性低血糖症中最常见原因,其中胰岛 β 细胞腺瘤约占 84%(90% 为单腺瘤,10% 为多腺瘤),其次为腺癌,弥漫性胰岛 β 细胞增生少见。肿瘤多位于胰腺内,胰头、胰体、胰尾分布几率基本相等;异位者极少见。胰岛素瘤可为家族性,可与甲状旁腺瘤和垂体瘤并存(多发性内分泌腺瘤病 I 型)。个别胰岛素瘤还同时分泌胃泌素、胰高糖素、ACTH、生长抑素等。CT、MRI 选择性胰血管造影和超声内镜有助于肿瘤的定位,最好通过术中超声和用手探摸来定位。手术切除肿瘤是本病的根治手段。

## 复 习 题

### 一、名词解释
低血糖症

### 二、简答题
1. Whipple 三联征有哪些表现?
2. 低血糖临床表现的严重程度取决于哪些方面?

### 三、问答题
患者,女性,34 岁,1 型糖尿病,今日中午因无食欲,在胰岛素注射后未进食,30 分钟后即刻出现心慌,冒汗,饥饿,乏力,不能行走,被家人即刻送往急诊室,急查毛细血糖 1.9mmol/L。试问:低血糖症的诊断有哪些? 低血糖症的临床表现有哪些? 低血糖发作的处理有哪些?

## 参 考 答 案

### 一、名词解释
低血糖症是一组多种病因引起的以血浆葡萄糖(简称血糖)浓度过低,临床上以交感神经兴奋和脑细胞缺糖为主要特点的综合征。一般以血浆葡萄糖浓度低于 2.8mmol/L 作为低血糖症的标准。

### 二、简答题
1. Whipple 三联征表现为①低血糖症状;②发作时血糖低于 2.8mmol/L;③供糖后低血糖症状迅速缓解。
2. 低血糖临床表现的严重程度取决于①低血糖的程度;②低血糖发生的速度及持续的时间;③机体对低血糖的反应性;④年龄等。

### 三、问答题
(1) 低血糖症的诊断:根据低血糖典型表现可确定①低血糖症状;②发作时血糖低于 2.8mmol/L;③供糖后低血糖症状迅速缓解。

(2) 低血糖的临床表现可归纳为两方面
  1) 自主(交感)神经过度兴奋表现:低血糖发作时表现为出汗、颤抖、心悸、紧张、焦虑、饥饿、流涎、软弱无力、面色苍白、心率加快、四肢冰凉、收缩压轻度升高。
  2) 脑功能障碍的表现:初期表现为精神不集中,思维和语言迟钝,头晕、嗜睡、视物不清、步态不稳,可有幻觉、躁动、易怒、行为怪异等精神症状。皮层下受抑制时,可出现躁动不安,甚至强制性惊厥,锥体束征阳性。波及眼、脑时,进入昏迷状态,各种反射消失,如果低血糖持续得不到纠正,常不易逆转,甚至死亡。

(3) 低血糖发作的处理:轻者口服糖水、含糖饮料或进食糖果、饼干、面包、馒头等即可缓解,重者和疑似低血糖昏迷的患者,应及时测定毛细血管血糖,及时给予 50% 葡萄糖液 60~100ml 静脉推注,继以 5%~10% 葡萄糖液静脉滴注。必要时可加用氢化可的松 100mg 和(或)胰高糖素 0.5~1mg 肌内或静脉注射。神志不清者,切忌喂食以避免呼吸道窒息。

(赵文杰)

# 第三章 肥 胖 症

**病例 6-3-1** 患者,男性,19 岁,自幼进食量较大,体重高于同龄人,近五年体重增加明显,无多饮、多尿、多食,无浮肿、无怕冷、无少汗。体格检查:血压 120/70 mmHg,身高 170cm,体重 110kg,体态均称,无向心性肥胖,无多毛、无痤疮、无紫纹,化验检查:血糖正常,血生化检查正常,过夜地塞米松抑制试验被抑制。

问题:

1.该患者是什么病?

2.诊断依据是什么?

3.进一步要查什么?

4.如何处理和治疗?

**参考答案和提示:**

1.该患者的诊断 单纯性肥胖。

2.诊断依据 ①自幼进食多,肥胖,近五年加重,但体态均称;②无多饮、多尿、多食,无浮肿、无怕冷、无少汗;③身高 170cm,体重 110kg,体态均称,无向心性肥胖,无多毛、无痤疮、无紫纹;④血糖正常,血生化检查正常,过夜地塞米松抑制试验被抑制。

3.进一步要查 肾上腺 CT、垂体 CT、血皮质醇昼夜节律、甲状腺功能、葡萄糖耐量试验、血脂、肝功。

4.处理和治疗 ①行为治疗(改变饮食、运动习惯);②医学营养治疗,控制饮食热量;③体力活动和体育运动;④药物治疗(在医师指导下);⑤外科治疗。

---

**病例 6-3-2** 患者,男性,53 岁,今日口干、乏力就诊,查体:血压 160/100mmHg,身高 170cm,体重 110kg,相关检查结果显示:胆固醇 8.4mmol/L,甘油三酯 5.6 mmol/L,空腹血糖 6.9 mmol/L。

问题:

1.该患者是什么病?

2.诊断依据是什么?

3.进一步要查什么?

4.如何处理和治疗?

**参考答案和提示:**

1.该患者的诊断 代谢综合征。

2.诊断依据 ①口干、乏力;②血压 160/100mmHg,身高 170cm,体重 110kg;③胆固醇 8.4mmol/L,甘油三酯 5.6 mmol/L;④空腹血糖 6.9 mmol/L。

3.进一步要查 ①葡萄糖耐量试验;②血脂酶谱;③心脏、肝脏超声检查、心电图。

4.处理和治疗 ①调整生活方式、合理饮食;②增加体力活动和体育运动;③减轻体重及戒烟;④进行血糖、血脂、血压的干预治疗并达标。

## 临床思维:肥胖症

**【概念】** 肥胖症(obesity)指体内脂肪堆积过多和(或)分布异常、体重增加,是包括遗传和环境因素在内的多种因素相互作用所引起的慢性代谢性疾病。

体内存在一套精细的监测及调控系统以维持体重稳定,称为"调定点"。

**【临床表现】** 肥胖症可见于任何年龄,女性较多见。多有进食过多和(或)运动不足病史,常有肥胖家族史。轻度肥胖症多无症状。中重度肥胖症可引起气急、关节痛、肌肉酸痛、体力活动减少以及焦虑、忧郁等。临床上肥胖症、血脂异常、脂肪肝、高血压、冠心病、糖耐量异常或糖尿病等疾病常同时发生,并伴有高胰岛素血症,即代谢综合征。肥胖症还可伴随:阵发睡眠中阻塞性呼吸暂停、胆囊疾病、高尿酸血症和痛风、骨关节病、静脉血栓、生育功能受损以及某些癌肿(女性乳腺癌、子宫内膜癌,男性前列腺癌、直肠癌等)发病率增高,且麻醉或手术并发症增高。

肥胖症的评估包括测量身体肥胖程度、体脂总量和脂肪分布,其中后者对预测心血管疾病危险性更为准确。常用测量方法:

**1. 体重指数**(BMI)  测量身体肥胖程度,BMI(kg/m$^2$)=体重[(kg)/身长(cm)]$^2$。BMI 是诊断肥胖症最重要的指标。

**2. 理想体重**(IBW)  可测量身体肥胖程度,但主要用于计算饮食中热量和各种营养素供应量。IBW(kg)=身高(cm)-105。

**3. 腰围或腰/臀比**(WHR)  反映脂肪分布。受试者站立位,双足分开 25～30cm,使体重均匀分配。腰围测量髂前上棘和第 12 肋下缘连线的中点水平,臀围测量环绕臀部的骨盆最突出点的周径。目前认为测定腰围更为简单可靠,是诊断腹部脂肪积聚最重要的临床指标。

## 诊疗常规:肥胖症

### (一)诊断和鉴别诊断

**1. 肥胖症的诊断标准**  目前国内外尚未统一。2003 年《中国成人超重和肥胖症预防控制指南(试用)》以 BMI 值≥24 为超重,≥28 为肥胖;男性腰围≥85cm 和女性腰围≥80cm 为腹型肥胖。2004 年中华医学会糖尿病学分会建议代谢综合征中肥胖的标准定义为 BMI≥25。用 CT或 MRI 扫描腹部第 4～5 腰椎间水平面计算内脏脂肪面积时,以腹内脂肪面积≥100cm$^2$ 作为判断腹内脂肪增多的要点。

**2. 鉴别诊断**  主要与继发性肥胖症相鉴别,如库欣综合征、原发性甲状腺功能减退症、下丘脑性肥胖、多囊卵巢综合征等,有原发病的临床表现和实验室检查特点。药物引起的有服用抗精神病药、糖皮质激素等病史。

对肥胖症的并发症及伴随病也须进行相应检查,如糖尿病或糖耐量异常、血脂异常、高血压、冠心病、痛风、胆石症、睡眠中呼吸暂停以及代谢综合征等应予以诊断以便给予相应治疗。

### (二)治疗

治疗的两个主要环节是减少热量摄取及增加热量消耗。强调以行为、饮食、运动为主的综合治疗,必要时辅以药物或手术治疗。继发性肥胖症应针对病因进行治疗。各种并发症及伴随病应给予相应处理。治疗措施包括:①行为治疗;②医学营养治疗;③体力活动和体育运动;④药物治疗。

药物减重的适应证为:①食欲旺盛,餐前饥饿难忍,每餐进食量较多;②合并高血糖、高血压、血脂异常和脂肪肝;③合并负重关节疼痛;④肥胖引起呼吸困难或有睡眠中阻塞性呼吸暂停综合征;⑤BMI≥24。有上述并发症情况,或 BMI≥28 者,不论是否有并发症,经过 3~6 个月单纯控制饮食和增加活动量处理仍不能减重 5%,甚至体重仍有上升趋势者,可考虑用药物辅助治疗。

下列情况不宜应用减重药物:①儿童;②孕妇、乳母;③对该类药物有不良反应者;④正在服用其他选择性血清素再摄取抑制剂。

减重药物主要有以下几类:①食欲抑制剂;②代谢增强剂;③减少肠道脂肪吸收的药物。

### [附]　代谢综合征

**1. 概念**　代谢综合征(metabolic syndrome,MS)是心血管病的多种代谢危险因素(与代谢异常相关的心血管病危险因素)在个体内集结的状态。MS 的中心环节是肥胖和胰岛素抵抗,其主要组成成分为肥胖症尤其是中心性肥胖、2 型糖尿病(T2DM)或糖调节受损、血脂异常以及高血压。

**2. 病因、发病机制**　MS 的发生是复杂的遗传与环境因素相互作用的结果。目前一般认为,胰岛素抵抗是 MS 的中心环节,而肥胖,特别是中心性肥胖,与胰岛素抵抗的发生密切相关。一方面胰岛素抵抗和高胰岛素血症与 MS 多种疾病的发生机制有关,另一方面胰岛素抵抗的发生机制又与肥胖及 MS 的病理变化有关,互为因果,其间关系错综复杂。

胰岛素抵抗指胰岛素作用的靶器官(主要是肝脏、肌肉和脂肪组织,近来认为也包括血管内皮细胞和动脉平滑肌细胞等)对外源性或内源性胰岛素作用的敏感性降低。

胰岛素抵抗是 MS 的基本特征。

**3. 临床表现**　MS 的临床表现即它所包含各个疾病及其并发症、伴发病的临床表现,这些疾病可同时或先后出现在同一患者。各疾病的临床表现,如肥胖症、血脂异常、糖尿病、高血压、冠心病和脑卒中等,分别见于相应章节。

**4. 实验室及辅助检查**　同上所述,MS 各个疾病的实验室及辅助检查分别见于相应章节。

**5. 诊断**　中华医学会糖尿病学分会(CDS,2004)建议 MS 的诊断标准:具备以下 4 项组成成分中的 3 项或全部者:①超重和(或)肥胖:BMI≥25.0(kg/m²);②高血糖:FPG≥6.1mmol/L(110mg/dl)及(或)2h PG≥7.8mmol/L(140mg/dl)及(或)已确诊为糖尿病并治疗者;③高血压:收缩压/舒张压≥140/90mmHg 及(或)已确认为高血压并治疗者;④血脂紊乱:空腹血 TG≥1.7mmol/L(150mg/dl)及(或)空腹血 HDL-C <0.9mmol/L(35mg/dl)(男)或<1.0mmol/L(39mg/dl)(女)。

国际糖尿病联盟(1DF,2005)提出了关于 MS 定义的全球共识。

2007 年《中国成人血脂异常防治指南》中根据我国近来的调查研究和资料分析,在 2004 CDS 建议基础上,对 MS 的组分量化指标进行修订如下:①腹部肥胖:腰围男性>90cm,女性>85cm;②血 TG≥1.7mmol/L(150mg/dl);③血 HDL-C<1.04mmol/L(40mg/dl);④血压≥130/85mmHg;⑤空腹血糖≥6.1mmol/L(110mg/dl)或糖负荷后 2 小时血糖≥7.8mmol/L(140mg/dl)或有糖尿病史。具有以上三项或三项以上者可诊断为 MS。

**6. 防治原则**　首先应倡导健康的生活方式,合理饮食、增加体力活动和体育运动、减轻体重及戒烟是防治 MS 的基础。肥胖症与胰岛素抵抗的发生密切相关,配合运动和平衡的低热量饮食,必要时应用减重药物如奥利司他、西布曲明使体重减轻 5%~10%,可使胰岛素敏感性明显增加,并能改善血脂谱,降低相关心血管疾病危险因素的影响。糖尿病、血脂异常、高血压等需选用相应药物,控制血糖还可通过减少葡萄糖毒性作用而降低胰岛素抵抗中的继发性因素,某些调脂药物如苯氧芳酸类降低 TG、FFA 则可能通过减少脂毒性而改善胰岛素敏感性,合理选用降压药物使控制血压同时能保护器官功能也非常重要。目前仍提倡应用阿司匹林减低促血凝状态。以上提示综合治疗、联合用药的重要性。

# 复 习 题

**一、名词解释**

1. 肥胖症  2. 代谢综合征

**二、问答题**

患者,男性,29 岁,自幼体胖,进食多,但现体重 100kg,活动时心悸、气短。来诊查体:血压正常,体态均称,无多毛、无痤疮、无紫纹、血皮质醇水平正常,ACTH 正常,甲功正常,血糖正常。头 CT 正常,肾上腺 CT 正常。试问:该患诊断是什么? 2007 年《中国成人血脂异常防治指南》对 MS 是怎样修订的? 代谢综合征的治疗基础有哪些?

# 参 考 答 案

**一、名词解释**

1. 肥胖症指体内脂肪堆积过多和(或)分布异常、体重增加,是包括遗传和环境因素在内的多种因素相互作用所引起的慢性代谢性疾病。

2. 代谢综合征是心血管病的多种代谢危险因素(与代谢异常相关的心血管病危险因素)在个体内集结的状态。MS 的中心环节是肥胖和胰岛素抵抗,其主要组成成分为肥胖症尤其是中心性肥胖、2 型糖尿病(T2DM)或糖调节受损、血脂异常以及高血压。

**二、问答题**

(1) 诊断:该患诊断是单纯性肥胖。

(2) 在 2004 年 CDS 建议基础上,对 MS 的组合量化指标进行修订如下:①腹部肥胖:腰围(男性>90cm,女性>85cm);②血 TG≥1.7mmol/L(150mg/dl);③血 HDL-C<1.04 mmol/L(40mg/dl);④血压≥130/85mmhg;⑤空腹血糖≥6.1mmol/L(110mg/dl)或有糖尿病史。若有以上三项或三项以上者可诊断为 MS。

(3) 代谢综合征首先应倡导健康的生活方式,合理饮食、增加体力活动和体育运动、减轻体重及戒烟是防治 MS 的基础。

(赵文杰)

# 第四章　高尿酸血症与痛风

**病例 6-4-1**　中年男性,午夜突发左踝关节剧痛而惊醒,来诊化验血尿酸 748 mmol/L,血尿素氮5.4mmol/L,随机血糖 4.8mmol/L。

**问题:**

1. 该患者考虑什么疾病?

2. 需要再做哪些检查?

3. 需要与哪些疾病相鉴别诊断?

4. 急性期治疗药有哪些?

**参考答案和提示:**

1. 诊断　该患者考虑是痛风。

2. 需再检查项目　需要再做 X 线检查、CT 或 MRI 扫描。

3. 鉴别诊断　需要与:①继发性高尿酸血症或痛风;②关节炎;③肾石病相鉴别。

4.急性期治疗药　①秋水仙碱;②非甾体抗炎药;③糖皮质激素。

## 临床思维:高尿酸血症与痛风

【概念】　高尿酸血症(hyperuricemia)与痛风(gout)是嘌呤代谢障碍引起的代谢性疾病,但痛风发病有明显的异质性,除高尿酸血症外可表现为急性关节炎、痛风石、慢性关节炎、关节畸形、慢性间质性肾炎和尿酸性尿路结石。高尿酸血症患者只有出现上述临床表现时,才称之为痛风。临床上分为原发性和继发性两大类。

【临床表现】　临床多见于 40 岁以上的男性,女性多在更年期后发病。常有家族遗传史。

**1. 无症状期**　仅有波动性或持续性高尿酸血症,从血尿酸增高至症状出现的时间可长达数年至数十年,有些可终身不出现症状。

**2. 急性关节炎期**　常有以下特点:

(1) 在午夜或清晨突然起病,多呈剧痛,数小时内出现受累关节的红、肿、热、痛和功能障碍,单侧蹈趾及第 1 跖趾关节最常见,其余依次为踝、膝、腕、指、肘。

(2) 秋水仙碱治疗后,关节炎症状可以迅速缓解。

(3) 发热。

(4) 初次发作常呈自限性,数日内自行缓解,此时受累关节局部皮肤出现脱屑和瘙痒,为本病特有的表现。

(5) 伴高尿酸血症,但部分患者急性发作时血尿酸水平正常。

(6) 关节腔滑囊液偏振光显微镜检查可见双折光的针形尿酸盐结晶,是确诊本病的依据。受寒、劳累、饮酒、高蛋白高嘌呤饮食以及外伤、手术、感染等均为常见的发病诱因。

**3. 痛风石及慢性关节炎期**　痛风石(tophi)是痛风的特征性临床表现,常见于耳轮、跖趾、指间和掌指关节,常为多关节受累,且多见于关节远端,表现为关节肿胀、僵硬、畸形及周围组织的纤维化和变性,严重时患处皮肤发亮、菲薄,破溃则有豆渣样的白色物质排出。形成瘘管时周围组织呈慢性肉芽肿,虽不易愈合但很少感染。

**4. 肾脏病变**　主要表现在两方面:①痛风性肾病;②尿酸性肾石病。

**【实验室及其他检查】**

**1. 血尿酸测定** 正常男性为 150～380mol/L(2.5～6.4mg/dl)，女性为 100～300mol/L(1.6～5.0mg/dl)，更年期后接近男性。血尿酸存在较大波动，应反复监测。

**2. 尿酸测定** 限制嘌呤饮食 5 天后，每日尿酸排出量超过 3.57mmol(600rog)，可认为尿酸生成增多。

**3. 滑囊液或痛风石内容物检查** 偏振光显微镜下可见针形尿酸盐结晶。

**4. X 线检查** 急性关节炎期可见非特征性软组织肿胀；慢性期或反复发作后可见软骨缘破坏，关节面不规则，特征性改变为穿凿样、虫蚀样圆形或弧形的骨质透亮缺损。

**5. 电子计算机 X 线体层显像(CT)与磁共振显像(MRI)检查** CT 扫描受累部位可见不均匀的斑点状高密度痛风石影像；MRI 的 $T_1$ 和 $T_2$ 加权图像呈斑点状低信号。

# 诊疗常规:高尿酸血症与痛风

## (一)诊断

男性和绝经后女性血尿酸>420mol/L(7.0mg/dl)、绝经前女性>350mol/L(5.8mg/dl)可诊断为高尿酸血症。中老年男性如出现特征性关节炎表现、尿路结石或肾绞痛发作，伴有高尿酸血症应考虑痛风。关节液穿刺或痛风石活检证实为尿酸盐结晶可做出诊断。X 线检查、CT或 MRI 扫描对明确诊断具有一定的价值。急性关节炎期诊断有困难者，秋水仙碱试验性治疗有诊断意义。

## (二)鉴别诊断

**1.继发性高尿酸血症或痛风** 本病具有以下特点:①儿童、青少年、女性和老年人更多见;②高尿酸血症程度较重;③40%的患者 24 小时尿尿酸排出增多;④肾脏受累多见，痛风，肾、尿酸结石发生率较高，甚至发生急性肾衰竭;⑤痛风性关节炎症状往往较轻或不典型;⑥有明确的相关用药史。

**2.关节炎**

(1) 类风湿关节炎:青、中年女性多见，四肢近端小关节常呈对称性梭形肿胀畸形，晨僵明显。血尿酸不高，类风湿因子阳性，X 线片出现凿孔样缺损少见。

(2) 化脓性关节炎与创伤性关节炎:前者关节囊液可培养出细菌;后者有外伤史。两者血尿酸水平不高，关节囊液无尿酸盐结晶。

(3) 假性痛风:系关节软骨钙化所致，多见于老年人，膝关节最常受累。血尿酸正常，关节滑囊液检查可发现有焦磷酸钙结晶或磷灰石，X 线可见软骨呈线状钙化或关节旁钙化。

**3.肾石病** 高尿酸血症或不典型痛风可以肾结石为最先表现，继发性高尿酸血症者尿路结石的发生率更高。纯尿酸结石能被 X 线透过而不显影，所以对尿路平片阴性而 B 超阳性的肾结石患者应常规检查血尿酸并分析结石的性质。

## (三)预防和治疗

原发性高尿酸血症与痛风的防治目的:①制高尿酸血症预防尿酸盐沉积;②迅速终止急性关节炎的发作;③ 防止尿酸结石形成和肾功能损害。

**1. 一般治疗** 控制饮食总热量;限制饮酒和高嘌呤食物(如心、肝、肾等)的大量摄入;每天饮水 2000ml 以上以增加尿酸的排泄;慎用抑制尿酸排泄的药物如噻嗪类利尿药等;避免诱发因素和积极治疗相关疾病等。

**2. 高尿酸血症的治疗** 目的是使血尿酸维持正常水平。

（1）排尿酸药：常用药物如下。

1）苯溴马隆（benzbromarone）：25～100mg/d，该药的不良反应轻，一般不影响肝肾功能；少数有胃肠道反应，过敏性皮炎、发热少见。

2）丙磺舒（probenecid，羧苯磺胺）：初始剂量为 0.25g，每日 2 次；两周后可逐渐增加剂量，最大剂量不超过 2g/d。约 5％的患者可出现皮疹、发热、胃肠道刺激等不良反应。

（2）抑制尿酸生成药物：别嘌呤醇通过抑制黄嘌呤氧化酶，使尿酸的生成减少，适用于尿酸生成过多或不适合使用排尿酸药物者。每次 100mg，每日 2～4 次，最大剂量 600mg/d，待血尿酸降至 360mol/l 以下，可减量至最小剂量或别嘌呤醇缓释片 250rug/d，与排尿酸药合用效果更好。不良反应有胃肠道刺激，皮疹、发热、肝损害、骨髓抑制等，肾功能不全者剂量减半。

（3）碱性药物：碳酸氢钠可碱化尿液，使尿酸不易在尿中积聚形成结晶，成人口服 3～6g/d，长期大量服用可致代谢性碱中毒，并且因钠负荷过高引起水肿。

**3. 急性痛风性关节炎期的治疗** 绝对卧床，抬高患肢，避免负重，迅速给秋水仙碱，越早用药疗效越好。

（1）秋水仙碱（colchicine）：治疗急性痛风性关节炎的特效药物，口服法：初始口服剂量为 1mg，随后 0.5mg/h 或 1mg/2h，直到症状缓解，最大剂量 6～8mg/d。90％的患者口服秋水仙碱后 48 小时内疼痛缓解。症状缓解后 0.5mg，每天 2～3 次，维持数天后停药。不良反应为恶心、呕吐、厌食、腹胀和水样腹泻，发生率高达 40％～75％，如出现上述不良反应及时调整剂量或停药，若用到最大剂量症状无明显改善时应及时停药。该药还可以引起白细胞减少、血小板减少等骨髓抑制表现以及脱发等。静脉法：秋水仙碱 1～2mg 溶于 20ml 生理盐水中，5～10 分钟内缓慢静脉注射；如病情需要，4～5 小时后重复注射 1mg；24 小时不超过 4mg。

（2）非甾体抗炎药：通过抑制花生四烯酸代谢中的环氧化酶活性，进而抑制前列腺素的合成而达到消炎镇痛。活动性消化性溃疡、消化道出血为禁忌证。常用药物：①吲哚美辛，初始剂量 75～100mg，随后每次 50mg，6～8 小时 1 次。②双氯芬酸，每次口服 50mg，每天 2～3 次。③布洛芬，每次 0.3～0.6g，每天 2 次。④罗非昔布 25mg/d。症状缓解应减量，5～7 天后停用。禁止同时服用两种或多种非甾体抗炎药，否则会加重不良反应。

（3）糖皮质激素：上述药物治疗无效或不能使用秋水仙碱和非甾体抗炎药时，可考虑使用糖皮质激素或 ACTH 短程治疗。如泼尼松，起始剂量为 0.5～1mg/（kg·d），3～7 天后迅速减量或停用，疗程不超过 2 周；可同时口服秋水仙碱 1～2mg/d。该类药物的特点是起效快、缓解率高，但停药后容易出现症状"反跳"。

**4. 发作间歇期和慢性期的处理** 治疗目的是维持血尿酸正常水平，较大痛风石或经皮溃破者可手术剔除。

**5. 其他** 高尿酸血症和痛风常与代谢综合征伴发，应积极行降压、降脂、减重及改善胰岛素抵抗等综合治疗。

# 复 习 题

**一、名词解释**

痛风

**二、简答题**

1. 高尿酸血症的诊断标准是什么？

2. 痛风 X 线检查特征性改变有哪些？

3. 急性痛风性关节炎期治疗用什么方法？

4. 治疗急性痛风性关节炎的特效药物是什么?
5. 确诊痛风的依据是什么?

**三、问答题**

　　患者,男性,47岁,一年前诊断为痛风,但不介意,未行饮食及药物治疗,昨晚与朋友进餐海鲜饮食,同时饮酒,今晨4时,拇趾疼痛,下床活动不能而来诊。试问:要给该患做哪些检查? 原发性高尿酸血症与痛风的防治目的是什么? 痛风急性关节炎期临床特点有哪些?

<h1 style="text-align:center">参 考 答 案</h1>

**一、名词解释**

　　痛风是嘌呤代谢障碍引起的代谢性疾病,除高尿酸血症外可表现为急性关节炎、痛风石、慢性关节炎、关节畸形、慢性间质性肾炎和尿酸性尿路结石。

**二、简答题**

1. 高尿酸血症诊断标准是男性和绝经后女性血尿酸>420μmol/L。
2. 痛风 X 线检查特征性改变　穿凿样、虫蚀样圆形或弧形的骨质透亮缺损。
3. 急性痛风性关节炎期治疗　迅速给秋水仙碱。
4. 治疗急性痛风性关节炎的特效药物是秋水仙碱。
5. 确诊痛风的依据　关节腔滑囊液偏振光显微镜检查可见双折光的针形尿酸盐结晶。

**三、问答题**

(1) 检查项目:要给该患做血尿酸检查。
(2) 原发性高尿酸血症与痛风的防治目的:①控制高尿酸血症、预防尿酸盐沉积;②迅速终止急性关节炎的发作;③防治尿酸结石形成和肾功能损害。
(3) 痛风急性关节炎期临床特点:①多在午夜或清晨突然起病,多呈剧痛,数小时内出现受累关节的红、肿、热、痛和功能障碍,单侧拇趾及第1跖趾关节最常见;②秋水仙碱治疗后,关节炎症状可以迅速缓解;③发热;④初次发作常呈自限性,数日内自行缓解,此时受累关节局部皮肤出现脱屑和瘙痒,为本病特有的表现;伴高尿酸血症;节腔滑囊液偏振光显微镜检查可见双折光的针形尿酸盐结晶是确诊本病的依据。

(赵文杰)

# 第五章 骨质疏松症

> **病例 6-5-1** 男性,49 岁,半年前因车祸左小腿骨折,住院行手术治疗,术后卧床 6 个月,近期述骨痛,来诊检查,钙正常,血糖正常,骨密度－3.0。
>
> **问题:**
>
> 1. 该患者是什么病?
>
> 2. 诊断线索是什么?
>
> **参考答案和提示:**
>
> 1. 诊断该患者是骨质疏松症。
>
> 2. 诊断线索 半年前因车祸左小腿骨折,住院行手术治疗,术后卧床 6 个月,近期述骨痛,来诊检查,钙正常,血糖正常,骨密度－3.0。

## 临床思维:骨质疏松症

【概念】 骨质疏松症(osteoporosls,OP)是一种以骨量(bonemass)降低和骨组织微结构破坏为特征,导致骨脆性增加和易于骨折的代谢性骨病。按病因分为原发性和继发性两类。

【病因和危险因素】

**1. 骨吸收因素** 包括①性激素缺乏;②活性维生素 D 缺乏和 PTH 增高;③细胞因子表达紊乱。

**2. 骨形成因素** 包括①峰值骨量降低;②骨重建功能衰退,可能是老年性 OP 的重要发病原因。

**3. 骨质量下降**

**4. 不良生活方式和生活环境**

【临床表现】

**1. 骨痛和肌无力** 轻者无症状,仅在 X 线摄片或 BMD 测量时被发现。较重患者常诉腰背疼痛、乏力或全身骨痛。骨痛通常为弥漫性,无固定部位,检查不能发现压痛区(点)。乏力常于劳累或活动后加重,负重能力下降或不能负重。

**2. 骨折** 常因轻微活动、创伤、弯腰、负重、挤压或摔倒后发生骨折。多发部位为脊柱、髋部和前臂。其他部位亦可发生,如肋骨、盆骨、肱骨甚至锁骨和胸骨等。

**3. 并发症** 驼背和胸廓畸形者常伴胸闷、气短、呼吸困难,甚至发绀等表现。髋部骨折者常因感染、心血管病或慢性衰竭而死亡。

## 诊疗常规:骨质疏松症

(一)诊断

**1.诊断** 诊断线索包括:①经后或双侧卵巢切除后女性;②不明原因的慢性腰背疼痛;③身材变矮或脊椎畸形;④脆性骨折史或脆性骨折家族史;⑤存在多种 OP 危险因素,如高龄、吸烟、制动、低体重、长期卧床、服用糖皮质激素等。

**2.诊断标准** 详细的病史和体检是临床诊断的基本依据,但确诊有赖于 X 线照片检查或 BMD 测定。并确定是低骨量[低于同性别 PBM 的 1 个标准差($s$)以上但小于 2.5$s$、OP(低于

PBM 的 2.5s 以上)或严重 OP(OP 伴一处或多处骨折)。OP 性骨折的诊断主要根据年龄、外伤骨折史、临床表现以及影像学检查确立。

**3.病因诊断** 查找其病因,并对骨折几率作出预测。

**4.骨代谢转换率评价** 一般根据骨代谢生化指标测定结果来判断骨转换状况。骨代谢生化指标分为骨形成指标和骨吸收指标两类。

## (二)鉴别诊断

本病需与以下疾病相鉴别:①老年性 OP 与 PMOP 的鉴别;②内分泌性 OP;③血液系统疾病;④原发性或转移性骨肿瘤;⑤结缔组织疾病;⑥其他继发性 OP。

## (三)治疗

强调综合治疗、早期治疗和个体化治疗;治疗方案和疗程应根据疗效、费用和不良反应等因素确定。合适的治疗可减轻症状,改善预后,降低骨折发生率。

**1.一般治疗**

(1)改善营养状况。

(2)补充钙剂和维生素 D:不论何种 OP 均应补充适量钙剂,使每日元素钙的总摄入量达 800~1200mg。

原发性与数种继发性骨质疏松症的鉴别见表 6-5-1。

表 6-5-1 原发性与数种继发性骨质疏松症的鉴别

| | 原发性 OP | 原发性甲旁亢 | 原发性甲旁减 | 肾性骨病 | 类固醇性骨质疏松症 | 佝偻病或骨软化 |
|---|---|---|---|---|---|---|
| 病因 | 未明 | PTH 瘤或主细胞增生 | PTH 缺乏 | 肾衰竭,肾小管性酸中毒 | 骨吸收↑,肠钙吸收↓ | 维生素 D 缺乏 |
| 主要骨损害 | BMD↓ | 纤维囊性骨炎,BMD↓ | BMD↓ | BMD↓ | BMD↓,无菌性骨坏死 | 骨质软化,骨畸形,BMD↓ |
| 血 PTH | →(↑) | ↑↑ | ↓↓ | ↑↑ | ↓ | ↑↑ |
| 血钙 | → | ↑ | ↓ | ↓(→) | → | ↓(→) |
| 血磷 | → | ↓ | ↑ | ↑↑ | → | ↓(→) |
| 血骨钙素 | ↑(→) | ↑ | → | ↑ | →(↑) | → |
| 血 1,25(OH)$_2$D$_3$ | →(↑) | ↑ | ↓ | ↓ | ↓ | ↓↓ |
| 尿吡啶啉/Cr | ↑ | ↑ | ↓ | ↑ | ↓ | →(↑) |
| 尿钙/Cr | ↑(→) | ↑ | ↓ | ↑(→) | ↑ | ↓ |
| 尿磷/Cr | → | ↑↑ | ↓ | ↓ | → | →(↑) |
| 尿羟脯氨酸/Cr | ↑(→) | ↑(→) | ↓ | ↑ | ↑ | → |
| 肠钙吸收 | ↓ | ↑↑ | ↓ | →(↑) | ↓ | ↓ |

注:↑表示升高;→表示无变化;↓表示下降;Cr 表示肌酐

(3)加强运动。

(4)纠正不良生活习惯和行为偏差。

(5)避免使用致 OP 药物:如抗癫痫药、苯妥英、苯巴比妥、卡巴马嗪、扑米酮、丙戊酸、拉莫三嗪、氯硝西泮、加巴喷了和乙琥胺等。

(6)对症治疗。

**2.特殊治疗**

（1）性激素补充治疗：①雌激素补充治疗；②雄激素补充治疗（用于男性 OP 的治疗）。

（2）选择性雌激素受体调节剂（selective estrogen receptor modulatOrs，SERM）和选择性雄激素受体调节剂（SARM）：SERM 主要适应于 PMOP 的治疗，可增加 BMD，降低骨折发生率，但偶可导致血栓栓塞性病变。

（3）二磷酸盐：主要用于骨吸收明显增强的代谢性骨病。

（4）降钙素：主要适用于：①高转换型 OP；②OP 伴或不伴骨折；③变形性骨炎；④急性高钙血症或高钙血症危象。

（5）甲状旁腺素（PTH）：对老年性 OP、PMOP、雌激素缺乏的年轻妇女和糖皮质激素所致的 OP 均有治疗作用。PTH 可单用（400～800U/d），疗程 6～24 个月，或与雌激素、降钙素、二磷酸盐或活性维生素 D 联合应用。

**3. OP 性骨折的治疗** 治疗原则包括复位、固定、功能锻炼和抗 OP 治疗。

# 复 习 题

**一、名词解释**

骨质疏松症

**二、问答题**

患者，老年女性，66 岁，近 3 年自觉周身骨痛不适，活动受限，来诊检查，血钙、磷正常，血糖正常，骨密度-2.8SD。试问：怎样补充钙剂和维生素 $D_2$；骨质疏松症雌激素补充治疗的原则有哪些？

# 参 考 答 案

**一、名词解释**

骨质疏松症是一种以骨量降低和骨组织微结构破坏为特征，导致骨脆性增加和易于骨折的代谢性骨病。

**二、问答题**

（1）补充钙剂和维生素 D：不论何种 OP 均应补充适量钙剂，使每日元素钙的总摄入量达 800～1 200mg。

（2）骨质疏松症雌激素补充治疗的原则：①确认患者有雌激素缺乏的证据；②优先选用天然雌激素治疗；③青春期及育龄期妇女的雌激素用量应使血雌二醇的目标浓度达到中、晚卵泡期水平。65 岁以上的绝经后妇女使用时应选择更低的剂量。

（赵文杰）

# 第七篇　血液系统疾病

## 第一章　贫血概述

### 一、贫血的分类

（一）红细胞生成减少的贫血

**1.造血干细胞异常所致贫血包括**　①再生障碍性贫血（AA）；②纯红细胞再生障碍性贫血（PRCA）；③先天红细胞生成异常性贫血（CDA）；④造血系统恶性克隆性疾病。

**2.造血调节异常所致贫血包括**　①骨髓基质细胞受损所致贫血；②淋巴细胞功能亢进所致贫血；③造血调节因子水平异常所致贫血；④造血细胞凋亡亢进所致贫血。

**3. 造血原料不足或利用障碍所致贫血**

（二）红细胞破坏过多性贫血

略。

（三）失血性贫血

略。

### 二、贫血的临床表现

贫血与5个因素有关：①贫血的病因；②贫血导致血液携氧能力下降的程度；③贫血时血容量下降的程度；④发生贫血的速度；⑤血液、循环、呼吸等系统对贫血的代偿和耐受能力。

### 三、贫血的诊断和治疗

贫血的诊断和治疗包括以下方面：
(1) 应详细询问现病史和既往史、家族史、营养史、月经生育史及危险因素暴露史等。
(2) 全面体检。
(3) 实验室检查分为血常规、骨髓和贫血发病机制检查。
(4) 贫血性疾病的治疗分为"对症"和"对因"两类。

（崔新宇）

# 第二章　缺铁性贫血

**病例 7-2-1**　患者,女性,17 岁,学生。头晕、乏力半年,平素月经多,偏食。查体:贫血貌,心尖部可闻及 Ⅱ 级收缩期杂音,肝脾未触及,血常规:Hb72g/L,MCV64fl,MCH21pg,WBC $3.5\times10^9$/L,PLT $120\times10^9$/L。

**问题:**

1.该患者的临床诊断是什么?

2.你的诊断依据是什么?

3.小细胞低色素性贫血常见于哪些疾病?

4.对本例诊断,实验室检查价值较大的有哪些项目?

5.本例的治疗原则有哪些?

**参考答案和提示:**

1.诊断　缺铁性贫血。

2.诊断依据　①年轻女性,有贫血的病因和临床表现;②小细胞低色素性贫血 Hb72g/L,MCV64fl,MCH21pg。

3.小细胞低色素性贫血常见于缺铁性贫血、铁粒幼细胞性贫血、海洋性贫血、慢性炎症贫血。

4.对本例诊断实验室检查价值较大的项目　①血清铁蛋白是反映体内铁储存情况最敏感、最可靠的指标;②骨髓铁染色简单易行,也可作为诊断的鉴别诊断的依据;③红细胞原卟啉是较灵敏指标,但在铅中毒时可升高。

5.本例的治疗原则　去除病因,补充铁剂,其次消除铁缺乏症状并补足铁储存量。

---

**病例 7-2-2**　患者,女性,28 岁,教师,月经量增多 5 年,一年前面色苍白伴倦怠、耳鸣。门诊检查红细胞 $2.1\times10^{12}$/L,血红蛋白 55 g/L,白细胞 $6.0\times10^9$/L,血小板 $108\times10^9$/L,平均红细胞体积 53fl,平均血红蛋白浓度 28%,血清铁蛋白 $10\mu g$/L。

**问题:**

1.该患者的临床诊断是什么?

2.你的诊断依据是什么?

3.你怎么治疗这个患者?

**参考答案和提示:**

1.诊断　缺铁性贫血。

2.诊断依据

(1) 平均血红蛋白浓度 28%,血清铁蛋白 $10\mu g$/L。

(2) 进一步查骨髓铁染色,红细胞游离原卟啉。

(3) 缺铁性贫血的病因:①摄入不足而需要增加(小儿生长期和妊娠,哺乳期妇女因需要增加铁,如摄入不足易产生缺铁性贫血);②慢性失血是最常见的因素;③吸收障碍。

3.治疗

(1) 病因治疗是缺铁性贫血治疗的重要环节。

(2) 铁剂治疗:①口服铁剂是治疗缺铁性贫血的首选方法,常见药物有硫酸亚铁,富马酸亚铁等;②胃肠道外补铁。

# 临床思维:缺铁性贫血

## 【铁的代谢】

### 1.人体内铁分两部分

(1) 功能状态铁:包括血红蛋白铁(占体内铁 67%)、肌红蛋白铁(占体内铁 15%)、转铁蛋白铁(3~4mg)、乳铁蛋白、酶和辅因子结合的铁。

(2) 贮存铁(男性 1000mg,女性 300~400mg):包括铁蛋白和含铁血黄素。

### 2.铁吸收部位　主要在十二指肠和空肠上段。

### 3.铁的转运　形成血红蛋白吸收入血的二价铁经铜蓝蛋白氧化成三价铁,与转铁蛋白结合后转运到组织或通过幼红细胞膜转铁蛋白受体胞饮入细胞内,再与转铁蛋白分离并还原成二价铁,参与形成血红蛋白。

### 4.多余铁的储存　多余的铁以铁蛋白和含铁血黄素形式储存于肝、脾、骨髓等器官的单核巨噬细胞系统。

# 诊疗常规:缺铁性贫血

缺铁性贫血是体内贮存铁缺乏,影响血红蛋白生成所引起的贫血,其特点是骨髓、肝、脾等器官组织中缺乏可染色铁,血清铁浓度、转铁蛋白饱合度和血清铁蛋白的降低,典型的是小细胞低色素性贫血。

(一) 诊断要点

### 1.临床表现包括

(1) 缺铁原发病表现。

(2) 贫血表现。

(3) 组织缺铁表现:①精神行为异常;②体力、耐力下降;③易感染;④儿童生长发育迟缓、智力低下;⑤口腔炎、舌炎、吞咽困难;⑥毛发干枯;⑦皮肤干燥;⑧指(趾)甲缺乏光泽、变平。

### 2.实验室检查

(1) 血象:小细胞低色素性贫血。MCV 小于 80fl,MCH 低于 27pg,MCHC 小于 32%。

(2) 骨髓增生活跃或明显活跃。

(3) 铁代谢:血清铁低于 $8.95\mu mol/L$,总铁结合力大于 $64.44\mu mol/L$,转铁蛋白饱合度小于 15%,血清铁蛋白低于 $12\mu g/L$。

### 3.病因诊断　强调缺铁性贫血的病因诊断。

(二) 鉴别诊断

注意本病与铁粒幼细胞性贫血、地中海贫血、慢性病性贫血及转铁蛋白缺乏症进行鉴别。

(三) 治疗

### 1.病因治疗

### 2.补铁治疗　使血红蛋白恢复正常,还要补足贮存铁。

（1）口服铁剂为主要方法。

（2）注射铁剂。

# 复 习 题

## 一、名词解释

"核老浆幼"现象

## 二、简答题

1. 小细胞低色素性贫血包括哪些疾病？

2. 铁注射治疗适应证有哪些？

## 三、问答题

患者，21岁，未婚女性，头晕、乏力来诊。以往食欲好，无偏食，无尿血及黑便史，月经按月来潮，量不多。其 Hb 为 68g/L，RBC2.4×$10^{12}$/L，网织红细胞 0.001，血清铁蛋白 8$\mu$g/L，据此病例，你考虑什么诊断？诊断依据有哪些？铁缺乏和缺铁性贫血如何鉴别？

# 参 考 答 案

## 一、名词解释

缺铁性贫血骨髓红系中以中、晚幼红细胞为主，其体积小，核染色质致密、胞浆少偏蓝色，边缘不整齐，血红蛋白形成不良，呈"核老浆幼"现象。

## 二、简答题

1. 小细胞低色素性贫血主要包括六大类疾病　①缺铁性贫血；②珠蛋白生成障碍性贫血；③铁粒幼细胞性贫血；④转铁蛋白缺乏症；⑤肺含铁血黄素沉着症；⑥慢性感染性贫血和其他。

2. 铁注射治疗适应证包括　①胃肠道疾患或妊娠持续呕吐者；②慢性腹泻，有铁吸收障碍者；③因出血丧失铁的速度超过了铁被吸收的速度；④妊娠晚期缺铁性贫血严重，需要使血红蛋白迅速上升，并防止胎儿发生缺铁性贫血者。

## 三、问答题

（1）首先考虑缺铁性贫血。

（2）诊断依据：①小细胞低色素性；②有明确的缺铁病因和临床表现；③符合缺铁及缺铁性红细胞生成中的任何两条者；④用铁剂治疗有效。

（3）铁缺乏症包括缺铁、缺铁性红细胞生成及缺铁性贫血 3 个阶段。①缺铁或称潜在缺铁期，仅有体内储存铁的消耗。②缺铁性红细胞生成指红细胞摄入铁较正常时为少，但红细胞内血红蛋白的减少尚不明显。③缺铁性贫血指除上述两个阶段改变外，红细胞内血红蛋白减少明显，呈现小细胞低色素性贫血。

（崔新宇）

# 第三章　再生障碍性贫血

**病例 7-3-1**　一位制鞋工人,男性,24岁。自觉疲乏无力2个月。体检:皮肤黏膜苍白,巩膜无黄染,浅表淋巴结不大,肝脾不大。化验 WBC2.3×10⁹/L,S:0.40,L:0.60,Hb67g/L,PLT23×10⁹/L,RC0.002。

**问题:**

1.该患者的临床诊断是什么?

2.你的诊断依据是什么?

3.全血细胞减少常见于哪些疾病?其主要鉴别诊断的要点有哪些?

4.本例的治疗原则有哪些?

**参考答案和提示:**

1.诊断　再生障碍性贫血。

2.诊断依据　①年轻男性,制鞋工人;②贫血起病;③血象示全血细胞减少,网织红细胞绝对值减少 WBC2.3×10⁹/L, Hb67g/L,PLT 23×10⁹/L,RC0.002;④无肝脾肿大。

3.全血细胞减少常见于

(1)骨髓增生异常综合征:骨髓病态造血为主要特征,可见红细胞巨幼样变,核浆发育不平衡,造血祖细胞培养可出现集簇增多,集落减少,可有染色体核型异常等。

(2)阵发性睡眠性血红蛋白尿:酸溶血试验(Ham 试验),蛇毒因子溶血试验(CoF 试验)或微量补体溶血敏感试验(Mclst)试验阳性,骨髓或外周血可发现 CD55⁻,CD59⁻各系血细胞。

(3)自身抗体介导的全血细胞减少:包括 Evans 综合征和免疫相关性全血细胞减少。前者可测及外周成熟血细胞的自身抗体,后者可测及骨髓未成熟血细胞的自身抗体。

(4)急性造血功能停滞:骨髓涂片尾部可见巨大原始红细胞,充足支持治疗下呈自限性。

(5)急性白血病:血象及多部位骨髓可发现原始粒单或原幼淋巴细胞明显增多。

4.治疗原则

(1)支持治疗:①保护措施,预防感染;②对症治疗如纠正贫血,控制出血,控制感染,护肝治疗等。

(2)针对发病机制的治疗:①免疫抑制剂治疗;②促造血治疗;③造血干细胞移植。

---

**病例 7-3-2**　女性,25岁,进行性头晕,乏力2年,1个月来有鼻衄,牙龈出血,下肢皮肤瘀点,住院检查:血红蛋白 42g/L,白细胞 2.5×10⁹/L,血小板 20×10⁹/L,网织红细胞0.2%,骨髓涂片显示:有核细胞增生低下,造血细胞减少,非造血细胞增多。体检:贫血貌,浅表淋巴结不大,胸骨无压痛,肝脾肋下未及。

**问题:**

1.该患者的临床诊断是什么?

2.诊断依据是什么?病因有哪些?

3.进一步需要做什么检查可以支持你的诊断?

4.该疾病的治疗原则是什么?

**参考答案和提示：**

1.诊断　再生障碍性贫血。

2.诊断依据　①年轻女性，25岁；②有贫血、出血的症状（头晕乏力2年，鼻衄、牙龈出血）；③体检示贫血貌，下肢皮肤瘀点，浅表淋巴结无肿大，胸骨无压痛，肝脾不大；④实验室检查示血红蛋白42g/L，白细胞$2.5\times10^9$/L，血小板$20\times10^9$/L，网织红细胞0.2%，骨髓象示有核细胞增生低下，造血细胞减少，非造血细胞增多。

3.病因　①病毒感染；②化学因素，特别是氯霉素类抗生素，磺胺类药物、抗肿瘤化疗药物以及苯等；③长期接触X射线，镭及放射性核素等。

4.进一步检查　骨髓活检，可见造血组织均匀减少，骨髓细胞染色体核型正常。$CD4^+$细胞：$CD8^+$细胞比值减低，Th1：Th2型细胞比值增高，溶血检查均阴性

5.治疗原则

(1)支持治疗：①保护措施，预防感染；②对症治疗如纠正贫血，控制出血，控制感染，护肝治疗。

(2)针对发病机制的治疗：①免疫抑制剂治疗；②促造血治疗；③造血干细胞移植。

## 临床思维:再生障碍性贫血

**【分型】**

**1.急性再障**(亦称重型再障Ⅰ型)

(1)临床表现：起病急，贫血进行性加剧，常伴严重感、内脏出血。

(2)血象：除血红蛋白下降较快外，须具备下列诸项中的两项：①网织红细胞<1%，绝对值<$15\times10^9$/L；②白细胞明显减少，中性粒细胞绝对值<$0.5\times10^9$/L；③血小板<$20\times10^9$/L。

(3)骨髓象：①多部位增生减低，三系造血细胞明显减少，非造血细胞增多，如增生活跃，有淋巴细胞增多；②骨髓小粒中非造血细胞及脂肪细胞增多。

**2.慢性再障**

(1)临床表现：发病缓慢，以贫血表现为主，感染、出血均较轻。

(2)血象：血红蛋白下降速度较慢，网织红细胞、白细胞、中性粒细胞及血小板值常较急性再障为高。

(3)骨髓象：三系或两系减少，至少一个部位增生不良，如增生良好，红系中常有晚幼红细胞比例升高，巨核细胞明显减少。骨髓小粒中非造血细胞及脂肪细胞增加。

(4)病程中如病情恶化，临床、血象及骨髓象与急性再障相似，则称重型再障Ⅱ型。

## 诊疗常规:再生障碍性贫血

再生障碍性贫血通常指原发性骨髓造血功能衰竭综合征，病因不明。主要表现为骨髓造血功能低下、全血细胞减少和贫血、出血、感染。免疫抑制治疗有效。

(一)诊断要点

**1.AA诊断标准**

(1)全血细胞减少，网织红细胞百分数<0.01，淋巴细胞比例增高。

(2)一般无肝、脾肿大。

(3)骨髓多部位增生减低，造血细胞减少，非造血细胞比例增高，骨髓小粒空虚。有条件做骨髓活检，可见造血组织均匀减少。

（4）除外引起全血细胞减少的其他疾病。

（5）一般抗贫血治疗无效。

**2. AA 分型诊断标准**　SAA,发病急,贫血进行性加重,严重感染和出血。血象具备下述三项中两项:①网织红细胞绝对值$<15\times10^9/L$;②中性粒细胞绝对值$<0.5\times10^9/L$;③血小板$<20\times10^9/L$。骨髓增生广泛重度减低。NSAA 指达不到 SAA 诊断指标的 AA。

## （二）鉴别诊断

注意本病与阵发性睡眠性血红蛋白尿(PNH)、骨髓增生异常综合征(MDS)、Fanconi 贫血(FA)、自身抗体介导的全血细胞减少、急性造血功能停滞、急性白血病、恶性组织细胞病等鉴别。

## （三）预后

本病如治疗得当,NSAA 患者多数可缓解甚至治愈,仅少数进展为 SAA 型。SAA 约 1/3 的患者死于感染和出血。

## （四）治疗原则和要点

**1.支持治疗**

（1）保护措施:SAA 保护性隔离。

（2）对症治疗

1) 纠正贫血:一般输浓缩红细胞。

2) 控制出血:应用促凝血药、抗纤溶药等。输浓缩血小板。

3) 控制感染以及护肝治疗。

**2.针对发病机制的治疗**

（1）免疫抑制治疗:抗淋巴/胸腺细胞球蛋白(ALG/ATG)。

（2）促造血治疗:雄激素、造血生长因子。

（3）造血干细胞移植:40 岁以下,无感染及其他并发症,有合适供体的 SAA 患者。

# 复　习　题

**一、名词解释**

1. 再生障碍性贫血　2. 急性造血功能停滞

**二、简答题**

1. 什么是纯红细胞再生障碍性贫血?

2. 再生障碍性贫血骨髓象特点有哪些?

**三、问答题**

女性,25 岁,进行性头昏、乏力 2 年,1 月来有鼻衄、牙龈出血,下肢皮肤瘀点,住院检查:血红蛋白 42g/L,白细胞 $2.5\times10^9/L$,血小板 $20\times10^9/L$,网织红细胞 0.2%,骨髓涂片显示:有核细胞增生低下,造血细胞减少,非造血细胞增多,诊断慢性再生障碍性贫血。应用环孢素治疗,请问如何评价免疫抑制药物对再障的疗效?

# 参　考　答　案

**一、名词解释**

1. 再生障碍性贫血　通常指原发性骨髓造血功能衰竭综合征,病因不明,主要表现为骨髓造血功能低下,全血细胞减少和贫血、出血、感染。免疫抑制治疗有效。

2. 急性造血功能停滞　本病常在溶血性贫血或感染发热的患者中发生,全血细胞尤其是红细胞骤然下降,网织红细胞可降至零,骨髓三系减少,与重型再障相似。

## 二、简答题

1. 纯红细胞再生障碍性贫血是以骨髓单纯红系造血衰竭为特征的一组疾患。贫血为正细胞正色素性,网织红细胞显著减少或缺如,白细胞及血小板一般正常。骨髓显示红细胞系统各阶段均严重减少,粒细胞及巨核细胞系的各阶段在正常范围内,三系均无病态造血的形态异常。

2. 再生障碍性贫血的骨髓象特点包括
   (1) 急性再障:多部位骨髓增生减低,三系造血细胞均明显减少,非造血细胞(包括淋巴细胞、浆细胞、组织嗜碱细胞、组织细胞)增多,巨核细胞常缺如。骨髓小粒细胞构成中以非造血细胞为主。
   (2) 慢性再障:骨髓呈散在灶性增生。多数病例骨髓增生减低,三系造血细胞减少,非造血细胞增多,比例可大于50%。如穿刺时遇增生灶,可见骨髓增生活跃,粒细胞系统呈成熟停滞,红系有代偿性增生,但成熟停滞在较晚阶段,晚幼红因脱核障碍而出现较多晚幼红(炭核)。肉眼观察骨髓油滴增多。骨髓小粒细胞构成以脂肪细胞增生为主,其中夹杂有组织嗜碱细胞等非造血细胞。

## 三、问答题

　　一要看患者的免疫抑制情况(T 细胞亚群数量、比例及其分泌的造血负调控因子水平是否恢复正常);二要看造血功能恢复程度(输成分血频度、出血和感染频度、血象、骨髓涂片及活检、造血干祖细胞集落培养);三要看药物的不良反应、肝、肾功能等。只有当患者完全恢复 T 细胞功能,并进而完全恢复造血功能时才能称为"治愈"。

(崔新宇)

# 第四章 溶血性贫血

**病例 7-4-1** 患者,男性,16 岁,12 年前曾因贫血就诊于某医院,贫血原因未定,也未系统治疗。体检:贫血貌,无紫癜,皮肤巩膜无黄染,肝可触边缘,脾肋下 6 厘米,血象 RBC$2.8\times10^{12}$/L,Hb60g/L,WBC$4.5\times10^9$/L,网织红细胞 $0.6\%$,红细胞渗透脆性:开始溶血 0.50,完全溶血 0.38。

**问题:**

1.该患者的临床诊断是什么?

2.你的诊断依据是什么?

3.全血细胞减少见于哪些疾病?

4.本例用输血治疗应注意哪些问题?

5.本例的治疗原则有哪些?

**参考答案和提示:**

1.诊断 溶血性贫血。

2.诊断依据 ①年轻男性,有贫血史;②贫血貌,肝、脾大;③RBC$2.8\times10^{12}$/L,Hb60g/L,网织红细胞 $0.6\%$;④红细胞渗透脆性增加。

3.全血细胞减少见于 再生障碍性贫血最多见,其次为急性白血病,阵发性睡眠性血红蛋白尿,较少见的为恶性组织细胞病及骨髓增生异常综合征。

4.注意事项 输注全血可同时输入血中的补体和 ABO 凝集素等,常易发生输血反应。故溶血性贫血患者输血应输洗涤红细胞。在输血前注射肾上腺皮质激素,减少溶血反应的发生。

5.治疗原则 ①去除病因是最合理的治疗方法;②对症治疗包括,糖皮质激素及免疫抑制剂、输血、脾切除术。

**病例 7-4-2** 患者,女性,32 岁,劳累后翌日晨起发现尿色深,腰背痛且恶心伴呕吐三次来诊。贫血貌,巩膜黄染,Hb76g/L,RBC$2.8\times10^{12}$/L,网织红细胞 10.5%,WBC$3.4\times10^9$/L,血小板 $50\times10^9$/L,冷热溶血试验(一),蔗糖水试验(+)Ham's 试验(+)。

**问题:**

1.本例诊断是什么?

2.本例显示有溶血的实验室检查证据有哪些?

3.本例治疗上有哪些特点?

4.对本例诊断实验室检查价值较大的有哪些项目?

**参考答案和提示:**

1.诊断 阵发性睡眠性血红蛋白尿。

2.诊断依据 网织红细胞 10.5%,蔗糖水试验(+),Ham's 试验(+)。

3.治疗特点

(1) 支持治疗:①输血洗涤红细胞;②雄激素;③铁剂。

(2) 控制急性溶血,右旋糖酐,糖皮质激素。

(3) 血管栓塞的防治:口服华法林。

4.检查项目 流式细胞术测红细胞膜上的 CD55 和 CD59 表达下降。

## 临床思维:溶血性贫血

**【分类】**

**1. 红细胞自身异常性溶血性贫血**

(1)红细胞膜异常性溶血性贫血

1)遗传性红细胞膜缺陷:如遗传性球形细胞增多症。

2)获得性血细胞膜糖化肌醇磷脂(GPI)锚连膜蛋白异常:如阵发性睡眠性血红蛋白尿(PNH)。

(2)遗传性红细胞酶缺乏性溶血性贫血

(3)珠蛋白和血红素异常性溶血性贫血

1)遗传性血红蛋白病。

2)血红素异常。

**2. 红细胞外部异常所致的溶血性贫血包括** ①免疫性溶血性贫血;②血管性溶血性贫血;③生物因素;④理化因素。

**【发病机制】** 本病发病机制包括 ①红细胞受到破坏寿命缩短;②血管内溶血和血管外溶血两条途径降解血红蛋白;③骨髓中红系造血代偿性增生。

## 诊疗常规:溶血性贫血

溶血超过骨髓造血的代偿能力出现的贫血即溶血性贫血。

### (一)诊断要点

**1.临床表现** 急性溶血起病急骤,严重的腰背及四肢酸痛,伴头痛、呕吐、寒战,随后高热、面色苍白和血红蛋白尿、黄疸。严重者出现周围循环衰竭和急性肾衰竭。慢性溶血有贫血、黄疸和脾大。

**2.实验室检查**

(1)血管内溶血:游离血红蛋白增高,血清结合珠蛋白降低,有血红蛋白尿和含铁血黄素尿。

(2)血管外溶血:血清游离胆红素升高,尿胆原增加。

(3)其他:乳酸脱氢酶升高,网织红细胞增多,红细胞渗透脆性增加。

抗人球蛋白试验(Coombs 试验)阳性考虑温抗体型自身免疫性溶贫,阴性者考虑:①Coombs 试验阴性的温抗体型自身免疫性溶贫;②非自身免疫性的其他溶血性贫血。

### (二)鉴别诊断

本病的鉴别诊断包括 ①失血性、缺铁性或巨幼细胞贫血的恢复早期;②家庭性非溶血性黄疸;③骨髓转移瘤。

### (三)治疗

**1.去除病因** 去除病因是最合理的治疗方法。

**2.对症治疗** ①糖皮质激素及免疫抑制剂可用于自身免疫性溶血性贫血,激素还可用于阵发性睡眠性血红蛋白尿;②输血;③脾切除术对遗传性球形细胞增多症最有价值。

## 复 习 题

**一、名词解释**

1. 原位溶血 2. 阵发性睡眠性血红蛋白尿

## 二、简答题

1. 什么叫 Evans 综合征？

2. 什么叫血管内、外溶血？

## 三、问答题

男患,28 岁,头晕、乏力三个月,酱油色尿一天,脾肋下 2cm,Hb85g/L,网织红细胞 0.10,Ham 试验阳性,流式细胞术测红细胞膜上的 CD55 和 CD59 表达下降。临床诊断考虑什么？阵发性睡眠性血红蛋白尿有哪些并发症？

# 参 考 答 案

### 一、名词解释

1. 巨幼细胞贫血,骨髓增生异常综合征等因造血有缺陷,幼红细胞在成熟前已有骨髓内破坏,称为无效性红细胞生成或原位溶血,可伴有溶血性黄疸,是一种特殊的血管外溶血。

2. 阵发性睡眠性血红蛋白尿是一种获得性造血干细胞良性克隆性疾病。由于红细胞膜有缺陷,红细胞对激活补体异常敏感。临床上表现为与睡眠有关,间歇发作的慢性血管内溶血和血红蛋白尿,可伴有全血细胞减少或反复血栓形成。

### 二、简答题

1. Evans 综合征,即同时或相继发生自身免疫性溶血性贫血和免疫性血小板减少性紫癜的综合征。此综合征多数以血小板减少起病,随后发生自身免疫性溶血,临床以出血、贫血为主,半数有黄疸,少数有酱油色尿,Coombs 试验阳性。

2. 红细胞在血循环中溶解破坏,血红蛋白直接释放于血浆中称为血管内溶血。红细胞膜表面或血红蛋白结构异常,被肝和脾的巨噬细胞辨认捕捉,在巨噬细胞内破坏称血管外溶血。

### 三、问答题

诊断为阵发性睡眠性血红蛋白尿。阵发性睡眠性血红蛋白尿最常见的并发症有：

(1) 感染:常见呼吸道及泌尿道感染,其原因与粒细胞数量的减少及 GPI 锚蛋白缺乏所致的功能缺陷有关。

(2) 血管内血栓形成:多见于静脉系统。发生机制可能由于血小板膜与血浆补体之间的相互作用失常所致,大量 $C_3$ 与血小板膜结合,又能促使 PNH 血小板活化。

(3) 其他:部分患者由于长期溶血可并发胆石症及慢性胆囊炎,少数患者可因持续性血红蛋白尿而发生肾功能衰竭。

（崔新宇）

# 第五章　骨髓增生异常综合征

病例 7-5-1　患者,女性,46 岁,主诉"全身乏力、面色发白、时有头晕、下肢瘀斑 8 个月"。患者于 8 个月前无明显诱因出现全身乏力、面色发白,时有头晕、心慌、皮肤瘀点、瘀斑,至当地某医院就诊,查血常规:白细胞 $2.9\times10^9$/L,血红蛋白 80g/L,血小板 $93\times10^9$/L,糖水试验、Ham 试验均阴性,骨穿示:骨髓有核细胞增生活跃,粒系增生活跃,可见形态异常、核浆发育不平衡,红系可见大幼红细胞,成熟红细胞大小不等,全片见 4 个巨核细胞。该医院诊断为"骨髓增生异常综合征",给予康立龙及中药治疗,但未见好转,病情逐渐加重,血常规提示三系呈下降趋势,白细胞在 $2.7\times10^9$/L 左右,血红蛋白维持在(40~50)g/L之间,胸腺细胞降至(40~50)$\times10^9$/L。目前患者自觉全身乏力、头晕、心慌,盗汗,纳差,近日时有发热。体温 36.8℃ 脉搏 88 次/分 呼吸 20 次/分 血压 120/80mmHg 发育正常,营养中等,重度贫血貌,神志清楚,言语流利,自动体位,步入病房,查体合作。全身皮肤黏膜可见散在出血点及瘀斑,未见黄染,周身浅表淋巴结未及肿大。头颅耳鼻无畸形,双侧瞳孔正大等圆,对光反射灵敏。口唇色淡,咽无充血,扁桃体不大。颈软无抵抗,气管居中,甲状腺不大。胸廓对称,双肺叩击清音,呼吸音清,未及干湿性啰音。心率 88 次/分,律齐。腹软无压痛,肝脾肋下未及。肠鸣音正常存在。脊柱四肢无畸形。双下肢轻度指凹性水肿。生理反射正常存在,病理反射未引出。舌淡边有齿痕,苔薄白,脉沉细无力。血常规:白细胞(WBC)$2.7\times10^9$/L,血红蛋白(Hb)56g/L,血小板(PLT)$46\times10^9$/L。骨穿示:骨髓有核细胞增生活跃,粒系增生活跃,原粒+早幼粒占 9%,可见形态异常,胞浆可见中毒颗粒,核浆发育不平衡,可见双核细胞,红系可见大幼红细胞,成熟红细胞大小不一,全片可见巨核细胞 5 个。糖水试验阴性,Ham 试验阴性,肝肾功能正常,B超提示肝胆脾肾未见异常。

问题:

1.该患者的临床诊断是什么?

2.你的诊断依据是什么?

3.进一步检查什么?

4.怎么处理及治疗?

5.预后如何?

参考答案和提示:

1.诊断　骨髓增生异常综合征。

2.诊断依据　①中年女性,病程较长;②临床以贫血、出血为主要表现,时有发热,长期抗贫血治疗效果不明显且逐渐加重;③血常规示三系细胞均减少;④骨穿示有核细胞增生活跃。红系、粒系两系出现形态异常,溶血试验阴性。

3.进一步检查

(1)染色体:特异性染色体改变有-7/del 7q,+8,-5/del 5q⁻,和累及第 5、7 和 20 号染色体的复合染色体异常。非特异性染色体改变,如环形染色体、双着丝点染色体及染色体断裂等。

(2)病理检查:正常人原粒和早幼粒细胞沿骨小梁内膜分布,MDS 患者在骨小梁旁区和间区出现 3~5 个或更多的呈簇状分布的原粒和早幼粒细胞,称为不成熟前体细胞异常定位(abnormal localization of immature precursor,ALIP)。

4.处理及治疗 ①支持治疗;②促造血治疗;③诱导分化治疗;④生物反应调节剂;⑤去甲基化药物;⑥联合化疗;⑦异基因造血干细胞移植是目前唯一能治愈 MDS 的疗法。

5.预后 MDS 是一种异质性疾病,各型间生存期差异较大。RA 和 RAS 患者生存期常>5 年,CMML、RAEB 和 RAEBT 患者中数生存期常<1 年。感染、出血及向 AML 转化为主要死亡原因。

**病例 7-5-2** 患者,男性,37 岁,主诉"贫血、出血 5 年"。患者 5 年前无明显诱因下出现头晕、乏力、牙龈出血,至医院就诊,多次骨穿诊断为"再生障碍性贫血"和"骨髓增生异常综合征",曾用多种西医药治疗,用过环孢素 A、泼尼松、ATG 等,初期治疗有效,后期效果不显著。为进一步诊治,辗转求治中医药治疗。目前有低热,体温在 37.5℃ 左右,牙龈出血,间断鼻衄,皮肤出血点,手震颤,头晕、头痛,心悸,气短,纳差,消瘦,腰酸乏力,大小便正常。体温 37.5℃ 脉搏 85 次/分 呼吸 22 次/分 血压 120/60mmHg 体型消瘦,中度贫血貌,皮肤散在出血点、瘀斑,无黄染,口腔黏膜溃疡。双肺呼吸音清,未闻及干湿性啰音。心率 90 次/分,律齐,各瓣膜听诊区未闻及病理性杂音。腹平软,无压痛,肝脾肋下未触及。双手震颤,双下肢无水肿。舌淡红,苔薄白,脉滑数。血常规:白细胞(WBC)3.6×10⁹/L,血红蛋白(Hb)85g/L,血小板(PLT)32×10⁹/L。骨穿示有核细胞增生重度减低。

$WBC\ 3.6\times10^{9}/L$, $Hb\ 85g/L$, $PLT\ 32\times10^{9}/L$

**问题:**

1.该患者的临床诊断是什么?

2.你的诊断依据是什么?

3. 需要进一步检查什么?

4. 怎么处理及治疗?

5. 本病的预后如何?

**参考答案和提示:**

1.**诊断** 骨髓增生异常综合征。

2.**诊断依据** ①青年男性,病程长;②以贫血、出血为主要表现,有发热、出血症状;③血常规三系均明显降低,骨髓增生低下。

3. **进一步检查**

(1) 染色体:特异性染色体改变有 -7/del 7q,+8,-5/del 5q⁻,和累及第 5、7 和 20 号染色体的复合染色体异常。非特异性染色体改变,如环形染色体、双着丝点染色体及染色体断裂等。

(2) 病理检查:正常人原粒和早幼粒细胞沿骨小梁内膜分布,MDS 患者在骨小梁旁区和间区出现 3~5 个或更多的呈簇状分布的原粒和早幼粒细胞,称为不成熟前体细胞异常定位(abnormal localization of immature precursor,ALIP)。

4. **处理及治疗** 包括①支持治疗;②促造血治疗;③诱导分化治疗;④生物反应调节剂;⑤去甲基化药物;⑥联合化疗;⑦异基因造血干细胞移植(这是目前唯一能治愈 MDS 的疗法)。

5. **预后** MDS 是一种异质性疾病,各型间生存期差异较大。RA 和 RAS 患者生存期常>5 年,CMML、RAEB 和 RAEBT,患者中数生存期常<1 年。感染、出血及向 AML 转化为主要死亡原因。

## 临床思维:骨髓增生异常综合征

骨髓增生异常综合征是一组起源于造血髓系定向干细胞或多能干细胞的异质性克隆性疾患,主要特征是无效造血和高危演变为急性髓系白血病,临床表现为造血细胞在质和量上出现不同程度的异常变化。无效造血是在骨髓内红细胞分裂成熟的过程中,由于某种原因使其在成熟和进入外周循环之前就被破坏,死亡,称之为无效造血,或者无效性红细胞生成,或原位溶血。

**【分型】**　FAB 协作组主要根据 MDS 患者外周血、骨髓中的原始细胞比例、形态学改变及单核细胞数量,将 MDS 分为 5 型:难治性贫血(refractory anemia,RA)、环形铁粒幼细胞性难治性贫血(RA with ringed sideroblasts,RAS)、难治性贫血伴原始细胞增多(RA with excess blasts,RAEB)、难治性贫血伴原始细胞增多转变型(RAEB in transformation,RAEB-t)、慢性粒-单核细胞性白血病(chronic myelomonocytic leukemia,CMML)。

WHO 提出了新的 MDS 分型标准,认为骨髓原始细胞达 20% 即为急性白血病,将 RAEB-t 归为急性髓系白血病(AML),并将 CMML 归为 MDS/MPD(骨髓增生异常综合征/骨髓增殖性疾病),保留了 FAB 的 RA、RAS、RAEB;并且将 RA 或 RAS 中伴有 2 系或 3 系增生异常者单独列为难治性细胞减少伴多系增生异常(refractory cytopenia with multilineage dysplasia,RCMD),将仅有 5 号染色体长臂缺失的 RA 独立为 5q⁻ 综合征;还新增加了 MDS 未能分类(u-MDS)。目前临床 MDS 分型中平行使用着 FAB 和 WHO 标准。

**【病因及发病机制】**　MDS 可是原发的,即原因不明。或曾有化学致癌物质、烷化剂治疗或放射线接触史,即继发性。在全部急性白血病病例中,仅少数患者临床能观察到明确的 MDS 过程。约 50%MDS 患者可见到特殊的染色体异常。MDS 患者的进展方式及其是否向急性白血病转化,很大程度上取决于细胞内被激活的癌基因类型和数量。目前认为本病是发生在较早期造血干细胞,受到损害后出现克隆性变异的结果。对骨髓细胞进行染色体显带分析和 G6PD 同工酶研究,提示 MDS 系由一个干细胞演变而来,故为克隆性疾病。

## 诊疗常规:骨髓增生异常综合征

### (一) 诊断要点

1986 年全国关于 MDS 的讨论会提出下列诊断标准:

(1) 骨髓至少两系呈病态造血。

(2) 外周血 1 系、2 系或全血细胞减少,偶可白细胞增高,可见有核红细胞或巨大红细胞或其他病态造血现象。

(3) 除外其他引起病态造血的疾病,如红白血病、M2b 型急性非淋巴细胞白血病、骨髓纤维化、慢性粒细胞白血病、原发性血小板减少性紫癜、巨幼细胞贫血等。

FAB 小组将 MDS 分为五型,标准如下。

**1.难治性贫血**(RA)

血象:贫血,偶有的患者粒细胞减少、血小板减少而无贫血。网织红细胞减少。红细胞及粒细胞有病态造血现象。原始细胞无或 <1%。

骨髓:增生活跃或明显活跃。红系增生并有病态造血现象。很少见粒系及巨核系病态造血现象。原始细胞 <5%。

**2.环形铁粒细胞性难治性贫血**(RAS)

骨髓中环形铁粒幼细胞数为骨髓所有有核细胞的 15% 以上,其他同 RA。

**3.难治性贫血伴有原始细胞增多**(RAEB)

血象:2系或全血细胞减少,多见粒系病态造血现象,原始细胞<5%。

骨髓:增生明显活跃、粒系及红系都增生。3系都有病态造血现象,原始细胞Ⅰ型＋Ⅱ型为5%～20%。

**4.慢性粒-单核细胞白血病**(CMML)

血象:单核细胞绝对值>1×10⁹/L。粒细胞也增加并有颗粒减少或 Pelger-Huet 异常。原始细胞<5%。

骨髓:同 RAEB,原始细胞 5%～20%。

**5.转变中的 RAEB**(RAEB-T)

血象及骨髓似 RAEB,但具有下述三种情况的任一种:①血中原始细胞≥5%;②骨髓中原始细胞 20%～30%;③幼稚细胞有 Auer 小体。

## （二）鉴别诊断

需要鉴别的血液病有以下几种:

**1.再生障碍性贫血**(AA)   部分 AA 患者可出现局灶性的骨髓细胞增生而易诊断错误。AA 时中性粒细胞减少,淋巴细胞相对增多,巨核细胞减少或缺如,骨髓无粒系、红系及巨核系的形态异常,骨髓小粒中主要为非造血组织。MDS 骨髓中粒系、红系、巨核系增生,巨核细胞正常或增多,且有病态造血,骨髓小粒主要是造血组织。

**2.巨幼细胞贫血**   血清维生素 B₁₂和叶酸的测定及治疗有助于诊断。

**3.其他**   急性白血病、原发性骨髓纤维化症可出现全血细胞减少和病态造血应与 MDS 鉴别。

## （三）预后

MDS 是一种异质性疾病,各型间生存期差异较大。RA 和 RAS 患者生存期常>5 年,CMML、RAEB 和 RAEB-T 患者中数生存期常<1 年。感染、出血及向 AML 转化为主要死亡原因。

## （四）治疗原则和要点

**1.原则**   对低危组 MDS(如 RA、RAS、5q⁻、20q⁻、正常核型等)采用促造血、诱导分化和生物反应调节剂治疗,对高危组 MDS(如 RAEB、RAEB-t、-7/7q⁻、复杂染色体异常等)采用 AML 的联合化疗方案和造血干细胞移植。

**2.要点**

(1) 一般治疗:严重贫血、血小板减少者可输全血及成分血。出现感染用抗生素控制。雄激素、糖皮质激素及环孢素 A 对少数患者有效。

(2) 促造血治疗:能使部分患者改善造血功能。可使用雄激素,如司坦唑醇、11-庚酸睾丸酮等;造血生长因子,如 G-CSF、红细胞生成素(Epo)等。

(3) 化疗:主要用于 RAEB、RAEB-T 患者。对年老、体弱患者常采用小剂量阿糖胞苷。对<50 岁、体质较好患者,可参照应用急性白血病的联合化疗方案。

(4) 诱导分化剂:全反式维甲酸(ATRA)20～40mg/d,α-D3 0.25～0.5μg/d,部分患者有效。

(5) 细胞因子:可试用 α-干扰素、EPO、G-CSF、GM-CSF。部分患者应用 G-CSF、GM-CSF 后骨髓原始细胞增加,应慎用。

(6) 骨髓移植:为目前唯一对 MDS 有肯定疗效的方法。对年轻、有染色体异常且骨髓原始细胞增多和(或)血细胞数低者应考虑 BMT。

# 复　习　题

## 一、名词解释

1.骨髓增生异常综合征　2.无效造血

## 二、简答题

1. 骨髓增生异常综合征的分类有哪些?

2. 血细胞发育异常还见于哪些其他疾病中?

## 三、问答题

　　女性,62岁,乏力,脾肋下1.5cm,浅表淋巴结未及。自述抗贫血药物治疗多次无效。血象: RBC1.85×10$^{12}$/L,Hb58g/L,WBC2.4×10$^9$/L,PLT27×10$^9$/L。白细胞分类可见中性晚幼粒4%、中性杆状核细胞4%、中性分叶核细胞56%、淋巴细胞34%、单核细2%。分类100个白细胞见4个晚幼红细胞。部分中性分叶核细胞呈Pelger畸形,骨髓增生活跃,其中原始粒细胞为1%,早幼粒为4%。红系有巨幼变。骨髓铁染色,细胞外铁为(＋＋＋),铁粒幼细胞为51%,环形铁粒幼细胞为10%。本病的最可能诊断是什么? 该病的治疗原则有哪些?

# 参　考　答　案

## 一、名词解释

1. 骨髓增生异常综合征是一组起源于造血髓系定向干细胞或多能干细胞的异质性克隆性疾患,主要特征是无效造血和高危演变为急性髓系白血病,临床表现为造血细胞在质和量上出现不同程度的异常变化。

2.在骨髓内红细胞分裂成熟的过程中,由于某种原因使其在成熟和进入外周循环之前就被破坏,死亡,称之为无效造血,或者无效性红细胞生成,或原位溶血。

## 二、简答题

1. 骨髓增生异常综合征分类包括:①难治性贫血(RA);②难治性贫血伴环状铁粒幼红细胞(RARS); ③难治性血细胞减少伴有多系发育异常(RCMD);④难治性血细胞减少伴有多系发育异常和环状铁粒幼红细胞(RCMD-RS);⑤难治性贫血伴原始细胞增多-1(RAEB-1);⑥难治性贫血伴原始细胞增多-2(RAEB-2);⑦骨髓增生异常综合征,不能分类(MDS-U),骨髓增生异常综合征伴单纯del (5q$^-$)。

2. 血细胞发育异常的形态改变是MDS的基本特征,但不少患也可出现程度不等的类似改变。如营养性巨幼细胞性贫血,骨髓增殖性肿瘤,原发性血小板减少性紫癜,阵发性睡眠性血红蛋白尿和一些其他溶血性疾患。

## 三、问答题

(1) 诊断:骨髓增生异常综合征。骨髓增生异常综合征患者治疗方案选择的基本原则是个体化。

(2) 主要根据以下三点做治疗决策:①患者的IPSS危度分组;②患者的年龄;③患者的体能状况。现今MDS的治疗选择主要有:单纯支持治疗;刺激正常残存造血干细胞和(或)改善病态造血克隆的造血效率和根除病态造血克隆并恢复正常造血。

（崔新宇）

# 第六章 白 血 病

**病例 7-6-1** 患者,男性,40 岁,干部,因 10 天来发热伴出血倾向来诊。患者于 10 天前无明显诱因发热,体温 38.2℃,伴全身酸痛,轻度咳嗽,咳少许白色黏痰,同时发现刷牙时牙龈出血,曾在当地验血"有异常"(具体不详),自服抗感冒药治疗无效来诊。病后进食少,睡眠差,二便正常,体重无明显变化。既往体健,无结核病史,无药物过敏史。无烟酒嗜好,家族中无类似病史。查体:体温 38.2℃,脉搏 98 次/分,呼吸 20 次/分,血压 120/80mmHg。急性热病容,前胸和下肢皮肤散在出血点,浅表淋巴结未触及,巩膜无黄染,咽充血(十)扁桃体(一)。胸骨轻压痛,心(一),肺叩诊清音,右下肺闻及少许湿啰音,腹平软,肝脾肋下未触及,下肢不肿。实验室检查:Hb 95g/L,Ret 0.5%,WBC $3.8 \times 10^9$/L,原幼细胞占 48%,PLT $30 \times 10^9$/L;尿常规(一);粪便常规(一)。

**问题:**

1.本病诊断是什么?

2.诊断依据什么?

3.进一步检查什么?

4.治疗原则是什么?

5.预后如何?

**参考答案和提示:**

1.初步诊断　急性白血病;贫血(轻度);肺部感染。

2.诊断依据　①中年男性,急性病程,有发热、咳嗽(肺感染)和出血表现;②发热伴出血倾向 10 天,伴轻度咳嗽,咳痰;③既往健康;④查体体温 38.2℃,皮肤散在出血点,咽充血,胸骨轻压痛,右下肺有少许湿啰音;⑤辅助检查示 Hb 95g/L,WBC $3.8 \times 10^9$/L,PLT $30 \times 10^9$/L,原幼细胞占 48%。

3.进一步检查　①骨髓检查;②细胞化学染色;③X 线胸片;④腹部 B 超;⑤肝肾功能。

4.治疗原则

(1) 支持治疗:抗生素控制感染,纠正贫血,控制出血。

(2) 化疗:根据细胞类型选择适当的化疗方案。

(3) 有条件者完全缓解后进行造血干细胞移植。

5.预后　急性白血病若不经特殊治疗,平均生存期仅 3 个月左右,短者甚至在诊断数天后即死亡。经过现代治疗,已有不少患者获得病情缓解以至于长期生存。

**病例 7-6-2** 男性,35 岁,发热,伴全身酸痛半个月,加重伴出血倾向一周,半月前无明显诱因发热 38.5℃,伴全身酸痛,轻度咳嗽,无痰,二便正常,血化验异常(具体不详),给一般抗感冒药治疗无效,一周来病情加重,刷牙时牙龈出血。病后进食减少,睡眠差,体重无明显变化。既往体健,无药敏史。查体:体温 38℃,脉搏 96 次/分,呼吸 20 次/分,血压 120/80mmHg,前胸和下肢皮肤有少许出血点,浅表淋巴结不大,巩膜不黄,咽充血(十),扁桃体不大,胸骨轻压痛,心率 96 次/分,律齐,肺叩清,右下肺少许湿啰音,腹平软,肝脾未及。化验:Hb82g/L,网织红细胞 0.5%,WBC:$5.4 \times 10^9$/L,原幼细胞 20%,PLT:$29 \times 10^9$/L,尿粪常规(一)。

**问题：**

1.本病诊断是什么？

2.诊断依据什么？

3.进一步检查什么？

4.治疗原则是什么？

5.预后如何？

**参考答案和提示：**

1.诊断 ①急性白血病；②肺部感染。

2.诊断依据 ①急性白血病（急性发病，有发热和出血表现）；②查体发现皮肤出血点，胸骨压痛（＋）；③化验发现 Hb 和 PLT 减少，外周血片见到 20％的原幼细胞；④肺感染（咳嗽，发热 38℃；查体发现右下肺湿啰音）。

3.进一步检查 ①骨髓穿刺检查及组化染色，必要时骨髓活检；②进行 MIC 分型检查；③胸片、痰细菌学检查；④腹部 B 超、肝肾功能。

4.治疗原则

（1）化疗：根据细胞类型选择适当的化疗方案。

（2）支持对症治疗：包括抗生素控制感染。

（3）有条件者完全缓解后进行骨髓移植。

5.预后 急性白血病若不经特殊治疗，平均生存期仅 3 个月左右，短者甚至在诊断数天后即死亡。经过现代治疗，已有不少患者获得病情缓解以至于长期生存。

## 临床思维：急性白血病

白血病细胞积聚在骨髓内取代了正常的造血细胞，并向肝，脾，淋巴结，中枢神经系统，肾和性腺扩散。由于这些细胞是由血液所携带，因而可浸润任何器官或部位。急性淋巴细胞性白血病常侵犯中枢神经系统；急性单核细胞性白血病常累及齿龈；急性髓细胞性白血病可在任何部位造成局部性损害（粒细胞性类肉瘤或绿色瘤）。白血病浸润表现为未分化的圆形细胞成片状，除中枢神经系统和骨髓外，一般其对器官功能的破坏极小。脑膜的浸润导致颅内压增高；骨髓浸润取代了正常造血则引起贫血，血小板减少和粒细胞减少。

**【分型】** 根据白血病细胞的类型临床上又分为急性淋巴细胞性白血病（ALL）和急性非淋巴细胞性白血病（ANLL）两大类，每类又有几型：

（1）ANLL 分为 7 型：即粒细胞白血病未分化型（M1）、粒细胞白血病部分分化型（M2）、早幼粒细胞型（M3）粒-单核细胞型（M4）、单核细胞型（M5）、红白血病（M6）巨核细胞型（M7）；

（2）ALL 分为 L1、L2 和 L3 型，近年来又根据细胞的免疫学特点分为 T 细胞型、前 B、普通型和未分化型。

## 诊疗常规：急性白血病

白血病是一类造血干细胞的克隆性疾病。

（一）诊断要点

**1.病因** 白血病的病因尚未完全阐明。较为公认的因素有：

（1）电离辐射：接受 X 线诊断与治疗、$^{32}$P 治疗、原子弹爆炸的人群白血病发生率高。

（2）化学因素：苯、抗肿瘤药如烷化剂和足叶乙苷、治疗银屑病的乙双吗啉等均可引起白血病，特别是 ANLL。

（3）病毒：如一种 C 型逆转录病毒-人类 T 淋巴细胞病毒-Ⅰ可引起成人 T 细胞白血病。

（4）遗传因素：家族性白血病占白血病的 7‰，同卵双生同患白血病的机率较其他人群高 3 倍，B 细胞 CLL 呈家族性倾向，先天性疾病如 Fanconi 贫血、Downs 综合征、Bloom 综合征等白血病发病率均较高。

（5）其他血液病：如慢性髓细胞白血病、骨髓增生异常综合征、骨髓增生性疾病如原发性血小板增多症、骨髓纤维化和真性红细胞增多症、阵发性血红蛋白尿、多发性骨髓瘤、淋巴瘤等血液病最终可能发展成急性白血病，特别是急性非淋巴细胞白血病。

**2. 临床表现** 起病急缓不一。起病隐袭和数周至数月内逐渐进展，或起病急骤。临床症状和体征由骨髓衰竭或白血病细胞浸润所致。

（1）贫血：常见面色苍白、疲乏、困倦和软弱无力，呈进行性发展，与贫血严重程度相关。

（2）出血：半数以上患者有出血，程度轻重不一，部位可遍及全身，表现为瘀点、瘀斑、鼻出血、牙龈出血和月经过多、眼底出血等。

（3）发热：多数患者诊断时有程度不同的发热。白血病本身可以低热、盗汗，化疗后体温恢复，较高发热常提示继发感染，主要与成熟粒细胞明显减少相关。

（4）浸润

1）淋巴结和肝脾大：急淋较急非淋多见，肿大程度也较显著。纵隔淋巴结肿大多见于 T 细胞急淋。

2）骨骼和关节疼痛：常有胸骨下端压痛。

3）皮肤和黏膜病变：急单和急性粒-单核细胞白血病较常见。特异性皮肤损害表现为弥漫性斑丘疹、紫蓝色皮肤结节或肿块等。急非淋相关的良性皮肤病变有 Sweet 综合征和坏疽性脓皮病，激素治疗有效。

4）中枢神经系统白血病：可表现为头痛、头晕、烦躁，严重时出现呕吐、颈项强直、视神经乳头水肿和脑神经、脊髓瘫痪等。

5）绿色瘤：又称粒细胞肉瘤（granulocyticsarcoma）或髓母细胞瘤（myeloblastoma），见于 2%～14% 的急非淋，以眼眶和副鼻窦最常见。可表现为眼球突出、复视或失明。

6）睾丸：白血病细胞浸润睾丸，主要表现为一侧无痛性肿大，急淋多于急非淋。

7）其他：白血病细胞还可浸润心脏、呼吸道、消化道，但临床表现不多。胸腔积液多见于急淋。肾脏浸润常见，可发生蛋白尿、血尿。

**3. 血象和骨髓象特征**

（1）血象：超过 $100\times10^9/L$，称为高白细胞性白血病；低者可低于 $1.0\times10^9/L$，称为白细胞不增多性白血病。外周血分类幼稚细胞增多。常伴不同程度正常细胞性贫血和血小板减少。

（2）骨髓象：骨髓增生活跃或极度活跃，原始细胞≥30%，可出现裂孔现象。少数病人呈低增生性白血病。白血病性原始细胞常有形态异常，Auer 小体见于 ANLL。

急性淋巴细胞白血病以原始和幼稚淋巴细胞为主。退化细胞明显增加，蓝细胞（涂抹细胞）多见，这是急淋的特征之一。

急性非淋巴细胞白血病细胞大小不一，有的胞质含短而粗的 Auer 小体，几条、十几条或几十条，可呈束状交叉排列，酷似柴捆样，称为"柴捆细胞"，是急非淋的特点。

（二）鉴别诊断

**1. 骨髓增生异常综合征**（MDS） 本病可有贫血，出血，感染征象，外周血可表现为全血细胞的减少,但一般缓慢起病,无胸骨压痛,外周血原幼细胞不超过20%,可行骨髓检查进一步鉴别。

**2. 再生障碍性贫血**　急性型可呈急性起病,表现为贫血,出血,感染,但一般无胸骨压痛,外周血无幼稚细胞,可行骨髓检查以鉴别。

## (三)预后

未经治疗者的平均生存时间仅 3 个月左右,但经现代化化疗者,疾病可以缓解,生存时间明显延长,甚至长期生存或治愈。决定疗效的因素除治疗方法直接影响治疗结果外,还有白血病和患者一些内在的因素。对预后不利的高危因素有:①年龄在 1 岁以下和 9 岁以上的儿童和成人,60 岁以上的老人尤其差;②男孩比女孩差;③治疗前后细胞计数在(50～100)×10⁹/L 以上;④FAB分型属 L2、L3;⑤淋巴细胞白血病免疫分型属 T 细胞和 B 细胞;⑥可见到染色体异常,尤其是断裂和易位,但 t(8;21)例外;⑦治疗前血小板计数<(20～50)×10⁹/L;⑧治疗后白血病细胞减少缓慢,到达缓解需时间长;⑨肝脾肿大较明显或有神经系统白血病者。

## (四)治疗原则和要点

**1. 治疗原则**　总的治疗原则是消灭白血病细胞群体和控制白血病细胞的大量增生,解除因白血病细胞浸润而引起的各种临床表现。

**2. 治疗要点**

(1) 一般治疗:防治感染、纠正贫血、控制出血、防治高尿酸血症肾病、维持营养。

(2) 化疗:早期、联合、足量、分阶段(诱导缓解、巩固强化、维持治疗)。

完全缓解(CR):指白血病症状、体征消失,血象和骨髓象基本正常。其标准如下:

1) 骨髓象:原始细胞＋早幼粒细胞≤5%,红系、巨核正常。

2) 血象:Hb≥100g/L(男),或≥90g/L(妇女和儿童),WBC 正常,中性粒细胞绝对值≥1.5×10⁹/L,BPC≥100×10⁹/L,外周血白细胞分类中无白血病细胞。

3) 相关的症状及体征消失。PR 为 1～2 项未达标,NR 为三项均未达标。

(3) CNS-L 防治:大剂量甲氨蝶呤化疗,甲氨蝶呤鞘内注射。此外可用颅脑脊髓放射治疗。

(4) 骨髓移植指征:异基因骨髓移植适应证为:第一次完全缓解期,有 HLA 相合供者的成人 ALL,高危型儿童 ALL,除 M3 之外的 ANLL。病人年龄 50 岁以下。如无合适供髓者可选择自体骨髓移植或自体外周血干细胞移植。

# 复　习　题

**一、名词解释**

1.白血病　2.完全缓解

**二、简答题**

1. 髓外白血病包括哪些部位?

2. 中枢神经系统白血病诊断标准是什么?

**三、问答题**

女性,25 岁,发热 3 天。体检:贫血貌,牙龈增生似海绵状,胸骨压痛阳性,血红蛋白 60g/L,白细胞 32×10⁹/L,血小板 20×10⁹/L,骨髓象原始细胞 84%,胸部 X 线片示两肺片状模糊影。该患者诊断考虑什么? 急性白血病患者肺部 X 线检查有阴影,如何识别是白血病浸润还是炎症?

# 参考答案

## 一、名词解释

1.白血病是一类造血干细胞的克隆性疾病。

2.完全缓解指白血病症状、体征消失,血象和骨髓象基本正常。其标准如下:

(1)骨髓象:原始细胞+早幼粒细胞≤5%,红系、巨核正常。

(2)血象:Hb≥100g/L(男),或≥90g/L(妇女和儿童),WBC 正常,中性粒细胞绝对值≥1.5×10⁹/L,BPC≥100×10⁹/L,外周血白细胞分类中无白血病细胞。

(3)相关的症状及体征消失。

## 二、简答题

1. 髓外白血病包括中枢神经系统白血病、睾丸白血病及骨髓外的浸润,如白血病眼病、白血病肺浸润、心脏浸润、皮肤浸润及肾脏、消化道、卵巢、乳房、子宫颈等脏器浸润。

2. 白血病细胞侵犯蛛网膜或蛛网膜等邻近神经组织而产生的临床症状和体征称为中枢神经系统白血病。诊断标准:①有中枢神经系统症状和体征(尤其是颅内压增高的症状和体征)。②有脑脊液的改变:压力增高;白细胞计数>0.01×10⁹/L;涂片见到白血病细胞;蛋白>450mg/L。

## 三、问答题

(1)诊断:急性白血病。

(2)白血病患者肺部 X 线检查有阴影,考虑以下几方面:

1)肺部白血病细胞浸润:常发生于白细胞数显著增高的患者。白血病细胞可阻塞肺部小血管或浸润小支气管周围肺泡间隔,患者可有轻度或中度呼吸困难。肺部 X 线检查表现为双侧肺部毛玻璃状或粟粒网状阴影,病变广泛。一般抗感染治疗无效。化疗后症状减轻或消失。

2)肺部感染:①肺真菌感染临床表现为畏寒、高热、咳嗽、咳白色黏液痰。X 线显示两肺中、下野弥漫性斑点状或小片状阴影,也可成大片的云絮样阴影或粟粒状阴影。诊断尚需结合临床表现、痰液培养及涂片真菌学检查。②肺结核 X 线示浸润性肺结核时病变首先侵犯一侧或双侧肺尖部,然后发展成中上肺野范围较大病变;病灶边缘不清,密度不均匀,云絮状或团块状阴影,可形成空洞。③细菌性肺炎 X 线示:病变多呈小叶性或大叶性,一侧或双侧肺中、下野的内中带纹理增多增粗,沿肺纹理分布的小片状或斑点状阴影,病变也可融合成大片模糊阴影,呈肺化脓症改变。

(崔新宇)

# 第七章 淋 巴 瘤

**病例 7-7-1** 32 岁男性,不规则低热 2 个月余,伴纳差,消瘦,盗汗,住院。查体:左颈部触及花生仁样大小淋巴结 3 个,质硬无压痛,肝脾未触及,右侧腹股沟触及蚕豆大小淋巴结 2 个,质韧。淋巴结活检可见 R-S 细胞。

**问题:**

1.该患者临床诊断是什么?

2.你的诊断论据有哪些?

3.该疾病按病理组织形态学分为哪些类型?

4.该病的治疗方案是什么?

**参考答案和提示:**

1.诊断　霍奇金淋巴瘤。

2.诊断依据　①不规则低热 2 个月余,伴纳差,消瘦,盗汗;②查体发现左颈部触及花生仁样大小淋巴结 3 个,质硬无压痛,肝脾未触及,右侧腹股沟触及蚕豆大小淋巴结 2 个,质韧;③淋巴结活检可见 R-S 细胞。

3.分型　淋巴细胞为主型,结节硬化型,混合细胞型,淋巴细胞减少型。

4.治疗方案　ABVD 方案化疗联合局部放疗治疗。

**病例 7-7-2** 患者,女性,32 岁,颈左侧淋巴结肿大半年,间歇性发热伴眼黄 1 个月,胸片:右胸腔积液,腹部 B 超:肝、脾肿大,盆腔淋巴结肿大。淋巴结病理非霍奇金淋巴瘤。

**问题:**

1.该患者临床分期是什么?

2.任举三例非霍奇金淋巴瘤亚型。

3.该疾病最易浸润的骨骼是哪些?

4.该疾病的治疗原则是哪些?

**参考答案和提示:**

1.临床分期　Ⅳ期。

2.举例　边缘区淋巴瘤,滤泡性淋巴瘤,弥漫大 B 细胞淋巴瘤等。

3.最易浸润的骨骼　胸椎及腰椎。

4.治疗原则　CHOP 方案化疗＋局部照射。

## 临床思维:淋巴瘤

**【基本病理分类】**　淋巴瘤是一组起源于淋巴结或其他淋巴组织的恶性肿瘤,可分为霍奇金病(何杰金)(Hodgkin's Disease)和非霍奇金淋巴瘤(Non-Hodgkin's Lymphoma)两大类。

**【临床表现】**　原发部位多在淋巴结,首发症常是无痛性浅表淋巴结肿大。肿大淋巴结可互相粘连,融合,触诊有如硬橡皮样感觉。深部淋巴结如纵隔、腹膜后淋巴结肿大可压迫邻近器官,表现为压迫症状。也可在结外的淋巴组织,例如扁桃体、鼻咽部、胃肠道、脾、骨骼或皮肤等。有些患者有全身症状,如发热、盗汗及消瘦症状。

**【淋巴瘤的诊断】** 本病主要依靠活检病理检查。病理检查发现里-斯细胞(Reed-Sternberg cell、RS 细胞、镜影细胞)是诊断霍奇金病的重要特征。霍奇金病组织学分型可分为:淋巴细胞为主型;结节硬化型;混合细胞型;淋巴细胞耗竭型。

表 7-7-1 WHO(2001 年)淋巴组织肿瘤分型方案

| | |
|---|---|
| 滤泡性淋巴瘤 | (B 细胞淋巴瘤,惰性淋巴瘤) |
| 弥漫大 B 细胞淋巴瘤 | (B 细胞淋巴瘤,侵袭性淋巴瘤) |
| 套细胞淋巴瘤 | (B 细胞淋巴瘤) |
| 血管免疫母细胞性 T 细胞淋巴瘤 | (T 细胞淋巴瘤,侵袭性淋巴瘤) |
| 周围 T 细胞淋巴瘤 | |

**【临床分期】** 1970 年 Ann Arbor 临床分期法主要用于霍奇金、非霍奇金淋巴瘤参考应用:

Ⅰ期:病变仅限于一个淋巴结区(Ⅰ)或淋巴结外单一器官(ⅠE)。

Ⅱ期:病变累及横膈同一侧两个或更多淋巴结区(Ⅱ),或病变局限侵犯淋巴结以外器官及横膈同侧一个以上淋巴结区(ⅡE)。

Ⅲ期:膈上下都已有淋巴结病变(Ⅲ),可以同时伴有脾累及(Ⅲs)或淋巴结以外某一器官受累,加上膈两侧淋巴结受累(Ⅲ E)。

Ⅳ期:病变已侵犯多处淋巴结及淋巴结以外的部位,如累及肺、肝及骨髓等。

所有各期又可按患者有全身症状(如发热达 38℃ 以上连续 3 天、盗汗及 6 个月内体重减轻 1/10 或更多)为 B 组,无全身症状为 A 组。

# 诊疗方案:淋巴瘤

## (一)治疗原则

本病的治疗原则是以化疗为主的化、放疗结合的综合治疗。

**1. 霍奇金病(HL)治疗原则** 由于 HL 播散方式是从原发部位向邻近淋巴结依次转移。因此临床分期ⅠA 或ⅡA 选用扩大照射,ⅠB 和ⅡB 以上宜化疗联合局部放疗。

**2. 非霍奇金淋巴瘤(NHL)治疗原则** NHL 播散方式是跳跃性播散且易结外侵犯。因此以化疗联合放疗为主要方法。

## (二)常用化疗方案

HL 首选 ABVD 方案(阿霉素、博莱霉素、长春新碱、甲氮咪胺)。

NHL 首选 CHOP 方案(环磷酰胺、阿霉素、长春新碱和泼尼松)。

## (三)生物治疗

由于大部分 NHL 为 B 细胞性,而且其中 90% 表达 CD20,因此可应用 CD20 单抗(美罗华)联合化疗,较单纯化疗进一步提高生存率。常用的联合方案是 R-CHOP。

## (四)干扰素

干扰素有生长调节及抗增殖效应,对蕈样肉芽肿病和滤泡性小细胞型有部分缓解作用。

## (五)骨髓移植

骨髓移植 55 岁以下,重要脏器功能正常的患者,如属中、高度恶性或缓解期短,难治易复发的淋巴瘤,可考虑全淋巴结放疗及大剂量联合化疗,结合异基因或自身骨髓移植,以期取得较长期缓解和无病存活期。

## （六）手术治疗

手术仅限于活体组织检查,合并脾功能亢进者如有切脾指征,可行切脾术以提高血象,为以后化疗创造有利条件。

# 复　习　题

### 一、名词解释
1. RS 细胞　2. Burkitt 淋巴瘤

### 二、简答题
1. 非霍奇金淋巴瘤如何进行分期?
2. 非霍奇金淋巴瘤结外病变好发于哪些部位?

### 三、问答题
男性,35 岁,高热,皮肤瘙痒半个月,右颈及锁骨上淋巴结肿大,无压痛,互相粘连,血红蛋白 90g/L,白细胞 $10 \times 10^9$/L,N0.66,L0.24,骨髓涂片找到里-斯细胞。可能诊断是什么? 如何整体治疗?

# 参 考 答 案

### 一、名词解释
1. RS 细胞来源于被激活的生发中心后期 B 细胞。形态大小不一,多数较大,不规则,胞浆嗜双色性。核外形不规则,可呈"镜影"状,也可多叶或多核,偶有单核。核染色质粗细不等,核仁大而明显,可达核的 1/3。可伴各种细胞成分,毛细血管增生以及不同程度的纤维化。

2. Burkitt 淋巴瘤由形态一致的小无裂细胞组成。细胞大小介于大淋巴细胞和小淋巴细胞之间,胞浆有空泡,核仁圆,侵犯血液和骨髓时即为急性淋巴细胞白血病 $L_3$ 型。$CD20^+$,$CD22^+$,$CD5^-$,发现 t (8;14)与 MYC 基因重排有诊断意义,增生极快,是严重的侵袭性 NHL。

### 二、简答题
1. 临床分期　Ⅰ 期:单一淋巴结区或单一结外器官或部位受累;Ⅱ 期:纵隔同侧 2 个或 2 个以上淋巴结区受累;Ⅲ 期:纵隔两侧淋巴结区受累;Ⅳ 期:一个或多个结外器官广泛弥漫性受累。

2. 结外病变好发部位　①胃肠道表现为腹痛,腹泻,食欲下降,胃肠道梗阻,出血,穿孔等;②肝脏肿大,肝外胆管受阻,肝实质受损等;③脾脏肿大;④胸腔内病变如纵隔、肺门、胸膜均可受累;⑤骨、皮肤病变可有骨痛,溶骨性损害,皮肤结节、斑块、溃疡等;⑥中枢神经系统以脑膜、脊髓受累为主。

### 三、问答题
(1) 诊断:霍奇金病。

(2) 霍奇金病治疗方案的选择必须依照正确的分期来进行。Ⅰ、Ⅱ 期的患者以放疗为主,Ⅲ、Ⅳ 期的患者采用以化疗为主加用放疗的综合治疗方案。

　　1) 局限性 Ⅰ、Ⅱ 期患者膈上病变,部分淋巴结放疗为主。膈下病变侵犯盆腔及主动脉旁淋巴结采用全淋巴结放疗;出现巨大纵隔肿瘤或伴发热、体重减轻等症状时采用放疗加化疗的综合治疗。

　　2) 进展期霍奇金病的治疗:采用以 MOPP 或以 MOPP 为基础的标准化疗方案。对于巨大肿瘤、残存病变组织,再追加病变部位的放疗。

(3) 复发霍奇金病的治疗:积极采用大剂量化疗加自体干细胞移植可提高治疗效果。霍奇金病治疗方案的选择必须依照正确的分期来进行。Ⅰ 期、Ⅱ 期的患者以放疗为主,Ⅲ 期、Ⅳ 期的患者采用以化疗为主加用放疗的综合治疗方案。

（崔新宇）

# 第八章 特发性血小板减少性紫癜

**病例 7-8-1** 患儿，男性，3 岁，主诉"间断皮肤瘀点、瘀斑 2 年余"。患儿因"感冒"服用"头孢氨苄、对乙酰氨基酚(扑热息痛)"等药物，随即出现皮肤瘀点、瘀斑，无牙龈出血及鼻衄，于某院查血常规 WBC，Hb 正常，PLT40×10⁹/L，行骨穿(不详)诊为"免疫性血小板减少性紫癜"，予泼尼松 15mg/d 口服，20 天后血小板升至正常，后激素未减量血小板又出现下降，自行停用泼尼松，服用当地中药，血小板维持在(50～70)×10⁹/L，间断有皮肤瘀点、瘀斑，无鼻衄、牙龈渗血、咯血、尿血等，为求进一步中医结合治疗来我院。

体格检查：体温 36.2℃，脉搏 80 次/分，呼吸 21 次/分，血压未测。发育正常，营养中等，神清语利，查体合作。全身皮肤黏膜无黄染及新鲜出血点，皮肤散在陈旧瘀点、瘀斑，浅表淋巴结未触及肿大。头颅无畸形，眼睑无浮肿，结膜无充血，双侧瞳孔正大等圆，对光反射灵敏，耳鼻未见异常。唇无发绀，舌质红，苔黄腻，咽无充血，扁桃体无肿大。颈对称，软，无抵抗，未见颈静脉怒张及颈动脉异常搏动，气管居中，甲状腺无肿大。胸廓对称无畸形，两侧呼吸动度一致，触觉语颤均等一致，胸骨无压痛，双肺叩清音，肺肝浊音界位于右侧锁骨中线第 V 肋间，两肺呼吸音清，未闻及干湿性啰音。心前区无隆起，心尖搏动无弥散，心界无扩大，心率 80 次/分，律齐，未闻及病理性杂音，腹软，无压痛，肝脾肋下未触及，叩鼓音，移动性浊音(－)，肝肾区无叩击痛，肠鸣音正常存在。脊柱、四肢无畸形，活动自如，各椎体无叩击痛，双下肢无浮肿。两侧肱二、三头肌及跟膝腱反射均对称正常存在，双侧巴氏征、克氏征均阴性。血常规 WBC6.9×10⁹/L，Hb125g/L，PLT47×10⁹/L。尿便常规未见异常。腹部 B 超未见异常。骨髓检验：有核细胞增生明显活跃，粒红比例为 3.3：1，粒红系各期细胞比例、形态大致正常，全片可见巨核细胞 56 只，其中幼稚型巨核细胞 3 只，颗粒型巨核细胞 48 只，裸核型巨核细胞 5 只。

**问题：**

1.该患者的临床诊断是什么？

2.诊断依据是什么？

3.治疗原则是什么？

4.病因是什么？

5.疗效标准是什么？

**参考答案和提示：**

1.诊断 特发性血小板减少性紫癜。

2.诊断依据 ①慢性起病，病程长；②以反复皮肤瘀点、瘀斑为主要表现；③血象示血小板减少，白细胞及血红蛋白均正常；④激素治疗有暂时疗效；⑤肝脾不大；⑥骨髓检验示巨核细胞数目不少，伴有成熟受阻。

3.治疗 输新鲜血或血小板，肾上腺皮质激素，大剂量丙种球蛋白，免疫抑制剂，脾切除。

4.病因 约 80％病儿在发病前 3 周左右有病毒感染史，多为上呼吸道感染，还有约 20％病人的先驱病是风疹、麻疹、水痘、腮腺炎、传染性单核细胞增多症、肝炎、巨细胞包涵体病等疾病。约 1％病例因注射活疫苗后发病。

所以认为病毒感染引起 ITP 不是由于病毒的直接作用而是有免疫机制参与;因为常在病毒感染后 2～3 周发病,且患者血清中大多数存在血小板表面包被抗体(PAIgG)增加,引起血小板被吞噬细胞所破坏。急性型比慢性型抗体量更高,血小板破坏更多。有的病人同时发生血小板减少性紫癜和自身免疫性溶血;新生儿患者均半数母亲患有同样疾病;这些现象都支持 ITP 是免疫性疾病。

5.疗效标准

(1) 显效:无出血,血小板数恢复正常,持续 3 个月以上,两年以上无复发者为基本治愈。

(2) 良效:无或基本无出血,血小板升至 $50 \times 10^9/L$ 以上或较原来水平升高 $30 \times 10^9/L$ 以上,持续两个月。

(3) 进步:出血改善,血小板有所上升,持续半个月以上。

(4) 无效:出血及血小板计数无改善。

---

**病例 7-8-2** 患者,男性,5 岁。反复皮肤瘀点、瘀斑、间断鼻衄 2 年。患者无明显诱因出现皮肤瘀点、瘀斑,开始并未予重视,后患者因感冒而出现鼻腔出血不止,无发热,遂至某院就诊,予以抗感染、止血治疗(具体用药不详),效果不佳,未明确诊治,转院查血常规血小板(PLT) $5 \times 10^9/L$,白细胞、血红蛋白正常,并行骨穿检查(具体不详)后诊断为"免疫性血小板减少性紫癜",给予泼尼松(40mg/d,1 月后加量至 65mg/d)、长春新碱(1mg 每周 1 次,共用 5 次)等药物治疗,血小板最高曾升至 $235 \times 10^9/L$,后血小板逐渐下降,住院 3 个月余,出院时血小板 $20 \times 10^9/L$。出院后患者继续口服泼尼松 65mg/d,半个月后复查血小板较前继续减低,遂再次至某院就诊,查血常规白细胞(WBC) $20.5 \times 10^9/L$,血红蛋白(Hb)135g/L,血小板(PLT) $6 \times 10^9/L$,予以氢化可的松 150 mg/d,6 天后改为泼尼松 35mg/日,后又加至 50mg/日,同时予甲氨蝶呤 7.5mg/日,静点,每周 1 次 共用 5 次,并予抗感染、止血治疗,住院 2 个月,出院时血小板 $20 \times 10^9/L$。出院后患者服用当地某中药(具体药物组方不详),并逐渐停服泼尼松,血小板渐升至 $98 \times 10^9/L$,停服中药。1 个月后患者血小板再次下降,牙龈渗血,遂再次服用上次中药近 1 年,效果不佳,血小板维持在 $20 \times 10^9/L$ 左右,仍间断出现皮肤瘀点、瘀斑、牙龈及鼻腔渗血。既往体健,否认肝炎、结核等传染病史,否认药物过敏史,无烟酒等不良嗜好。居住地附近有铀矿厂。

入院查体:体温 36.7℃,脉搏 90 次/分,呼吸 20 次/分,血压 100/60mmHg,面色红润,神清语利,查体合作,全身皮肤黏膜无黄染,散在瘀点、瘀斑,浅表淋巴结未及肿大,口腔黏膜无溃疡及血疱,咽部无充血,扁桃体无肿大,双肺呼吸音清,未闻及干湿性啰音;心率 90 次/分,心音有力,律齐,各瓣膜听诊区未闻及病理性杂音;腹平软,无压痛,肝脾肋下未及,双下肢无水肿。舌质淡,舌苔薄白,脉浮。血常规:白细胞(WBC) $4.4 \times 10^9/L$,血红蛋白(Hb)103g/L,血小板(PLT) $9 \times 10^9/L$。尿便常规未见异常。肝功能:丙氨酸氨基转移酶(ALT)96U/L,天冬氨酸氨基转移酶(AST)54U/L,总胆红素(TBI)24.9$\mu$mol/L,间接胆红素(IBI)19.9$\mu$mol/L。肾功能及心肌酶谱正常。免疫抗体谱均阴性。胸片、心电图及腹部 B 超未见异常。血小板抗体阴性。骨穿示有核细胞增生活跃 II,粒系以中晚期细胞为主,部分细胞浆中可见中毒颗粒及空泡变化;红系增生,以中晚期细胞居多,部分幼红细胞体积小,核固缩,浆少,边缘不整齐,成熟红细胞大小不一;全片共数巨核细胞 218 只,分类 25只,其中幼稚型 1 只,颗粒型 23 只,产板型 1 只,可见双元核、多元核巨核细胞,血小板少见,偶见体积巨大血小板。检验诊断:目前骨髓象巨核系成熟受阻。

**问题：**

1.该患者的临床诊断是什么？

2.诊断依据是什么？

3.治疗原则是什么？

4.疗效标准是什么？

5.病因是什么？

**参考答案和提示：**

1.诊断　特发性血小板减少性紫癜。

2.诊断依据　①青少年男性，慢性病程，病情反复；②以出血为主要表现；③肝脾不大，血小板计数明显减少，骨髓巨核细胞成熟障碍；④曾予泼尼松、长春新碱、甲氨蝶呤等治疗可获暂时疗效；⑤既往体健，居住地附近有铀矿厂。

3.治疗　一般疗法，输新鲜血或血小板，肾上腺皮质激素，大剂量丙种球蛋白，免疫抑制剂，脾切除

4.疗效标准

(1) 显效：无出血，血小板数恢复正常，持续 3 个月以上，两年以上无复发者为基本治愈。

(2) 良效：无或基本无出血，血小板升至 $50\times10^9/L$ 以上或较原来水平升高 $30\times10^9/L$ 以上，持续两个月。

(3) 进步：出血改善，血小板有所上升，持续半个月以上。

(4) 无效：出血及血小板计数无改善。

5.病因　感染因素；免疫因素；肝、脾的作用；遗传因素；可能与雌激素有关。

## 临床思维：特发性血小板减少性紫癜

**【分型】**

**1.急性型**　半数以上发生于儿童。

(1) 起病急骤，部分患者可有胃寒、寒战、发热。

(2) 皮肤、黏膜出血：表现为全身皮肤瘀点、紫癜、瘀斑，严重者可有血泡及血肿形成。内脏出血：呕血、黑便、咯血、尿血、阴道出血等。出血量大或范围广可出现贫血、血压下降，甚至休克。

**2.慢性型**　主要见于 40 岁以下的青年女性。

(1) 起病隐袭，多在常规查血时偶然发现。

(2) 出血倾向：多数较轻而局限，但易反复发生。

(3) 长期月经过多者可出现失血性贫血。

## 诊疗常规：特发性血小板减少性紫癜

ITP 在血小板减少性紫癜中发病率最高。在儿童，其年发病率约为 46/100 万人口，而成人为 38/100 万人口左右。临床分为急性型和慢性型，前者儿童多见，后者好发于 40 岁以下的妇女。女：男约为 4:1。

（一）诊断要点

**1.病因**　感染因素；免疫因素；肝、脾的作用；遗传因素；可能与雌激素有关。

**2.临床表现**　特发性血小板减少性紫癜，临床以皮肤黏膜或内脏出血为主要表现，严重者可有其他部位出血如鼻出血、牙龈渗血、妇女月经量过多或严重吐血、咯血、便血、尿血等症状，并

发颅内出血是本病的致死病因。

**3.化验** ①急性型血小板多在 $20×10^9/L$ 以下,慢性型常在 $50×10^9/L$ 左右;②血小板平均体积偏大,易见大型血小板;③出血时间延长,血块收缩不良;④血小板的功能一般正常;⑤90%以上患者血小板生存时间明显缩短;⑥80%以上患者 PAIg 及 PAC3 阳性。

**4.骨髓** ①急性型骨髓巨核细胞数量轻度增加或正常,慢性型骨髓巨核细胞显著增加;②巨核细胞发育成熟障碍,急性型者尤为显著,表现为巨核细胞体积小,胞浆内颗粒减少,幼稚巨核细胞增加;③有血小板形成的巨核细胞显著减少(小于30%);④红系、单核系正常。

## (二)诊断标准

本病的诊断标准包括:

(1)广泛出血累积黏膜、皮肤及内脏。

(2)多次化验检查血小板计数减少。

(3)脾脏不增大或仅有轻度增大。

(4)骨髓检查巨核细胞增多或正常,有成熟障碍。

(5)以下五点中应具备任何一点:①泼尼松治疗有效;②切脾治疗有效;③PAIg 增多;④PAC3增多;⑤血小板寿命测定缩短。

## (三)鉴别诊断

**1. 再生障碍性贫血** 表现为发热、贫血、出血三大症状,肝、脾、淋巴结不大,与特发性血小板减少性紫癜伴有贫血者相似,但一般贫血较重,白细胞总数及中性粒细胞多减少,网织红细胞不高。骨髓红、粒系统生血功能减低,巨核细胞减少或极难查见。

**2. 急性白血病** ITP 特别需与白细胞不增高的白血病鉴别,通过血涂片中可见各期幼稚白细胞及骨髓检查即可确诊。

**3. 过敏性紫癜** 为对称性出血斑丘疹,以下肢为多见,血小板不少,一般易于鉴别。

## (四)预后

本病部分可以基本治愈,部分可以得到控制,部分无效。

## (五)治疗原则和要点

**1.一般治疗** 注意休息,减少活动,避免碰撞。血小板少于 $20×10^9/L$ 者严格卧床,避免严重出血甚或颅内出血。

**2.卡巴克络、维生素 C** 这些药品可收缩血管、改善毛细血管通透性,有助于减少出血。

**3.糖皮质激素** 如无禁忌证,为首选治疗药物,有效率可达85%。常用泼尼松,病情严重者可用等效地塞米松或甲泼尼龙静点,症状好转后改为口服。

**4.脾切除** 脾切除有效率约为70%～90%。

适应证:①正规糖皮质激素治疗 3～6 个月无效;②激素维持用量大于 30mg/d;③使用激素有禁忌者;④51Cr 扫描脾区放射指数增高。

禁忌证:①年龄<2 岁;②妊娠期;③不能耐受手术者。

**5.免疫抑制剂** 最常用长春新碱、环磷酰胺、硫唑嘌呤、环孢素等。

适应证:①糖皮质激素或脾切除疗效不佳者;②使用激素或脾切除有禁忌者;③与糖皮质激素合用以提高疗效及减少激素用量。

**6.其他** 雄激素、氨肽素、中医中药等均有报道有效者。

**7.急症的处理** 常用血小板输注、静脉注射丙种球蛋白、血浆置换、大剂量甲泼尼龙等方法。

适应证:①血小板<20×10⁹/L者;②出血严重、广泛者;③疑有或已发生颅内出血者;④近期将实施手术或分娩者。

# 复 习 题

**一、名词解释**

1.特发性血小板减少性紫癜 2.超敏反应

**二、简答题**

1. 如何掌握血小板减少性紫癜患者的脾切除指征?

2. 特发性血小板减少性紫癜患者脑出血应如何处理?

**三、问答题**

患者,女性,28岁。妊娠3个月,发热,头痛,腹痛伴血小板减少入院。查体:体温39.8℃,谵妄,贫血貌,全身皮肤黏膜散在大小不等出血点及瘀斑,浅表淋巴结未触及,胸骨无压痛,心律齐,双肺呼吸音清晰,腹软,肝脾肋下未触及,压痛(+),双下肢无水肿。血常规:血红蛋白53g/L,血小板65×10⁹/L,肝功能:TBIL37.13μmol/L,DBIL10.2μmol/L,IBIL27μmol/L。转氨酶正常。Coombs试验阴性。尿常规示潜血、蛋白均阳性。外周血涂片可见破碎红细胞。怀疑其为血栓性血小板减少性紫癜,立即检测vWF裂解酶的活性,并行血浆置换,第二天血红蛋白升至90g/L,血小板升至185×10⁹/L。血栓性血小板减少性紫癜有哪些特点? 如何进行诊断和治疗?

# 参 考 答 案

**一、名词解释**

1. 特发性血小板减少性紫癜时,体内产生抗血小板表面某些糖蛋白(如gpⅠb,gpⅡb/Ⅲa等)的自身抗体,主要通过Ⅱ型超敏反应而损伤血小板,导致出血性疾病。

2. 超敏反应是指机体接受特定抗原持续刺激或同一抗原再次刺激所致的功能紊乱和(或)组织损伤等病理性免疫反应。

**二、简答题**

1. 原发性血小板减少性紫癜脾切除的指征:①治疗病程至少超过6个月以上;②糖皮质激素治疗有反应但需较大剂量维持;③严重出血危及生命,药物不能控制时;④对激素或免疫抑制药的应用有禁忌者;⑤骨髓增生良好,巨核细胞显著增多者或合并溶血,如Evan综合征。继发性血小板减少性紫癜的病因复杂,其治疗主要取决于原发病的治疗,其中可考虑脾切除的有:脾功能亢进、再生障碍性贫血、Evan综合征等。

2. 脑出血的处理分一般治疗及特殊治疗。一般治疗中包括完全卧床,保持安静,保持呼吸道通畅,密切观察生命体征,降低颅内压,减轻脑水肿,维持营养及水电解质平衡。特殊治疗:①血小板输注;②静脉输注免疫丙种球蛋白;③颅内出血危及生命,可紧急切脾。

**三、问答题**

血栓性血小板减少性紫癜(TTP)为一临床综合征,主要表现为血小板减少,微血管性溶血性贫血,反复发作的波动性神经症状和体征,发热及肾脏损害。

TTP的诊断为排除性诊断,主要诊断:①微血管性溶血性贫血;②血小板减少性紫癜与出血倾向;③神经精神异常;④肾脏损害;⑤发热。辅助诊断:病理学检查,皮肤、齿龈和骨髓等部位可发现小动脉和毛细血管中的均质性透明血栓,糖原染色(+)。

TTP的治疗:①血浆置换是TTP的首选治疗方法;②血浆输注为次选手段;③糖皮质激素;④脾切除疗效不确切。

(崔新宇)

# 第八篇　风湿性疾病

## 第一章　总　　论

### 一、风湿性疾病

风湿性疾病（rheumatic diseases）是泛指影响骨、关节及其周围软组织，如肌肉、滑囊、肌腱、筋膜、神经等的一组疾病。

### 二、弥漫性结缔组织病（connective tissue disease，CTD）的特点

CTD 是风湿性疾病中的一大类，它除有风湿病的慢性病程、肌肉关节病变外，尚有以下特点：①属自身免疫病，曾称胶原病；②以血管和结缔组织慢性炎症的病理改变为基础；③病变累及多个系统，包括肌肉、骨骼系统；④异质性，即同一疾病，在不同患者的临床表现和预后差异甚大；⑤对糖皮质激素的治疗有一定反应；⑥疾病多为慢性病程，逐渐累及多个器官和系统，只有早期诊断，合理治疗才能使患者得到良好的预后。

### 三、风湿性疾病的范畴和分类

**1.弥漫性结缔组织病**　类风湿关节炎、红斑狼疮、硬皮病、多肌炎、重叠综合征、血管炎病。

**2.脊柱关节病**　强直性脊柱炎、Reiter 综合征、银屑病关节炎、未分化脊柱关节病。

**3.退行性变**　骨关节炎（原发性，继发性）。

**4.与代谢和内分泌相关的风湿病**　痛风、假性痛风、马方综合征、免疫缺陷病等。

**5.和感染相关的风湿病**　反应性关节炎、风湿热等。

**6.肿瘤相关的风湿病**　①原发性（滑膜瘤、滑膜肉瘤等）；②继发性（多发性骨髓瘤、转移瘤等）。

**7.神经血管疾病**　神经性关节病、压迫性神经病变（周围神经受压、神经根受压）、雷诺病。

**8.骨与软骨病变**　骨质疏松、骨软化、肥大性骨关节病、弥漫性原发性骨肥厚、骨炎等。

**9.非关节性风湿病**　关节周围病变、椎间盘病变、特发性腰痛、其他痛综合征（如精神性风湿病）等。

**10.其他有关节症状的疾病**　周期性风湿病、间歇性关节积液、药物相关的风湿综合征、慢性活动性肝炎等。

### 四、风湿性疾病的病理特点

**1.靶器官病变病理为非炎症性**　①骨关节炎（OA）—关节软骨变性；②系统性硬化病（SSc）（皮下纤维组织增生）。

**2.靶器官病变病理为炎症性**　①类风湿关节炎（RA）——滑膜炎；②强直性脊柱炎（AS）——附着点炎；③干燥综合征（SS）——唾液腺炎、泪腺炎；④多肌炎（PM）/皮肌炎（DM）——肌炎；⑤系统性红斑狼疮（SLE）——小血管炎；⑥血管炎病——不同大小的动、静脉炎；⑦痛风——关节腔炎症。

# 五、常见关节炎的特点

**1. RA** 起病缓慢,以近端指间关节(PIP)、掌指关节(MCP)、腕关节首发伴有软组织肿胀,疼痛持续、休息后加重,表现为对称性多关节炎,关节畸形常见。

**2. OA** 起病缓慢,首发膝、髋关节、远端指间关节(DIP)及腰部伴有软组织肿胀。以负重关节症状明显,受累关节表现骨性肥大,关节疼痛活动后加重;腰椎增生,唇样变。

**3. AS** 起病缓慢,表现脊柱炎和骶髂关节病变,外周关节首发膝、髋、踝关节伴有软组织肿胀,以不对称下肢大关节炎,少关节炎,休息后加重,有功能障碍。

**4. 痛风** 起病急骤,首发第一跖趾关节,表现红、肿、热、痛,疼痛剧烈,夜间重,反复发作。

# 六、常见弥漫性结缔组织病的特异性临床表现

常见弥漫性结缔组织病的特异性临床表现见表 8-1-1。

**表 8-1-1 常见弥漫性结缔组织病的特异性临床表现**

| 病名 | 特异性表现 |
| --- | --- |
| SLE | 颊部蝶形红斑,蛋白尿,溶血性贫血,血小板减少,多浆膜炎 |
| pSS | 口、眼干,腮腺肿大,猖獗龋齿,肾小管性酸中毒,高球蛋白血症 |
| DM | 上眼睑红肿,Gottron 征,颈部呈 V 形充血,肌无力 |
| SSc | 雷诺现象,指端缺血性溃疡,硬指,皮肤肿硬失去弹性 |
| Wegener 肉芽肿 | 鞍鼻,肺迁移性浸润影或空洞 |
| 大动脉炎 | 无脉,颈部、腹部血管杂音 |
| 贝赫切特病 | 口腔溃疡,外阴溃疡,针刺反应 |

# 七、风湿病的自身抗体的检测

对诊断和鉴别诊断,尤其是 CTD 的早期诊断至为重要。主要自身抗体有:

**1.抗核抗体**(anti-nuclear antibodies,ANAs) 是抗细胞核内成分的抗体。ANAs 分成抗DNA、抗组蛋白、抗非组蛋白(抗 ENA 抗体)和抗核仁抗体四大类。通常称 ANAs 阳性的患者要考虑结缔组织病的可能性。正常老年人或其他非结缔组织病患者,血清中可能存在低滴度的 ANAs。

**2.类风湿因子**(rheumatoid factor,RF) 见于多种 CTD。亦见于急性病毒性感染如单核细胞增多症、肝炎、流行性感冒等,寄生虫感染如疟疾、血吸虫病等,慢性感染如结核病、亚急性细菌性心内膜炎等,某些肿瘤以及约 5% 的正常人群。RF 滴度可判断其活动性。

**3.抗中性粒细胞胞浆抗体**(antineutrophil cytoplasmic antibodies,ANCA) 对血管炎病尤其是 Wegener 肉芽肿的诊断和活动性判定有帮助。中性粒细胞胞浆内含有多种抗原成分,其中以丝氨酸蛋白酶-3(PR3)和髓过氧化物酶(MPO)与血管炎病相关密切。

**4.抗磷脂抗体** 临床应用的抗磷脂抗体包括抗心磷脂抗体、狼疮抗凝物、梅毒血清试验反应假阳性等。本抗体与血小板减少、动静脉血栓、习惯性自发性流产有关。

**5.抗角蛋白抗体谱** 对 RA 有较高特异性的自身抗体。抗核周因子(APF)、抗角蛋白(AKA)的靶抗原为细胞骨架的基质蛋白,即聚角蛋白微丝蛋白,其抗体 AFA 与 APF、AKA 均可出现在 RA 的早期。环瓜氨酸多肽(CCP)段是聚角蛋白微丝蛋白的主要抗原,以人工合成的 CCP 所测到的抗 CCP 抗体在 RA 有较 AFA 更好的敏感性和特异性。

## 八、风湿病的药物治疗

药物治疗主要包括非甾体抗炎药、糖皮质激素、改变病情抗风湿药、辅助性治疗。

## 九、糖皮质激素主要不良反应

糖皮质激素主要不良反应包括感染、高血压、高糖血症、骨质疏松、撤药反跳、股骨头无菌性坏死、肥胖、精神兴奋、消化性溃疡等,临床应用时须掌握适应证和药物剂量,同时监测其不良反应。

## 复　习　题

**一、名词解释**

自身免疫性(autoimmunity)

**二、简答题**

风湿性疾病药物治疗主要包括哪些药?

## 参　考　答　案

**一、名词解释**

自身免疫性是指淋巴细胞丧失了对自身组织(抗原)的耐受性,以至于淋巴细胞对自身组织出现免疫反应并导致组织的损伤。

**二、简答题**

药物治疗主要包括非甾体抗炎药、糖皮质激素、改变病情抗风湿药。

(李晓华)

# 第二章 类风湿关节炎

病例 8-2-1  患者,女性,40 岁,双腕、掌指关节、近端指间关节肿痛 10 个月。伴有关节晨僵,持续时间至少 1 小时,活动后疼痛缓解,休息后加重;双腕、掌指关节、近端指间关节疼痛、肿胀呈对称性和持续性,无下肢关节疼痛和关节畸形,口服双氯芬酸钠片后疼痛缓解,无发热、咳嗽、体重减轻等症状。体格检查:血压 130/75mmHg,神志清楚,轻度贫血外观,眼睑无浮肿,睑结膜轻度苍白,双肺听诊呼吸音清晰,心率:76 次/分,腹软、无压痛,肝脾未触及,肾区无叩痛。双腕、左右手第 2、3、4 掌指关节、近端指间关节肿胀、压痛阳性,见皮肤褐色色素沉着。双下肢浮肿阴性。双手 X 线平片:双手近端关节周围见软组织肿胀,关节骨端骨质疏松,左、右手第 2、3 近端指间关节间隙变窄。类风湿因子 1∶32 阳性,抗环瓜氨酸肽(CCP)抗体阳性,血红蛋白 9.8g/L,血小板 320×10⁹/L,ESR50mm/h。

**问题:**

1.该患者的临床诊断是什么?

2.诊断依据是什么?

3.治疗策略是什么?

4.预后怎样?

**参考答案和提示:**

1.诊断  类风湿关节炎。

2.诊断依据

(1) 中年女性,缓性起病。

(2) 表现双腕、掌指关节、近端指间关节肿痛 10 月,关节内或周围晨僵持续 1 小时;关节疼痛活动后缓解,休息后加重;至少同时有 3 个关节区(腕、掌指、近端指间关节区)软组织肿胀;对称性关节炎,持续大于 6 周。双腕、左右手第 2、3、4 掌指关节、近端指间关节肿胀、压痛阳性,见皮肤褐色色素沉着。

(3) 实验室检查:类风湿因子 1∶32 阳性,抗环瓜氨酸肽(CCP)抗体阳性,血红蛋白 9.8g/L,血小板 320×10⁹/L,ESR50mm/h。

(4) 双手 X 线平片:双手近端关节周围见软组织肿胀,关节骨端骨质疏松,左、右手第 2、3 近端指间关节间隙变窄。

3.治疗策略

(1) 一般性治疗:休息、关节制动(急性期)、关节功能锻炼(恢复期)、物理疗法等。

(2) 非甾体抗炎药(NSAID)(选用塞来昔布、美洛昔康、双氯芬酸中的一种,NSAID 药物不要联合应用)。

(3) 改变病情抗风湿药:首选甲氨蝶呤(MTX),效果不佳,可以联合柳氮磺吡啶或来氟米或生物制剂和免疫性治疗等。

(4) 糖皮质激素:在关节炎急性发作可给予短效激素,泼尼松每日不超过 10mg,迅速而明显地缓解,改善关节功能。应用 1~2 月,改变病情抗风湿药物起效后停用。

4.预后  大多数 RA 患者病程迁延,在病程早期的 2~3 年内致残率较高,如未能及时诊断和及早合理治疗,3 年内关节破坏达 70%。积极、正确的治疗可使 50%~80%以上的 RA 患者病情缓解。与本病有关的死亡原因主要有内脏血管炎、感染和淀粉样变等。

**病例 8-2-2**　患者,女性,50 岁,反复低热 1 年,伴四肢大小关节肿痛。肘后出现多个皮下结节。间断使用理疗和非甾体抗炎药,症状有缓解。检查 ESR 40mm/h,心脏彩超发现小量心包积液,WBC $8.0 \times 10^9$/L,Hb 100g/L,ANA(-),RF(+),抗环瓜氨酸多肽抗体(+),C 反应蛋白(+)。经多种抗生素正规治疗无效。

**问题:**

1.该患者的临床诊断是什么?

2.诊断依据是什么?

3.类风湿关节炎活动诊断最有意义的检查是什么?

4.最适宜的治疗措施是什么?

**参考答案和提示:**

1.诊断　类风湿关节炎。

2.诊断依据

(1) 中年女性,缓性起病。

(2) 反复低热 1 年,伴四肢大小关节肿痛。肘后出现多个皮下结节。间断使用理疗和非甾体抗炎药,症状有缓解。

(3) 检查 ESR 40mm/h,心脏彩超发现小量心包积液,WBC $8.0 \times 10^9$/L,Hb 100g/L,ANA(-),RF(+),C 反应蛋白(+),抗环瓜氨酸多肽抗体(+)。

3.类风湿关节炎活动诊断最有意义的检查　RF(+)类风湿因子滴度增高表示类风湿关节炎活动;C 反应蛋白(+);ESR40mm/h,抗环瓜氨酸多肽抗体(+)。

4.最适宜的治疗措施　应用皮质激素加慢作用抗风湿药。

## 临床思维:类风湿关节炎

类风湿关节炎(rheumatoid arthritis,RA)是以对称性多关节炎为主要临床表现的异质性、系统性、自身免疫性疾病。我国 RA 患病率略低于 0.5%～1%的世界平均水平,为 0.32%～0.36%。

**【病因和发病机制】**　本病病因:①环境因素;②遗传易感性;③免疫紊乱。免疫紊乱被认为是 RA 主要的发病机制。

**【病理】**　RA 的基本病理改变是滑膜炎,急性期滑膜表现为渗出性和细胞浸润性。血管炎可发生在类风湿关节炎患者关节外的任何组织。它累及中、小动脉和(或)静脉,管壁有淋巴细胞浸润、纤维素沉着,内膜有增生,导致血管腔的狭窄或堵塞。类风湿结节是血管炎的一种表现。

**【临床表现】**　流行病学资料显示,RA 发生于任何年龄,80%发病于 35～50 岁,女性患者约 3 倍于男性。RA 的临床表现多样,从主要的关节症状到关节外多系统受累的表现。

**【实验室和其他辅助检查】**

**1. 血象**　有轻至中度贫血。活动期患者血小板可增高。白细胞及分类多正常。

**2. 炎性标志物**　血沉和 C 反应蛋白(CRP)常升高,并且和疾病的活动度相关。

**3. 自身抗体**　RA 新的抗体不断被发现,其中有些抗体诊断的特异性较 RF 明显提高,且可在疾病早期出现,如抗环瓜氨酸肽(ccP)抗体,抗核周因子(APF)抗体、抗角蛋白抗体(AKA)以及抗 sa 抗体等。

**4. 免疫复合物和补体**　70%患者血清中出现各种类型的免疫复合物,尤其是活动期和 RF 阳性患者。在急性期和活动期,患者血清补体均升高,只有少数有血管炎者出现低补体血症。

**5. 关节滑液**

**6. 关节影像学检查**　X 线平片对 RA 诊断、关节病变分期、病变演变的监测均很重要。初诊至少应摄手指及腕关节的 X 线片,早期可见关节周围软组织肿胀影、关节端骨质疏松(Ⅰ期);进而关节间隙变窄(Ⅱ期);关节面出现虫蚀样改变(Ⅲ期);晚期可见关节半脱位和关节破坏后的纤维性和骨性强直(Ⅳ期)。

**7. 类风湿结节的活检** 其典型的病理改变有助于本病的诊断。

# 诊疗常规:类风湿关节炎

## (一)诊断

目前 RA 的诊断仍沿用 ACR1987 年修订的分类标准:①关节内或周围晨僵持续至少 1 小时;②至少同时有 3 个关节区软组织肿或积液;③腕、掌指、近端指间关节区中,至少 1 个关节区肿胀;④对称性关节炎;⑤有类风湿结节;⑥血清 RF 阳性(所用方法正常人群中不超过 5% 阳性);⑦X 线片改变(至少有骨质疏松和关节间隙狭窄)。符合以上 7 项中 4 项者可诊断为 RA(第一至第四项病程至少持续 6 周)。

## (二)鉴别诊断

**1. 骨关节炎** 为退行性骨关节病,本病多见于 50 岁以上者。主要累及膝、脊柱等负重关节。活动时关节痛加重,可有关节肿、积液。远端指间关节出现赫伯登(teberden)结节和近端指关节出现布夏尔(Botlobard)结节。大多数患者血沉正常,RF 阴性或低滴度阳性。X 线示关节间隙狭窄、关节边缘呈唇样增生或骨疣形成。

**2. 强直性脊柱炎** 多见于青壮年男性,主要侵犯脊柱,外周关节受累以非对称性的下肢大关节炎为主,极少累及手关节,骶髂关节炎具典型的 X 线改变。可有家族史,90% 以上患者 HLA-B27 阳性。血清 RF 阴性。

**3. 银屑病关节炎** 本病多发生于皮肤银屑病后若干年,其中 30%~50% 的患者表现为对称性多关节炎,累及远端指关节处更明显,表现为该关节的附着端炎和手指炎。同时有骶髂关节炎和脊柱炎,血清 RF 阴性。

**4. 系统性红斑狼疮** 本病关节病变较 RA 轻,一般为非侵蚀性,且关节外系统性症状如蝶形红斑、脱发、蛋白尿等较突出。血清 ANA、抗双链 DNA(dsDNA)抗体等多种自身抗体阳性。

**5. 其他病因的关节炎** 风湿热的关节炎,肠道感染后或结核感染后反应性关节炎,均各有其原发病特点。

## (三)治疗

**1. 治疗目标** 减轻关节症状、延缓病情进展、防止和减少关节的破坏、保护关节功能、最大限度地提高患者的生活质量。早期诊断和早期治疗是极为重要的。

**2. 治疗措施** 一般性治疗、药物治疗、外科手术治疗,其中以药物治疗最为重要。

(1)一般性治疗:包括休息、关节制动(急性期)、关节功能锻炼(恢复期)、物理疗法等。卧床休息只适宜于急性期、发热以及内脏受累的患者。

(2)药物治疗:根据药物性能,治疗 RA 的常用药物分为四大类,即非甾体抗炎药(NSAID)、改变病情抗风湿药(DMARD)、糖皮质激素(glucocor ticoid)和植物药等。

1)非甾体抗炎药 NSAID 具镇痛消肿作用,是改善关节炎症状的常用药,但不能控制病情,必须与改变病情抗风湿药同服。常用 NSAID(塞来昔布、美洛昔康、双氯芬酸)。

2)改变病情抗风湿药该类药物较 NSAID 发挥作用慢,临床症状明显改善约需 1~6 个月,有改善和延缓病情进展作用。一般首选甲氨蝶呤(MTX),并将它作为联合治疗的基本药物。柳氮磺吡啶、来氟米特、羟氯喹和氯喹、生物制剂和免疫性治疗等。受累关节超过 20 个,起病 2 年内就出现关节骨破坏,RF 滴度持续很高,有关节外症状者应尽早采用 DMARD 联合治疗方案。

3) 糖皮质激素本药有强大的抗炎作用,在关节炎急性发作可给予短效激素,其剂量依病情严重程度而调整,一般应不超过泼尼松每日 10mg,可使关节炎症状得到迅速而明显地缓解,改善关节功能。有系统症状如伴有心、肺、眼和神经系统等器官受累的重症患者,可予泼尼松每日量为 30～40mg,症状控制后递减,以每日 10mg 或低于 10mg 维持。

4) 植物药制剂常有的植物药制剂包括:①雷公藤多苷,有抑制淋巴、单核细胞及抗炎作用;②青藤碱;③白芍总苷。

(3) 外科手术治疗:关节置换和滑膜切除手术,前者适用于较晚期有畸形失去功能的关节。

## 复 习 题

### 一、名词解释

1.类风湿关节炎　2.晨僵

### 二、问答题

1. 男性,55 岁,双手指关节肿痛一年,晨僵约 1.5 小时,血沉 60mm/h,RF1:320,肺 CT 提示"肺间质性病变",试问类风湿关节炎肺受累的特点有哪些?

2. 女性,41 岁,双手近端指间、掌指、腕关节肿痛 5 年。伴低热、晨僵每天 1 小时以上。体格检查:双手手指尺侧偏斜,屈曲畸形。诊断为"类风湿关节炎",试问关节畸形的机制有哪些? 常见哪些关节畸形?

3. 女性,39 岁,双手指关节肿痛 3 个月,伴关节晨僵,低热。ESR100mm/h,血常规:WBC $13 \times 10^9$/L,Hb 100g/L,PLT $380 \times 10^9$/L,RF1:640(＋),尿常规(－),诊断"类风湿关节炎",试问治疗的目标和措施有哪些?

## 参 考 答 案

### 一、名词解释

1.类风湿关节炎是以对称性多关节炎为主要临床表现的异质性、系统性、自身免疫性疾病。

2.早晨起床后病变关节感觉僵硬,称"晨僵"。如胶黏着样的感觉,持续时间至少 1 小时者意义较大。

### 二、问答题

1. 类风湿关节炎的肺受累很常见,其中男性多于女性,有时可为首发症状。①最常见是肺间质病变。肺功能和肺影像学检查异常,高分辨 CT 有助早期诊断。②结节样改变。肺内出现单个或多个结节,为肺内的类风湿结节表现。结节有时可液化,咳出后形成空洞。③Caplan 综合征尘肺患者合并 RA 时易出现大量肺结节,称之为 Caplan 综合征。病理检查结节中心坏死区内含有粉尘。④胸膜炎见于约 10% 的患者。⑤肺动脉高压一部分是肺内动脉病变所致,另一部分为肺间质病变引起。

2. RA 的基本病理改变是滑膜炎,病变进入慢性期,滑膜变得肥厚,形成许多绒毛样突起,有很强的破坏性,突向关节腔内或侵入到软骨和软骨下的骨质造成关节破坏、畸形、功能障碍。

关节畸形是腕和肘关节强直、掌指关节的半脱位、手指向尺侧偏斜和呈"天鹅颈(swan neck)"样及"纽扣花样(boutonniere)"表现。重症患者关节呈纤维性或骨性强直失去关节功能,致使生活不能自理。

3. 治疗目标　减轻关节症状、延缓病情进展、防止和减少关节的破坏、保护关节功能、最大限度地提高患者的生活质量,是目前的治疗目标。早期诊断和早期治疗是极为重要的。

治疗措施包括:一般性治疗、药物治疗(非甾体抗炎药 NSAID 和改变病情抗风湿药)、外科手术治疗,其中以药物治疗最为重要。

(李晓华)

# 第三章  系统性红斑狼疮

**病例 8-3-1**  患者,女性, 22 岁。因关节疼痛 1 年,眼睑浮肿 1 个月,发热 6 天。患者 1 年前无诱因出现双手近端指间关节疼痛。1 个月前出现上眼睑浮肿、脱发、口腔溃疡,外院查尿蛋白(+)。6 天前出现发热,体温最高 40℃,查尿蛋白(+++),RBC20～30 个/HP,红细胞沉降率(ESR)98mm/h,无光过敏、雷诺现象。体格检查:血压 130/80mmHg,神志清楚,轻度贫血貌,面部蝶形红斑,上眼睑浮肿,皮肤黏膜未见皮疹出血点,浅表淋巴结不大,律齐,未闻及病理杂音;双肺听诊未闻及干湿啰音;腹软,肝脾未触及;双下肢浮肿阳性。血红蛋白 98g/L,白细胞 3.2 ×10$^9$/L,血小板 90 ×10$^9$/L。24 小时尿蛋白定量 2.5 g,肝肾功能未见异常。肌酶谱:肌酸激酶(CK)、天冬氨酸氨基转移酶(AST)正常。补体 C$_3$ 低,抗核抗体(ANA)1∶640(+),均质型,抗双链 DNA ( dsDNA) 抗体 ( + )。抗 Sm(+)。RNP、rRNP 及类风湿因子(RF)、抗中性粒细胞胞浆抗体(ANCA)、抗心磷脂抗体(ACL)均阴性。否认结核、结核接触史,否认肝病、肾病史,否认药物过敏史,否认家族中类似疾病史。

**问题:**

1.该患者的临床诊断是什么?

2.诊断依据是什么?

3.鉴别诊断是什么?

4.治疗策略是什么?

**参考答案和提示:**

1.**诊断**  系统性红斑狼疮。

2.**诊断依据**

(1) 年轻育龄女性,缓性起病。关节疼痛 1 年,眼睑浮肿、脱发 1 个月,发热 6 天。

(2) 表现有多系统损害。皮肤面部蝶形红斑,口腔溃疡,双手近端指间关节疼痛,肾脏病变血尿(RBC100～200 个/HP)、蛋白尿(+++)、眼睑、双下肢浮肿水肿,血液学疾病(血红蛋白 98g/L,白细胞 3.2 ×10$^9$/L,血小板 90 ×10$^9$/L)。

(3) 免疫学异常:补体 C$_3$ 低,抗核抗体(ANA)1∶640 ( + ),均质型,抗双链 DNA(dsDNA)抗体 ( + )。抗 Sm(+)。

(4) 对症治疗。

3.**鉴别诊断**

(1) 慢性肾小球肾炎:多以肾脏疾病为首发表现,表现为血尿,蛋白尿,高血压,水肿,一般早期无关节疼痛,脱发表现,ANA,抗 ds-DNA 一般阴性。

(2) 类风湿关节炎:多表现为关节持续性、对称性疼痛、压痛,伴关节肿胀和晨僵,RF 可阳性,抗 ds-DNA 一般阴性,考虑患者可能性小,可完善影像学检查进一步除外。

(3) 多发性肌炎:患者表现为对称性近端肌无力,严重肾脏、神经系统受累较少见,伴肌酶升高,考虑可能性小。

4.**治疗策略**

(1) 一般治疗:急性活动期卧床休息,及早发现和治疗感染;避免强光暴晒和紫外线照射。

（2）以皮损和（或）关节痛为主,则可选用羟氯喹（或氯喹）,辅以非甾体类抗炎药。

（3）治疗无效应早服激素,每日量为泼尼松 0.5～1mg/kg;狼疮肾炎应用免疫抑制剂环磷酰胺、硫唑嘌呤、环孢素 A、吗替麦考酚酯。

**病例 8-3-2** 女性,32 岁,双腕和膝关节疼痛,伴高热 2 个月。全身肌痛,口腔溃疡。曾有癫痫样发作一次。心脏超声检查示中等量心包积液,X 线胸片示右侧少量胸腔积液。血常规检查:Hb、WBC 和血小板下降。尿蛋白（＋＋＋）,多种抗生素治疗无效,抗核抗体 1:320（＋）,抗 Sm 抗体（＋）。

**问题:**

1.该患者的临床诊断是什么?

2.诊断依据是什么?

3.SLE 的筛查实验是什么?

4.为缓解病情,首选的药物是什么?

**参考答案和提示:**

1.诊断 系统性红斑狼疮。

2.诊断依据

（1）年轻育龄女性,缓性起病。全身系统表现,发热、全身肌痛,口腔溃疡。

（2）表现有多系统损害。有对称性关节肿痛、中等量心包积液、胸腔积液等浆膜腔积液;血液系统受累全血细胞减少;尿蛋白（＋＋＋）,癫痫样发作神经系统受累 5 项阳性。

（3）免疫学异常:抗核抗体 1:320（＋）,抗 Sm 抗体（＋）。

3.SLE 筛查实验 抗核抗体是系统性红斑狼疮的筛查实验,见于几乎所有的 SLE 患者。

4. 首选药物 糖皮质激素。

# 临床思维:系统性红斑狼疮

系统性红斑狼疮（SLE）是一种表现有多系统损害的慢性系统性自身免疫病,其血清具有以抗核抗体为代表的多种自身抗体。本病病程以病情缓解和急性发作交替为特点,有内脏（肾、中枢神经）损害者预后较差。以女性多见,尤其是 20～40 岁的育龄女性。

【病因】 本病病因包括①遗传;②环境因素;③雌激素。

【发病机制】 SLE 是一个免疫复合物病。外来抗原（如病原体、药物等）引起人体 B 细胞活化。产生大量不同类型的自身抗体,造成大量组织损伤。

【病理】 主要病理改变为炎症反应和血管异常,它可以出现在身体任何器官。受损器官的特征性改变是:①苏木紫小体;②"洋葱皮样病变";③如作免疫荧光及电镜检查,几乎都可发现肾病变。

【临床表现】 临床症状多样,早期症状往往不典型。

1. **全身症状** 活动期约 90% 的患者发热,伴有疲倦、乏力、体重下降等。

2. **皮肤与黏膜** 80% 患者出现皮疹,40% 日晒后出现光过敏,浅表皮肤血管炎可表现为网状青斑,30% 患者在急性期出现口腔溃疡伴轻微疼痛,40% 患者有脱发,30% 患者有雷诺现象。

3. **浆膜炎**

4. **肌肉骨骼** 对称性多关节疼痛、肿。关节 X 线片多无关节骨破坏。5%～10% 出现肌炎。

5. **肾** 几乎所有患者的肾组织都有病理变化（见所附狼疮肾炎）。

**6. 心血管** 患者常出现心包炎,可为纤维蛋白性心包炎或渗出性心包炎。

**7. 肺** 约35%的患者有胸腔积液。患者可发生狼疮肺炎,10%～20%SLE存在肺动脉高压。

**8. 神经系统** 又称神经精神狼疮(neliropsychiatric lupus,NP-SLE)。

**9. 消化系统表现**

**10. 血液系统表现** 活动性 SLE 中血红蛋白下降、白细胞和(或)血小板减少常见。10%属于溶血性贫血。

**11. 抗磷脂抗体综合征**(antibody synclrome,APS)

**12. 干燥综合征** 有约30%的 SLE 有继发性干燥综合征并存,有唾液腺和泪腺功能不全。

**13. 眼** 视网膜血管炎。

**【实验室和其他辅助检查】**

**1. 一般检查** 血、尿常规的异常代表血液系统和肾受损。血沉增快表示疾病控制尚不满意。

**2. 自身抗体**

(1) 抗核抗体(ANA):几乎所有 SLE 患者,特异性低,其他结缔组织病 ANA 也阳性。

(2) 抗双链 DNA(dsDNA)抗体:诊断 SLE 的标记抗体之一,是判断 SLE 的活动指标。

(3) 抗 ENA 抗体谱 ENA

1) 抗 Sm 抗体:诊断 SLE 的标记抗体之一。特异性99%,与病情活动性不相关。

2) 抗 RNP 抗体:阳性率40%,与 SLE 的雷诺现象和肌炎相关。

3) 抗 SSA(Ro)抗体:SLE 合并干燥综合征时有诊断意义。

4) 抗 SSB(La)抗体:其临床意义与抗 SSA 抗体相同。

5) 抗 rRNP 抗体:代表 SLE 的活动,提示有 NP-SLE 或其他重要内脏的损害。其他抗磷脂抗体、抗组织细胞抗体、血清出现 RF 和抗中性粒细胞胞浆抗体。

**3. 补体** 低下表示 SLE 活动性。

**4. 狼疮带试验** 狼疮带试验阳性代表 SLE 活动性。

**5. 肾活检病理**

**6. X 线及影像学检查**

## 诊疗常规:系统性红斑狼疮

(一) 诊断

采用美国风湿病学会1997年推荐的 SLE 分类标准。11项中符合4项或4项以上者,在除外感染、肿瘤和其他结缔组织病后,可诊断 SLE。11条分类标准中,免疫学异常和高滴度抗核抗体更具有诊断意义。

美国风湿病学会1997年推荐的 SLE 分类标准:①颊部红斑;②盘状红斑;③光过敏;④口腔溃疡;⑤关节炎;⑥浆膜炎;⑦肾脏病变(尿蛋白＞0.5g/24h 或＋＋＋,或管型);⑧神经病变(癫痫发作或精神病,除外药物或已知的代谢紊乱);⑨血液学疾病(溶血性贫血,或白细胞减少,或淋巴细胞减少,或血小板减少);⑩免疫学异常;▇抗核抗体(抗 ds-DNA 抗体阳性,或抗 Sm 抗体阳性,或抗磷脂抗体阳性)。

(二) 鉴别诊断

SLE 应与下述疾病鉴别:RA、各种皮炎、癫痫病、精神病、特发性血小板减少性紫癜和原发性肾小球肾炎等,也需和其他结缔组织病作鉴别。有些药物如肼屈嗪等,如长期服用,可引起类似 SLE 表现(药物性狼疮)。

## （三）治疗

早期患者,合理治疗后可以缓解。判断 SLE 活动及病情轻重,予强有力的药物控制,病情缓解后,则接受维持性治疗。

**1. 糖皮质激素**(简称激素) 一般选用泼尼松或甲泼尼龙,只有鞘内注射时用地塞米松。长期使用激素会出现以下不良反应,如向心性肥胖、血糖升高、高血压、诱发感染、股骨头无菌性坏死和骨质疏松等,应予以密切监测。

激素冲击疗法:用于急性暴发性危重 SLE,如急进性肾衰竭、NP-SLE 的癫痫发作或明显精神症状、严重溶血性贫血。

**2. 免疫抑制剂** 活动程度较严重的 SLE,应同时给予大剂量激素和免疫抑制剂。

(1) 环磷酰胺 CTX 冲击疗法:CTX 有胃肠道反应、脱发、肝损害等不良反应,尤其是血白细胞减少,应定期作检查。

(2) 其他免疫抑制剂:硫唑嘌呤、环孢素、吗替麦考酚酯(mycophenolate mofetil,MMF)、抗疟药羟氯喹、雷公藤总苷等。

**3. 静脉注射大剂量免疫球蛋白(IVIG)** 适用于某些病情严重或(和)并发全身性严重感染者,对重症血小板减少性紫癜。

**4. 控制并发症及对症治疗**

**5. 一般治疗**

**6. 血浆置换**

**7. 人造血干细胞移植**

**8. 生物制剂**

## （四）预后

随着早期诊断的手段增多和治疗 SLE 水平的提高,SLE 预后已明显改善。急性期患者的死亡原因主要是 SLE 的多脏器严重损害和感染,尤其是伴有严重神经精神性狼疮和急进性狼疮性肾炎者;慢性肾功能不全和药物(尤其是长期使用大剂量激素)的不良反应,冠状动脉粥样硬化性心脏病等,是 SLE 远期死亡的主要原因。

# 复 习 题

**一、名词解释**

1. 系统性红斑狼疮 2. 狼疮危象

**二、简答题**

1. 系统性红斑狼疮常见而且有用的自身抗体是什么?

2. SLE 患者可出现自身抗体,其意义分别是什么?

3. 狼疮性肾炎肾组织活动性指标是什么?

4. 环磷酰胺(CTX)冲击治疗方案及 CTX 的主要副作用是什么?

**三、问答题**

1. 女,18 岁,因蛋白尿 2 个月就诊,伴有口腔溃疡、日晒后颜面皮肤出现红色皮疹。门诊检查曾有大关节肿痛,实验室检查发现 ESR60mm/h,抗 dsDNA 抗体（+）,ANA1:640,抗 Sm(+),病人即可诊断为 SLE,试问如何选择治疗方案?

2. 女性,38 岁,口腔溃疡、面部红斑、发热、气促伴尿量减少 1 个月。查:ESR110mm/h,ANA1:320,抗 dsDNA 抗体(+),$C_3$ 下降,24 小时尿蛋白定量 3.2g,胸片示"双侧胸腔积液",心脏彩超"心包积液"，血 BUN15mmol/L，血肌酐 178μmol/L，给予甲泼尼龙冲击治疗，冲击治疗的适应证是什么？

# 参 考 答 案

## 一、名词解释

1. 系统性红斑狼疮是一种表现有多系统损害的慢性系统性自身免疫病，其血清具有以抗核抗体为代表的多种自身抗体。

2. 狼疮危象是指急性的危及生命的重症 SLE，包括急进性狼疮性肾炎、严重的中枢神经系统损害、严重的溶血性贫血、血小板减少性紫癜、粒细胞缺乏症、严重心脏损害、严重狼疮性肺炎、严重狼疮性肝炎和严重的血管炎。

## 二、简答题

1. 常见而且有用的自身抗体依次为抗核抗体谱、抗磷脂抗体和抗组织细胞抗体。

2. SLE 出现自身抗体的意义　①抗核抗体（ANA）：是筛选结缔组织病的主要试验，见于几乎所有的 SLE 患者，其敏感性高特异性低。②抗 ds-DNA 抗体是诊断 SLE 的标记抗体之一，与狼疮活动性密切相关。③抗 Sm 抗体：诊断 SLE 的标记抗体之一。特异性 99%，而敏感性低（25%）。有助于早期或不典型患者或回顾性诊断所用。它不代表疾病活动性。④抗 RNP 抗体：阳性率 40%。对 SLE 诊断特异性不高。往往与 SLE 的雷诺现象和肌炎相关。⑤抗 SSA(Ro) 往往出现在 SCLE、SLE 合并干燥综合征及新生儿红斑狼疮的母亲。合并上述疾病时有诊断意义。⑥抗 SSB(La) 抗体：其临床意义与抗 SSA 抗体相同，但阳性率低于抗 SSA 抗体。⑦抗 rRNP 抗体：血清中出现本抗体代表 SLE 的活动，同时往往提示有神经性狼疮或其他重要内脏的损害。⑧抗磷脂抗体包括抗心磷脂抗体、狼疮抗凝物、梅毒血清试验反应假阳性等对自身不同磷脂成分的自身抗体。结合其特异临床表现可诊断是否合并有继发性抗磷脂抗体综合征。⑨抗组织细胞抗体。⑩有少数的患者血清中出现类风湿因子和抗中性粒细胞胞浆抗体 p-ANCA。

3. 狼疮性肾炎肾组织活动性指标：①细胞增生；②纤维素样坏死；③多形核细胞浸润/核碎裂；④细胞性新月体；⑤微血栓；⑥白金耳样改变；⑦苏木素小体；⑧肾小管间质单个核细胞浸润；⑨肾小管坏死、水肿；⑩纤维素样坏死。

4. 环磷酰胺（CTX）冲击治疗方案及 CTX 的主要副作用：CTX 冲击疗法，每次剂量 $0.5\sim1.0g/m^2$ 体表面积，加入 0.9% 氯化钠溶液 250ml 内，静脉缓慢滴注，时间要超过 1 小时。除病情危重每 2 周冲击 1 次外，通常每 4 周冲击 1 次，冲击 8 次后，如病情明显好转（如尿蛋白转阴），则改为每 3 个月冲击一次，至活动静止后至少 1 年，可停止冲击，冲击疗法比口服疗效好。CTX 主要副作用有胃肠道反应、脱发、肝损害，尤其是血白细胞减少，应定期作检查，当血白细胞 $<3\times10^9/L$ 时，暂停使用。

## 三、问答题

1. 根据病情选择治疗方案。患者狼疮性肾炎，选泼尼松 $1mg/(kg\cdot d)\times8$ 周，此后逐渐减量，直至 $5\sim10mg/d$ 维持。或甲泼尼龙冲击疗法。同时 CTX 冲击，对大剂量激素及 CTX 治疗无效或不能耐受者，可用环孢素或吗替麦考酚酯，常与中小剂量泼尼松联合应用。

2. 用于急性暴发性危重 SLE，如急性肾衰竭、NP-SLE 的癫痫发作或明显精神症状、严重溶血性贫血等，即用甲泼尼龙 $500\sim1000mg$，溶于 5% 葡萄糖 250ml 中，缓慢静脉滴注每天 1 次，连用 3 天为 1 疗程，接着使用如上所述的大剂量泼尼松，如病情需要，1 周后可重复使用，这样能较快控制 SLE 暴发。

（李晓华）

# 第九篇　理化因素所致疾病

## 第一章　总　　论

### 一、中毒和毒物的定义

有毒化学物质进入人体,达到中毒量而产生损害的全身性疾病叫做中毒(poisoning)。引起中毒的化学物质称毒物。毒物根据来源和用途分为:①工业性毒物;②药物;③农药;④有毒动植物。

### 二、中毒的分类

中毒可分为急性和慢性两大类,主要由接触毒物的毒性、剂量和时间决定。短时间内吸收超限量毒物可引起急性中毒,发病急骤,症状严重,变化迅速,如不积极治疗,可危及生命。长时间吸收小量毒物可引起慢性中毒,起病较缓,病程较长,缺乏中毒的特异性诊断指标。

### 三、中毒的病因

**1.职业性中毒**　在生产过程中,有些原料、中间产物、成品是有毒的。如果不注意劳动保护,在生产过程中与有毒物质密切接触可发生中毒。在保管、使用、运输方面,如不遵守安全防护制度,也可能发生中毒。

**2.生活性中毒**　在误食、意外接触有毒物质、用药过量、自杀或谋害等情况下,过量毒物进入人体,都可引起中毒。

### 四、中毒的机制

**1.毒物种类**　①局部刺激、腐蚀作用;②缺氧;③麻醉作用;④抑制酶的活力;⑤干扰细胞或细胞器的生理功能;⑥受体的竞争。

**2.影响毒物作用的因素**　①毒物的理化性质;②个体的易感性。

**3.毒物的代谢、吸收和排出**　有毒物质可通过呼吸道、消化道、皮肤黏膜等途径进入人体。有些毒物排出缓慢,蓄积在体内某些器官或组织内,当再次释放时可产生再次中毒。

### 五、中毒的临床表现

**1.急性中毒**　不同的化学物质的急性中毒可产生不同的表现,但发绀、昏迷、惊厥、呼吸困难、休克、少尿等,可见于各种化学毒物严重中毒时。各系统的重要表现分述如下:

(1) 皮肤黏膜表现:①皮肤及口腔黏膜灼伤;②发绀;③黄疸。

(2) 眼球表现:①瞳孔扩大;②瞳孔缩小;③视神经炎。

(3) 神经系统表现:①昏迷;②谵妄;③肌纤维颤动;④惊厥;⑤瘫痪;⑥精神失常。

(4) 呼吸系统表现:①呼吸气味;②呼吸加快;③呼吸减慢;④肺水肿。

（5）循环系统表现：①心律失常；②心脏骤停；③休克；④心肌损害。

（6）泌尿系统表现：中毒后肾的主要损害有：①肾小管坏死；②肾缺血；③肾小管堵塞。

（7）血液系统表现：①溶血性贫血；②白细胞减少和再生障碍性贫血；③出血；④血液凝固障碍。

（8）发热。

**2.慢性中毒**　长期接触较小剂量的毒物，可引起慢性中毒。慢性中毒多见于职业中毒和地方病。

（1）神经系统表现：①痴呆；②震颤麻痹综合征；③周围神经病。

（2）消化系统表现：中毒性肝病。

（3）泌尿系统表现：中毒性肾病。

（4）血液系统表现：白细胞减少和再生障碍性贫血。

（5）骨骼系统表现：氟可引起氟骨症。黄磷可引起下颌骨坏死。

# 六、中毒的诊断依据

急性中毒需要及早作出诊断。慢性中毒如不注意病因，往往容易误诊、漏诊。中毒诊断主要依据接触史和临床表现。中毒经初步诊断后，毒物在体液中的存在以及毒物对人体的特殊影响，可通过实验室检查加以证实，也可通过环境调查了解毒物的存在。最后，经过鉴别诊断，排除其他有相似症状的疾病，可作出病因诊断。

**1.毒物接触史**　对生活性中毒，如怀疑有服毒的可能性时，要了解患者的生活情况、精神状态、长期服用药物的种类，身边有无药瓶、药袋，家中药物有无缺少等估计服药时间和剂量。对一氧化碳中毒要了解室内炉火、烟囱、煤气以及当时同室内其他人员的情况。有时需要向患者的同事、家属、亲友或现场目击者了解情况。如怀疑食物中毒时，应调查同餐进食者中有无同样症状发生。水源污染和食物污染可造成地区流行性中毒，必要时应进行流行病学调查。对职业中毒应询问职业史，包括工种、工龄、接触毒物的种类和时间、环境条件、防护措施，以及工作中是否曾发生过事故等。总之，对任何中毒都要了解发病现场情况，查明接触毒物的证据。

**2.临床表现**　对突然出现发绀、呕吐、昏迷、惊厥、呼吸困难、休克而原因不明的患者，要想到急性中毒的可能性。对原因不明的贫血、白细胞减少、血小板减少、周围神经麻痹、肝病患者也要考虑到中毒的可能性。急性中毒患者如有肯定的毒物接触史，要分析症状与体征的特点，出现时间和顺序是否符合某种毒物中毒临床表现的规律性。要进一步根据主要症状和体征，迅速进行重点而必要的体格检查，观察神志、呼吸、脉搏、血压情况，进行紧急处理。病情允许的情况下，要进行系统而认真仔细检查。例如，考虑有机磷杀虫药中毒时，要注意呼吸有无蒜味、有无瞳孔缩小、肌纤维颤动、支气管分泌物增多和肺水肿等。经过鉴别诊断排除其他疾病的可能性以后，才能得出急性中毒的诊断。

**3. 实验室检查**　急性中毒时，应常规留取剩余的毒物或可能含毒的标本，如呕吐物、胃内容物、尿、粪、血标本等。必要时进行毒物分析或细菌培养。毒物分析虽很重要，但不能等待检查结果报告后才开始治疗。对于慢性中毒，检查环境中和人体内毒物的存在，有助于确定诊断。

# 七、中毒的治疗原则和治疗方法

根据毒物的种类，进入途径和临床表现进行治疗。

**1.治疗原则**　①立即脱离中毒现场；②清除进入人体内已被吸收或尚未吸收的毒物；③如有可能，选用特效解毒药；④对症治疗。

**2.急性中毒的治疗** 中毒情况危重时,首先应迅速对呼吸、循环功能、生命指征进行检查,并采取有效的紧急治疗措施。

(1) 立即停止毒物接触。

(2) 清除体内尚未吸收的毒物:包括催吐、洗胃、吸附剂、解毒药、中和剂、沉淀剂、导泻。

(3) 促进已吸收毒物的排出:包括利尿、供氧、血液净化。

(4) 特殊解毒药的应用。

**3.慢性中毒的治疗** ①解毒疗法;②对症疗法。

# 八、中毒的预防

中毒的预防包括:①加强防毒宣传;②加强毒物管理;③预防化学性食物中毒;④防止误食毒物或用药过量;⑤预防地方性中毒病。

# 复 习 题

**一、名词解释**

1. 中间综合征 2. 迟发性神经病 3. 急性 CO 中毒迟发脑病

**二、简答题**

1. 毒蛇咬伤的伤口处理原则有哪些?

2. 何谓肠源性发绀?

3. 洋地黄中毒的急诊处理有哪些?

4. 洗胃的禁忌证有哪些?

5. 毒蕈中毒临床表现分几型?

6. 蛇毒毒素主要分哪几类?

7. 急性中毒的急救原则是什么?

8. 阿片中毒的临床表现分几期。

9. 试述中毒导致心脏骤停的机制。

10. 中毒导致休克的原因有哪些?

11. 试述中毒导致急性肾功能衰竭的机制。

12. 何谓慢性中毒?

13. 催吐的禁忌证有哪些?

# 参考答案

**一、名词解释**

1. 中间综合征是指在急性胆碱能危象缓解后和迟发性神经病前,一般在急性中毒后 24～96 小时突然发生近端肌无力、呼吸肌麻痹,甚至死亡的一组综合征。

2. 迟发性神经病是指急性重度有机磷中毒症状消失后 2～3 周发生的主要累及肢体末端,且可发生下肢瘫痪,四肢肌肉萎缩等神经系统症状。

3. 急性一氧化碳中毒迟发脑病指患者在意识障碍恢复后,经达约 2～60d 的"假愈期",出现痴呆、震颤麻痹、偏瘫、尿失禁、失语、失明或继发性癫痫等精神神经系统改变。

**二、简答题**

1. 毒蛇咬伤的伤口处理原则包括 ①绷扎;②清创;③封闭;④制动。

2. 由于食用含亚硝酸盐的食物后,可使血红蛋白中的 $Fe^{2+}$ 氧化成 $Fe^{3+}$,从而失去携氧能力,表现为口唇及四肢末端发绀的现象,称为"肠源性发绀"。

3. 洋地黄中毒的急诊处理包括 ①轻度中毒,立即停药,不需处理;②大量服用,应予以洗胃,导泻;

③出现快速室性心律失常,可应用苯妥英钠或利多卡因;④异位快速性心律失常伴低钾血症时,可予钾盐静脉滴注;⑤出现缓慢性心律失常时,可用阿托品皮下或静注;⑥抗地高辛抗体。

4. 洗胃的禁忌证包括 ①强腐蚀剂口服中毒;②食管或胃底静脉曲张;③食管或贲门狭窄;④严重心肺疾患;⑤深度昏迷;⑥休克而血压尚未纠正者。

5. 毒蕈中毒临床表现分4型 ①胃肠型;②肝损伤型;③溶血型;④神经精神型。

6. 蛇毒毒素主要分4类 ①神经毒;②心脏毒;③血液毒;④混合毒。

7. 急性中毒的急救原则包括 ①立即脱离中毒现场;②有心跳、呼吸骤停者,先行心肺脑复苏;③详询病史,迅速确定诊断,估计中毒程度;④尽快排除尚未吸收的毒物,阻止毒物的进一步吸收;⑤对已被吸收的毒物,需尽快选择有效药物中和毒素,促进排泄;⑥积极支持疗法,纠正体液,酸碱失衡和电解质紊乱等,保护重要脏器功能。

8. 阿片中毒的临床表现分4期 ①前驱期;②中毒期;③麻痹期;④恢复期。

9. 中毒导致心脏骤停的机制包括 ①毒物直接作用于心肌,如洋地黄、奎尼丁、氨茶碱等中毒;②缺氧,如窒息性毒物中毒;③低钾血症,如可溶性钡盐、棉酚等中毒。

10. 中毒导致休克的原因包括 ①剧烈的吐泻导致血容量减少,如 $As_2O_3$ 中毒;②严重的化学灼伤,由于血浆渗出而血容量减少,如强酸强碱等中毒;③毒物抑制血管舒缩中枢引起周围血管扩张,有效血容量不足;④心肌梗死,见于吐根碱、锑、砷等中毒。

11. 中毒导致急性肾功能衰竭的机制包括 ①肾小管坏死:如升汞、四氯化碳、氨基糖苷类抗生素、毒蕈、蛇毒等中毒;②肾缺血:所有可产生休克的毒物均可导致肾缺血;③肾小管堵塞:如砷化氢中毒可引起血管内溶血,游离血红蛋白由尿排出时可堵塞肾小管。

12. 慢性中毒包括长期接触(经皮肤、呼吸、消化等途径)较小剂量的毒物,造成以痴呆、周围神经病变、肝肾功能障碍、白细胞减少等临床表现为主的一类中毒。

13. 催吐的禁忌证包括 ①昏迷;②惊厥;③吞服石油蒸馏物;④吞服腐蚀剂。

(沈彦祥　董　枫)

# 第二章 中 毒

## 第一节 急性有机磷农药中毒

**病例 9-2-1** 患者,女性,35 岁,昏迷 1 小时。患者 1 个小时前因与家人不和,自服药水 1 小瓶,把药瓶打碎扔掉,家人发现后 5 分钟病人腹痛、恶心,并呕吐一次,吐出物有大蒜味,逐渐神志不清,急送来诊,病后大小便失禁,出汗多。既往体健,无肝、肾、糖尿病史,无药物过敏史,月经史、个人史及家族史无特殊。查体:体温 36.5℃,脉搏 60 次/分,呼吸 30 次/分,血压 110/80mmHg,平卧位,神志不清,呼之不应,压眶上有反应,皮肤湿冷,肌肉颤动,巩膜不黄,瞳孔针尖样,对光反射弱,口腔流涎,肺叩清,两肺较多哮鸣音和散在湿啰音,心界不大,心率 60 次/分,律齐,无杂音,腹平软,肝脾未触及,下肢不肿。化验:血 Hb 125g/L,WBC $7.4×10^9$/L,N0.68,L0.30,M0.02,PLT $156×10^9$/L。

**问题:**

1.该患者的临床诊断是什么?

2.你的诊断依据是什么?

3. 鉴别诊断有哪些?

4. 进一步检查什么能明确你的诊断?

5.你怎么处理及治疗这个患者?

**参考答案和提示:**

1. 诊断　急性有机磷农药中毒。

2. 诊断依据　①呕吐物有大蒜味是有机磷农药中毒的特点,临床表现腹痛、恶心、呕吐、大汗等,并迅速神志不清;②查体发现肌颤,瞳孔呈针尖样,流涎,两肺哮鸣音和湿啰音,心率慢等毒蕈碱样表现和烟碱样表现;③无其他引起昏迷的疾病史。

3. 鉴别诊断包括　①全身性疾病致昏迷(肝昏迷,尿毒症昏迷,糖尿病酮症酸中毒昏迷);②其他急性中毒(安眠药等中毒);③脑血管病。

4. 需进一步检查　①血胆碱酯酶活力测定;②血气分析;③肝肾功能、血糖、血电解质。

5. 处治原则　①迅速清除体内毒物(洗胃、导泻);②特效解毒剂(胆碱酯酶复活剂——解磷定应用等;抗胆碱药——阿托品的应用);③对症治疗包括维持正常心肺功能、保持呼吸道通畅,氧疗,必要时人工呼吸机等。

---

**病例 9-2-2** 患者,女性,17 岁,外来务工者,入院前 9 小时,患者被人发现倒在路边,口吐白沫,立即报 120 急救。约 5 分钟后 120 救护车到达现场,发现病人昏迷,测血压 140/70mmHg,呼吸表浅 6 次/分,心率 64 次/分,即建立静脉通道并转送就近医院。约 5 分钟后,病人突发呼吸心跳停止,立即行 CPR(气管插管接呼吸气囊辅助呼吸并持续胸外按压),10 分钟后病人心跳恢复,52 次/分,无自主呼吸。当地医院继续生命体征支持治疗 9 小时,病因不明确,自主呼吸未恢复,转院进一步诊治。患者既往史、个人史、月经史、婚育史及家族史均不祥。入院时查体:体温 35.1℃,脉搏 89 次/分,呼吸 16 次/分(呼吸机控制,自主呼吸次数为 0),血压 122/60mmHg。发育正常,营养良好,中度昏迷。皮肤湿冷、腋下湿润,

无黄染、无皮疹及出血点;浅表淋巴结未扪及肿大。右侧瞳孔 1mm,对光反射迟钝,左侧眼球结膜中央有直径约 5mm 大小白斑,不见瞳孔,双侧眼睑有不自主颤动。颈软,无颈静脉怒张,气管居中,甲状腺不肿大,无颈部血管杂音。胸廓对称,双肺呼吸音对称,双下肺可闻及少许湿性啰音。心前区无隆起,心界不大,心率 89 次/分,节律整齐,心音正常,未闻及病理性杂音,周围血管征阴性。腹平软,肝脾扪及,未扪及腹部包块,移动性浊音阴性,肠鸣音活跃。生理反射明显减弱,未引出病理征。当地医院实验室检查:血常规 WBC $42.9\times10^9$/L,N 0.919, L 0.081, Hb 143.0g/L, Plt $316.0\times10^9$/L, Hct 0.471;尿常规 GLU++++, BLD+,KET +;血生化 K 3.08mmol/L, Na 130.90mmol/L, Cl 89.00mmol/L, $CO_2$-CP 14.9mmol/L, TBIL 29.00$\mu$mol/L, DBIL 8.8$\mu$mmol/L, TP 82.50g/L, ALB 46.90g/L, ALT 313.40u/L, GGT 31.00u/L, GLU 32.00mmol/L, BUN 5.30mmol/L, Cr 76.40$\mu$mol/L, UA 307.60mmol/L。急诊科实验室检查:血常规 WBC $38.3\times10^9$/L, N 0.876, L 0.065, Hb 157.0g/L, Plt $492.0\times10^9$/L, Hct 0.47;血生化 $K^+$ 2.33mmol/L, $Na^+$ 134.10mmol/L, $Cl^-$ 97.34mmol/L, $CO_2$-CP 11.0mmol/L, BUN 7.1mmol/L, Cr124.1$\mu$mol/L, GLU 38.23mmol/L, AST 457.0$\mu$/L, LDH 782.0$\mu$/L, CK 133.0$\mu$/L, AMY 318.0$\mu$/L, AG 26.76;动脉血气分析:pH 7.44, $PaO_2$ 126mmHg, $PaCO_2$ 24mmHg, ABE -6mmol/L;尿常规 GLU++++;心电图正常;腹部 B 超:肝、胆、脾、胰、双肾、输尿管、子宫及其附件均无异常。

**问题:**

1.该患者的临床诊断是什么?

2.你的诊断依据是什么?

3.鉴别诊断有哪些?

4.进一步检查什么能明确你的诊断?

5.你怎么处理及治疗这个患者?

**参考答案和提示:**

1. **诊断** 急性有机磷农药中毒。

2. **诊断依据** ①有机磷农药中毒的特点,临床表现腹痛、恶心、呕吐、大汗等,并迅速神志不清;②查体发现肌颤,瞳孔呈针尖样,流涎,两肺哮鸣音和湿啰音,心率慢等毒蕈碱样表现和烟碱样表现;③无其他引起昏迷的疾病史。

3. **鉴别诊断包括** ①全身性疾病致昏迷(肝昏迷,尿毒症昏迷,糖尿病酮症酸中毒昏迷);②其他急性中毒(安眠药等中毒);③脑血管病。

4. **需进一步检查** ①血胆碱酯酶活力测定;②血气分析;③肝肾功能、血糖、血电解质。

5. **处治原则** ①迅速清除体内毒物(洗胃、导泻);②特效解毒剂:(胆碱酯酶复活剂——解磷定应用等;抗胆碱药——阿托品的应用);③对症治疗包括维持正常心肺功能、保持呼吸道通畅,氧疗,必要时人工呼吸机等。

## 临床思维:急性有机磷农药中毒

瞳孔缩小是有机磷农药中毒的重要体征,由于腺体分泌增多,中毒者口腔及呼吸道较多带"蒜臭"味的分泌物,严重者出现肺水肿,表现为呼吸困难,不能平卧;烦躁不安,发绀;咳嗽、咯白色或血性泡沫痰;心率增快、心音弱,两肺布满哮鸣音及湿性啰音;甚至可发生呼吸衰竭、脑水肿、急性肾功能衰竭、急性心力衰竭。由于有机磷农药对胃肠黏膜有刺激和平滑肌蠕动增加的作用,经口中毒者还可以有恶心、呕吐、腹痛、腹泻等消化系统症状。中、重度中毒者可有小肌束颤动,能发展到四肢及躯干肌束,严重者发生肌无力,甚至呼吸肌麻痹。中枢神经系统症状主要为头晕、乏力,重症者神志恍惚,甚至呈现昏迷,阵发性惊厥状态,严重者发生脑水肿或中枢性呼吸衰竭直至死亡。

## 诊疗常规:急性有机磷农药中毒

**1. 迅速清除毒物**　立刻离开现场,脱去污染的衣服,用肥皂水清洗污染的皮肤、毛发和指甲。口服中毒者用清水、2％碳酸氢钠溶液(敌百虫忌用)或1:5000高锰酸钾溶液(对硫磷忌用)反复洗胃,直至洗清为止。然后再给硫酸钠导泻。眼部污染可用2％碳酸氢钠溶液或生理盐水冲洗。在迅速清除毒物的同时,应争取时间及早用有机磷解毒药治疗,以挽救生命和缓解中毒症状。

**2. 解毒药的使用**

(1) 胆碱酯酶复活药:常用的药物有解磷定(pyraloxime methiodide,PAM-1)和氯磷定(pyraloxime methylchloride,PAM-Cl),此外还有双复磷(obidoxime chloride,DMO4)和双解磷(trimedoxime,TMB4)。

(2) 抗胆碱药阿托品:有机磷杀虫药中毒的治疗最理想是胆碱酯酶复活药与阿托品二药合用。轻度中毒亦可单独使用胆碱酯酶复活药。两种解毒药合用时,阿托品的剂量应减少,以免发生阿托品中毒。

**3. 对症治疗**　有机磷杀虫药中毒主要的死因是肺水肿、呼吸肌瘫痪或呼吸中枢衰竭。休克、急性脑水肿、心肌损害及心跳骤停等亦是重要死因。因此,对症治疗应以维持正常呼吸功能为重点,例如保持呼吸道通畅,给氧或应用人工呼吸器。肺水肿用阿托品。休克用升压药,脑水肿应用脱水剂和肾上腺糖皮质激素,以及按情况及时应用抗心律失常药物等。危重病人可用输血疗法。为了防止病情复发,重度中毒患者,中毒症状缓解后应逐步减少解毒药用量,直至症状消失后停药,一般至少观察3～7天。

## 复　习　题

**简答题**

1. 试述有机磷杀虫药中毒的发病机制。
2. 试述急性有机磷农药中毒的临床分级。

## 参　考　答　案

**简答题**

1. 有机磷杀虫药的毒性作用是与乙酰胆碱酯酶的酯解部位结合成磷酰化胆碱酯酶,后者比较稳定,且无分解乙酰胆碱能力;从而使乙酰胆碱积聚引起胆碱能神经先兴奋后抑制的一系列毒蕈碱样、烟蕈样和中枢神经系统症状,严重者可昏迷以至呼吸衰竭而死亡。

2. 急性中毒程度分级:轻度中毒 以M样症状为主,胆碱酯酶活力70％～50％。中度中毒 M样症状加重,出现N样症状,胆碱酯酶活力50％～30％。重度中毒 除M、N样症状外,合并肺水肿、抽搐、昏迷,呼吸肌麻痹和脑水肿,胆碱酯酶活力30％以下。

(沈彦祥　董　枫)

# 第二节  急性一氧化碳中毒

**病例 9-2-3**  患者,男性,65 岁,昏迷半小时。半小时前晨起其儿子发现患者叫不醒,未见呕吐,房间有一煤火炉,患者一人单住,昨晚还一切正常,仅常规服用降压药物,未用其他药物,未见异常药瓶。既往有高血压病史 5 年,无肝、肾和糖尿病史,无药物过敏史。查体:体温36.8℃,脉搏 98 次/分,呼吸 24 次/分,血压 160/90mmHg,昏迷,呼之不应,皮肤黏膜无出血点,浅表淋巴未触及,巩膜无黄染,瞳孔等大,直径 3mm,对光反射灵敏,口唇樱桃红色,颈软,无抵抗,甲状腺(—),心界不大,心率 98 次/分,律齐,无杂音,肺叩清,无啰音,腹平软,肝脾未触及,克氏征(—),布氏征(—),双巴氏征(+),四肢肌力对称。化验:血 Hb130g/L,WBC6.8×10⁹/L, N:0.68,L:0.28,M:0.04,尿常规(—),ALT:38U/L, TP:68g/L,Alb:38g/L, TBIL:18μmol/L, DBIL:4μmol/L, Scr:98μmol/L, BUN:6mmol/L, 血 K⁺:4.0mmol/L, Na⁺:140mmol/L, Cl⁻:98mmol/L。

**问题:**

1.该患者的临床诊断是什么?

2.你的诊断依据是什么?

3.鉴别诊断有哪些?

4.进一步检查什么能明确你的诊断?

5.你怎么处理和治疗这个患者?

**参考答案和提示:**

1. **诊断**  急性一氧化碳中毒;高血压病Ⅰ期(1 级,中危组)。

2. **诊断依据**  ①急性一氧化碳中毒患者突然昏迷,查体见口唇樱桃红色,无肝、肾和糖尿病病史及服用安眠药等情况,房间内有一煤火炉,有一氧化碳中毒来源,无其他中毒证据;②高血压病Ⅰ期(1 级,中危组) 血压高于正常,而未发现引起血压增高的其他原因,未见脏器损害的客观证据。

3. **鉴别诊断包括**  ①脑血管病;②其他急性中毒(安眠药等中毒);③全身性疾病致昏迷(肝昏迷,尿毒症昏迷,糖尿病酮症酸中毒昏迷)。

4. **需进一步检查**  ①碳氧血红蛋白定性和定量试验;②血气分析;③脑 CT。

5. **处治原则**  ①吸氧,有条件高压氧治疗;②防治脑水肿、改善脑组织代谢;③对症治疗:保证气道通畅,防止误吸,预防感染;④防治并发症和预防迟发性神经病变。

## 临床思维:急性一氧化碳中毒

一氧化碳可直接引起细胞缺氧,并且在发病机制中发挥重要作用,因中枢神经系统对缺氧最敏感,所以最先出现症状,早期出现脑缺氧,继而出现有脑水肿,以后可形成脑血栓,苍白球的血供为终末血管,极易发生脑梗死,造成苍白球缺血、坏死,后期可出现皮层下白质广泛性脱髓鞘。

并发症与一氧化碳接触时间长,中毒后就诊时间晚,年龄大于 40 岁和基础疾病有关,中毒越重,发生并发症就越重,并发症也就越多,尤其是老年患者,及早发现,及早加强脏器保护、支持,是治疗并发症的关键,在治疗急性一氧化碳中毒并发症时除高压氧治疗外,应根据每个病人的具体病情采用个体化治疗方案。对于并发症较多,高龄,有高血压、糖尿病、心脏病的患者为预防迟发性脑病治疗时间要长。

**【分型】**

**1. 急性中毒**

(1) 轻度中毒:血液 COHb 浓度高于 10％～20％。

(2) 中度中毒:血液 COHb 浓度可高达 30％～40％。

(3) 重度中毒:血液 COHb 浓度可高于 50％以上。

**2. 急性一氧化碳中毒迟发性脑病**(神经精神后症状)　急性一氧化碳中毒患者在意识障碍恢复之后,约经过 2～60 天的"假愈期"可出现下列临床表现之一:①精神意识障碍;②锥体外系神经障碍;③锥体系神经损害;④脑神经及周围神经损害。

**【实验室检查】**　实验室检查包括　①血液碳氧血红蛋白测定;②血气分析。

**【其他检查】**　其他检查包括　①脑电图检查;②心电图;③头 CT 检查。

## 诊疗常规:急性一氧化碳中毒

### (一) 诊断

根据吸入较高浓度一氧化碳的接触史,急性发生的中枢神经损害症状和体征,结合血液 COHb 及时(8 小时内)测定的结果,按照国家诊断标准(GB8781-88),可做出急性 CO 中毒诊断。

### (二) 鉴别诊断

本病的鉴别诊断包括　①脑血管意外;②脑震荡;③脑膜炎;④糖尿病酮症酸中毒以及其他中毒引起的昏迷。

### (三) 治疗

**1. 纠正缺氧,高压氧舱治疗**　呼吸停止时,应及时进行人工呼吸,或用呼吸机维持呼吸。危重者可考虑血浆置换。

**2. 防止脑水肿**　应用 20％甘露醇、呋塞米、糖皮质激素等。如果频繁抽搐、脑性高热或昏迷时间超过 10～21 小时者,地西泮 10～20 毫克静注。抽搐停止后静滴苯妥英钠 0.5～1 克,剂量可在 4～6 小时内重复应用,实施人工冬眠疗法。

**3. 促进脑细胞代谢**　应用能量合剂。

**4. 防治褥疮和肺炎等并发症**　高热时可采用物理降温方法。

**5. 用药**　选择广谱抗生素,防治继发感染。

**6. 补液**　纠正水电解质紊乱。

## 复 习 题

**一、名词解释**

一氧化碳中毒

**二、简答题**

1. 急性一氧化碳中毒的发病机制是什么?

2. 急性一氧化碳中毒的治疗要点是什么?

3. 急性一氧化碳中毒的迟发性脑病的表现是什么?

## 参 考 答 案

**一、名词解释**

吸入过量的一氧化碳引起的机体损害称为一氧化碳中毒。

**二、简答题**

1. 急性一氧化碳中毒的发病机制包括　CO中毒主要引起组织缺氧。CO吸入体内后,85％与血液中红细胞的血红蛋白(Hb)结合,形成稳定的COHb。CO与Hb的亲和力比氧与Hb的亲和力大240倍。吸入较低浓度CO即可产生大量COHb。COHb不能携带氧,且不易解离,是氧合血红蛋白($O_2Hb$)解离速度的1/3600。COHb的存在还能使血红蛋白氧解离曲线左移。血氧不易释放给组织而造成细胞缺氧。此外,CO还可与肌球蛋白结合,抑制细胞色素氧化酶,但氧与细胞色素氧化酶的亲和力大于CO。

2. 急性一氧化碳中毒的治疗要点是迅速将病人转移到空气新鲜的地方,卧床休息,保暖,保持呼吸道通畅,同时考虑:①纠正缺氧　高压氧舱有效;②防治脑水肿;③治疗感染和控制高热;④促进脑细胞代谢;⑤防治并发症和后发症。

3. 急性一氧化碳中毒迟发脑病(神经精神后发症):急性一氧化碳中毒患者在意识障碍恢复后,经过约2～60天的"假愈期",可出现下列临床表现之一:①精神意识障碍:呈现痴呆状态、谵妄状态或去大脑皮质状态;②锥体外系神经障碍:出现震颤麻痹综合征;③锥体系神经损害:如偏瘫、病理反射阳性或小便失禁等;④大脑皮质局灶性功能障碍:如失语、失明等,或出现继发性癫痫。

(沈彦祥　董　枫)